Erratum

Folgende Zeilen im Kapitel „Krankenhausmonitor 2018“ lauten korrekt:

		Versorgung von Frühgeborenen		Geburtshilfe				Thoraxchirurgie	Knie-Endoprothetik			Hüft-Endoprothetik		
Klinik	Ort	Frühgeborene < 1.500 g	Level Perinatalzentrum	Geburten	Kaiserschnittrate	Kaiserschnitte (O/E)	Strukt. Dialog	Anatom. Lungenresektionen	Knie-Endoprothesen	QSR-Indikator Revisions-OP	QSR-Gesamtindikator	Hüft-Endoprothesen	QSR-Indikator Revisions-OP	QSR-Gesamtindikator
Kreisklinik Mindelheim (Seite 244)														
Kreisklinik Mindelheim	Mindelheim			359	30,08%	1,02%	R		78			49		
Kreisklinik Ottobeuren (Seite 247)														
Kreisklinik Ottobeuren	Ottobeuren								130			89		

Für Leseanleitung und Datenquellen siehe S. 226–230.

F. Dormann | J. Klauber | R. Kuhlen (Hrsg.)

Qualitätsmonitor 2018

Medizinisch Wissenschaftliche Verlagsgesellschaft

F. Dormann | J. Klauber | R. Kuhlen (Hrsg.)

Qualitätsmonitor 2018

mit Beiträgen von
S. Choorapoikayil | J. Drepper | D. Drogan | C. Fleischmann | C. Füllenbach | V. Gläß
M. Gruhl | C. Günster | C.S. Hartog | G. Heller | H. Hoffmann | R. Klakow-Franck
T. Mansky | P. Meybohm | U. Nimptsch | B. Obermöller | J.H. Oltrogge | B. Passlick
C.F. Poets | K.A. Reinhart | R. Rossi | H. Rüddel | M. Scherer | D. Schwarzkopf | S. Straub
D. Ukena | H.-O. Wagner | S. Wesselmann | K. Zacharowski | K.-P. Zimmer

Medizinisch Wissenschaftliche Verlagsgesellschaft

Die Herausgeber

Dr. Franz Dormann
Gesundheitsstadt Berlin e.V.
Schützenstr. 6a
10117 Berlin

Jürgen Klauber
Wissenschaftliches Institut der AOK (WIdO)
Rosenthaler Str. 31
10178 Berlin

Prof. Dr. Ralf Kuhlen
IQM Initiative Qualitätsmedizin e.V.
Alt-Moabit 104
10559 Berlin

MWV Medizinisch Wissenschaftliche Verlagsgesellschaft mbH & Co. KG
Unterbaumstr. 4
10117 Berlin
www.mwv-berlin.de

ISBN 978-3-95466-348-4

Bibliografische Information der Deutschen Nationalbibliothek
Die Deutsche Nationalbibliothek verzeichnet diese Publikation in der Deutschen Nationalbibliografie; detaillierte bibliografische Informationen sind im Internet über http://dnb.d-nb.de abrufbar.

Produkt-/Projektmanagement: Susann Weber, Berlin
Lektorat: Monika Laut-Zimmermann, Berlin
Layout & Satz: zweiband.media, Agentur für Mediengestaltung und -produktion GmbH, Berlin
Druck: druckhaus köthen GmbH & Co. KG, Köthen

Zuschriften und Kritik an:
MWV Medizinisch Wissenschaftliche Verlagsgesellschaft mbH & Co. KG, Unterbaumstr. 4, 10117 Berlin, lektorat@mwv-berlin.de

Die Autoren

Dr. rer. nat. Suma Choorapoikayil
Universitätsklinikum Frankfurt
Klinik für Anästhesiologie, Intensivmedizin und Schmerztherapie
Theodor-Stern-Kai 7
60590 Frankfurt

Dipl.-Psych. Dr. rer. nat. Johannes Drepper
TMF – Technologie- und Methodenplattform für die vernetzte medizinische Forschung e.V.
Charlottenstr. 42/Ecke Dorotheenstr.
10117 Berlin

Dr. P.H. Dagmar Drogan
Wissenschaftliches Institut der AOK (WIdO)
Rosenthaler Str. 31
10178 Berlin

Dr. med. Carolin Fleischmann
Universitätsklinikum Jena
Center for Sepsis Control & Care (CSCC)
Am Klinikum 1
07747 Jena

Dr. rer. nat. Christoph Füllenbach
Universitätsklinikum Frankfurt
Klinik für Anästhesiologie, Intensivmedizin und Schmerztherapie
Theodor-Stern-Kai 7
60590 Frankfurt

Ass. jur. Valérie Gläß LL.M.
TMF – Technologie- und Methodenplattform für die vernetzte medizinische Forschung e.V.
Charlottenstr. 42/Ecke Dorotheenstr.
10117 Berlin

Dr. med. Matthias Gruhl
Behörde für Gesundheit und Verbraucherschutz
Billstr. 80
20539 Hamburg

Dipl.-Math. Christian Günster
Wissenschaftliches Institut der AOK (WIdO)
Rosenthaler Str. 31
10178 Berlin

PD Dr. med. Christiane S. Hartog
Universitätsklinikum Jena
Center for Sepsis Control & Care (CSCC)
Am Klinikum 1
07747 Jena

PD Dr. med. Günther Heller
Institut für Qualitätssicherung und Transparenz im Gesundheitswesen (IQTIG)
Fachbereich Sozialdaten
Katharina-Heinroth-Ufer 1
10787 Berlin

Prof. Dr. med. Hans Hoffmann
Klinikum rechts der Isar der Technischen Universität München
Sektion Thoraxchirurgie
Ismaninger Str. 22
81675 München

Dr. med. Regina Klakow-Franck
Gemeinsamer Bundesausschuss
Wegelystr. 8
10623 Berlin

Prof. Dr. med. Thomas Mansky
Technische Universität Berlin
Fachgebiet Strukturentwicklung und Qualitätsmanagement im Gesundheitswesen
Fraunhoferstr. 33-36
10587 Berlin

Prof. Dr. med. Patrick Meybohm, MHBA
Universitätsklinikum Frankfurt
Klinik für Anästhesiologie, Intensivmedizin und Schmerztherapie
Theodor-Stern-Kai 7
60590 Frankfurt

Ulrike Nimptsch
Technische Universität Berlin
Fachgebiet Strukturentwicklung und Qualitätsmanagement im Gesundheitswesen
Fraunhoferstr. 33-36
10587 Berlin

Dr. jur. Bernd Obermöller
Behörde für Gesundheit und Verbraucherschutz
Billstr. 80
20539 Hamburg

Dr. med. Jan Hendrik Oltrogge
Universitätsklinikum Hamburg-Eppendorf
Zentrum für Psychosoziale Medizin
Institut und Poliklinik für Allgemeinmedizin
Martinistr. 52
20246 Hamburg

Prof. Dr. med. Bernward Passlick
Universitätsklinikum Freiburg
Department Chirurgie
Klinik für Thoraxchirurgie
Hugstetterstr. 55
79106 Freiburg

Prof. Dr. med. Christian F. Poets
Universitätsklinik Tübingen
Klinik für Kinder- und Jugendmedizin
Abteilung für Neonatologie
Calwer-Str. 7
72076 Tübingen

Prof. Dr. med. Konrad A. Reinhart
Universitätsklinikum Jena
Klinik für Anästhesiologie und Intensivmedizin
Am Klinikum 1
07747 Jena

Prof. Dr. med. Rainer Rossi
Vivantes Klinikum Neukölln
Klinik für Kinder- und Jugendmedizin
Rudower Str. 48
12351 Berlin

Dr. med. Hendrik Rüddel, DESA
Universitätsklinikum Jena
Klinik für Anästhesiologie und Intensivmedizin
Am Klinikum 1
07747 Jena

Prof. Dr. med. Martin Scherer
Universitätsklinikum Hamburg-Eppendorf
Zentrum für Psychosoziale Medizin
Institut und Poliklinik für Allgemeinmedizin
Martinistr. 52
20246 Hamburg

Dipl.-Psych. Daniel Schwarzkopf
Universitätsklinikum Jena
Center for Sepsis Control & Care (CSCC)
Am Klinikum 1
07747 Jena

Ass. jur. Sebastian Straub LL.M.
TMF – Technologie- und Methodenplattform
für die vernetzte medizinische Forschung e.V.
Charlottenstr. 42/Ecke Dorotheenstr.
10117 Berlin

Univ.-Prof. Dr. med. Dieter Ukena
Klinikum Bremen-Ost
Klinik für Pneumologie und Beatmungsmedizin
Züricher Str. 40
28325 Bremen

Dr. med. Hans-Otto Wagner
Universitätsklinikum Hamburg-Eppendorf
Zentrum für Psychosoziale Medizin
Institut und Poliklinik für Allgemeinmedizin
Martinistr. 52
20246 Hamburg

Dr. Simone Wesselmann, MBA
Deutsche Krebsgesellschaft e.V.
Kuno-Fischer-Str. 8
14057 Berlin

Prof. Dr. Dr. med. Kai Zacharowski, ML FRCA
Universitätsklinikum Frankfurt
Klinik für Anästhesiologie, Intensivmedizin und Schmerztherapie
Theodor-Stern-Kai 7
60590 Frankfurt

Prof. Dr. med. Klaus-Peter Zimmer
Justus-Liebig-Universität
Zentrum für Kinderheilkunde und Jugendmedizin
Abteilung Allgemeine Pädiatrie und Neonatologie
Feulgenstr. 10-12
35392 Gießen

Vorwort

Bereits seit Ende der 80er-Jahre sind Qualitätssicherung und Qualitätsmanagement im Sozialgesetzbuch verankert. Das Bemühen um eine gute Qualität der Versorgung und Patientensicherheit findet sich seit Jahren regelmäßig auf der Agenda der deutschen Gesundheitspolitik. Dies ist nicht verwunderlich, muss doch, neben der wirtschaftlichen Verfügbarkeit der von den Patienten benötigten Versorgung, deren gute Qualität selbstredend ein Kernanliegen der Gesundheitspolitik und der beteiligten Akteure sein.

Seither wurde manches vorangebracht. Aus freiwilligen Initiativen wurden verbindliche bundesweite Qualitätssicherungssysteme. Seit 1996 sind Kliniken und in der Folge auch niedergelassene Ärzte gesetzlich verpflichtet, Maßnahmen zur Sicherung der Qualität umzusetzen. Die externe Qualitätssicherung im stationären Bereich wurde im letzten Jahrzehnt durch den Gemeinsamen Bundesausschuss und die beauftragten Institute BQS und AQUA schrittweise ausgebaut. Im vergangenen Jahr ist der Einstieg in die sektorenübergreifende Qualitätssicherung bei Herzkatheteruntersuchungen erfolgt. Für die Kliniken sind währenddessen die Anforderungen an die Dokumentation qualitätsrelevanter Daten für die externe Qualitätssicherung immer weiter gestiegen. Gleichwohl gibt es aber weiterhin viel zu tun. Trotz vieler guter Initiativen, beispielsweise im Bereich der Patientensicherheit, gibt es nach wie vor erhebliche Unterschiede zwischen Kliniken bei der Qualität der Behandlung einzelner Krankheitsbilder und den resultierenden Outcomes für den Patienten. Verständliche Informationsangebote, die hier Orientierung geben können, sind weiterhin spärlich.

Mit der Gründung des Instituts für Qualitätssicherung und Transparenz im Gesundheitswesen (IQTIG) wurde ein weiterer Schritt gegangen, mit dem die Erarbeitung von Qualitätsvorgaben und deren Umsetzung durch die gemeinsame Selbstverwaltung von Krankenkassen und Leistungserbringern auf Bundes- und Landesebene Fahrt aufnehmen soll. Das IQTIG ist nunmehr das zentrale Institut zur verbindlichen Umsetzung der Aufgaben für die Qualitätssicherung, die das zu Jahresbeginn 2016 in Kraft getretene Krankenhausstrukturgesetz (KHSG) vorsieht. Hierzu gehört etwa, dass die Qualitätsberichte der Krankenhäuser verständlicher und patientenfreundlicher ausgestaltet werden müssen und dass für ausgewählte Indikationen erprobt werden soll, ob durch einzelvertragliche Regelungen eine weitere Verbesserung der Qualität der Krankenhausversorgung möglich ist. Vor allem aber wurde mit dem KHSG Qualität explizit als Kriterium der Krankenhausplanung verankert und es wurden Qualitätszu- und -abschläge für Leistungen eingeführt. Dem IQTIG kommt die Aufgabe zu, relevante Qualitätsindikatoren für die Krankenhausplanung vorzulegen, was in 2016 erstmals geschehen ist.

Für die Umsetzung der Vorschläge wird es entscheidend darauf ankommen, wie sich die gemeinsame Selbstverwaltung von Leistungserbringern und Krankenkassen auf Bundesebene der Ergebnisse annimmt – und vor allem darauf, wie dies dann die Krankenhausplanung der Länder aufgreift.

Bei der Erfüllung seiner Aufgaben kann das IQTIG auf vielen Vorarbeiten aufsetzen; der Instrumentenkasten ist gut gefüllt. Ganz wesentlich muss die stationäre Qualitätssicherung auf der bestehenden externen Qualitätssicherung aufgebaut werden. Entsprechendes gilt für den Einstieg in die aufwandsarme Nutzung von Sozialdaten zur Qualitätssicherung.

Neben Ergebnissen der externen Qualitätssicherung gibt es aber auch vielfältige Aktivitäten diverser Akteure, auf die zurückgegriffen werden kann. Sie finden sich im Bereich der wissenschaftlichen Entwicklung von Qualitätsindikatoren, von Initiativen zur Verbesserung der Qualitätstransparenz oder in der Erarbeitung von Vorgaben und Konzepten für eine qualitätsorientierte Zentralisierung der Leistungserbringung in spezifischen Versorgungsbereichen.

Hier sind es nicht zuletzt die Krankenhäuser in Deutschland selbst, die vielfältige Initiativen zum Qualitätsmanagement, zur Messung von Qualität und zur Qualitätstransparenz gestartet haben. Beispielhaft sind hier die Initiative Qualitätsmedizin (IQM) oder Qualitätskliniken.de zu nennen. Eine besondere Bedeutung kommt dabei der Frage zu, wie man den für die Qualitätsmessung benötigten Dokumentationsaufwand im angemessenen Rahmen hält. Dabei landet man schnell bei der Frage nach der aufwandsarmen Verwendung von Routinedaten. IQM nutzt mit den German Inpatient Quality Indicators (G-IQI) ein routinedatenbasiertes Indikatorensystem zur Herstellung von vergleichender Qualitätstransparenz und als Aufsatzpunkt für das klinikinterne Qualitätsmanagement unter Durchführung von Peer-Reviews.

Auch Krankenkassen sind aktiv. Mit dem Instrument der „Qualitätssicherung mit Routinedaten" (QSR) hat die AOK routinedatenbasierte Ergebnisindikatoren vorgelegt, die auch Ereignisse nach Krankenhausentlassung mit in den Blick nehmen und sektorenübergreifend ausgelegt sind. Sie stehen gleichermaßen für die Patienten- und Ärzteinformation wie auch für die Nutzung im Qualitätsmanagement der Kliniken zur Verfügung.

Institutionen wie die Bertelsmann Stiftung und die Weisse Liste zielen vor allem darauf, die Qualitätstransparenz für Patienten und Behandler zu verbessern.

Diverse Fachgesellschaften haben Anforderungskataloge entwickelt, die unter Berücksichtigung von Mindestmengen sowie Struktur-, Prozess- und Ergebnisparametern für relevante Indikationsgebiete eine bessere zentralisierte Versorgung anstreben. Zu nennen sind hier beispielsweise die Deutsche Krebsgesellschaft mit den Brust- und Darmkrebszentren oder die Deutsche

Gesellschaft für Orthopädie und Orthopädische Chirurgie (DGOOC) mit der EndoCert-Initiative zur Sicherstellung eines qualitativ hochwertigen Gelenkersatzes.

Es ist davon auszugehen, dass der neu forcierte Qualitätsprozess die Gesundheitspolitik und die handelnden Akteure auch in den nächsten Jahren intensiv beschäftigen wird. Daher haben sich in 2016 Gesundheitsstadt Berlin und das Wissenschaftliche Institut der AOK (WIdO) dazu entschlossen, mit dem Qualitätsmonitor eine neue Buchreihe aufzulegen, woran sich ab der zweiten Ausgabe nun auch die Initiative Qualitätsmedizin (IQM) beteiligt. Es ist das Ziel, den Qualitätsprozess mit dem Anspruch zu begleiten, zur Transparenz beizutragen und Impulse für die Versorgungsgestaltung zu setzen. In diesem Sinne richtet sich die neue Buchreihe vor allem an die Verantwortlichen in Gesundheitspolitik und Selbstverwaltung auf Bundes- und Landesebene, Entscheider und Gestalter bei den Krankenhäusern und anderen Gesundheitsdienstleistern, Wissenschaftler und die interessierte Fachöffentlichkeit.

Auch wenn die Qualitätssicherung in der stationären Versorgung zurzeit klar im Fokus steht, soll sich die Reihe Qualitätsmonitor nicht darauf beschränken. Aus der Patientenperspektive muss die Qualitätssicherung natürlich sektorenübergreifend gedacht werden.

Die mit dem Qualitätsmonitor 2018 vorgelegte zweite Ausgabe mit zwölf Beiträgen renommierter Autoren gliedert sich in zwei Teile.

Der erste Teil mit dem Titel „Versorgungssystem unter Qualitätsaspekten gestalten" beschäftigt sich zunächst in zwei Beiträgen aus Sicht von Bundes- und Landesebene mit der Frage, wie die Umsetzung der Qualitätsagenda des KHSG gestartet ist. Danach steht das Spannungsfeld zwischen Qualitätssicherung und Datenschutz im Fokus, sind doch in den letzten Jahren viele gesetzliche Regulierungen zur Qualität vorgenommen worden, die mit dem Recht auf informationelle Selbstbestimmung in Einklang zu bringen sind. Die EU-Datenschutzgrundverordnung verleiht der Diskussion weitere Aktualität. Vier weitere Beiträge fokussieren Fragen des Zusammenhangs von Volume und Outcome und Unterschiede in der Versorgungsstruktur, die mit Fallzahlunterschieden korrespondieren. Neben einer Überblicksarbeit zu Volume-Outcome für eine größere Zahl von Indikationen werden schwerpunktmäßig die Thoraxchirurgie und die Frühgeburten in den Blick genommen. Die letzten drei Beiträge greifen weitere zentrale Versorgungsfelder nochmals stärker mit Blick auf die Herausforderungen für das Qualitätsmanagement auf. Nach einem Beitrag zur Prävention, Früherkennung und Akuttherapie von Sepsis steht mit der Herzinsuffizienz eine gewichtige sektorenübergreifende Aufgabe für das Qualitätsmanagement im Mittelpunkt, handelt es sich hier doch um eine Erkrankung mit hoher Prävalenz und Mortalität. Der letzte Beitrag des ersten Teils behandelt mit dem Patient Blood Management ein zunehmend zentrales Thema der Versorgungsqualität und Patientensicherheit.

Der zweite Teil präsentiert unter der Überschrift „Stationäre Versorgungsstruktur ausgewählter Krankheitsbilder in Deutschland" zunächst Eckdaten zu stationären Versorgungsstrukturen bei ausgewählten Krankheitsbildern, ausgewertet auf der Bundes- und Landesebene. Zentrale Kenngrößen sind dabei zum einen die indikationsspezifischen Fallmengen und deren Verteilung unter den Kliniken, zum anderen Qualitätsdaten aus der externen stationären Qualitätssicherung nach § 136 SGB V und dem AOK-Krankenhausnavigator. Behandelt werden die Versorgung von Frühgeborenen und die Geburtshilfe, Lungenkrebs und Resektionen der Lunge und Implantationen einer Kniegelenks- bzw. Hüftgelenks-Endoprothese. Ergänzt werden diese Analysen um den Krankenhausmonitor. Dabei handelt es sich um eine Liste der analysierten Kenngrößen für die rund 1.400 Kliniken, die im Jahr 2015 Patienten mit den betrachteten Erkrankungen behandelt haben.

Wir möchten uns bei allen Beteiligten bedanken, die das Gelingen dieses Projektes erst möglich gemacht haben. Allen voran gilt unser Dank den vielen renommierten Autoren, die wir für dieses Werk gewinnen konnten. Besonders hervorheben möchten wir die Arbeit von Prof. Dr. Thomas Mansky, der die Analyse der Eckdaten zur stationären Versorgungsstruktur ausgewählter Krankheitsbilder maßgeblich durchgeführt hat. Ein besonderer Dank geht an Christian Günster und Dr. Dagmar Drogan, die im Wissenschaftlichen Institut der AOK (WIdO) das Entstehen des Gesamtwerkes an der Schnittstelle zum Verlag intensiv fachlich begleitet haben. Danken möchten wir auch Jürgen Malzahn, der die Konzeption des Buches mit wertvollen Beiträgen unterstützt hat. Schließlich gilt unser großer Dank Dr. Thomas Hopfe und Susann Weber von der Medizinisch Wissenschaftlichen Verlagsgesellschaft für die hervorragende verlegerische Betreuung und professionelle Realisierung des Werkes.

Dr. Franz Dormann
Jürgen Klauber
Prof. Dr. Ralf Kuhlen
Berlin im November 2017

Inhalt

I

Versorgungssystem unter Qualitätsaspekten gestalten

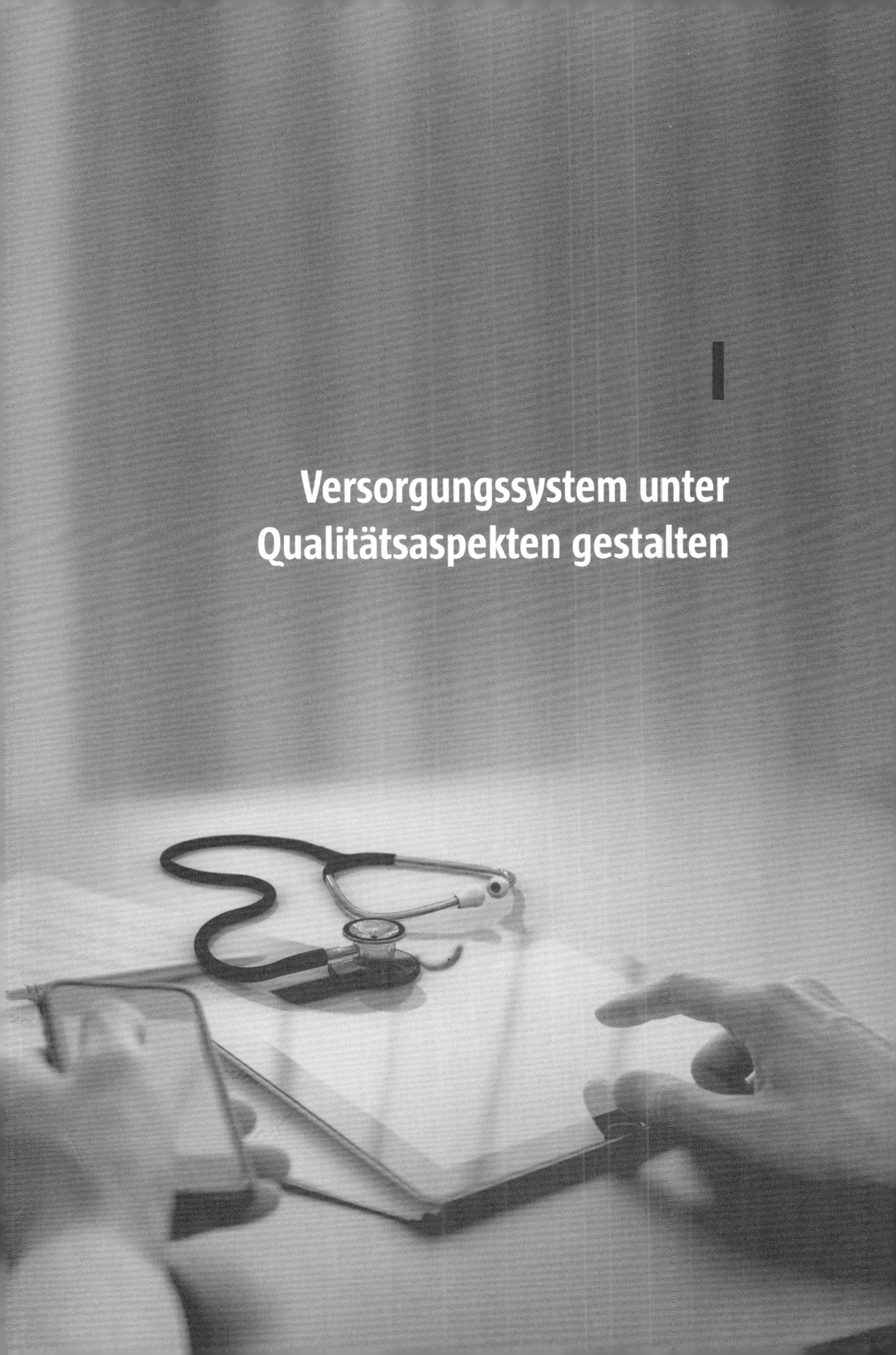

1 Umsetzung der KHSG-Qualitätsagenda durch G-BA und IQTIG

Regina Klakow-Franck

1.1 Funktionswandel der Qualitätssicherung bis zum Krankenhausstrukturgesetz

Gleich mehrere Gesetze, darunter das Gesetz zur Reform der Strukturen der Krankenhausversorgung (KHSG) markierten in der zurückliegenden 18. Legislaturperiode von 2013 bis 2017 den vorläufigen Höhepunkt der gesetzgeberischen Initiativen für mehr Qualität im deutschen Gesundheitswesen. Versucht man einen roten Faden für diese auf zahlreiche Neuregelungen zur Qualitätssicherung verteilte Qualitätsagenda zu finden, so bietet sich hierzu die Idee einer „qualitätsorientierten Versorgungssteuerung" an. Diese als Arbeitshypothese des Gesetzgebers unterstellte Leitidee ist dabei genauso wenig gänzlich neu wie zum Beispiel das neue Qualitätsinstitut nach § 137a Fünftes Buch Sozialgesetzbuch (SGB V), sondern wurde wegbereitet durch eine längere, typisch deutsche Vorgeschichte der Qualitätssicherung. Diese lässt sich rückblickend betrachtet in vier Phasen unterteilen.

1.1.1 Qualitätssicherung als Aufgabe der ärztlichen Profession

Die Gewährleistung einer bedarfsgerechten Gesundheitsversorgung der Bevölkerung ist Teil der staatlichen Daseinsvorsorge und somit in dem für den deutschen Staat prägenden Föderalismus originäre Ländersache. Für die Qualität der Patientenversorgung essenzielle Zuständigkeiten, wie zum Beispiel im Zusammenhang mit der Hygienequalität oder den Klinischen Krebsregistern, liegen deshalb bei den Ländern. Eine weitere Besonderheit im deutschen Gesundheitswesen ist das Selbstverwaltungsprinzip. Diesem folgend findet sich die Qualitätssicherung ärztlicher Berufsausübung an die Ärztekammern delegiert, legitimiert durch Verankerung im Heilberufs- und Kammergesetz des jeweiligen Bundeslandes. Die Delegation der Qualitätssicherung an die ärztliche Selbstverwaltung ist dabei nicht nur für den Staat von Vorteil, weil entlastend, sondern auch für die ärztliche Profession, die im Gegenzug für die Übernahme von Verantwortung im Interesse des Gemeinwohls weitreichende Handlungsspielräume zur Selbst- statt Fremdregulierung erhält.

Auf Basis dieses „Urverständnisses“ von Qualitätssicherung als einer sowohl dem individuellen Patientenwohl als auch dem Gemeinwohl verpflichteten Selbstkontrolle der ärztlichen Profession wurden bereits in den 1970er-Jahren Qualitätsoffensiven unter Federführung der ärztlichen Selbstverwaltung sowie der ihr assoziierten medizinischen Fachgesellschaften eingeführt. Hierunter sind insbesondere die Perinatalerhebung in Bayern sowie die Einführung von Tracer-Diagnosen zur Qualitätssicherung der Chirurgie durch Wolfgang Schega hervorzuheben (Scharl und Berg 2017). In beiden Fällen handelt es sich um eine Qualitätsmessung stationärer Einzel-Prozeduren, vorzugweise operativer oder interventioneller Eingriffe, anhand von Qualitätsindikatoren, die bis heute in der gesetzlich verpflichtenden einrichtungsübergreifenden Qualitätssicherung – in der externen stationären Qualitätssicherung (esQS) gemäß der Richtlinie über Maßnahmen der Qualitätssicherung in Krankenhäusern (QSKHL-RL) des Gemeinsamen Bundesausschusses (G-BA) – fortgeführt werden. Der Einsatz der Qualitätsindikatoren diente damals wie heute prioritär der Unterstützung des einrichtungsinternen Qualitätsmanagements: Anhand eines datenbasierten Benchmark sollte im strukturierten Dialog mit den Krankenhäusern ein Lernen vom Besseren im geschützten Raum ermöglicht werden (Deutscher Bundestag 2002).

1.1.2 Übernahme gemeinsamer Verantwortung durch die Selbstverwaltungspartner

Im weiteren Verlauf wurden für die stationäre Qualitätssicherung weitere Partner der Selbstverwaltung im Gesundheitswesen – insbesondere die gesetzlichen Krankenkassen und die Krankenhausgesellschaften – hinzugewonnen sowie die einzelnen Qualitätssicherungs-Aktivitäten auf der Bundesebene gebündelt. Als Meilensteine dieser Phase können die Gründung der Bundesgeschäftsstelle für Qualitätssicherung (BQS) und der Kooperation für Transparenz und Qualität im Gesundheitswesen (KTQ) durch die Partner der gemeinsamen Selbstverwaltung im Gesundheitswesen im Jahr 2001 hervorgehoben werden. Leitbild war die Schaffung einer gemeinsamen Vertrauens- und Qualitätskultur der Selbstverwaltungspartner, im Interesse einer Stärkung des Selbstverwaltungsprinzips.

Hintergrund der zunächst noch freiwilligen Zentralisierung und Harmonisierungsbestrebungen seitens der Selbstverwaltungspartner dürfte der sich zu Beginn der 1990er-Jahre ankündigende Politikwechsel gewesen sein: Die Kostendämpfungspolitik im Gesundheitswesen sollte durch wettbewerbszentrierte Strukturreformen abgelöst werden (Gerlinger 2009). Das bis dato „korporatistisch“ geprägte deutsche Gesundheitswesen sollte sich stärker am Markt orientieren. Das tradierte Selbstverwaltungsprinzip steht seither auf dem Prüfstand, wobei die Umsetzung der Qualitätssicherung zu einem besonderen Prüfstein für die Funktions- bzw. Zukunftsfähigkeit der Selbstverwaltung geworden ist.

1.1.3 Qualitätswettbewerb als Steuerungsidee der 2000er-Jahre

Im Jahr 2001 wurde die Teilnahme an der einrichtungsübergreifenden Qualitätssicherung nicht völlig überraschend als gesetzliche Verpflichtung im SGB V verankert. Angesichts der Herausforderungen durch die demografische Entwicklung wurde in den 2000er-Jahren insgesamt eine Vielzahl systemverändernder Maßnahmen eingeleitet, deren Leitidee die Ausschöpfung von Qualitätsverbesserungs-, Effizienz- und Wirtschaftlichkeitspotenzialen durch die Implementation von Wettbewerbselementen war. Zu den Grundbausteinen des hierfür notwendigen Wettbewerbsrahmens zählte insbesondere die Einführung eines pauschalierten, betriebswirtschaftlich kalkulierten Entgeltsystems für stationäre Leistungen – nach dem Prinzip „Gleiches Geld für gleiche Leistung“ –, denn schließlich sollte nicht ein Preiswettbewerb zu Lasten der Versorgungsqualität und Patientensicherheit, sondern ein Qualitätswettbewerb in Gang gesetzt werden. Als ein entscheidender Wettbewerbsmotor wurde die Schaffung von Transparenz über die Versorgungsqualität durch Public Reporting betrachtet. Dieser Rationale folgend wurde die Veröffentlichung der strukturierten Qualitätsberichte der Krankenhäuser gesetzlich verpflichtend. Hiermit wurde auch die Erwartung verbunden, die Inanspruchnahme medizinischer Leistungen über eine Stärkung der Wahlentscheidungsmöglichkeiten der Versicherten steuern zu können.

Außerdem wurden neue Ordnungsinstanzen mit „Qualitätswächter“-Funktion geschaffen. Seit 2004 hat der G-BA diese Funktion inne, der als untergesetzlicher Normgeber für alle Leistungserbringer im GKV-System bundeseinheitlich und unmittelbar verbindlich in Richtlinien über die Maßnahmen der Qualitätssicherung gemäß § 92 Absatz 1 Satz 2 Nr. 13 SGB V beschließt. Als Spitzengremium der gemeinsamen Selbstverwaltung unter Beteiligung von Patientenorganisationen nach § 140f SGB V hat der G-BA nicht nur die Richtlinien-Kompetenz für die in der ärztlichen Selbstverwaltung geborene externe stationäre Qualitätssicherung übernommen, sondern kann zum Beispiel auch

Mindestanforderungen an die Struktur-, Prozess- und Ergebnisqualität in ausgewählten Leistungsbereichen oder Mindestmengen festlegen. Nach dem Willen des Gesetzgebers sollte mit der Festlegung solcher Qualitäts-Mindeststandards durch den G-BA ausdrücklich auch etwaigen ökonomischen Fehlanreizen des DRG-Systems gegengesteuert werden. Die Idee einer „qualitätsorientierten Versorgungssteuerung" ist insofern normativ bereits seit längerem angelegt.

1.1.4 Zwischenbilanz zum Qualitätswettbewerb

Die Zwischenbilanz Anfang der 2010er-Jahre nach zehn Jahren „Qualitätswettbewerb" fiel allerdings enttäuschend aus: Weder war es jenseits von Selektivverträgen – obwohl auch diesbezüglich viel zu wenig publiziert ist – gelungen, offenkundige Qualitätsdefizite wie zum Beispiel ubiquitäre Koordinierungsprobleme an der Schnittstelle ambulant-stationär oder regionale Versorgungsunterschiede abzubauen, noch Mindestmengen oder andere Qualitäts-Mindestanforderungen des G-BA flächendeckend umzusetzen oder gar eine „Marktbereinigung" in Gang zu setzen. Die Zahl der stationären Betten ist seit Einführung des DRG-Systems kaum nennenswert abgeschmolzen. Stattdessen ist eine kontinuierliche Fallzahl-Steigerung zu beobachten, die maximal zu einem Drittel auf die Alterung der Bevölkerung zurückführbar ist (Fürstenberg et al. 2013). Auch die Effekte der strukturierten Qualitätsberichte der Krankenhäuser als deutscher Variante von Public Reporting blieben weit hinter den Erwartungen zurück; bis heute wird dieser Informationspool von den Patientinnen und Patienten kaum genutzt.

1.2 Qualitätsorientierte Versorgungssteuerung als neue Agenda seit 2012

Ab 2012 wurden deshalb vom Gesetzgeber neue Schritte unternommen, um den notwendigen Strukturwandel im Gesundheitswesen qualitätsorientiert voranzutreiben: Durch das Patientenrechtegesetz von 2013 wurden die Rechte der Patientinnen und Patienten ausdrücklich gestärkt. Mit dem GKV-Finanzstruktur- und Qualitäts-Weiterentwicklungs-Gesetz (GKV-FQWG) von 2014 wurde die Neugründung eines fachlich unabhängigen Qualitätsinstituts nach § 137a SGB V beschlossen. Im Rahmen des KHSG von 2016 wurde sodann eine „Qualitätsoffensive Krankenhaus" gestartet.

1.2.1 IQTIG als Neugründung eines fachlich unabhängigen Qualitätsinstituts

Bereits im Jahr 2007 war im Zusammenhang mit der Einführung der sektorenübergreifenden Qualitätssicherung die von den Selbstverwaltungspartnern im Jahr 2001 als GmbH gegründete BQS durch eine fachlich unabhängige

Institution nach § 137a SGB V abgelöst worden, für die eine europaweite Ausschreibung erfolgte. Den Zuschlag erhielt seinerzeit das Institut für angewandte Qualitätsförderung und Forschung im Gesundheitswesen (AQUA-Institut), das bis Ende 2015 im Auftrag des G-BA tätig war. Mit dem GKV-FQWG wurde das aufwändige, alle fünf Jahre zu wiederholende Ausschreibungsverfahren zugunsten einer Dauerlösung aufgegeben. Bei dem neuen Institut für Qualitätssicherung und Transparenz im Gesundheitswesen (IQTIG) handelt es sich nach dem Vorbild des Instituts für Qualität und Wirtschaftlichkeit im Gesundheitswesen (IGWIG) um ein Stiftungsinstitut der Trägerorganisationen des G-BA.

Wie das Vorgänger-Qualitätsinstitut wird das IQTIG im Auftrag des G-BA tätig und hat sich an der Entwicklung und Durchführung der externen stationären QS zu beteiligen. Im Vergleich zum alten Aufgabenkatalog sind für das IQTIG neue gesetzlich vorgeschriebene Aufgaben hinzugekommen, insbesondere was die Schaffung von mehr Transparenz über die stationäre, aber auch die ambulante Versorgungsqualität anbelangt. So sollen zum Beispiel auf Basis der strukturierten Qualitätsberichte der Krankenhäuser Online-Vergleichslisten für ausgewählte stationäre Leistungsbereiche erstellt und allgemein die Verständlichkeit und Entscheidungsrelevanz der Qualitätsberichte für die Patientinnen und Patienten verbessert werden.

1.2.2 Zusammenwirken von G-BA und IQTIG

Die Grundsätze der Zusammenarbeit zwischen dem G-BA als untergesetzlichem Norm- und Auftraggeber und dem IQTIG als fachlich unabhängigem Auftragnehmer sind in der Verfahrensordnung des G-BA geregelt. Eine Beauftragung des Instituts durch den G-BA dient der fachlichen Unterstützung der Durchführung oder Entwicklung einer QS-Maßnahme. Die Ergebnisse des IQTIG werden dem G-BA als Empfehlungen zugeleitet, die dieser bei seinen Beschlüssen und Richtlinien zu berücksichtigen hat, was jedoch nicht ausschließt, dass der G-BA begründet von den Empfehlungen des IQTIG abweichen kann. Die konkrete Implementierung der Empfehlungen des IQTIG in die Normsetzung obliegt dem G-BA.

1.3 „Qualitätsoffensive Krankenhaus" im Rahmen des KHSG

Das zum 1. Januar 2016 in Kraft getretenen KHSG wurde von einer gemeinsamen Bund-Länder-Arbeitsgruppe vorbereitet und beruht insgesamt auf vier Säulen: Es sieht eine Weiterentwicklung des DRG-Systems, einen Strukturfonds zur Umwandlung stationärer Überkapazitäten, ein neues Pflegestellen-Förderprogramm sowie eine „Qualitätsoffensive Krankenhaus" vor. Insgesamt stellt es einen erneuten Versuch des Gesetzgebers dar, auf seit längerem bekannte Probleme im stationären Sektor zu reagieren, wie es zum Beispiel die historisch gewachsenen strukturellen Defizite der Krankenhauslandschaft, die durch das DRG-System induzierte Mengendynamik und der Mangel an Fachpersonal insbesondere in der Pflege darstellen. Ein weiteres eklatantes Problem ist die stetig rückläufige Investitionskostenfinanzierung seitens der Länder, zu deren Kompensation das KHSG eine qualitätsorientierte Weiterentwicklung der Krankenhausplanung vorsieht.

Aufgabenkatalog für den G-BA

Im Rahmen der „Qualitätsoffensive Krankenhaus" wurden dem G-BA zahlreiche detaillierte Aufgaben erteilt (s. Abb. 1). Diese zielen einerseits auf die Einführung neuer, qualitätsorientierter Versorgungssteuerungsinstrumente, wie etwa für die Krankenhausplanung geeignete Qualitätsindikatoren oder Qualitätszu- und -abschläge, andererseits auf eine Verbesserung der Kontrolle und Durchsetzung der Qualitätsvorgaben des G-BA, für die in Zukunft bevorzugt der Medizinische Dienst der Krankenkassen (MDK) zum Einsatz kommen soll. Die neuen Methoden und Instrumente zur Versorgungssteuerung sollen nach der Vorstellung des Gesetzgebers nicht nur zügig eingeführt werden – erste Beschlüsse waren bereits bis Ende 2016 zu fassen –, sondern darüber hinaus auch „rechtssicher" sein, weshalb auch neue gesetzliche Vorgaben für die bis dato rechtlich umstrittenen Mindestmengen-Regelungen des G-BA verabschiedet wurden.

Im Vergleich zur vorherigen Phase des „Qualitätswettbewerbs" in den 2000er-Jahren, in der im Rahmen des vom Gesetzgeber neu konzipierten Wettbewerbs-

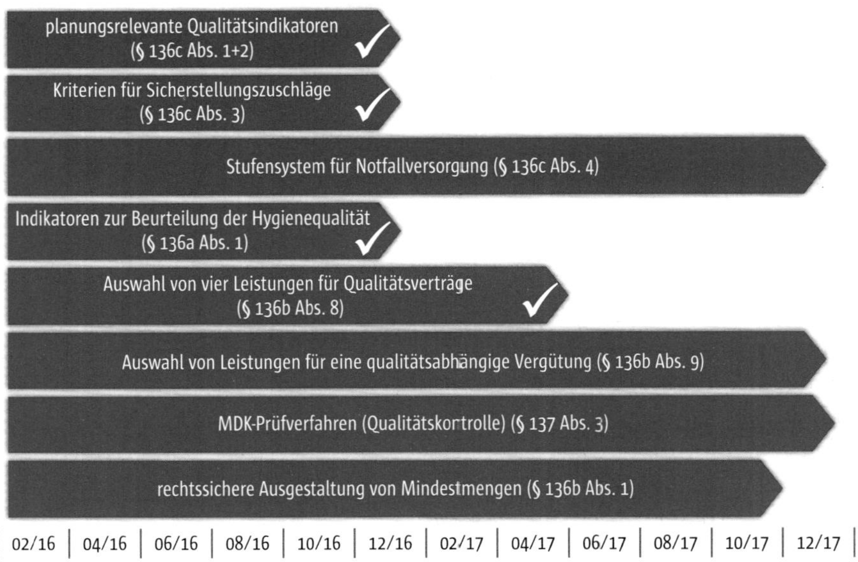

Abb. 1 KHSG: Liste neuer gesetzlicher Aufträge an den G-BA

rahmens quasi auf die „Selbstreinigungskräfte" des Marktes vertraut wurde, stellt die „Qualitätsoffensive Krankenhaus" den Versuch einer direkten Steuerung des stationären Leistungsangebots bzw. der Marktteilnahme des einzelnen Krankenhauses nach konkreten gesetzlichen Vorgaben dar. Dem G-BA kommt dabei lediglich die Rolle zu, mit Unterstützung des IQTIG die im Einzelnen vom Gesetzgeber bereits detailliert vorgeschrieben Instrumente für das qualitätsorientierte Versorgungssteuerungsmodell zu entwickeln und die für eine Versorgungssteuerung erforderlichen Datenflüsse zu organisieren. Ob diese neue Variante einer „qualitätsorientierten Versorgungssteuerung" so funktionieren kann, soll im Folgenden am Beispiel der planungsrelevanten Qualitätsindikatoren erläutert werden.

1.4 Qualitätsindikatoren für die Krankenhausplanung

Mit den neuen planungsrelevanten Qualitätsindikatoren nach § 136c Abs. 1 SGB V (im Folgenden „planQI") soll der G-BA den Bundesländern ein Instrument an die Hand geben, mit dessen Hilfe sie zukünftig die Versorgungsqualität bei Entscheidungen im Rahmen ihrer Krankenhausplanung berücksichtigen können. Ein gutes oder schlechtes Abschneiden bei den planQI soll entscheidend darüber sein, ob eine Fachabteilung oder gar ein ganzes Krankenhaus im Krankenhausplan verbleibt oder aufgenommen wird. Dies wäre nicht möglich ohne die ebenfalls im Rahmen des KHSG erfolgte Änderung in § 1 Abs. 1 Krankenhausfinanzierungsgesetz (KHG), wonach die Versorgungsqualität nunmehr als finanzierungsrelevanter Planungsaspekt ausdrücklich neben Leistungsfähigkeit und Wirtschaftlichkeit ergänzt ist.

1.4.1 Verzahnung von SGB V und KHG

Die vom G-BA zu entwickelnden Qualitätsindikatoren sind den Ländern als Empfehlungen zu übermitteln (§ 136c Abs. 2 SGB V), die dann gemäß § 6 Abs. 1a KHG zum Bestandteil des Krankenhausplans werden. Allerdings kann die Geltung der planungsrelevanten Qualitätsindikatoren durch Landesrecht ganz oder teilweise ausgeschlossen oder eingeschränkt werden, wie es die Bundesländer Bayern und Nordrhein-Westfalen bereits getan und andere Länder (Thüringen, Rheinland-Pfalz) angekündigt haben. Die Hoheit über die Krankenhausplanung verbleibt in jedem Fall beim einzelnen Bundesland. Um ihre Vorstellungen bezüglich einer qualitätsorientierten Weiterentwicklung der Krankenhausplanung selber darstellen und an der Entwicklung der dafür wünschenswerten Instrumente mitwirken zu können, haben die Länder bereits im Rahmen des GKV-Versorgungsstärkungsgesetzes (GKV-VSG) von 2015 für bestimmte Themen ein Mitberatungsrecht im G-BA erhalten.

Insgesamt handelt es sich bei der Indienstnahme des G-BA für die Zwecke der Krankenhausplanung im Rahmen des KHSG um eine interessante Neu-Konstruktion innerhalb des bestehenden ordnungspolitischen Rahmens, wobei kompetenzielle Grundfragen zum KHSG womöglich noch nicht abschließend ausdiskutiert sind (Wollenschläger und Schmidl 2016). Offene Fragen, zum Beispiel welche eigenständigen und umfangmäßig erheblichen Ausgestaltungsspielräume den Ländern bei der Planungsentscheidung im Einzelfall aus Gründen der Verfassungskonformität bleiben müssen, oder ob dies mit Hinweis auf die Möglichkeit nach § 6 Abs. 1a KHG, länderseitig die vom G-BA empfohlenen planQI nicht zu übernehmen oder einzuschränken, bereits abschließend beantwortet ist, können für den G-BA jedoch nicht die Umsetzung des gesetzlichen Auftrags aufschieben.

1.4.2 Anforderungen an planungsrelevante Qualitätsindikatoren aus Sicht von Bund und Ländern

Damit die planQI sich für Zwecke der Krankenhausplanung eignen, müssen diese nach der Vorstellung des Gesetzgebers insbesondere zwei Anforderungen erfüllen: 1.) Ausweislich der amtlichen Begründung zum KHSG sollen die planQI in der Zusammenschau eines Indikatorensets die Bewertung der Versorgungsqualität einer Fachabteilung ermöglichen. 2.) Außerdem sollen die QI einschließlich der mitzuliefernden Maßstäbe und Kriterien zur Bewertung der Auswertungsergebnisse die Länder

> *„in die Lage versetzen, mindestens beurteilen zu können, ob ein Krankenhaus in einem Leistungsbereich bzw. in einer Abteilung eine im Vergleich mit anderen Häusern gute, durchschnittliche oder unzureichende Qualität aufweist."* (BT-Drs. 18/5372: 90).

Sofern „dauerhaft eine in einem erheblichen Maß unzureichende Qualität" vorliegt, soll dies zukünftig Konsequenzen im Krankenhausplan haben.

1.4.3 Externe stationäre QS als Ausgangsbasis

Das erste Set planungsrelevanter Qualitätsindikatoren sowie die Richtlinie über das Verfahren zur Erhebung und Validierung der erforderlichen Daten, zur Berechnung der planQI und Bewertung der Ergebnisse sowie zur Übermittlung der Informationen an die Planungsbehörden der Länder (Richtlinie zu planungsrelevanten Qualitätsindikatoren, plan. QI-RL) wurde vom G-BA fristgerecht am 15. Dezember 2016 beschlossen. Ausgangsbasis der planQI als auch des Verfahrens bildet, wie vom Gesetzgeber vorgegeben, die klassische esQS gemäß der QSKH-RL des G-BA, die quasi die „Mutter-Richtlinie" der plan. QI-RL darstellt.

Die Methode der esQS wurde seit ihren Anfängen in der 1970er-Jahren bis heute mehr oder weniger unverändert fortgeführt. Im Erfassungsjahr 2016 wurden 2,5 Mio. Datensätze zu 266 Indikatoren in 24 verschiedenen stationären Leistungsbereichen von 1.544 Krankenhäusern erhoben. Als prozeduren-bezogenes Qualitätssicherungsinstrument schien die esQS insbesondere auch gut zu dem OPS-basierten neuen Fallpauschalen des DRG-Systems zu passen. Zweifelsohne ist es mit der gesetzlich verpflichtenden esQS gelungen, ein flächendeckend gutes Qualitätsniveau zu etablieren, zumindest – von wenigen Ausnahmen abgesehen – in den Leistungsbereichen, die im Rahmen der esQS betrachtet werden. Nicht wenige Qualitätsindikatoren, wie zum Beispiel in der Kardiochirurgie, weisen jedoch bereits seit Jahren sogenannte „Deckeneffekte“ auf, das heißt die von der Intervention zu erwartenden Qualitätsverbesserungspotenziale sind vollständig ausgeschöpft.

Mit dem vom IQTIG im Auftrag des G-BA entwickelten planQI-Verfahren wurden erstmals wesentliche methodische Verbesserungen auf den Weg gebracht, die sich perspektivisch als Prototyp für die längst überfällige allgemeine Weiterentwicklung der einrichtungsübergreifenden Qualitätssicherung eignen. Während in der klassischen esQS zwei Jahre zwischen Datenerhebung und Abschluss der Bewertung liegen, ermöglicht das planQI-Verfahren erstmals ein unterjähriges Feedback an die Krankenhäuser sowie eine Übermittlung der Bewertungsergebnisse an die Länder im Jahresrhythmus. Der strukturierte Dialog wurde zu einem Stellungnahmeverfahren weiterentwickelt, das zukünftig nach bundeseinheitlichen Kriterien erfolgt. Im Vergleich zur „Mutter-Richtlinie“ sind in der plan. QI-RL in methodischer Hinsicht zahlreiche weitere Verbesserungen erfolgt, zum Beispiel auch im Zusammenhang mit der Datenvalidierung und der Risikoadjustierung.

1.4.4 Limitationen der esQS für Zwecke der Krankenhausplanung

Bei den ersten vom G-BA beschlossenen planQI handelt es sich um ein Indikatorenset aus den Leistungsbereichen gynäkologische Operationen, Geburtshilfe und Mammachirurgie (s. Tab. 1).

Diese planQI fokussieren dem Tracer-Ansatz der klassischen esQS entsprechend einzelne Prozeduren und dienen bei rechnerischen Auffälligkeiten als Aufgreifkriterien zur Einleitung des strukturierten Dialogs mit dem Krankenhaus. Auch in einer Leistungsbereich-bezogenen Zusammenschau lassen sie aus Sicht des G-BA jedoch keine verlässliche Gesamtbeurteilung der Qualität einer Fachabteilung oder gar eines ganzen Krankenhauses zu. Nach dem bisherigen Verständnis im Rahmen der klassischen esQS ist ein Qualitätsindikator ein Instrument zur Unterstützung des einrichtungsinternen Qualitätsmanagements, nicht aber etwa ein K.-o.-Kriterium für den Verbleib im Krankenhausplan.

Für die Zwecke der klassischen esQS war eine solche Funktionalität auch nicht erforderlich; das übergeordnete Qualitätsziel dieses QS-Verfahrens besteht seit jeher darin, durch „Lernen vom Besseren“ flächendeckend ein gleich gu-

Tab. 1 Liste planungsrelevanter Qualitätsindikatoren

QI-ID	Indikatorbezeichnung	Referenzwert
Gynäkologische Operationen		
10211	Vollständige Entfernung des Ovars oder der Adnexe ohne pathologischen Befund	≤ 20,00%
12874	Fehlende Histologie nach isoliertem Ovareingriff mit Gewebsentfernung	≤ 5,00%
51906	Verhältnis der beobachteten zur erwarteten Rate (O/E) an Organverletzungen bei laparoskopischer Operation	≤ 4,18
Geburtshilfe		
318	Anwesenheit eines Pädiaters bei Frühgeburten	≥ 90,00%
330	Antenatale Kortikosteroidtherapie bei Frühgeburten mit einem präpartalen stationären Aufenthalt von mindestens zwei Kalendertagen	≥ 95,00%
1058	E-E-Zeit bei Notfallkaiserschnitt über 20 Minuten	Sentinel-Event
50045	Perioperative Antibiotikaprophylaxe bei Kaiserschnittentbindung	≥ 90,00%
51803	Qualitätsindex zum kritischen Outcome bei Reifgeborenen	≤ 2,32
Mammachirurgie		
2163	Primäre Axilladissektion bei DCIS	Sentinel-Event
52279	Intraoperative Präparatradiografie oder intraoperative Präparatsonografie bei sonografischer Drahtmarkierung	≥ 95,00%
52330	Intraoperative Präparatradiografie oder intraoperative Präparatsonografie bei mammografischer Drahtmarkierung	≥ 95,00%

tes Qualitätsniveau zu etablieren. Ausweislich der Tragenden Gründe zum Beschluss vom 15. Dezember 2016 ist der G-BA deshalb nicht der Empfehlung des IQTIG bzw. dem von ihm vorgelegten Konzept der „Patientengefährdung" gefolgt:

> *„Das vom IQTIG in seinem Abschlussbericht vom 31. August dargestellte Konzept der ‚Patientengefährdung als planungsrelevanter Aspekt der Gesundheitsversorgung', wonach bereits Mängel bei Einzelindikatoren planungsrelevant werden können, wenn sie in einer Einrichtung schwerwiegend und anhaltend auftreten (Abschlussbericht des Instituts nach § 137a SGB V vom 31. August 2016, S. 29), stellt zwar eine nachvollziehbare Arbeitshypothese dar, vermag letztendlich jedoch nicht zu überzeugen."* (TrG zu plan. QI-RL vom 16. Dezember 2016: 4)

Im Zusammenhang mit der Bewertung der Ergebnisse zu den einzelnen QI wird in der esQS bis dato außerdem ausschließlich in „qualitativ auffällig" und „qualitativ unauffällig" unterschieden. Eine darüberhinausgehende Qualitätsdifferenzierung in „gut, durchschnittlich, unzureichend" oder „in erheblichem Maße unzureichend", wie für die planQI vom Gesetzgeber gefordert, ist für die Zwecke der klassischen esQS methodisch nicht erforderlich. Im Rahmen der Erstfassung der plan. QI-RL hat der G-BA deshalb beschlossen, dass die Maßstäbe und Kriterien zumindest dazu geeignet sein müssen, qualitativ unzureichende Qualitätsergebnisse zu identifizieren (§ 3 Absatz 2 plan. QI-RL). Eine darüberhinausgehende Qualitätsdifferenzierung ist ebenso wie die Ermöglichung einer Gesamtbeurteilung der Qualität einer Fachabteilung einer Weiterentwicklung der vorhandenen Methoden und Instrumente vorbehalten.

1.4.5 Stufenkonzept des G-BA zur Weiterentwicklung der planQI

Ein entsprechender Auftrag zur stufenweisen Weiterentwicklung der planQI einschließlich Kriterien und Maßstäbe zu ihrer Bewertung wurde vom G-BA am 18. Mai 2017 an das IQTIG erteilt. In dem beauftragten Konzept zur Neu- und Weiterentwicklung von QI soll insbesondere dargestellt werden,

- welche Qualitätsaspekte sich grundsätzlich für die Krankenhausplanung eignen und wie entsprechende Indikatoren und Indikatorensets entwickelt werden können. Diese können alle Dimensionen der Versorgungsqualität (Struktur-, Prozess- und Ergebnisqualität) im Krankenhaus betreffen,
- welche Anforderungen an Indikatoren oder Indikatorensets zu stellen sind, damit diese in der Zusammenschau eines Indikatorensets die Bewertung der Versorgungsqualität einer Fachabteilung ermöglichen können,
- welche methodischen Anforderungen von den zu liefernden Maßstäben und Kriterien zur Bewertung der Auswertungsergebnisse zu erfüllen sind, um eine differenziertere, über die Feststellung einer unzureichenden Qualität hinausgehende Qualitätsbeurteilung zu ermöglichen, sodass die Länder ihre Aufgaben nach § 8 KHG durchführen können,
- ob und wie „Grundleistungsbereiche" der stationären Patientenversorgung identifiziert werden können, auf die planungsrelevante Qualitätsindikatoren angewandt werden können. Dabei sind auf jeden Fall die Bereiche der Unfall- und Viszeralchirurgie darzustellen und
- wie Veränderungen der Versorgungsqualität als Folge der Anwendung von planungsrelevanten Qualitätsindikatoren evaluiert werden können.

Die Bearbeitung durch das IQTIG soll bis zum 30. April 2018 abgeschlossen sein. Das Bundesministerium für Gesundheit hat die Nicht-Beanstandung der Richtlinie mit der Auflage verbunden, dass vom G-BA bis zum 31. Dezember 2019 stärker differenzierte Maßstäben und Kriterien zur Bewertung der Qualitätsergebnisse von Krankenhäusern beschlossen werden. Im Rahmen des „Gesetzes zur Fortschreibung der Vorschriften für Blut- und Gewebezubereitungen und zur Änderung anderer Vorschriften" wurde zwischenzeitlich in § 136c Absatz 2 SGB V verankert:

„Die Maßstäbe und Kriterien müssen eine Bewertung der Qualitätsergebnisse von Krankenhäusern insbesondere im Hinblick darauf ermöglichen, ob eine in einem erheblichen Maß unzureichende Qualität im Sinne von § 8 Absatz 1a Satz 1 und Absatz 1b des Krankenhausfinanzierungsgesetzes und § 109 Absatz 3 Satz 1 Nummer 2 vorliegt." (BT-Drs. 18/12587)

1.5 Zusammenfassung und Diskussion

Auf Basis des für das deutsche Gesundheitswesen typischen Selbstverwaltungsprinzips hat die Qualitätssicherung der Patientenversorgung seit jeher eine zentrale Aufgabe der Selbstverwaltung dargestellt, zunächst der ärztlichen, sodann der gemeinsamen Selbstverwaltung. Vor dem Hintergrund der Ablösung der Kostendämpfungspolitik durch Strukturreformen hat sich Qualitätssicherung dabei mehr und mehr von einer Selbstregulierung im geschützten Raum zu einem Instrumentarium gewandelt, das zur Steuerung von Leistungsangebot und Inanspruchnahme der Leistungen eingesetzt wird. Während in den 2000er-Jahren das Leistungsgeschehen gleichsam indirekt durch Induzierung eines „Qualitätswettbewerbs" neuauszurichten versucht wurde, hebt die neue Qualitätsoffensive im Rahmen des KHSG auf eine direkte Einflussnahme auf das stationäre Leistungsangebot ab: Durch die Kontrolle von Qualitätsvorgaben durch den MDK, die Koppelung der Krankenhausplanung an Qualitätsindikatoren, die Einführung qualitätsabhängiger Vergütungsanteile und vieles mehr.

Allerdings fehlen zur Erzielung spürbarer Steuerungseffekte durch das neue Versorgungssteuerungsmodell noch geeignete Methoden und Instrumente. Am Beispiel des ersten Sets an planungsrelevanten Qualitätsindikatoren (planQI) ist deutlich geworden, dass die klassische externe stationäre QS, die seit den 1970er-Jahre methodisch und inhaltlich mehr oder weniger unverändert fortgeführt worden ist, allenfalls die Ausgangsbasis bilden kann. Bereits in den 2000er-Jahren waren die Qualitätsverbesserungspotenziale nicht weniger Qualitätsindikatoren vollständig ausgeschöpft. Von ihrem verpflichtenden Einsatz waren rückblickend betrachtet keine Impulse für den seinerzeit erhofften Qualitätswettbewerb zu erwarten. Dasselbe gilt für die heute erhoffte Steuerungswirkung von planQI und Qualitätszu- und -abschlägen, sofern sie auf eben diesen Qualitätsindikatoren basieren.

1.5.1 Fehlendes sektorenübergreifendes Rahmenkonzept für einen qualitätsorientierten Strukturwandel

Damit der notwendige Strukturwandel in der Versorgungslandschaft zukünftig der demografischen Entwicklung entsprechend und qualitätsorientiert ausgerichtet werden kann, bedarf es in der Qualitätssicherung methodischer und inhaltlicher Weiterentwicklungen. Diese dürfen sich nicht nur auf stationäre Einzelprozeduren oder Fachabteilungen beziehen, sondern auf den populationsbezogenen, diagnoseorientierten Versorgungsbedarf in der Region. Zusätzlich bedarf es zwingend einer sektorenübergreifenden Betrachtungsweise einschließlich der Berücksichtigung IT-gestützter Vernetzungsmöglichkeiten. Diese Aspekte werden in der „Qualitätsoffensive" des KHSG leider vernachlässigt, weshalb das Konzept der planQI allenfalls als Einstieg in eine qualitätsorientierte Versorgungssteuerung gelten kann.

Vordringlicher als die Entwicklung einzelner Methoden und Instrumente ist die Erstellung eines Rahmenkonzepts für eine an patientenorientierten Versorgungszielen ausgerichtete Qualitätsentwicklung. Auch in Deutschland muss der Begriff der „Qualitätssicherung" endlich abgelöst werden durch ein Pendant für „Quality improvement" auf Basis umfassenderer Qualitätsmodelle, die Qualitätsdimensionen wie den Zugang und die Koordination der Versorgung mitberücksichtigen. Hierzu bietet sich eine engere Verzahnung von Qualitätssicherung und Versorgungsforschung an.

1.5.2 Qualitätsentwicklung als Prüfstein für die Selbstverwaltung

Angesichts der Vielzahl neuer Aufgaben, die der G-BA im Rahmen der „Qualitätsoffensive Krankenhaus" des KHSG erhalten hat, kann man dies nur als Bekenntnis des Gesetzgebers zum Selbstverwaltungsprinzip im Allgemeinen und Vertrauensbeweis in die Leistungsfähigkeit des G-BA im Besonderen interpretieren. Allerdings hat sich die Funktion der Selbstverwaltung in Sachen Qualitätssicherung offensichtlich gewandelt: Wurde ihr vormals vom Staat die Definitionshoheit über die Versorgungsqualität und die Methoden zur Qualitätssicherung überlassen, findet sie sich nun zunehmend in der Rolle eines bloßen Umsetzers immer detaillierter werdender gesetzlicher Vorgaben wieder – der Aufwertung durch immer mehr gesetzliche Aufträge steht eine Abschwächung der Entscheidungsautonomie der Selbstverwaltung gegenüber. Diese Entwicklung wäre so womöglich nicht eingetreten, wären die in der Vergangenheit noch vorhandenen Gestaltungsspielräume von der Selbstverwaltung proaktiver genutzt worden, anstatt Qualitätssicherung als Mittel zur Konservierung des Status quo zu sehen.

Dabei stellt, wie der Rückblick auf die Anfänge der esQS gezeigt hat, die Qualitätssicherung in besonderem Maße ein Barometer für die Zukunftsfähigkeit des Selbstverwaltungsprinzips dar. In der zu Ende gehenden dritten Amtsperiode des G-BA von 2012 bis 2018 konnten im Konsens aller Mitglieder und Beteiligten zwar wichtige Impulse für eine kontinuierliche, umfassendere Qualitätsentwicklung gesetzt werden: So wurden zum Beispiel die Regelungen zum einrichtungsinternen Qualitätsmanagement sektorenübergreifend sowie unter dem besonderen Gesichtspunkt der Patientensicherheit überarbeitet; nach Jahren des Stillstands wurden endlich die ersten sektorenübergreifenden QS-Verfahren sowie stationäre Follow-Up-Verfahren unter Nutzung der Sozialdaten gestartet; Mindestanforderungen an die Versorgung besonders vulnerabler Patientengruppen, wie zum Beispiel für die Intensivversorgung von Frühgeborenen oder für minimalinvasive Herzklappen-Interventionen bei hochbetagten High-Risk-Patienten wurden geschärft oder neu eingeführt; die Qualität der Indikationsstellung wurde als bislang vernachlässigtes Problem entdeckt und vieles mehr. Sogar die standespolitisch lange bekämpfte Einführung von Patientenbefragungen als weiterer Datenquelle zur Aufdeckung von Qualitätsdefiziten stellt sich im G-BA inzwischen nicht mehr als Frage des „ob“, sondern nur noch des „wie“ und „wann“ dar. Spätestens seit Inkrafttreten des KHSG ist jedoch wieder eine zunehmende Polarisierung im G-BA in Sachen Qualitätssicherung zu beobachten. Die für eine proaktive Qualitätsentwicklung notwendige „gemeinsame Qualitätskultur“ erscheint entfernter denn je.

Angesichts des immer größer werdenden Drucks auf „unser Gesundheitswesen“, das sich längst in einen heiß umkämpften Gesundheitsmarkt gewandelt hat, stellt sich allerdings die Frage, ob man die Selbstverwaltungspartner mit der Erwartung einer „gemeinsamen Qualitätskultur“ nicht schlichtweg überfordert. Auch wenn oder gerade weil der Gesetzgeber die Rolle des G-BA durch das KHSG prioritär auf Qualitätsmessung, Kontrolle und Sanktionen reduziert hat – qualitätsfördernde Ansätze sind in der „Qualitätsoffensive“ des Gesetzes eher rudimentär angelegt – werden konsensuale Lösungen immer weniger wahrscheinlich. Die Aufgabefülle und die gesetzlich vorgegebenen, viel zu kurzen Umsetzungsfristen im KHSG stellen geradezu vernachlässigbare Herausforderungen dar im Vergleich zu den Interessengegensätzen, die mit den neuen Versorgungssteuerungsinstrumenten planQI, Qualitätszu- und -abschläge, Sicherstellungszuschläge und Zuschläge für die stationäre Notfallversorgung verbunden sind, für die der G-BA aber die Instrumente bereitstellen soll. Nicht besser, was die Erreichbarkeit konsensualer Lösungen anbelangt, sieht es im Zusammenhang mit flankierenden qualitätssichernden Maßnahmen wie der Definition von Zentren oder der Definition eines Krankenhaus-Standorts aus, die jenseits des G-BA durch die Vertragspartner zu erfolgen hat.

Dass der Gesetzgeber diese unbequemen Aufgaben nicht selbst übernehmen will, liegt auf der Hand. Für die Selbstverwaltung könnte die Indienstnahme für den Versuch einer qualitätsorientierten Versorgungssteuerung, die als Hilfslösung für die eigentlich notwendige Strukturpolitik dient, jedoch zur Zerreißprobe werden.

Take home messages

- *Die unaufhaltsame Transformation „unseres Gesundheitswesens" in einen heiß umkämpften Gesundheitsmarkt macht Maßnahmen zur Steigerung von Qualität und Patientensicherheit und einen Demografie-gerechten Wandel der Versorgungsstrukturen wichtiger denn je.*
- *In den 2000er-Jahren versuchte der Gesetzgeber mit neuen Rahmenbedingungen und Anreizen für „Qualitätswettbewerb" Verbesserungspotenziale zu mobilisieren. Fehlentwicklungen wie die Koordinationsdefizite an der Schnittstelle ambulant-stationär und die seit Einführung des DRG-Systems zu beobachtende Mengenausweitung konnten damit jedoch kaum beeinflusst werden.*
- *Mit Beginn der 18. Legislaturperiode (2013 bis 2017) wurde gemeinsam von Bund und Ländern eine neue Qualitätsagenda aufgesetzt. Unter Beibehaltung des ordnungspolitischen Rahmens wird nunmehr der Versuch einer „qualitätsorientierten Versorgungssteuerung" unternommen. Dem Gemeinsamen Bundesausschuss (G-BA) kommen dabei zahlreiche Aufgaben zu, die mit Unterstützung des neuen, fachlich unabhängigen Qualitätsinstituts (IQTIG) innerhalb kürzester Fristen umgesetzt werden sollen.*
- *Vorläufiger Höhepunkt der neuen Qualitätsagenda ist die „Qualitätsoffensive Krankenhaus" des Krankenhausstrukturgesetzes (KHSG) mit der Leitidee der „qualitätsorientierten Versorgungssteuerung". In ihrem Zentrum stehen eine qualitätsorientierte Umstrukturierung der Krankenhauslandschaft, die Kontrolle der Einhaltung von Qualitätsvorgaben sowie die Einführung einer qualitätsorientierten Vergütung.*
- *Zur Umsetzung der qualitätsorientierten Versorgungssteuerung fehlen jedoch geeignete Methoden und Instrumente. Die klassische externe stationäre Qualitätssicherung folgt einer völlig anderen Qualitätsphilosophie. Der G-BA hat deshalb Stufenkonzepte zur Neuentwicklung von Qualitätsindikatoren beschlossen, die für Zwecke der Krankenhausplanung oder Vergütung eingesetzt werden können.*
- *Ein Rahmenkonzept für eine systematische Qualitätsentwicklung fehlt bislang. Dabei muss das in Deutschland immer noch vorherrschende Verständnis von Qualitätssicherung als „Qualitätskontrolle" abgelöst werden durch einen umfassenderen „Quality improvement"-Ansatz. Wünschenswert wäre ein sektorenübergreifendes Qualitätsmodell, das auf regional-populationsbezogene Versorgungsziele ausgerichtet ist und nicht auf einzelne Prozeduren.*
- *Das Konzept der qualitätsorientierten Versorgungssteuerung kann als Leitidee für die überfälligen strukturpolitischen Entscheidungen dienen, sie jedoch nicht ersetzen.*

- *Für die gemeinsame Selbstverwaltung im Gesundheitswesen stellt die Umsetzung der qualitätsorientierten Versorgungssteuerung eine besondere Bewährungsprobe dar. Gelingt es ihr auch weiterhin nicht, eine gemeinsame Qualitätskultur basierend auf gegenseitigem Vertrauen zu entwickeln, stellt dies nicht nur die staatliche Delegation der Qualitätssicherung an die Selbstverwaltung, sondern das Selbstverwaltungsprinzip grundsätzlich infrage.*

Literatur

Deutscher Bundestag (2002) Gutachten 2000/2001 des Sachverständigenrates für die Konzertierte Aktion im Gesundheitswesen Bedarfsgerechtigkeit und Wirtschaftlichkeit Band II – Qualitätsentwicklung in Medizin und Pflege. In: BT-Drs. 14/5661. Berlin

Deutscher Bundestag (2017) Beschlussempfehlung und Bericht zu dem Entwurf eines Gesetzes zur Fortschreibung der Vorschriften für Blut- und Gewebezubereitungen und zur Änderung anderer Vorschriften. In: BT-Drs. 18/12587. Berlin

Fürstenberg T, Laschat M, Zich K, Klein S, Gierling P, Nolting H-D, Schmidt T (2013) G-DRG-Begleitforschung gemäß § 17b Abs. 8 KHG. Endbericht des dritten Forschungszyklus (2008 bis 2010). Untersuchung im Auftrag des deutschen DRG-Instituts (InEK). Düsseldorf

plan. QI-RL – Richtlinie zu planungsrelevanten Qualitätsindikatoren gemäß § 136 Absatz 1 SGB V i.V.m. § 136c Absatz 1 und Absatz 2 SGB V

Scharl A, Berg D (2017) Perinatalerhebung: „Mutter" der QS-Maßnahmen. Deutsches Ärzteblatt 114(4), A154–157

TrG plan. QI-RL – Tragende Gründe zum Beschluss des Gemeinsamen Bundesausschusses über eine Richtlinie zu planungsrelevanten Qualitätsindikatoren gemäß § 136 Abs. 1 SGB V i.V.m. § 136c Abs. 1 und Abs. 2 SGB V

Wollenschläger F, Schmidl A (2016) Kompetentielle Grundfragen des Krankenhausstrukturgesetzes: das neue Qualitätsziel in der Krankenhausplanung. GesundheitsRecht 15(9), 542–550

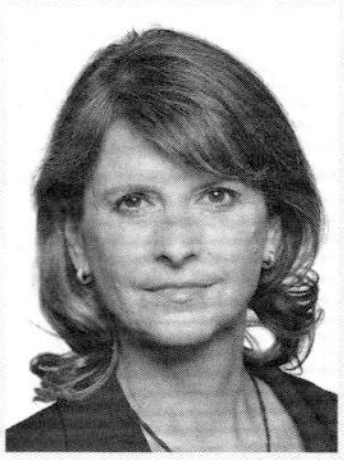

Dr. med. Regina Klakow-Franck

Regina Klakow-Franck ist Fachärztin für Gynäkologie und Geburtshilfe mit einem Abschluss Magister Artium (Germanistik, Philosophie und Anglistik). Von 2004 bis 2012 war sie bei der Bundesärztekammer Abteilungsleiterin für das Dezernat „Qualitätssicherung", ab 2005 parallel Stv. Hauptgeschäftsführerin und ab 2008 zusätzlich Abteilungsleiterin für das Dezernat „Gebührenordnung". Seit Juli 2012 ist sie Unparteiisches Mitglied im Gemeinsamen Bundesausschuss und Vorsitzende der Unterausschüsse „Qualitätssicherung", „Ambulante Spezialfachärztliche Versorgung" und „Disease-Management-Programme".

2 Stand und Perspektiven der Umsetzung des Krankenhausstrukturgesetzes aus Landessicht

Bernd Obermöller und Matthias Gruhl

2.1 Einleitung

Das am 1. Januar 2016 in Kraft getretene Krankenhausstrukturgesetz (KHSG) hat eine tiefgreifende Reform der stationären Versorgung mit dem Ziel einer Stärkung der Qualität, aber auch mit vielen Änderungen im Bereich der Krankenhausfinanzierung auf den Weg gebracht. Sofort wirksam waren insbesondere einige finanzierungsrechtliche Regelungen wie das neue Pflegestellenförderprogramm, die anteilige Refinanzierung von Tarifsteigerungen und die überproportionale Anhebung von niedrigen Landesbasisfallwerten. Doch zu einigen wichtigen Regelungskomplexen hat der Gesetzgeber – gemäß dem lange praktizierten Prinzip der korporatistischen Steuerung – die Umsetzung an die sog. gemeinsame Selbstverwaltung delegiert. Die erfolgreiche Umsetzung der im KHSG angelegten Krankenhausreform ist insofern auch von einer funktionierenden Selbstverwaltung abhängig. Die einschlägigen Gesetze kennen zwei Arten der Delegation: Soweit es die Qualitätssicherung oder die ambulante Bedarfsplanung betrifft, sind die neuen Arbeitsaufträge in den Strukturen des Gemeinsamen Bundesausschusses (G-BA) und mit Unterstützung des Instituts für Qualitätssicherung und Transparenz im Gesundheitswesen (IQTIG) zu bewältigen. Bei vergütungsrechtlichen Aspekten sind in der Regel Vereinbarungen zwischen der Deutschen Krankenhausgesellschaft (DKG) sowie dem Spitzenverband der gesetzlichen Krankenversicherung (GKV-Spitzenverband) und dem Verband der privaten Krankenversicherung (PKV) gefordert.

Tab. 1 Neue Aufträge der Selbstverwaltung durch das KHSG

Gegenstand	Gremium/ Parteien	Termin	Sachstand 15.07.2017
Vereinbarung zur Konkretisierung besonderer Aufgaben von Zentren (§ 9 Abs. 1a Nr. 2 KHEntgG)	DKG, GKV, PKV	31.03.2016	erledigt durch Festsetzung der Bundesschiedsstelle vom 08.12.2016
Vereinbarung zur Absenkung oder Abstufung der Bewertung von Leistungen mit wirtschaftlich begründeten Fallzahlsteigerungen (§ 9 Abs. 1c KHEntgG)	DKG, GKV, PKV	31.05.2016	erledigt durch Vereinbarung und Ergänzungsvereinbarung vom 29.08.2016
Vereinbarung eines Konzepts zum Abbau bestehender Übervergütungen bei Sachkosten (§ 17b Abs. 1 Satz 6 KHG)	DKG, GKV, PKV	30.06.2016	erledigt durch Vereinbarung vom 24.08.2016
Katalog nicht mengenanfälliger Leistungen und Näheres zur Umsetzung des Fixkostendegressionsabschlags (§ 9 Abs. 1 Nr. 6 KHEntgG)	DKG, GKV, PKV	31.07.2016	erledigt durch Vereinbarung vom 21.09.2016
Beschluss zu Indikatoren zur Beurteilung der Hygienequalität (§ 136a Abs. 1 SGB V)	G-BA	31.12.2016	strittig, ob Umsetzung erfolgt
Beschluss zu planungsrelevanten Qualitätsindikatoren (§ 136c Abs. 1 SGB V)	G-BA	31.12.2016	formal betrachtet erledigt durch Beschluss vom 16.12.2016
Beschluss zu Vorgaben für Sicherstellungszuschläge (§ 136c Abs. 3 SGB V)	G-BA	31.12.2016	erledigt durch Beschluss vom 24.11.2016
Vereinbarung zu Anforderungen an Durchführung klinischer Sektionen (§ 9 Abs. 1a Nr. 3 KHEntgG)	DKG, GKV, PKV	31.12.2016	Vereinbarung steht aus
Vereinbarung eines Konzepts für repräsentative Kalkulationsgrundlage (§ 17b Abs. 3 Satz 6 und 7 KHG, §§ 10 Abs. 2 Satz 1, 17d Abs. 1 Satz 7 KHG)	DKG, GKV, PKV	31.12.2016	erledigt durch Vereinbarung vom 02.09.2016
EBM-Regelungen für Vergütung von Notfällen und Notdienst nach Schweregrad differenzieren (§ 87 Abs. 2a SGB V)	DKG, KBV, GKV	31.12.2016	erledigt durch Beschluss vom 12.12.2016
Beschluss der vier Leistungen oder Leistungsbereiche für Qualitätsverträge (§ 136b Abs. 8 SGB V)	G-BA	31.12.2017	erledigt durch Beschluss vom 18.05.2017
Beschluss zu Katalog geeigneter Leistungen für Qualitätszu- und -abschläge (§ 136b Abs. 9 SGB V)	G-BA	31.12.2017	wird bearbeitet

Gegenstand	Gremium/ Parteien	Termin	Sachstand 15.07.2017
Vorschlag zur zweckgebundenen Überführung der Mittel des Pflegestellen-förderprogramms (§ 4 Abs. 8 KHEntgG)	Experten-kommis-sion Pflege	31.12.2017	erledigt durch Vorschlag vom 07.03 2017
Beschluss zu gestuftem System von Notfall-strukturen (§ 136c Abs. 4 SGB V)	G-BA	31.12.2016, verschoben auf 31.12.17	wird bearbeitet
Höhe und nähere Ausgestaltung der Qualitätszu- und -abschläge (§ 9 Abs. 1a Nr. 4 KHEntgG)	DKG, GKV, PKV	30.06.2018	Ergebnis bleibt abzuwarten
Rahmenverträge für Qualitätsverträge (§ 119a Abs. 2 SGB V)	DKG, GKV	30.07.2018	Ergebnis bleibt abzuwarten

Die neuen Aufträge, die Beteiligten, die korrespondierenden Termine und der jeweilige Sachstand zum 15. Juli 2017 können der Tabelle 1 entnommen werden.

Vordergründig hat die Selbstverwaltung die Aufträge des KHSG bislang erfolgreich erledigt. Soweit Vereinbarungen zu schließen waren, haben die Parteien fast immer Schiedsstellenverfahren vermeiden können. Und auch vom G-BA wurden die Aufträge meist fristgerecht abgearbeitet. Auf den zweiten Blick fällt die Bewertung nicht mehr ganz so positiv aus: Zwar musste allein für die geforderte Konkretisierung der besonderen Aufgaben von Zentren und Schwerpunkten nach dem KHSG die Bundesschiedsstelle tätig werden. Der in diesem Verfahren ergangene Beschluss hat aber leider, wie später noch dargelegt wird, gravierende negative Folgen für die Länder. Zudem ist festzustellen, dass Vereinbarungen der Selbstverwaltung eher selten innerhalb der gesetzlichen Frist zustande kamen. Eine sehr große Verzögerung gab es bei dem ebenfalls als Teil der Krankenhausreform, aber vorgezogen durch das GKV-Versorgungsstärkungsgesetz erteilten Auftrag zur Neuverhandlung der Grundlagen für die Finanzierung der Hochschulambulanzen (§§ 117, 120 SGB V). Hier lagen erst nach fast einjähriger Verspätung durch Entscheidungen des Bundesschiedsamtes bzw. der Bundesschiedsstelle Ergebnisse vor. Bei solch erheblichen Fristüberschreitungen stellt sich die Frage, ob der Konfliktmechanismus Schiedsstelle künftig häufiger ohne Antrag einer Partei greifen sollte. Der G-BA hat dagegen grundsätzlich ein gutes Fristen-Management. Verlässt man allerdings auch hier den Rahmen der KHSG-Aufträge, so verwundert schon, dass der ebenfalls mit dem GKV-Versorgungsstärkungsgesetz erteilte Auftrag zu einem Beschluss über das Zweitmeinungsverfahren nach § 27b SGB V nach über zwei Jahren noch nicht umgesetzt war. Bei manchen Beschlüssen des G-BA lässt sich zudem streiten, ob mit ihnen der Wille des Gesetzgebers befolgt wurde oder aber Inhalte herauskamen, die mit dem gesetzlichen Auftrag nicht mehr vereinbar sind. Beispiele sind hier die noch sehr rudimentären Indikatoren zur Beurteilung der Hygienequalität und die in ihrer jetzigen Form umstrittenen planungsrelevanten Indikatoren. Auf die letztgenannten Indikatoren wird später noch einzugehen sein. Die Interessengegensätze zwischen Krankenhaus- und Krankenkassenseite treten immer massiver zu Tage. Die Mühlen der Selbstverwaltung führen manchmal zu Ergebnissen, die Zweifel an einer funktionierenden Selbstverwaltung aufkommen lassen. Dies soll an zwei Beispielen illustriert werden.

2.2 Die Geschichte der drei Wörter: Probleme mit den planungsrelevanten Qualitätsindikatoren

Ein anschauliches Beispiel, wie die Umsetzung des gesetzgeberischen Willens durch die Selbstverwaltung nachhaltig verzögert werden konnte, ist mit der Einführung der planungsrelevanten Qualitätsindikatoren verbunden. Zur Erinnerung: Mit diesem Instrument sollte eine direkte Verbindung zwischen der datengestützten Qualitätssicherung des SGB V und der Krankenhausplanung geschaffen werden. Dafür hatte der Gesetzgeber mit § 8 Abs. 1a und 1b Krankenhausfinanzierungsgesetz (KHG) im KHSG drei „Hürden" vorgegeben, um so zu definieren, welche schlechte Qualität mit den krankenhausplanerischen Mitteln ausgeschlossen werden soll. Wenn Leistungen

1. unzureichende Qualität
2. in erheblichem Maße
3. nicht nur vorübergehend

aufweisen, sollen krankenhausplanerische Maßnahmen greifen.

2.2.1 Der Wille des Gesetzgebers

Der Gesetzgeber formulierte seine Absicht in der Gesetzesbegründung sehr verbindlich:

> *„Mit den Neuregelungen in den Absätzen 1a bis 1c werden die rechtlichen Grundlagen dafür geschaffen, dass eine nicht oder nicht mehr ausreichend qualitätsgesicherte Leistungserbringung eines Krankenhauses rechtliche Konsequenzen auch für die Aufnahme bzw. den Verbleib der Einrichtung im Krankenhausplan eines Landes hat." (Deutscher Bundestag 2015)*

In der Begründung zu diesem Paragrafen wurde auf das hohe Schutzgut der freien Berufsausübung hingewiesen, in das durch die Herausnahme aus einem Krankenhausplan nur dann verhältnismäßig eingegriffen werden kann, wenn alle drei negativen Qualitäts-Tatbestände bei einem Merkmal gegeben sind. Erst dann können – in Relation zur Bedeutung des Rechts auf körperliche Unversehrtheit – restriktive krankenhausplanerische Maßnahmen wie eine Aufhebung eines Feststellungsbescheides oder eine Herausnahme aus dem Krankenhausplan erfolgen. Man bewegt sich also auf einem juristisch schmalen Grat, sodass es für die Länder entscheidend ist, dass die Kriterien für alle diese drei Merkmale bundeseinheitlich und wissenschaftlich belegt für die jeweiligen planungsrelevanten Qualitätsindikatoren definiert werden. Die Länder haben nicht das fachliche Know-how, ihrerseits gerichtsfest zu definieren, wie „unzureichende Qualität" zu „in erheblichem Maße unzureichende Qualität" differenziert dargestellt werden kann. Von daher ist es für die Umsetzung der planungsrelevanten Qualitätsindikatoren entscheidend, dass zweifelsfreie Kriterien den Ländern vom G-BA zur Verfügung gestellt werden.

Nach § 136c SGB V ist es deshalb Aufgabe des G-BA, die planungsrelevanten Qualitätsindikatoren zu bestimmen und den Ländern Kriterien für qualitätsorientierte Entscheidungen der Krankenhausplanung nach § 8 KHG zu liefern.

2.2.2 Die Umsetzung durch den G-BA

Der G-BA beauftragte am 17. März 2016 dementsprechend das IQTIG, ihm geeignete Qualitätsindikatoren sowie Maßstäbe und Kriterien zur Bewertung der Qualitätsergebnisse zu empfehlen.

Das IQTIG analysierte, dass in einem ersten Entscheidungsschritt die „in erheblichem Maße unzureichende Qualität" zu definieren ist und diese dann in einem zweiten Entscheidungsschritt „nicht nur vorübergehend" verfehlt sein muss. Das Institut schlug vor, dass Indikatoren, die eine Patientengefährdung abbildeten, dem ersten Entscheidungsschritt aufgrund der Schwere der Konsequenz genügen würden und leitete diese für die in nachfolgend dargestellten 12 etablierten Indikatoren der gynäkologischen Operationen, der Geburtshilfe und der Mammachirurgie ab (IQTIG 2016).

Gynäkologische Operationen (ohne Hysterektomien)

- QI 10211: Vollständige Entfernung des Ovars oder der Adnexe ohne pathologischen Befund
- QI 12874: Fehlende Histologie nach isoliertem Ovareingriff mit Gewebsentfernung
- QI 51906: Verhältnis der beobachteten zur erwarteten Rate (O/E) an Organverletzungen bei laparoskopischer Operation

Geburtshilfe

- QI 318: Anwesenheit eines Pädiaters bei Frühgeburten
- QI 330: Antenatale Kortikosteroidtherapie bei Frühgeburten mit einem präpartalen stationären Aufenthalt von mindestens zwei Kalendertagen
- QI 1058: E-E-Zeit bei Notfallkaiserschnitt über 20 Minuten

- QI 50045: Perioperative Antibiotikaprophylaxe bei Kaiserschnittentbindung
- QI 51181: Verhältnis der beobachteten zur erwarteten Rate (O/E) an Dammrissen Grad III oder IV bei spontanen Einlingsgeburten
- QI 51803: Qualitätsindex zum kritischen Outcome bei Reifgeborenen

Mammachirurgie

- QI 2163: Primäre Axilladissektion bei DCIS
- QI 52279: Intraoperative Präparatradiografie oder intraoperative Präparatsonografie bei sonografischer Drahtmarkierung
- QI 52330: Intraoperative Präparatradiografie oder intraoperative Präparatsonografie bei mammografischer Drahtmarkierung

So weit, so gut! Auf der Grundlage dieses Gutachtens wäre eine vollständige Abbildung der drei im § 8 KHG genannten „Hürden" für die Länder umgesetzt, zumal das Kriterium „nicht nur vorübergehend" durch die Betrachtung mehrerer Jahre klar definiert wurde.

Überraschend dann das Ergebnis der Beratung im G-BA, das sich in der entsprechenden Richtlinie (Gemeinsamer Bundesausschuss 2016) und den erläuternden „Tragenden Gründen" wiederfindet. Dort wird für die vom IQTIG vorgeschlagenen Indikatoren nur noch eine Bewertungsmöglichkeit als „unzureichende" Qualität und nicht mehr – wie eigentlich notwendig – „in erheblichem Maße unzureichende Qualität" festgeschrieben. Dafür werden drei Begründungen genannt:

1. Die Indikatoren seien nicht geeignet, eine Aussage über die Gesamtqualität einer Abteilung eines Krankenhauses abzugeben.
2. Einzelne Indikatoren seien nicht trennscharf genug zu definieren.
3. Das Prinzip der Patientengefährdung wird als Grundlage des Vorschlags des IQTIG infrage gestellt.

Diese Argumente überzeugen nicht:

- **Zu 1.**: Durchaus eignen sich bestimmte Indikatoren als Tracer-Indikatoren für eine gesamte Abteilung. Wenn beispielsweise eine geburtshilfliche Abteilung nicht nur vorübergehend die für die Schnittzeit (Zeit von der Diagnosestellung eines Notfall-Kaiserschnitts bis zu dessen Ausführung) anerkannten tolerablen Grenzen überschreitet, ist dies zwar an sich erst eine Gefährdung der von Notfall-Kaiserschnitten betroffenen Frauen, stellt aber in Wirklichkeit die immer vorzuhaltende Notfallversorgung bei Geburten und damit die Sicherheit für alle dort gebärenden Frauen infrage. Anders gesagt, eine geburtshilfliche Abteilung, die es nicht vermag, Notfallsektionen lege artis durchzuführen, sollte keinerlei Geburten durchführen, da jederzeit für jede Frau die potenzielle Notwendig-

keit bestehen kann, ihr Kind schnell durch eine Notfall-Sectio zur Welt bringen zu müssen.
Ferner verkennt der G-BA, dass die Länder über ihre Feststellungsbescheide zum Krankenhausplan durchaus in der Lage sind, einzelne Leistungen von Abteilungen auszuschließen. So können unzureichend qualitative mammachirurgische Eingriffe über diese Feststellungsbescheide nicht mehr erlaubt werden, ohne dass die gesamte gynäkologische oder chirurgische Abteilung schließen muss.
- **Zu 2.**: Wenn die fachliche Meinung im G-BA besteht, dass einzelne Indikatoren nicht genügend trennscharf zu definieren sind, bleibt unerklärlich, wieso diese dennoch als Indikator für unzureichende Qualität im Katalog der planungsrelevanten Qualitätsindikatoren verbleiben und man sich nicht auf die unstrittigen Indikatoren konzentriert.
- **Zu 3.**: Aus den Ausführungen zum Notfall-Kaiserschnitt (siehe zu 1.) kann eindeutig abgeleitet werden, dass es eine gut begründete Position ist, die Nichterfüllung bestimmter Indikatoren mit einer Patientengefährdung gleichzusetzen und damit dem IQTIG zu folgen, dass bei einer gegebenen Patientengefährdung eine „in erheblichem Maße unzureichende Qualität" bescheinigt werden kann. Geburtshilfliche Abteilungen, die nicht rechtzeitig eine Notfall-Sectio ermöglichen, gefährden direkt die betroffenen Mütter und Kinder, potenziell alle Gebärenden und deren Kinder.

Noch erstaunlicher ist es, dass in der öffentlichen Sitzung des G-BA am 15. Dezember 2016 nicht diese methodischen Gründe als Argument gegen Kriterien, die auch in „erheblichem Maße" unzureichende Qualität abbilden, benannt wurden, sondern ausschließlich rechtliche Gründe, die es dem G-BA quasi verbieten, „in erheblichem Maße" unzureichende Qualität zu definieren. Es wurde ausgeführt, dass Kriterien, die nicht nur unzureichende Qualität, sondern in erheblichem Maße unzureichende Qualität für Indikatoren bescheinigen, einen zu großen Eingriff in die Krankenhausplanungskompetenz der Länder darstellten und den Entscheidungsspielraum der Länder unerlaubt einengten. Dabei wurde die rechtliche Konstruktion vom G-BA schlichtweg falsch verstanden, indem die Länder zwar gemäß § 8 Abs. 1a und 1b KHG verpflichtet werden, die Vorgaben des G-BA zu den planungsrelevanten Qualitätsindikatoren krankenhausplanerisch umzusetzen, aber gemäß § 6 Abs. 1a Satz 2 KHG im Rahmen ihrer Autonomie („Durch Landesrecht kann die Geltung der planungsrelevanten Qualitätsindikatoren ganz oder teilweise ausgeschlossen oder eingeschränkt werden") jederzeit die Möglichkeit haben, gesetzgeberisch diese Pflicht in eine eigene Entscheidung umzuwandeln. Eine entsprechende mündliche Darlegung des Bundesministeriums für Gesundheit (BMG) als Aufsichtsbehörde, dass es die genannten rechtlichen Probleme nicht gibt, wurde negiert, sodass der G-BA letztendlich am 15. Dezember 2016 eine Richtlinie zu den planungsrelevanten Qualitätsindikatoren beschloss, die die für die Länder notwendigen Kriterien und Maßstäbe nicht liefert. Das Votum des G-BA erfolgte gegen die Stimmen der Patienten- und Ländervertreter.

Was immer nun die Motivation war: Der G-BA hat mit diesem Beschluss verhindert, dass erste planungsrelevante Qualitätsindikatoren für die Krankenhausplanung nutzbar und damit scharf gestellt werden können. Damit wird eines der wichtigsten Vorhaben zu Qualitätsindikatoren nach dem KHSG für mindestens 3 Jahre ausgebremst.

Man mag spekulieren, warum damals alle Bänke, also auch der Spitzenverband der GKV, diesem Votum zugestimmt haben. Im Ergebnis muss konstatiert werden, dass der G-BA seine Aufgabe nicht so erfüllt hat, wie es von ihm gesetzgeberisch erwartet wurde. Das führte dann auch in der Konsequenz dazu, dass das BMG als Aufsichtsbehörde zur Vermeidung weiterer Verzögerungen diesen ersten Beschluss akzeptierte. Es verband dies aber mit der Auflage, dass weitere Beschlüsse zu planungsrelevanten Qualitätsindikatoren alle drei Hürden, also auch die drei bereits vielfach zitierten Worte – „in erheblichem Maße“ – als Steigerung einer unzureichenden Qualität abbilden müssen. Man kann gespannt sein, wie und erst recht wann der G-BA dem nachkommt. Die jetzigen Planungen laufen dahin, dass erst Ende 2019 neue und dann hoffentlich nutzbare planungsrelevante Qualitätsindikatoren verabschiedet werden. Bevor die Ergebnisse aber als „nicht nur vorübergehend“ krankenhausplanerisch genutzt werden können, sind wir schon im Jahr 2021.

Krankenhäuser, die aufgrund schlechter Qualität von planungsrelevanten Qualitätsindikatoren betroffen sind, haben also bis dahin keine Konsequenzen zu befürchten. Sollten Länder die ersten planungsrelevanten Qualitätsindikatoren trotzdem bei nur „schlechter Qualität“ nutzen, sind juristische Auseinandersetzungen wohl programmiert. Denn wenn bereits in den Richtlinien und deren Tragenden Gründen offen diskutiert wird, dass die verabschiedeten planungsrelevanten Qualitätsindikatoren nur bedingt tauglich seien, kann erwartet werden, dass Krankenhäuser gegen die Länder, die die jetzigen planungsrelevanten Qualitätsindikatoren geltend machen, eine Grundlage zur Klage sehen. Damit sinkt – wohl nachvollziehbar – die Motivation der Länder, planungsrelevante Qualitätsindikatoren anzuwenden.

2.3 Wenn zwei sich streiten, ärgert sich ein Dritter: Probleme mit den Zentrumzuschlägen

Ein weiteres unerfreuliches Ergebnis einer Delegation beruht auf missglückten Verhandlungen der Selbstverwaltung. Die Bemühungen der Selbstverwaltung um eine Konkretisierung der besonderen Aufgaben von Zentren und Schwerpunkten mündeten in einer Entscheidung der Bundesschiedsstelle mit problematischen Auswirkungen auf die Krankenhausplanungen der Länder und in der leider zu späten Erkenntnis, dass es vielleicht keine gute Idee war,

Tab. 2 Gesetzliche Vorgaben für Zentrumszuschläge in der seit dem 1. Januar 2016 geltenden Fassung

Vorschrift	Inhalt
§ 17b Abs. 1a Nr. 2 KHG	Die allgemeinen Vorgaben für das DRG-System geben vor, dass für die besonderen Aufgaben nach § 2 Abs. 2 Satz 2 Nr. 4 KHEntgG **bundeseinheitliche Regelungen für Zuschläge** zu schaffen sind.
§ 2 Abs. 2 Satz 2 Nr. 2, Satz 4 und 5 KHEntgG	Die Definition allgemeiner Krankenhausleistungen bezieht die **besonderen Aufgaben von Zentren und Schwerpunkten für die stationäre Versorgung**, insbesondere die Aufgaben von Tumorzentren und geriatrischen Zentren sowie entsprechenden Schwerpunkten ein. Ergänzend wird festgelegt, dass die besonderen Aufgaben deren **Ausweisung und Festlegung im Krankenhausplan des Landes** oder eine gleichartige Festlegung durch die zuständige Behörde im Einzelfall gegenüber dem Krankenhaus voraussetzen. Ferner wird vorgegeben, dass die besonderen Aufgaben nur Leistungen umfassen, die nicht bereits durch die Fallpauschalen, nach sonstigen Regelungen des KHEntgG oder nach Regelungen des SGB V vergütet werden; sie können auch Leistungen, die nicht zur unmittelbaren stationären Patientenversorgung gehören, umfassen.
§ 5 Abs. 3 KHEntgG	In der Vorschrift zur Vereinbarung von Zu- und Abschlägen werden **Zuschläge für die besonderen Aufgaben von Zentren und Schwerpunkten** erwähnt. Diese Zuschläge sind unter Berücksichtigung der Vereinbarung der Vertragsparteien auf Bundesebene nach § 9 Abs. 1a Nr. 2 KHEntgG zu vereinbaren. Zentrumszuschläge, die bereits vor dem 1. Januar 2016 vereinbart worden sind, sollen übergangsweise bis zu 31. Dezember 2017 nach altem Recht vereinbart werden.
§ 9 Abs. 1a Nr. 2, Abs. 2 KHEntg	In der Vorschrift über die auf Bundesebene zwischen dem GKV-Spitzenverband dem PKV gemeinsam mit der DKG zu treffenden Vereinbarungen findet sich der Auftrag, **bis zum 31. März 2016** das Nähere zur Konkretisierung der besonderen Aufgaben zu vereinbaren. Die **besonderen Aufgaben** können sich insbesondere ergeben **aus einer überörtlichen und krankenhausübergreifenden Aufgabenwahrnehmung, der Erforderlichkeit von besonderen Vorhaltungen eines Krankenhauses**, insbesondere in Zentren für Seltene Erkrankungen, **oder der Notwendigkeit der Konzentration der Versorgung an einzelnen Standorten wegen außergewöhnlicher technischer und personeller Voraussetzungen.** Ferner wird vorgegeben, dass durch die Vereinbarung sicherzustellen ist, dass es sich nicht um Aufgaben handelt, die bereits durch die Entgelte des KHEntgG oder nach Regelungen des SGB V vergütet werden. Kommt die Vereinbarung nicht zustande, entscheidet auf Antrag einer Partei die **Bundesschiedsstelle** nach § 18a Abs. 6 KHG.
§ 10 Abs. 3 Nr. 6 KHEntgG	Bei der Verhandlung des Landesbasisfallwerts sind Zuschläge nach § 5 Abs. 3 KHEntgG nicht absenkend zu berücksichtigen.

die Definition von entgeltrelevanten Zentrumsaufgaben der Selbstverwaltung zu überlassen.

Doch der Reihe nach:

Aus Sicht der Krankenhausplanung sind medizinische Zentren in Krankenhäusern, z.B. für ein bestimmtes Organ oder bestimmte Erkrankungen, vor allem ein Instrument zur Stärkung der Qualität der Versorgung. Zentren fördern die Interdisziplinarität, Spezialisierung und Konzentration der Leistungserbringung. Einige Länder haben deshalb die Bildung von Zentren in den Krankenhäusern aktiv begleitet, zum Teil durch die Ausweisung von Zentren im Krankenhausplan, oft verbunden mit qualitativen Anforderungen, die vom Krankenhaus für eine krankenhausplanerische Anerkennung als Zentrum erfüllt werden müssen. Ein Beispiel hierfür ist die Ausweisung von Brustzentren im Krankenhausplan des Landes Nordrhein-Westfalen. Andere Länder haben es dagegen entsprechend dem Trend zu einer bloßen Rahmenplanung den Krankenhausträgern überlassen, ob sie Zentren bilden.

Für Krankenhäuser ist die Organisation bestimmter Bereiche der Leistungserbringung als Zentrum auch eine attraktive zusätzliche Finanzierungsquelle. Denn der Gesetzgeber hatte im Jahr 2003 im Rahmen des Zweiten Fallpauschalenänderungsgesetzes in das Krankenhausentgeltgesetz (KHEntgG) aufgenommen, dass Krankenhäuser zusätzlich zu der allgemeinen Vergütung für erbrachte Krankenhausleistungen einen Zuschlag für die besonderen Aufgaben eines Zentrums oder Schwerpunktes geltend machen können. Im KHSG hat der Gesetzgeber die gesetzlichen Regelungen für Zentrums- und Schwerpunktzuschläge überarbeitet. Die komplexe gesetzliche Regelung ist in der Tabelle 2 dargestellt.

2.3.1 Wesentliche Änderungen aus Sicht der Krankenhausplanung

Für die Krankenhausplanungsbehörden stehen bei den Zentrumszuschlägen nicht vergütungsrechtliche Aspekte im Vordergrund: Welche Kosten Krankenhäuser konkret als Zentrum geltend machen können, haben die Vertragsparteien auf Bundes- und Krankenhausebene im Wege der Verhandlungen zu klären. Aus Sicht der Krankenhausplanung geht es vielmehr um die Auswirkungen der neuen Definition der besonderen Aufgaben von Zentren auf die im Krankenhausplan verankerten medizinischen Versorgungsstrukturen. Daraus ergibt sich nicht zuletzt die Frage, wie künftig mit Anträgen der Krankenhäuser auf Ausweisung besonderer Aufgaben eines Zentrums umgegangen werden kann. Dabei gilt es zu beachten, dass seit dem KHSG

1. besondere Aufgaben eines Zentrums nur noch dann durch einen Zuschlag zu vergüten sind, wenn sie durch den Krankenhausplan oder einen Bescheid als Versorgungsauftrag des Krankenhauses festgelegt wurden,

2. die Vertragsparteien auf Bundesebene den Begriff der besonderen Aufgaben konkretisieren müssen und
3. zugleich das Spektrum möglicher besonderer Aufgaben dadurch erweitert ist, dass der Gesetzgeber neben einer überörtlichen und krankenhausübergreifenden Aufgabenwahrnehmung auch die Erforderlichkeit besonderer Vorhaltungen und die Notwendigkeit einer Konzentration der Versorgung wegen außergewöhnlicher technischer und personeller Voraussetzungen als zuschlagsfähige Aufgaben vorgegeben hat.

Besonders attraktiv ist die Zentrumsbildung jedoch durch eine gesetzliche Neuerung, die man bei einem isolierten Blick auf die Regelungen zu den Zentrumszuschlägen gar nicht erfasst: In dem seit 2017 geltenden neuen System der Mengensteuerung sind Leistungen von krankenhausplanerisch ausgewiesenen Zentren vom Fixkostendegressionsabschlag befreit. Da viele Krankenhäuser die Strategie einer kontinuierlichen Mengenausweitung verfolgen und diese grundsätzlich einen dreijährigen Fixkostendegressionsabschlag in Höhe von aktuell mindestens 35% auslöst, gibt es einen weiteren finanziellen Anreiz, Zentren zu bilden. Eine entsprechende Ausnahme vom bis 2016 geltenden Mehrleistungsabschlag gab es nicht.

2.3.2 Hintergründe der Änderungen

Der Gesetzgeber hat mit dem Erfordernis der krankenhausplanerischen Zuweisung der besonderen Aufgaben auf die unterschiedliche Praxis in den Ländern reagiert. Insbesondere in den Ländern, die in ihrem Krankenhausplan keine Zentren im Sinne des Krankenhausentgeltrechts ausgewiesen haben, kam es häufig zu Schiedsstellenentscheidungen und Klagen vor den Verwaltungsgerichten zu der Frage, ob ein Zentrum eines Krankenhauses einen Zuschlag nach § 5 Abs. 3 KHEntgG beanspruchen kann.

Doch auch in den Ländern, die Zentren im Krankenhausplan ausweisen, blieben die Zentrumszuschläge umstritten. Denn der Gesetzgeber hat bei der Einführung der Zentrumszuschläge nicht definiert, was er unter einem Zentrum und seinen besonderen Aufgaben versteht, sondern nur relativ vage Anhaltspunkte in der Gesetzesbegründung benannt. Dort hieß es, es müsse sich um krankenhausübergreifende Aufgaben für die stationäre Versorgung handeln, z.B. von Tumorzentren und geriatrischen Schwerpunkten. Die Vertragsparteien hätten schon vor dem KHSG auf Grundlage von § 17b KHG bundeseinheitliche Maßstäbe für Zentrumszuschläge vereinbaren sollen. Da sie dies nicht getan haben, wurden sie vom Gesetzgeber des KHSG mit einer Frist bis zum 31. März 2016 angehalten, sich zu verständigen. Leider ohne Erfolg, sodass gemäß der vorgesehenen Konfliktlösungsregel die Bundesschiedsstelle nach § 18a KHG sich der Sache annehmen musste.

Die im KHSG enthaltene Erweiterung des Spektrums der besonderen Aufgaben sollte vor allem die Universitätsklinika begünstigen. In der Gesetzesbegründung heißt es, dass besondere Aufgaben sich auch ergeben können aus der Erforderlichkeit von besonderen, zusätzlichen Vorhaltungen eines Krankenhauses, z.B. aufgrund geringer Häufigkeit der Fälle und Erkrankungen (wie in Zentren für Seltene Erkrankungen) sowie für die Behandlung von Risiko- und Hochrisikopatienten bei Behandlungen mit einer besonderen krankheitsspezifischen Komplexität. Die Erweiterung der zuschlagsfähigen Aufgaben stammt aus den Beratungen der Bund-Länder-Arbeitsgruppe zur Krankenhausreform im Jahr 2014. Vor dem Hintergrund der seinerzeit geführten Diskussion über eine angeblich unzureichende Finanzierung der Universitätskliniken liegt auf der Hand, wer Adressat der neuen zuschlagsfähigen Aufgaben sein sollte. Der Regierungsentwurf des KHSG prognostiziert Mehrkosten durch die Änderung der gesetzlichen Vorgaben für Zentren in Höhe von 100 Millionen Euro jährlich.

Die Ausnahme für Leistungen von Zentren beim Fixkostendegressionsabschlag nach § 4 Abs. 2b Satz 3 KHEntgG sollte einen Widerspruch zwischen der gewollten Konzentration von Leistungen in Zentren und einem durch Mehrleistungen bedingten Vergütungsabschlag vermeiden.

2.3.3 Auswirkungen auf die Krankenhausplanung

Die Krankenhausplanungsbehörden haben durch das Erfordernis der krankenhausplanerischen Zuweisung faktisch nicht mehr die Wahl, ob sie von Krankenhäusern wahrgenommene besondere Aufgaben von Zentren durch entsprechende Versorgungsaufträge flankieren oder sich aus der Zentrumsbildung heraushalten. Denn weisen sie besondere Aufgaben im Krankenhausplan nicht aus und legen diese auch nicht in einem an das Krankenhaus adressierten Bescheid fest, können die Krankenhäuser keinen Zentrumszuschlag erhalten. Im Jahr 2017 gilt allerdings noch ein Bestandsschutz für Zentrumszuschläge, die bereits vor dem 1. Januar 2016 vereinbart waren; für diese Zuschläge gilt das alte Recht. Die Erweiterung des Spektrums der besonderen Aufgaben in Verbindung mit der Befreiung der Leistungen des Zentrums vom Fixkostendegressionsabschlag schafft per se einen deutlichen finanziellen Anreiz für Krankenhausträger, einen Antrag auf Ausweisung eines Zentrums zu stellen.

In dieser Situation ist es für die Krankenhausplanungsbehörden fatal, dass sich die Vertragsparteien auf Bundesebene nicht auf eine Konkretisierung der besonderen Aufgaben verständigt haben. Die Bundesschiedsstelle hat am 16. Dezember 2016, also knapp achteinhalb Monate nach Ablauf der gesetzlichen Frist, eine „Vereinbarung gemäß § 9 Absatz 1a Nummer 2 KHEntgG zur Konkretisierung der besonderen Aufgaben nach § 2 Absatz 2 Nummer 4 KHEntgG (Zentrumsvereinbarung)“ festgesetzt. Nach § 3 dieser Vereinbarung konkretisieren die Vertragsparteien die besonderen Aufgaben „mit Wirkung für die Ausweisung oder Festlegung durch die Landesbehörde und die Vereinbarung von Zuschlägen durch die Vertragsparteien auf Ortsebene“ in einer Anlage. Die Anlage enthält einen umfangreichen, überwiegend wenig konkreten Aufgabenkatalog. Dort sind neben anderen Tatbeständen insgesamt einundzwanzig Versorgungsbereiche aufgelistet, für die beim Vorliegen einer außergewöhnlichen, an einzelnen Standorten vorhandenen Fachexpertise eine „besondere Aufgabe“ anzunehmen ist. Zu diesen Bereichen gehören u.a. Perinatalzentren, Rheumazentren und Stroke Units. Die lange Liste der potenziellen Zentren mit besonderer Fachexpertise dürfte viele Krankenhäuser zu einem Antrag ermutigen. Was mit der außergewöhnlichen Fachexpertise gemeint ist, benennt die Zentrumsvereinbarung nicht.

Der GKV-Spitzenverband hatte das Schiedsstellenverfahren offenbar dazu nutzen wollen, entgegen dem Willen des Gesetzgebers zu einem restriktiveren Begriff der besonderen Aufgaben zu kommen, durch den noch weniger Zentrumszuschläge als nach dem alten Recht hätten gewährt werden müssen. Dem Vernehmen nach hätten Krankenhäuser nach dem Antrag der Krankenkassen für überörtliche und krankenhausübergreifende Aufgaben eine schriftliche Kooperation mit mindestens zehn Krankenhäusern und eine abhängig vom Fachgebiet festgelegte Anzahl Patienten mit einer Pkw-Fahrzeit von mindestens 60 Minuten und für die Vorhaltungen wegen besonderer personeller Voraussetzungen das Vorhalten von mindestens 17 Fachabteilungen nachweisen müssen. Die vom Gesetzgeber kalkulierten zusätzlichen 100 Mio. Kosten pro Jahr weisen aber nicht auf gewollte Einsparungen hin. Die DKG soll in ihrem Antrag dagegen einen ausufernden Katalog von Wünschen geäußert haben, bei dem viele Inhalte erkennbar bereits durch die DRG-Vergütung abgedeckt sind. Warum die Parteien sich nicht auf eine angemessene Umsetzung des gesetzgeberischen Willens verständigen konnten oder wollten, ist nicht bekannt. Der in einer offenbar festgefahrenen Situation von der Schiedsstelle festgelegte Aufgabenkatalog macht es den Ländern jedenfalls schwer, weil er als Grundlage für eine nahezu uferlose Anzahl von Zentren dient. Dies soll keine Kritik an der Schiedsstelle sein, die das Kunststück vollbringen musste, aus sehr gegensätzlichen Ansätzen einen Kompromiss zu entwickeln.

Der GKV-Spitzenverband hat gegen die Entscheidung der Schiedsstelle Klage erhoben, diese Klage hat jedoch keine aufschiebende Wirkung, d.h. die Zentrumsvereinbarung gilt, solange nicht ein Gericht sie rechtskräftig aufhebt. Der Schiedsspruch sieht zwar auch eine Kündigungsregelung mit Wirkung zum 31. Dezember 2018 vor, doch vorerst bleibt die Entscheidung der Schiedsstelle für die Vertragsparteien aus Krankenhausebene geltendes Recht.

Den Krankenhausplanungsbehörden bleibt nur, aus der von der Schiedsstelle festgelegten „Vereinbarung“ das Beste zu machen.

2.3.4 Die Umsetzung der Zentrumsvereinbarung in Hamburg

Im Folgenden wird dargestellt, welchen Weg die zuständige Behörde in Hamburg gewählt hat:

Zunächst einmal ist dem Eindruck zu widersprechen, die Krankenhausplanungsbehörden wären an die Zentrumsvereinbarung rechtlich gebunden. Die Formulierung der Zentrumsvereinbarung, dass diese die besonderen Aufgaben „mit Wirkung“ für die Ausweisung im Krankenhausplan konkretisiert, ist zumindest missverständlich. Nach der Kompetenzordnung des Grundgesetzes obliegt die Krankenhausplanung den Ländern. Deshalb hat der Gesetzgeber in der Begründung des KHSG darauf hingewiesen, dass besondere Aufgaben im Sinne von § 2 KHEntgG einem entsprechenden besonderen Versorgungsauftrag zu entnehmen sein müssen. Dadurch wird deutlich, dass besondere Aufgaben sich in die Krankenhausplanung des jeweiligen Landes einfügen müssen. Aus diesem Grund erschöpft sich die Entscheidung über die Ausweisung von Zentren keineswegs in einem bloßen Nachvollziehen der Zentrumsvereinbarung. Vielmehr sind wegen der vom Gesetz gewollten Verankerung der Zentren in der Krankenhausplanung auch krankenhausplanerische Zielvorgaben bei der Zentrumsausweisung zu beachten.

Die Krankenhausplanung in Hamburg strebt durch die Ausweisung von Zentren eine Stärkung der Qualität der stationären Versorgung an. Durch Zuschläge für besondere Aufgaben soll ein finanzieller Anreiz für eine Konzentration von Behandlungen in den betreffenden Versorgungsbereichen gesetzt werden. Dieses Ziel verträgt sich nicht damit, an praktisch jedem Krankenhaus ein oder sogar mehrere Zentren auszuweisen. Auch sollten Zentrumszuschläge aus krankenhausplanerischer Sicht nicht eine Vielzahl konkurrierender Zentren im selben Versorgungsbereich stärken. Bei den Versorgungsstrukturen in Hamburg mit diversen spezialisierten Versorgungsangeboten und einem Einzugsbereich weit über die Stadt hinaus war zu erwarten, dass eine Vielzahl von Krankenhäusern sich um eine Zentrumsausweisung bemüht. Deshalb zeichnete sich früh ab, dass ein strengerer Maßstab als die Vorgaben der Zentrumsvereinbarung notwendig sein wird. Die krankenhausplanerische Bestätigung als Zentrum sollte etwa nur erfolgen, wenn das Krankenhaus in seinem Zentrum einen hohen Versorgungsanteil hat. Die Krankenhäuser sollten deshalb – unabhängig von der Art der besonderen Aufgabe – für die vorangegangenen drei Jahre Behandlungszahlen vorlegen. Ferner musste der in der Zentrumsvereinbarung verwendete Begriff der außergewöhnlichen Fachexpertise operationalisiert werden. Folgende Kriterien hat die Behörde angesetzt:

1. Das Krankenhaus muss über seine Strukturen oder über Kooperationsverträge mit anderen Krankenhäusern alle Fachdisziplinen vorhalten, die für ein Krankenhaus mit Zentrumsfunktion geboten sind; welche Disziplinen geboten sind, hängt vom jeweiligen Fachgebiet ab.

2. Die außergewöhnliche Fachexpertise setzt voraus, dass die ärztliche Leitung des Versorgungsbereichs über einen für den Versorgungsbereich einschlägigen Weiterbildungsabschluss und über langjährige Erfahrungen in dem Versorgungsbereich (mindestens 5 Jahre) verfügt.
3. Darüber hinaus müssen alle für die Behandlung der Erkrankung notwendigen Fachkompetenzen umfassend im Krankenhaus vorgehalten werden oder über Kooperationsverträge abgesichert sein.
4. Die ärztliche Leitung und ihre Stellvertretung haben zusätzlich ihre besondere Expertise nachzuweisen, z.B. durch eine hervorgehobene Rolle in der einschlägigen Fachgesellschaft, Veröffentlichungen in gelisteten Publikationen und/oder Kongressbeiträgen im jeweiligen Fachgebiet.

Auch lag auf der Hand, dass häufiger eine Auswahl zwischen konkurrierenden Anträgen notwendig sein wird, z.B. bei den Herzzentren und den onkologischen Zentren. Auswahlkriterien könnten dann z.B. sein:

1. der Umfang der überörtlichen Versorgung (d.h. hoher Anteil von Patientinnen und Patienten aus dem Hamburger Umland/Bundesgebiet)
2. die Anzahl der besonderen Aufgaben (ein Zentrum kann mehrere besondere Aufgaben aufweisen)
3. der Versorgungsanteil des Krankenhauses bei den Leistungen des Versorgungsbereichs (Relation zu den Fallzahlen aller Hamburger Krankenhäuser)

Für die Ausweisung von Zentren gilt in Hamburg dasselbe Verfahren wie für die Aufnahme eines Krankenhauses in den Krankenhausplan. Die Ausweisung als Zentrum erfolgt auf Antrag des Krankenhauses im Feststellungsbescheid über die Aufnahme in den Krankenhausplan. Die Ausweisung bedarf einer vorherigen zweifachen Befassung des Landes-Planungsgremiums. Bei fehlendem Einvernehmen gilt das Letztentscheidungsrecht der Krankenhausplanungsbehörde. Die Behörde hat einen Antragsvordruck versandt, auf dessen Grundlage die 34 Hamburger Plankrankenhäuser mit somatischen Fachabteilungen über 80 Anträge auf Ausweisung eines Zentrums gestellt haben. Bislang gab es in Hamburg 10 Zentrumszuschläge, die sich auf 6 Krankenhäuser verteilen. Der Gesetzgeber hatte bundesweit 200 Millionen Euro zusätzliche Kosten pro Jahr durch die Novellierung der gesetzlichen Vorgaben für die Zentrumszuschläge kalkuliert, was für Hamburg einen Anteil von etwa 2 bis 3 Millionen Euro jährlich bedeutet. Mit diesen 4 bis 6 Millionen Euro lassen sich offensichtlich nicht Zuschläge für mehr als 70 neue Zentren finanzieren.

Das Ergebnis der Planungsentscheidung zu den Zentren stand zum Zeitpunkt der Erstellung dieses Beitrags noch aus.

2.4 Fazit

Das KHSG wurde – gerade wegen der neuen Qualitätsorientierung – des Öfteren als Paradigmenwechsel in der Krankenhauspolitik tituliert – dieser Paradigmenwechsel war durchaus beabsichtigt. Nach nunmehr zweijähriger Gültigkeit muss man allerdings konstatieren, dass zwar die ebenfalls durch das Gesetz ermöglichte bessere Finanzierung der stationären Versorgung sofort aufgesogen wurde, die regulatorischen Veränderungen aber durch die Selbstverwaltung vielfach verzögert, ausgebremst oder nur erschwert umgesetzt werden können. Der Glaube an diese Selbstregulationskraft der Partner im Gesundheitswesen, gleich ob im direkten Verhandlungsverfahren oder über den G-BA, hat Schaden genommen. Ein Beleg dafür ist die gesetzgeberische Konstruktion der Pflegepersonaluntergrenzen, deren regulatorische Umsetzung zwar der bisherigen Linie folgend erst einmal der Selbstverwaltung mit enger Fristsetzung übertragen wurde, allerdings als Rückfallposition statt eines Schiedsstellenverfahrens sofort die Ersatzvornahme des BMG vorgibt. Es soll auch nicht verhehlt werden, dass es in diesem Gesetzgebungsverfahren Stimmen gab, die auf die „Schleife" in der Verantwortung der Selbstverwaltung ganz verzichten wollten, da die dafür vorgesehene Zeit als vertan eingeschätzt wurde.

Die Regulationsfähigkeit und -bereitschaft der Selbstverwaltung geht deutlich zurück, ohne Mittlerinstanzen wie Schiedsstellen bzw. unabhängige Vorsitzende werden wichtige Entscheidungen zu selten einvernehmlich bzw. zeitgrecht entwickelt oder entschieden. Das ist bedauerlich, wird damit doch eine Stärke des deutschen Gesundheitswesens von denen sie tragenden Organisationen selbst geschwächt. In der Konsequenz tauchen immer wieder Ideen und Vorschläge auf, ob die jetzige Konstruktion des G-BA durch veränderte Arbeits- bzw. Entscheidungsstrukturen optimiert werden kann.

Vor dem Hintergrund der auch in der nächsten Legislaturperiode anstehenden wichtigen Entscheidungen zur Weiterentwicklung des deutschen Gesundheitswesens, sei es in der Notfallversorgung oder bei der Überwindung der Sektorengrenzen, stellt sich ernsthaft die Frage, wie die notwendige Ausgestaltung des gesetzgeberisch Gewollten künftig erfolgen soll.

Take home messages

- *Das neue Leitbild des Krankenhausstrukturgesetzes einer qualitätsorientierten Krankenhausversorgung konnte von der gemeinsamen Selbstverwaltung bislang nicht befriedigend umgesetzt werden.*
- *Soweit die gemeinsame Selbstverwaltung beauftragt ist, Vorgaben für eine qualitätsorientierte Krankenhausversorgung zu entwickeln, hat sie meist kaum brauchbare Ergebnisse geliefert.*

- *Die planungsrelevanten Qualitätsindikatoren und die neue Definition der besonderen Aufgaben von Zentren sind dafür Beispiele.*
- *Das Vertrauen in die gemeinsame Selbstverwaltung ist dadurch nicht nur bei den Ländern geschwächt.*

Literatur

Bundesministerium für Gesundheit (2017) zitiert nach GBA – aus dem Schreiben zur Prüfung gem. § 94 SGB V durch das BMG vom 24. Februar 2017, Seite 3 „Die im Schreiben des G-BA vom 13. Dezember 2016 und in der Niederschrift der 98. Sitzung des G-BA-Plenums am 15. Dezember 2016 geäußerten rechtlichen Bedenken gegen Festlegungen zur weitergehenden Qualitätsdifferenzierung sind aus Sicht des BMG nicht begründet." URL: https://www.g-ba.de/downloads/40-268-4230/2016-12-15_PlanQI-RL_Erstfassung-PlanQI-RL_BMG.pdf (abgerufen am 11.08.2017)

Bundesrat (2004) Drucksache 606/064: Entwurf eines Zweiten Gesetzes zur Änderung der Vorschriften zum diagnoseorientierten Fallpauschalensystem für Krankenhäuser und zur Änderung anderer Vorschriften (Zweites Fallpauschalenänderungsgesetz), S. 30

Deutscher Bundestag (2015) Drucksache 18/5372: Gesetzentwurf der Fraktionen der CDU/CSU und SPD. Entwurf eines Gesetzes zur Reform der Strukturen der Krankenhausversorgung (Krankenhausstrukturgesetz – KHSG), S. 50. URL: https://www.bundesgesundheitsministerium.de/fileadmin/Dateien/Downloads/Gesetze_und_Verordnungen/GuV/K/GE_KHSG.pdf (abgerufen am 11.08.2017)

Gemeinsamer Bundesausschuss (2016) Richtlinie zu planungsrelevanten Qualitätsindikatoren. Erstfassung, Beschlussdatum: 15.12.2016. URL: https://www.g-ba.de/informationen/beschluesse/2812/ (abgerufen am 11.08.2017)

IQTIG (2016) Planungsrelevante Qualitätsindikatoren, Abschlussbericht zur Auswahl und Umsetzung. Erstellt im Auftrag des Gemeinsamen Bundesausschusses, Berlin 31. August 2016. URL: https://www.iqtig.org/downloads/berichte/2016/IQTIG_Planungsrelevante-Qualitaetsindikatoren_Abschlussbericht.pdf (abgerufen am 11.08.2017)

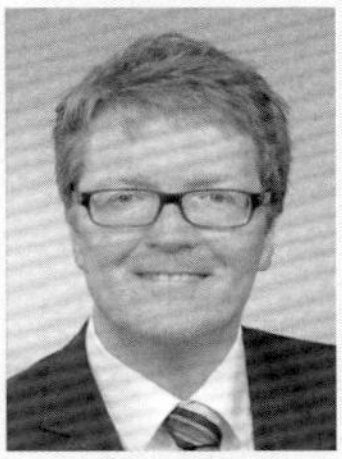

Dr. jur. Bernd Obermöller

Seit 2001 in verschiedenen Bereichen der Verwaltung der Länder Mecklenburg-Vorpommern und Hamburg tätig, seit 2008 Rechtsreferent in der Fachabteilung Versorgungsplanung des Amtes Gesundheit bei der Behörde für Gesundheit und Verbraucherschutz, Freie und Hansestadt Hamburg.

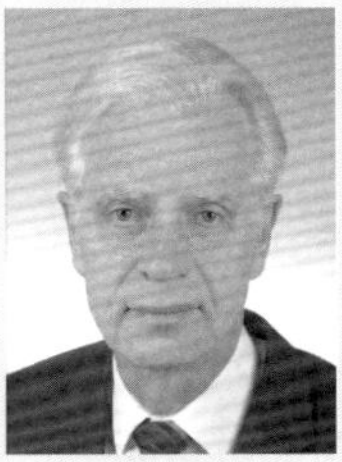

Dr. med. Matthias Gruhl

Facharzt für Öffentliches Gesundheitswesen und Allgemeinmedizin. Klinische Tätigkeiten in Aachen, Neu Guinea und Minden, Hafenarzt in Bremen. Seit 1985 in obersten Landesgesundheitsbehörden in Hessen, Bremen und Hamburg tätig, seit 2012 Leiter des Amtes Gesundheit bei der Behörde für Gesundheit und Verbraucherschutz, Freie und Hansestadt Hamburg.

3 Spannungsfeld Qualitätssicherung und Datenschutz

Sebastian Straub, Valérie Gläß und Johannes Drepper

3.1 Einleitung

Die Qualität der Gesundheitsversorgung stellt ein zentrales Thema im gesundheitspolitischen Diskurs der letzten Jahre dar und war mehrfach Gegenstand von gesetzgeberischen Regulierungsbemühungen. Dabei bestand die Herausforderung darin, einerseits die bedarfsgerechte und wirtschaftliche Versorgung der Versicherten zu gewährleisten und andererseits dem verfassungsrechtlich garantierten Recht der Patienten auf informationelle Selbstbestimmung Rechnung zu tragen. Hierzu wurden im Sozialgesetzbuch V (SGB V) eine Reihe von Vorschriften geschaffen, die neben der Ausgestaltung des Qualitätssicherungsverfahrens auch umfangreiche datenschutzrechtliche Vorgaben enthalten. Gleichzeitig hat sich der allgemeine datenschutzrechtliche Rahmen im Zuge der EU-Datenschutzgrundverordnung (EU-DSGVO) deutlich verändert und die Auswirkungen und Folgeanpassungen der Datenschutzgesetze und von Spezialgesetzen auf den unterschiedlichen legislativen Ebenen in Deutschland sind noch nicht vollständig absehbar. Insofern ist eine kritische Bestandsaufnahme der Folgen dieser gesetzgeberischen Aktivitäten sowie eine grundsätzliche Betrachtung des Spannungsfelds zwischen Datenschutz und Datennutzung im Kontext der Qualitätssicherung zum jetzigen Zeitpunkt von besonderer Relevanz.

3.1.1 Rechtlicher Rahmen für Qualitätssicherungsmaßnahmen

Das Recht der Qualitätssicherung ist in Deutschland nicht einheitlich kodifiziert. Regelungen zur Qualitätssicherung finden sich beispielsweise in den Landeskrankenhausgesetzen der Bundesländer (z.B. § 6b Hamburgisches Landeskrankenhausgesetz). Ferner hat der Bundesgesetzgeber durch das neue Krankenhausfinanzierungsgesetz (KHG) die Qualitätssicherung auch bei der DRG-basierten Krankenhausfinanzierung (DRG: Diagnosis Related Groups; deutsch: diagnosebezogene Fallgruppen) in den Vordergrund gerückt, indem Qualitätszu- und -abschläge auch in die Vergütung der sog. DRG-Krankenhäuser einfließen (§ 17b Abs. 1a Nr. 4 KHG). Darüber hinaus stellen die berufsrechtlichen Verpflichtungen der Ärzte zur Beteiligung an Qualitätssicherungsmaßnahmen eine bedeutsame Regelung dar (vgl. § 5 MBO-Ä, [Muster-]Berufsordnung für die in Deutschland tätigen Ärztinnen und Ärzte). Auch kann die Verletzung von berufsrechtlichen oder fachlichen Standards haftungsrechtliche oder strafrechtliche Konsequenzen haben, was mittelbar auch die Beachtung und Einhaltung von Qualitätsstandards fördert.

Kern der gesetzlich verpflichtenden Qualitätssicherung stellen jedoch die Regelungen aus dem SGB V dar, die sich im Wesentlichen an die im Gesundheitswesen operierenden Leistungserbringer richten. Ziel dieser Regelungen ist es, die behandelnden Einrichtungen für die Sicherung der Qualität ihrer Leistungen in die Verantwortung zu nehmen und für maßgebliche Bereiche des Gesundheitswesens die erforderlichen Maßnahmen zur Qualitätssicherung gesetzlich vorzugeben (BT-Drs. 14/1245, S. 86). Dabei wird insbesondere die Struktur-, Prozess- und Ergebnisqualität der medizinischen Leistungserbringer bewertet.

3.1.2 Qualitätssicherung als Grundprinzip im System der gesetzlichen Krankenversicherung

Die Einhaltung von Qualitätsstandards stellt eines der Grundprinzipien im System der gesetzlichen Krankenversicherung dar. Nach § 2 Abs. 1 S. 3 SGB V haben Qualität und Wirksamkeit der Leistungen dem allgemein anerkannten Stand der medizinischen Erkenntnisse zu entsprechen und den medizinischen Fortschritt zu berücksichtigen. Dieser allgemeine Qualitätsanspruch wird in § 70 Abs. 1 SGB V weiter konkretisiert und verpflichtet Krankenkassen und Leistungserbringer zu einer ausreichenden und zweckmäßigen Versorgung, wobei das Maß des Notwendigen nicht überschritten werden soll und die Leistungen in einer fachlich gebotenen Qualität erbracht werden müssen. Das Qualitätsgebot nimmt damit zumindest normativ im Gefüge einer humanen und vom Gebot der Wirtschaftlichkeit geprägten Krankenversorgung eine eigenständige Rolle ein.

3.1.3 Gesetzliche Ausgestaltung der Qualitätssicherung im SGB V

Die Bedeutung der Qualitätssicherung wird in der Gesetzessystematik des SGB V deutlich, wo ihr ein eigener Abschnitt im 4. Kapitel eingeräumt wird (§§ 135ff. SGB V). Die allgemeine Verpflichtung aller Leistungserbringer zur Sicherung und Weiterentwicklung der Qualität der von ihnen erbrachten Leistungen wird in § 135a Abs. 1 SGB V formuliert und konkretisiert damit das in den §§ 2, 70 SGB V abstrakt angelegte Qualitätsgebot. Neben dieser allgemeinen Verpflichtung werden bestimmte Qualitätssicherungsmaßnahmen für Vertragsärzte, medizinische Versorgungszentren, zugelassene Krankenhäuser und sonstige Leistungserbringer vorgegeben. Diese sind zur Einrichtung eines internen Qualitätsmanagements sowie zur Beteiligung an einrichtungsübergreifenden Maßnahmen verpflichtet (§ 135a Abs. 2 SGB V).

Im Zusammenhang mit der Erarbeitung von Qualitätsanforderungen nimmt der Gemeinsame Bundesausschuss (G-BA) eine zentrale Rolle ein. Dieser entwickelt Verfahren anhand derer die Qualität der erbrachten Leistungen gemessen, dargestellt und verglichen werden kann. Die Festlegungen des G-BA enthalten insbesondere konkrete Vorgaben, welche Daten die Leistungserbringer zur Durchführung der jeweiligen Qualitätssicherungsmaßnahme bereitstellen müssen.

Neben diesen Vorgaben aus dem SGB V enthalten auch die meisten Landeskrankenhausgesetze Regelungen zum Umgang mit Patientendaten zu Zwecken der Qualitätssicherung. Diese sind im Regelfall jedoch auf eine krankenhausinterne Qualitätssicherung fokussiert und erlauben auch aufgrund ihrer Uneinheitlichkeit keinen übergreifenden Ansatz (vgl. Schneider 2015, S. 75ff.).

3.1.4 Grundrechtliche Implikationen der Qualitätssicherung

Mit der Anordnung einer gesetzlich verpflichtenden Qualitätssicherung kommt es zu einer nicht unerheblichen Auswertung von Gesundheitsdaten. Diese kann mit einer Beeinträchtigung von grundrechtlichen Freiheiten der Patienten einhergehen. Die Rechtmäßigkeit von Qualitätssicherungsmaßnahmen muss sich daher auch am Maßstab der Grundrechte messen lassen. Auf einfachgesetzlicher Ebene wird daher der Umgang mit personenbezogenen Daten durch die Regelungen des Datenschutzes und der ärztlichen Schweigepflicht beschränkt. Beide Bereiche sind Ausdruck des allgemeinen Persönlichkeitsrechts nach Art. 2 Abs. 1, Art. 1 Abs. 1 Grundgesetz (GG), welches dem Einzelnen einen autonomen Bereich privater Lebensgestaltung zuerkennt, in dem er seine Individualität entwickeln und wahren kann, in dem er „in Ruhe gelassen wird“ (BVerfGE 35, 202).

Recht auf informationelle Selbstbestimmung

Das Recht auf informationelle Selbstbestimmung geht auf das Volkszählungsurteil des Bundesverfassungsgerichts (BVerfG) aus dem Jahr 1983 zurück (BVerfGE 65, 1 ff.). Es sichert dem Einzelnen die Befugnis, grundsätzlich selbst über die Preisgabe und Verwendung seiner personenbezogenen Daten zu bestimmen und zu entscheiden, wann und innerhalb welcher Grenzen persönliche Lebenssachverhalte offenbart werden. Die verfassungsgerichtliche Definition der personenbezogenen Daten deckt sich dabei mit den meisten Legaldefinitionen auf einfachgesetzlicher Ebene und erfasst alle Einzelangaben über persönliche oder sachliche Verhältnisse einer bestimmten oder bestimmbaren Person. Gesundheitsdaten unterliegen zudem als besondere Kategorie personenbezogener Daten (§ 3 Abs. 9 BDSG [Bundesdatenschutzgesetz], Art. 9 Abs. 1 EU-DSGVO) einem erhöhten Schutzniveau, da sie sensitive Informationen wie Krankheiten, psychische und geistige Einschränkungen, aber auch Informationen über Drogen- oder Alkoholmissbrauch oder sexuelle Präferenzen der Patienten enthalten können (Wolff u. Brink 2017, § 3 Rn. 150).

Das Recht auf informationelle Selbstbestimmung des Einzelnen gilt jedoch nicht grenzenlos. Der Betroffene muss Einschränkungen dort hinnehmen, wo die Interessen der Allgemeinheit dem Recht auf informationelle Selbstbestimmung entgegenstehen. Für eine zulässige Beschränkung des informationellen Selbstbestimmungsrechts ist eine gesetzliche Grundlage erforderlich, „aus der sich die Voraussetzungen und der Umfang der Beschränkungen klar und für den Bürger erkennbar ergeben und die damit dem rechtsstaatlichen Gebot der Normenklarheit entspricht“ (BVerfGE 45, 420). Der Gesetzgeber hat dabei den Grundsatz der Verhältnismäßigkeit zu beachten, was bedeutet, dass eine Abwägung zwischen dem Informationsinteresse öffentlicher und nichtöffentlicher Stellen und dem Geheimhaltungsinteresse der betroffenen Person vorzunehmen ist. Diese verfassungsrechtliche Abwägung steckt auch in der Ausgestaltung des Verbots mit Erlaubnisvorbehalts des geltenden Datenschutzrechts, das besagt, dass die Datenverarbeitung verboten ist, es sei denn, sie wird durch eine informierte Einwilligung des Patienten oder eine gesetzliche Rechtsgrundlage legitimiert. Daran hält auch die am 25.5.2018 in Kraft tretende EU-DSGVO fest.

Daraus folgt, dass der Gesetzgeber bei der Erarbeitung von Rechtsgrundlagen für eine Datennutzung für Qualitätssicherungszwecke die vorgenannten Grundsätze einhalten muss. Das öffentliche Interesse an der Sicherstellung einer medizinischen Qualitätssicherung wird man mit Blick auf die effektive Sicherstellung der Gesundheitsversorgung annehmen können: Der Staat trägt eine sog. „Gewährleistungsverantwortung“ für eine funktionierende medizinische Versorgung, die aus Art. 20, 28 GG i.V.m. Art. 2 Abs. 1 i.V.m. Art. 2 Abs. 2 i.V.m. mit Art. 1 Abs. 1 GG abgeleitet wird (Pitschas 2016, S. 1). Auch die Europäische Grundrechtecharta enthält in Art. 35 einen Verweis auf das erforderliche „hohe Gesundheitsschutzniveau“.

Ein Eingriff in das Recht auf informationelle Selbstbestimmung zugunsten dieser allgemeinen Rechtsgüter ist daher möglich. Er bedarf jedoch aufgrund der verfassungsgerichtlichen Vorgaben einer gesetzlichen Grundlage. Diese hat der Gesetzgeber im Bereich der Qualitätssicherung durch § 299 SGB V geschaffen.

Wirkung der ärztlichen Schweigepflicht

Auf strafrechtlicher Ebene wird das allgemeine Persönlichkeitsrecht durch § 203 StGB (Strafgesetzbuch) geschützt. Gesundheitsdaten, die im Rahmen einer ärztlichen Behandlung entstehen, unterliegen der ärztlichen Schweigepflicht von Ärzten und deren Gehilfen (vgl. § 9 MBO-Ä). Danach ist der Arzt verpflichtet, über die ihm im Rahmen der medizinischen Behandlung mitgeteilten Tatsachen zu schweigen. Das unbefugte Offenbaren dieser Tatsachen ist nach § 203 Abs. 1 StGB mit Strafe bewehrt. Die Befugnis zum Offenbaren kann sich aus einer entsprechenden Erklärung des Patienten oder aus gesetzlichen Vorschriften ergeben. Das allgemeine Datenschutzrecht kann dabei nicht als gesetzliche Offenbarungsbefugnis herangezogen werden, da diese Regelungen das Berufsrecht in der Regel unberührt lassen und daher von einem Nebeneinander der Rechtsgebiete ausgegangen wird (vgl. § 1 Abs. 3 S. 2 BDSG). Sollen also von der ärztlichen Schweigepflicht umfasste Informationen zu Qualitätssicherungszwecken genutzt werden, ist sicherzustellen, dass eine entsprechende spezialgesetzliche Offenbarungsbefugnis vorliegt.

3.1.5 Qualitätssicherung und Datenschutz als Zielkonflikt

Das Recht auf informationelle Selbstbestimmung stellt eine verfassungsmäßig vorgegebene Schranke für die ungehinderte Verwendung von personenbezogenen Daten für Qualitätssicherungszwecke dar. Entsprechende datenschutzrechtliche Limitationen sind den Regelungen der Qualitätssicherung daher immanent. Der Gesetzgeber hat jedoch den Versuch unternommen, ein flexibles Normgebilde zu schaffen, das einerseits den Datenschutz beachtet und andererseits ein effektives Qualitätssicherungssystem gewährleisten soll. Hierzu wird die konkrete Ausgestaltung der Maßnahmen dem G-BA als Organ der Selbstverwaltung überantwortet. Dieser hat insbesondere im Rahmen von Richtlinien, Beschlüssen und Vereinbarungen festzulegen, welche Daten durch die Leistungserbringer und Krankenkassen erhoben und bereitgestellt werden müssen.

3.2 Datengrundlage und Datenarten

3.2.1 Versorgungsdaten als Grundlage von Qualitätssicherungsmaßnahmen

Für die Zwecke der Qualitätssicherung stehen im Wesentlichen die Daten der Leistungserbringer zur Verfügung. Dabei handelt es sich um Daten, die im

Zusammenhang mit der medizinischen Behandlung der Patienten erhoben werden und juristisch als Gesundheitsdaten zu qualifizieren sind. Da die verpflichtende interne und sektorenübergreifende Qualitätssicherung mittlerweile nicht ausschließlich stationäre Leistungserbringer erfasst, stehen potenziell auch Daten von Vertragsärzten und -zahnärzten, medizinischen Versorgungszentren und weiteren Institutionen zur Verfügung (vgl. § 135a Abs. 2 SGB V). Neben den Daten der Leistungserbringer können auch die Sozialdaten der Krankenkassen für Qualitätssicherungszwecke genutzt werden. Eine entsprechende Verpflichtung zur Erhebung und Verarbeitung von Sozialdaten ergibt sich analog zu der Verpflichtung der Leistungserbringer aus § 299 Abs. 1a SGB V.

3.2.2 Festlegung durch den G-BA

Im Bereich der vertragsärztlichen Versorgung adressiert § 299 Abs. 1 und 1a SGB V an die Leistungserbringer und Krankenkassen die Verpflichtung, personen- und einrichtungsbezogene Daten für die Zwecke der Qualitätssicherung zu erheben und bereitzustellen. Die gesetzliche Verpflichtung umfasst die Durchführung von einrichtungsinternen Qualitätssicherungsmaßnahmen sowie die Beteiligung an übergreifenden Maßnahmen der Qualitätssicherung.

Die Erhebung und Bereitstellung von Versorgungsdaten im großen Umfang könnte zu der Annahme verleiten, dass prinzipiell alle Datenbestände im System der gesetzlichen Krankenversicherung (GKV) tatsächlich für Qualitätssicherungszwecke genutzt werden können. Dem ist jedoch nicht so. Vielmehr muss zunächst die genaue Fragestellung für die Qualitätssicherung definiert werden, um dann in einem nächsten Schritt zu prüfen, welche Daten zur Beantwortung dieser Fragestellung erforderlich sind (Emmerich u. Metzinger 2010, S. 1278). Der datenschutzrechtliche Grundsatz der Datensparsamkeit und der Datenvermeidung beschränkt hier die Auswahl auf das für die jeweilige Qualitätssicherungsmaßnahme erforderliche Maß.

Eine Festlegung, welche Daten von welchem Leistungserbringer im welchem Umfang erhoben und bereitgestellt werden, trifft das Gesetz daher nicht. Vielmehr wird die Aufgabe der Festlegung der Dateninhalte an den G-BA übertragen. Die Konkretisierung der notwendigen Qualitätsindikatoren wird damit an die im G-BA vertretenen Organisationen der Selbstverwaltung delegiert. Neben der Feststellung des Standes der Qualitätssicherung ist der G-BA auch dazu berufen, den Weiterentwicklungsbedarf zu benennen, eingeführte Qualitätssicherungsmaßnahmen zu bewerten sowie Empfehlungen und Berichte zu erstellen. Der G-BA wird in vielen seiner Tätigkeiten durch das unabhängige Institut für Qualitätssicherung und Transparenz im Gesundheitswesen (IQTIG) unterstützt. Dieses wird vom G-BA insbesondere beauftragt, für die Messung und Darstellung der Versorgungsqualität möglichst sektorenübergreifend abgestimmte und risikoadjustierte Indikatoren und Instrumente zu entwickeln. Dieses schließt auch Module für ergänzende Patientenbefragungen ein. Die demokratische Legitimation des G-BA und der Umfang der Bindungswirkung der Richtlinien sind dabei umstritten (s. Kap. 3.4.1). Die Richtlinien und Beschlüsse des G-BA werden durch das Bundesministerium für Gesundheit vor Freigabe geprüft und nach einer Nichtbeanstandung im Bundesanzeiger veröffentlicht.

Im Rahmen seiner Gestaltungskompetenz trifft der G-BA auch eine Aussage darüber, welche Daten zur Durchführung der jeweiligen Qualitätssicherungsmaßnahme bereitgestellt werden müssen.

3.2.3 Datenarten

Die Festlegung von Qualitätsindikatoren setzt voraus, dass die Daten in den jeweiligen Bereichen der Krankenversorgung standardisiert und auswertbar bestimmt werden. Hierzu unterscheidet der G-BA in seinen Vorgaben zwischen patientenidentifizierenden, leistungserbringeridentifizierenden, krankenkassenidentifizierenden Daten, Qualitätssicherungsdaten und administrativen Daten (vgl. z.B. § 14 Qesü-RL, Richtlinie des G-BA zur einrichtungs- und sektorenübergreifenden Qualitätssicherung) (s. Tab. 1).

Nicht alle der aufgeführten Datenarten unterliegend zwingend dem Datenschutz. Entscheidend für die Anwendbarkeit von Datenschutzrecht ist das Vorliegen eines Personenbezugs. Dieser ist anzunehmen, wenn anhand der Daten Rückschlüsse auf einzelne Personen direkt oder mittelbar möglich sind. Darüber hinaus sind in § 299 SGB V weitere datenschutzrechtliche Grundsätze enthalten, die bei der Durchführung von Qualitätssicherungsmaßnahmen beachtet werden müssen.

3.3 Beschränkungen der Qualitätssicherung durch den Datenschutz

§ 299 stellt die zentrale Vorschrift für den Umgang mit personen- und einrichtungsbezogenen Daten bei Leistungserbringern und Krankenkassen für Qualitätssicherungszwecke dar. Wegen der hohen Schutzbedürftigkeit der dort enthaltenen Informationen wird eine Reihe von datenschutzrechtlichen Anforderungen aufgestellt. Zu diesen gehören insbesondere Restriktionen in Bezug auf den Datenumgang sowie die Pflicht zur Ausgestaltung technisch-organisatorischer Maßnahmen zur Wahrung der informationellen Selbstbestimmung der Versicherten (Schneider 2017, SGB V § 299 Rn. 2). Die Vorschrift ist Teil des sog. bereichsspezifischen Datenschutzrechts, das die Anwendbarkeit des allgemeinen Datenschutzrechts verdrängt.

Tab. 1 Datenarten des G-BA

patientenidentifizierende Daten (PID)	personenbezogene Daten, die eine eindeutige Identifikation von Versicherten ermöglichen (z.B. die Krankenversichertennummer nach § 290 SGB V)
leistungserbringeridentifizierende Daten (LE)	einrichtungsbezogene Daten, die eine eindeutige Identifikation von Leistungserbringern ermöglichen (z.B. die Betriebsstättennummer, die Arztnummer, das Institutionskennzeichen der Einrichtung)
krankenkassenidentifizierende Daten (KK)	Daten, die eine eindeutige Identifikation von Krankenkassen ermöglichen (z.B. das Institutionskennzeichen der Krankenkasse)
Qualitätssicherungsdaten (QD)	Daten, die die für das jeweilige Verfahren relevanten Behandlungsdaten, die Angaben zum Gesundheitszustand der Betroffenen oder über die erbrachten diagnostischen und therapeutischen Leistungen enthalten sowie weitere in den themenspezifischen Bestimmungen festzulegende relevante Daten. In der Regel sind sie prospektiv zu erheben. Gemeinsam mit den Qualitätssicherungsdaten wird eine von den Leistungserbringerinnen und Leistungserbringern für den Dokumentationszeitraum und die Patientin oder den Patienten eindeutig generierte Fallnummer geliefert, die nur ihnen die Reidentifikation der Patientin oder des Patienten ermöglicht.
administrative Daten (AD)	Daten, die zur Prüfung auf Plausibilität, Vollständigkeit und Vollzähligkeit geeignet sind sowie weitere, meldebezogene Daten. Die meldebezogenen Daten umfassen Daten, die insbesondere der Organisation des Datenflusses dienen, z.B. die meldende Krankenkasse und den meldenden Leistungserbringer bis zur Pseudonymisierung durch die Datenannahmestelle nach § 9 Absatz 1, Standort, Zeitstempel und Nummer des Datensatzes, das Thema der jeweiligen Datenlieferung sowie Angaben über Kommunikationspartner.

3.3.1 Verbot mit Erlaubnisvorbehalt

Zunächst unterliegt jeder Umgang mit personenbezogenen Daten dem sog. „Verbot mit Erlaubnisvorbehalt“, welches zur Sicherung des informationellen Selbstbestimmungsrechts jegliche Datenverarbeitung grundsätzlich verbietet. Die Erhebung, Verarbeitung und Nutzung von personenbezogenen Daten ist nur zulässig, soweit eine Rechtsvorschrift dies erlaubt oder anordnet oder der Betroffene eingewilligt hat. Da eine Datenerhebung für den Zweck der Qualitätssicherung auf Grundlage einer Einwilligung in der Regel nicht praktikabel ist, hat der Gesetzgeber mit § 299 SGB V eine eigene Rechtsgrundlage geschaffen.

3.3.2 Datensparsamkeit

Der Grundsatz der Datensparsamkeit gebietet es, die Verwendungsmöglichkeit von personenbezogenen Daten auf das erforderliche Maß zu beschränken (Roßnagel 2003, S. 64). Als Ausdruck dieses Grundsatzes ordnet § 299 Abs. 1 S. 3 SGB V an, dass der G-BA bei seinen Vorgaben nur solche Daten festlegt, die für die jeweilige Qualitätssicherungsmaßnahme tatsächlich notwendig sind. Hierzu gibt das Gesetz den entsprechenden Rahmen vor, indem es die maßgeblichen Kriterien für die Auswahl der Daten beschreibt. Es sollen insbesondere diejenigen Daten bestimmt werden, die für die Ermittlung der Qualität von Diagnostik oder Behandlung, für die Erfassung möglicher Begleiterkrankungen und Komplikationen, für die Feststellung der Sterblichkeit sowie für eine geeignete Validierung oder Risikoadjustierung bei der Auswertung der Daten medizinisch oder methodisch notwendig sind. Er hat darüber hinaus die Erforderlichkeit der Datenübermittlung auch darzulegen und der Bundesbeauftragten für den Datenschutz und die Informationsfreiheit zur Prüfung vorzulegen (§ 91 Abs. 5a SGB V).

Begrenzung auf Stichproben

Der schonende Umgang mit personenbezogenen Daten hat vor dem Hintergrund der Datensparsamkeit auch Auswirkungen auf den Umfang und die Art der Datenverarbeitung. So hat der G-BA in seinen Vorgaben sicherzustellen, dass die Datenerhebung in der Regel nur auf eine Stichprobe der betroffenen Patienten begrenzt wird (§ 299 Abs. 1 S. 4 Nr. 1 SGB V). Eine Vollerhebung ist nur vorgesehen, sofern dies aus gewichtigen, medizinisch fachlichen oder methodischen Gründen erforderlich ist. In diesem Fall muss der G-BA im Rahmen seiner Richtlinien, Beschlüsse und Vereinbarungen konkret darlegen, weshalb die Voraussetzungen einer Vollerhebung vorliegen. Hierfür ist es nicht ausreichend, dass die Vollerhebung naturgemäß durch eine bessere Datenlage zu aussagekräftigeren Ergebnissen führt als bei einer Stichprobe. Vielmehr müssen sich die gewichtigen Gründe für eine Vollerhebung aus den Besonderheiten des jeweiligen Qualitätssicherungsverfahrens ableiten lassen (Körner et al. 2017, SGB V § 299 Rn. 10). Ein solcher Fall könnte dann gegeben sein, wenn zu einem spezifischen Krankheitsbild, welches im Rahmen eines Qualitätssicherungsverfahrens analysiert werden soll, nur sehr geringe Fallzahlen vorliegen, sodass die Aussagekraft einer Stichprobe zweifelhaft wäre. Die Ausnahmekonstellation einer Vollerhebung könnte auch dann gegeben sein, wenn ein Qualitätssicherungsverfahren für ein Krankheitsbild durchgeführt werden soll, für das zunächst grundlegende Erkenntnisse gesammelt werden sollen (BT-Drs. 16/3100, S. 176).

Pseudonymisierung

Als weitere datenschutzrechtliche Beschränkung dürfen die für Qualitätssicherungszwecke erhobenen Daten nur pseudonymisiert weitergegeben werden (§ 299 Abs. 1 S. 4 Nr. 1 SGB V). Die Verwendung eines Pseudonyms gewährleistet den Erhalt eines Fallbezugs. Gerade bei der Zusammenführung von verschiedenen Datenquellen im Rahmen der sektorenübergreifenden Qualitätssicherung ist es erforderlich, die jeweiligen Informationen dem richtigen Datensatz zuzuordnen. Durch den Vorgang der Pseudonymisierung werden nach bisheriger Definition des allgemeinen Datenschutzrechts die personenidentifizierenden Bestandteile von Daten (z.B. Name, Geburtsdatum, Krankenversicherungsnummer) durch ein Kennzeichen ersetzt, um die Bestimmung des Betroffenen auszuschließen oder wesentlich zu erschweren. Die EU-DSGVO, die ab dem 25.5.2018 in Deutschland in weiten Teilen unmittelbare Rechtswirkung entfalten wird, versteht unter der Pseudonymisierung die

> *„Verarbeitung personenbezogener Daten in einer Weise, dass die personenbezogenen Daten ohne Hinzuziehung zusätzlicher Informationen nicht mehr einer spezifischen betroffenen Person zugeordnet werden können, sofern diese zusätzlichen Informationen gesondert aufbewahrt werden und technischen und organisatorischen Maßnahmen unterliegen, die gewährleisten, dass die personenbezogenen Daten nicht einer identifizierten oder identifizierbaren natürlichen Person zugewiesen werden“ (Art. 4 Nr. 5 EU-DSGVO).*

§ 299 SGB Abs. 1 Nr. 2 SGB V ordnet somit die Pseudonymisierung als Standardverfahren an. Von dieser Verpflichtung kann jedoch ausnahmsweise – unter strengen Voraussetzungen – abgewichen werden, wenn

- für die Qualitätssicherung die Überprüfung der ärztlichen Behandlungsdokumentation fachlich oder methodisch erforderlich ist, und
- die technische Beschaffenheit des die versichertenbezogenen Daten speichernden Datenträgers eine Pseudonymisierung nicht zulässt, und
- die Anfertigung einer Kopie des speichernden Datenträgers, um auf dieser die versichertenbezogenen Daten zu pseudonymisieren, mit für die Qualitätssicherung nicht hinnehmbaren Qualitätsverlusten verbunden wäre.

Letzteres wäre etwa dann anzunehmen, wenn beispielsweise analoge Bildmaterialien aufwendig digitalisiert werden müssten und hierdurch ein nicht mehr hinnehmbarer Qualitätsverlust einherginge (BT-Drs. 18/4095, S. 135). Auch hier sind die tragenden Gründe für einen Verzicht auf die Pseudonymisierung in den entsprechenden Richtlinien, Beschlüssen und Vereinbarungen näher darzulegen.

Im Hinblick auf das Pseudonymisierungsverfahren wird zwischen dem Stichprobenverfahren und der Vollerhebung unterschieden. Im Rahmen des Stichprobenverfahrens erfolgt die Pseudonymisierung an der Quelle, also in der Regel bei dem jeweiligen Leistungserbringer. Der genaue Vorgang und die technische Ausgestaltung werden in den Vorgaben des G-BA unter Berücksichtigung der Empfehlungen des Bundesamts für Sicherheit in der Informationstechnik (BSI) festgelegt. Stellt das Pseudonymisierungsverfahren einen unverhältnismäßig hohen Aufwand für die datenerhebende Stelle dar, kann sie diese Aufgabe auch an eine externe Stelle delegieren.

Eine derartige externe Vertrauensstelle wird auch bei einer Vollerhebung eingesetzt. Die Datenerhebung findet auch in diesem Fall an der Quelle statt. Die Pseudonymisierung geschieht dann jedoch außerhalb der jeweiligen Einrichtung. Die Pseudonymisierung durch eine externe Vertrauensstelle hat nach den Vorgaben des Gesetzgebers räumlich, organisatorisch und personell getrennt von den Krankenkassen, den Kassenärztlichen Vereinigungen oder deren jeweiligen Verbänden zu erfolgen.

3.3.3 Zweckbindungsgrundsatz

Als weitere datenschutzrechtliche Limitation unterliegt die Datenverwendung einer strengen Zweckbindung. Der Zweckbindungsgrundsatz besagt, dass Daten nur für den Zweck verwendet werden dürfen, für den sie rechtmäßig erhoben wurden. Sollen Daten für einen anderen Zweck verwendet werden, bedarf dieser Vorgang einer Rechtfertigung. Im Bereich der Versorgung dürfen Daten durch die Leistungserbringer erhoben und zum Zwecke der Behandlung verarbeitet werden. Eine Legitimation folgt in der Regel durch den Behandlungsvertrag oder im Bereich der Krankhausversorgung auf Grundlage der jeweiligen Landeskrankenhausgesetze.

Nun kann es Qualitätssicherungsmaßnahmen geben, die tatsächlich direkt den Patienten zugute kommen, deren Daten hierfür genutzt wurden. Eine solcherart individualisierende Qualitätssicherung (Schneider 2015, S. 26f.) wird regelmäßig dem Zweck der Behandlung entsprechen und keine gesonderte Legitimation erfordern. Demgegenüber ist jedoch bei den hier betrachteten übergreifenden Qualitätssicherungsmaßnahmen eher von einer generalisierenden Qualitätssicherung auszugehen, die dadurch gekennzeichnet ist, dass sie nicht direkt den Behandelten zugute kommt, auf deren Daten sie beruht. Hierfür wird daher entsprechend des Datenschutzrechts und der ärztlichen Schweigepflicht eine spezifische gesetzliche Grundlage oder eine Einwilligung erforderlich sein.

Eine solche gesetzliche Legitimation zur Verwendung von Behandlungsdaten für die Qualitätssicherung folgt, wie bereits dargestellt, aus § 299 SGB V. Dabei ist die Durchführung der Qualitätssicherung unter Verwendung dieser Daten auf genau diesen Zweck beschränkt. Eine darüberhinausgehende Erhebung, Verarbeitung oder Nutzung der Qualitätssicherungsdaten zu anderen Zwecken oder die Zusammenführung mit anderen Daten ist verboten (§ 299 Abs. 1 S. 8 SGB V).

Der Zweckbindungsgrundsatz gebietet es darüber hinaus, den jeweiligen Anlass der Qualitätssicherungsmaßnahme exakt und transparent zu beschreiben. Hierzu ist der G-BA in seinen Vorgaben gehalten, das Ziel der jeweiligen Maßnahme konkret zu beschreiben. Im Rahmen dieser Zwecksetzung ist der Datenumgang dann legitim. Gleichzeitig ist jeder Vorgang, der von dem beschriebenen Zweck abweicht, unzulässig. Daher muss der G-BA in seinen Vorgaben auch einzelfallbezogen zu den themenspezifischen Zielen vortragen.

3.3.4 Transparenzgebot

Zur Wahrung des Rechts auf informationelle Selbstbestimmung ist der Betroffene, dessen Daten zur Qualitätssicherungszwecken verwendet werden, in die Lage zu versetzen, sein Auskunftsrecht gegenüber der datenverarbeitenden Stelle auszuüben. Hierzu müssen die Schritte der Datenverarbeitung für den Betroffenen möglichst nachvollziehbar sein. Daher sind die rechtlichen Vorgaben im Hinblick auf die Datenflüsse transparent zu machen. Dies schließt mitunter ein, dass der Patient im Rahmen von Qualitätssicherungsmaßnahmen über die Verwendung seiner Daten qualifiziert informiert wird. Eine solche Informationsverpflichtung findet sich in § 299 Abs. 1 S. 4 Nr. 3 SGB V. Sinn und Zweck der Vorschrift ist es, dem Patienten zu seinem gesetzlich garantierten Auskunftsanspruch gegenüber der datenauswertenden Stelle zu verhelfen (§ 83 Abs. 1 S. 1 SGB X). Hierzu ist erforderlich, dass er grundsätzlich über die Maßnahmen sowie die Möglichkeit eines Auskunftsersuchens informiert wird. Über Art und Umfang, wie eine derartige Information zu erfolgen hat, trifft das Gesetz keine Aussage. In der Regel wird ein Aushang oder das Auslegen von Merkblättern ausreichen (Schneider 2017, SGB V § 299 Rn. 10). Je nach Qualitätssicherungsmaßnahme kann jedoch auch ein Informieren im Sinne einer aktiven Aushändigung von Informationsmaterial geboten sein. Generell sollte darüber informiert werden, welche Daten verarbeitet werden und wie die Datenströme verlaufen. Dabei soll der Patient qualifizierte Informationen über Art und Umfang der Datenverarbeitung und sein Auskunftsrecht über die bei der auswertenden Stelle gespeicherten medizinischen Daten erhalten (BT-Drs. 16/3100 S. 176). Die Information hat primär an der Datenquelle, also bei den Leistungserbringern zu erfolgen (Schneider 2017, SGB V § 299 Rn. 10).

3.4 Kritik und Vorschläge zur Verbesserung der Datennutzung

3.4.1 Anpassung der derzeit geltenden Rechtsgrundlage

Mit § 299 SGB V hat der Gesetzgeber eine Grundlage für den Umgang mit Gesundheitsdaten für Qualitätssicherungszecke geschaffen. Dabei überträgt er weitreichende Kompetenzen an den G-BA, der in seinen Richtlinien, Beschlüssen und Vereinbarungen als eine Art Zentralorgan der Qualitätssicherung agieren kann. Eine derartige Verantwortungsübertragung erscheint auch vor dem Hintergrund der dort vorhandenen Sachkunde und der erforderlichen Flexibilität geboten. Gleichwohl wurde an dieser Vorgehensweise Kritik geübt, die damit begründet wurde, dass dem G-BA die notwendige Rechtssetzungskompetenz zu derart weitreichenden Eingriffen in das Recht der informationellen Selbstbestimmung fehle. Auch wenn das Bundessozialgericht diese Bedenken nicht teilt und das derzeitige System für rechtmäßig erachtet, verbleibt eine gewisse Rechtsunsicherheit, deren Ausmaß durch die unmittelbare Geltung der EU-DSGVO tendenziell noch wachsen dürfte. Gerade mit Blick auf die herausragende Bedeutung des G-BA im Gefüge der Systems der GKV wäre eine die Richtlinienkompetenz des G-BA verneinende höchstgerichtliche Entscheidung als kritisch einzustufen. Der Gesetzgeber ist aus diesem Grund gehalten, das datenschutzrechtliche Korsett der Qualitätssicherung zu prüfen und ggf. anzupassen und fortzuschreiben, um die Rolle des G-BA als rechtskonkretisierendes (und nicht rechtssetzendes) Organ aufrechtzuerhalten. Nur wenn die in dem System angelegte Flexibilität rechtssicher erhalten werden kann, wird die Qualitätssicherung auch mit dem medizinischen Fortschritt sowie dem technischen Wandel Schritt halten können.

3.4.2 Absoluter und relativer Personenbezug

Das Verfahren der Pseudonymisierung wird als eine Maßnahme zum Schutz des informationellen Selbstbestimmungsrechts im Rahmen des § 299 SGB V gesetzlich angeordnet. Dabei ist die Pseudonymisierung in ihrer Rechtswirkung zurzeit umstritten: Sie führt zwar dazu, dass ein Schlüssel vorhanden ist, mithilfe dessen eine Re-Identifizierung der betroffenen Person jederzeit möglich ist. Weitgehend ungeklärt ist aber die Frage, ob ohne Zugang zu diesem Schlüssel von de-facto anonymen Daten ausgegangen werden kann, die damit nicht mehr unter das Datenschutzrecht fallen. Hintergrund dieser Frage ist der Theorienstreit zwischen dem absoluten und relativen Personenbezug: Bei Ersterem wird die Bestimmbarkeit einer Person rein objektiv betrachtet. Sobald eine Person die Möglichkeit hat, eine Person zu re-identifizieren handelt es sich daher um personenbezogene Daten. Die zweite Theorie des relativen Personenbezugs stellt auf die individuellen Mittel und Möglichkeiten der verantwortlichen Stelle ab. Diese muss die Identifizierung mit normalerweise zur Verfügung stehenden Mitteln und unter verhältnismäßigem Aufwand erreichen können. Der Gerichtshof der Europäischen Gemeinschaften (EuGH) hat sich, betreffend die Auslegung von Art. 2 lit. a) der EU-Datenschutzrichtlinie 95/46/EG in seinem Urteil Rs. C-582/14 (Breyer gegen Bundesrepublik Deutschland) eher in Richtung des relativen Personenbezugs entschieden. Unklar ist bislang, ob das Urteil des EuGH auch für die ab Mai 2018 geltende EU-DSGVO Auswirkungen haben wird. Für das Feld der Qualitätssicherung ist ebenfalls nicht deutlich, ob in diesen Fällen die verantwortliche Stelle (z.B. IQTIG) die individuellen Mittel und Möglichkeiten hat, auf die geführte Patientenliste mit den Pseudonymen und den identifizierenden Daten zuzugreifen. Häufig, v.a. beim Einsatz von externen Datentreuhandstellen, werden solche Zugriffe vertraglich und technisch ausgeschlossen.

3.4.3 Änderungen aufgrund der EU-Datenschutzgrundverordnung

Die EU-DSGVO wird an den Kerngrundsätzen des bisher geltenden Datenschutzrechts wenig ändern. Der deutsche Gesetzgeber kann weiterhin für die Nutzung von Gesundheitsdaten zur Verarbeitung „aus Gründen des öffentlichen Interesses im Bereich der öffentlichen Gesundheit, wie dem Schutz vor schwerwiegenden grenzüberschreitenden Gesundheitsgefahren oder zur Gewährleistung hoher Qualitäts- und Sicherheitsstandards bei der Gesundheitsversorgung und bei Arzneimitteln und Medizinprodukten“ (vgl. Art. 9 Abs. 2 lit. i) EU-DSGVO) Rechtsgrundlagen aufsetzen. Sie müssen „angemessene und spezifische Maßnahmen zur Wahrung der Rechte und Freiheiten der betroffenen Person, insbesondere des Berufsgeheimnisses“ vorsehen. Die EU-DSGVO knüpft mit dieser Regelung an die Verpflichtung der Unionspolitik zur Einhaltung eines hohen Gesundheitsschutzniveaus (Art. 168 AEUV, Vertrag über die Arbeitsweise der Europäischen Union) an.

Wie bereits erläutert, gibt es in Deutschland keine umfassende Gesetzgebungskompetenz des Bundes für den Bereich des Datenschutzes. Für die Regelungen zur Qualitätssicherung in der Sozialversicherung (u.a. SGB V) wird jedoch weiterhin der Bundesgesetzgeber zuständig sein. Um die fristgerechte Umsetzung der Vorgaben der EU-DSGVO sicherzustellen, prüft der Bundesgesetzgeber derzeit, welcher Überarbeitungsbedarf mit Blick auf das SGB V entsteht. Aufgrund der unangetastet gebliebenen datenschutzrechtlichen Grundsätze werden die Änderungen voraussichtlich eher schmal ausfallen.

Neuerungen durch die EU-Datenschutzgrundverordnung

Die bislang geltende EU-Datenschutzrichtlinie 95/46/EG aus dem Jahr 1995 wird ab 25.5.2018 durch die europäische Datenschutz-Grundverordnung (Verordnung des Europäischen Parlaments und des Rates zum Schutz natürlicher Personen bei der Verarbeitung personenbezogener Daten, zum freien Datenverkehr und zur Aufhebung der Richtlinie 95/46/EG) ersetzt. Letztere wird in Deutschland in weiten Teilen als europäische Verordnung unmittelbare Rechtswirkung entfalten. Für die Mitgliedstaaten entsteht hierdurch gesetzgeberischer Handlungsbedarf: Teilweise werden bisherige Regelungen durch die direkte Anwendung der Verordnung obsolet. In anderen Bereichen, so z.B. zur Datenschutzaufsicht, sieht die Verordnung explizit nationale Regelungen zur Ergänzung vor. In bestimmten und eng umschriebenen Regelungsbereichen können die nationalen Gesetzgeber zudem aufgrund von Öffnungsklauseln auch von der Verordnung abweichende Bestimmungen festlegen oder beibehalten. So ist dieses Jahr z.B. bereits das Bundesdatenschutzgesetz an die EU-DSGVO angepasst worden (vgl. Gesetz zur Anpassung des Datenschutzrechts an die Verordnung [EU] 2016/679 und zur Umsetzung der Richtlinie [EU] 2016/680 [Datenschutz-Anpassungs- und -Umsetzungsgesetz EU–DSAnpUG-EU]).

3.4.4 Einbeziehung von Patienten außerhalb der GKV

Ein Nachteil der sektorenübergreifenden Qualitätssicherung des SGB V ist, dass Personen mit einer privaten Krankenversicherung (PKV) nicht in die bisherigen Auswertungen einfließen. Gleiches gilt für Patienten, die in die Zuständigkeit anderer Kostenträger wie der gesetzlichen Unfall- oder Rentenversicherung fallen. Eine Einbeziehung von Patienten unabhängig von ihrem Versichertenstatus erfolgt derzeit nur im Bereich der stationären Qualitätssicherung auf Basis der Landeskrankenhausgesetze. Die Einbeziehung aller Patientengruppen würde zu einer verbesserten Datenbasis beitragen. Dem steht bisher entgegen, dass für die Erhebung und Verarbeitung von Patientendaten von Versicherten aus der PKV und sonstigen Kostenträgern eine den datenschutzrechtlichen Grundsätzen genügende gesetzliche Grundlage fehlt. Eine Einbeziehung könnte de lege lata nur aufgrund einer Einwilligung erfolgen, was jedoch mit Blick auf etwaige Betroffenenrechte wie Widerruf und Löschungsansprüche wenig praktikabel wäre und zudem einen hohen technischen und administrativen Aufwand bedeuten würde. Darüber hinaus wäre fraglich, wie aussagefähig die Ergebnisse einer Qualitätsmessung noch sind, wenn bestimmte Patientengruppen nicht flächendeckend, sondern nur vereinzelt erfasst würden. Die Etablierung einer gesetzlichen Grundlage zur Nutzung von Patientendaten unabhängig vom Versichertenstatus würde nicht nur einen Beitrag zu einer verbesserten Qualitätssicherung leisten, sondern auch dem Widerspruch entgegentreten, das Kriterium eines Eingriffs in das informationelle Selbstbestimmungsrecht des Patienten von dessen Versichertenstatus abhängig zu machen.

3.4.5 Entbindung von der ärztlichen Schweigepflicht

Um bestehende Rechtsunsicherheiten auszuräumen und in Umsetzung von Art. 9 Abs. 2 i) EU-DSGVO, sollte ein gesetzlicher Hinweis aufgenommen werden, dass die Datenerhebung, -verarbeitung und -nutzung für Qualitätssicherungsmaßnahmen nach den G-BA-Richtlinien keine Verletzung der ärztlichen Schweigepflicht darstellen.

3.4.6 Harmonisierung der Rechtsgrundlagen für die Qualitätssicherung

Während die hier vorwiegend betrachtete und sozialrechtlich angelegte übergreifende Qualitätssicherung zu einheitlichen Vorgaben für die Leistungserbringer und Leistungsträger im Gesundheitswesen führt, sind die durch die Landeskrankenhausgesetze vorgegebenen Möglichkeiten für die stärker selbst gesteuerte Qualitätssicherung der behandelnden Einrichtungen leider alles andere als einheitlich. Es kann davon ausgegangen werden, dass diese Uneinheitlichkeit letztlich auch zu verschenkten Möglichkeiten in Bezug auf innovative Qualitätssicherungsmaßnahmen führt. Dort, wo auf dieser Grundlage Daten genutzt werden, ist von personellen und technischen Zusatzaufwänden auszugehen, die bei weitergehender Standardisierung wohl vermieden werden könnten. Entsprechend ist den Landesgesetzgebern dringend eine stärkere Abstimmung und Vereinheitlichung der datenschutzrechtlichen Regelungen zur Qualitätssicherung in den Landeskrankenhausgesetzen zu empfehlen. Die ggf. notwendige Anpassung an die EU-DSGVO sollte als Anlass hierfür genutzt werden.

Take home messages

- *Die Qualitätssicherung nimmt im System der GKV eine bedeutende Rolle ein.*
- *Gleichzeitig gibt das Recht auf informationelle Selbstbestimmung einen engen Rahmen vor, was den Umgang mit Patientendaten erschwert.*
- *Die gesetzlichen Regelungen des SGB V sollen eine effektive Nutzung von Patientendaten für die Zwecke der Qualitätssicherung unter gleichzeitiger Beachtung des Datenschutzes gewährleisten.*
- *Grundlage der gesetzlichen Qualitätssicherung sind im Wesentlichen die Behandlungsdaten der Leistungserbringer.*
- *Art und Umfang der zu erhebenden Daten werden durch Vorgaben des G-BA festgelegt.*
- *§ 299 SGB V stellt eine gesetzliche Verpflichtung zur Erhebung und Bereitstellung von Daten für Qualitätssicherungszwecke dar.*
- *Die Verwendung von Patientendaten für Qualitätssicherungszwecke muss mit Blick auf das informationelle Selbstbestimmungsrecht so schonend wie möglich erfolgen.*
- *Nur solche Daten dürfen erhoben werden, die für die Qualitätssicherung notwendig sind.*

- *Daten müssen in der Regel pseudonymisiert werden und dürfen nicht für andere Zwecke verwendet werden.*
- *Patienten müssen hinreichend über die Verwendung ihrer Daten informiert werden.*
- *Das derzeitige System der Qualitätssicherung bedarf aufgrund der derzeitigen Rechtslage einer stetigen Fortentwicklung und Anpassung.*
- *Zukünftig müssen die Vorgaben der EU-DSGVO beachten werden.*
- *Die Einbeziehung von Patienten außerhalb der GKV sollte in Erwägung gezogen werden, was jedoch die Schaffung einer datenschutzrechtlichen Grundlage voraussetzt.*
- *Aus Gründen der Rechtssicherheit sollte eine Klarstellung erfolgen, dass die datenschutzrechtlichen Ermächtigungsnormen zugleich eine Offenbarungsbefugnis im Sinne von § 203 StGB darstellen.*
- *Zur Weiterentwicklung der Qualitätssicherung sollte über eine Vereinheitlichung der datenschutzrechtlichen Regelungen auf Landes- und Bundesebene nachgedacht werden.*

Literatur

Pitschas R (2010) Sicherstellung der Krankenhausversorgung – Ein Verfassungskonflikt zwischen Bund und Ländern? URL: http://www.bkkmitte.de/fileadmin/PDF/Aktuelles/Speyer_2016/Pitschas_Leitsätze.pdf (abgerufen am 27. August 2017)

Roßnagel A (2003) Handbuch Datenschutzrecht. C.H. Beck München

Schneider U (2015) Schriftenreihe der TMF Band 12 – Sekundärnutzung klinischer Daten – Rechtliche Rahmenbedingungen. MWV Medizinisch Wissenschaftliche Verlagsgesellschaft Berlin

Schneider U (2017) Krauskopf Soziale Krankenversicherung, Pflegeversicherung Loseblatt-Kommentar. C.H. Beck München

van Emmerich C, Metzinger B (2010) Qualitätssicherung mit Routinedaten aus Sicht der Deutschen Krankenhausgesellschaft. Das Krankenhaus 1177–1182

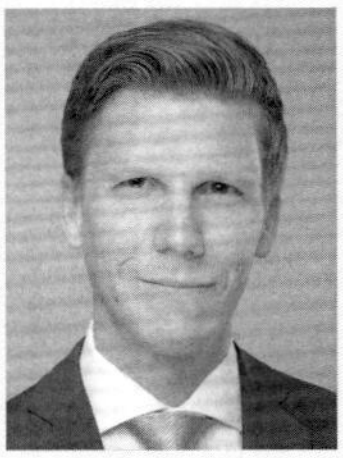

Ass. jur. Sebastian Straub LL.M.

Studium der Rechtswissenschaften in Berlin und Madrid. Referendariat am Kammergericht Berlin mit anschließender Befähigung zum Richteramt (2. juristische Staatsprüfung). Seit 2013 Zulassung als Rechtsanwalt bei der Rechtsanwaltskammer Berlin. Paralleles Studium an der Carl von Ossietzky Universität Oldenburg im Informationsrecht mit dem Abschluss Master of Laws (LL.M.). Seit 2016 wissenschaftlicher Referent für die Bereiche Datenschutz und IT-Recht in der Geschäftsstelle der TMF – Technologie- und Methodenplattform für die vernetzte medizinische Forschung e.V.

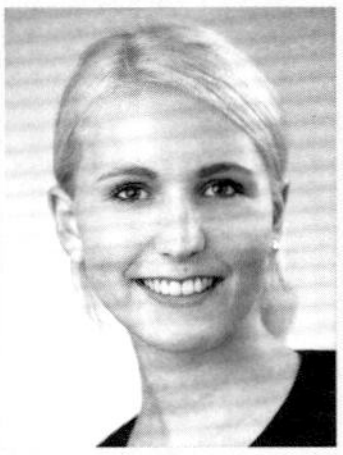

Ass. jur. Valérie Gläß LL.M.

Seit 2015 als wissenschaftliche Referentin der Geschäftsstelle der TMF – Technologie- und Methodenplattform für die vernetzte medizinische Forschung e.V. im Bereich Recht und Datenschutz tätig. Als Juristin berät sie verschiedene interdisziplinäre IT-Projekte bei der rechtssicheren Nutzung von Gesundheitsdaten für die wissenschaftliche Forschung.

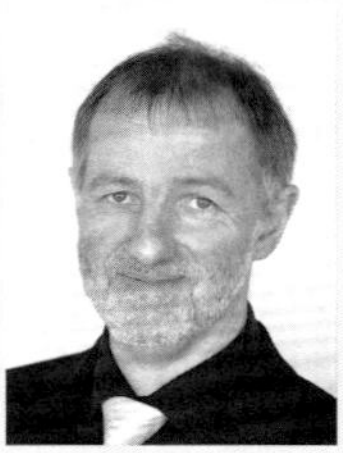

Dipl.-Psych. Dr. rer. nat. Johannes Drepper

Seit 2005 als wissenschaftlicher Referent in der Geschäftsstelle der TMF – Technologie- und Methodenplattform für die vernetzte medizinische Forschung e.V. tätig und verantwortlich für die Bereiche Datenschutz, IT und Qualitätsmanagement. Er unterstützt die entsprechenden Arbeitsgruppen und ist an diversen Projekten aus diesen Bereichen beteiligt. Mitautor des TMF-Leitfadens zum Datenschutz in der medizinischen Forschung, der von der Konferenz der Datenschutzbeauftragten des Bundes und der Länder allen medizinischen Forschungseinrichtungen zur Anwendung empfohlen wird. Mitglied des Arbeitskreises „Biobanken" des Wissenschaftlichen Beirats der Bundesärztekammer. Studium der Psychologie an der Westfälischen Wilhelms-Universität Münster und an der Universität Hamburg. Bis 2000 im Bereich der neuropsychologischen Forschung an der Universität Hamburg und der Universitätsklinik Essen tätig, mit späterer Promotion zu diesem Themenfeld an der Ruhr-Universität Bochum. Von 2000–2004 Berater und Projektleiter zur Einführung und zum Ausbau elektronischer Patientenakten im stationären Versorgungssektor bei der Optimal Systems GmbH in Berlin.

4 Volume-Outcome-Zusammenhänge in Deutschland

Ulrike Nimptsch und Thomas Mansky

4.1 Hintergrund

Um die Bevölkerung bedarfsgerecht und qualitativ hochwertig mit Krankenhausleistungen zu versorgen, muss sichergestellt werden, dass möglichst jeder Patient in einem für seine Erkrankung geeigneten und adäquat ausgestatteten Krankenhaus behandelt wird. Um Versorgungsstrukturen entsprechend gestalten zu können, muss jedoch Wissen darüber vorhanden sein, wie Krankenhausmerkmale und Behandlungsergebnisse zusammenhängen und welche Patienten von einer Steuerung in geeignete Einrichtungen profitieren können.

Ein wesentlicher Aspekt dieser Fragestellung wird mit der Forschung zu Zusammenhängen von Leistungsmenge und Behandlungsergebnissen (Volume-Outcome-Forschung) untersucht. Dahinter steht die Annahme, dass eine höhere Leistungsmenge eines Krankenhauses und/oder eines Arztes mit besseren Behandlungsergebnissen einhergeht, was auf eine größere Erfahrung und bessere Ausstattung zurückgeführt wird.

Volume-Outcome-Zusammenhänge sind bereits seit Jahrzehnten Gegenstand der internationalen Versorgungsforschung und viele Einzelstudien haben eine Assoziation von höheren Leistungsmengen mit besseren Behandlungsergebnissen beschrieben. Systematische Reviews und Metaanalysen haben die Ergebnisse zusammengefasst, wobei sich die Aussagen überwiegend auf chirurgische Eingriffe beziehen (Hata et al. 2016; Markar et al. 2012; Phillips et al. 2017; von Meyenfeldt et al. 2012; Pieper et al. 2013; Morche et al. 2016). Insgesamt ist jedoch unklar, inwieweit solche Erkenntnisse, die häufig auf US-Daten beruhen, auf andere Bevölkerungen bzw. andere Gesundheitssysteme übertragbar sind (Pieper et al. 2014). Insbesondere die Einteilung von Krankenhäusern in solche mit hoher und solche mit geringer Leistungsmenge hängt stark von den Strukturen des untersuchten Gesundheitssystems ab. Dies erschwert die Ableitung von Mindestfallzahlen, ab deren Erreichung von einer höheren Behandlungsqualität auszugehen ist (Halm et al. 2002).

Auch in Deutschland wurden Volume-Outcome-Zusammenhänge in den letzten Jahren zunehmend untersucht. Assoziationen von höherer Leistungsmenge mit besseren Behandlungsergebnissen wurden beispielsweise für die Versorgung Frühgeborener mit geringem Geburtsgewicht (Heller et al. 2007, s. Kap. I.6), für Pankreasresektionen (Alsfasser et al. 2016), extrakranielle Gefäßoperationen (Kuehnl et al. 2016), abdominale Aneurysmaoperationen (Hentschker u. Mennicken 2015), radikale Prostatektomien (Groeben et al. 2017), Knie-Totalendoprothesenimplantationen (Jeschke et al. 2017) oder die kathetergestützte Aortenklappenimplantation (Bestehorn et al. 2017) berichtet.

Dieser Beitrag geht auf die Ergebnisse einer kürzlich publizierten Studie ein, die den Volume-Outcome-Zusammenhang für 25 verschiedene Arten von Krankenhausbehandlungen auf der Grundlage der vollständigen deutschen Krankenhausabrechnungsdaten untersucht hat (Nimptsch u. Mansky 2017). Ausgehend von einer explorativen Fragestellung wurde darin zunächst analysiert, bei welchen der untersuchten Behandlungsarten ein Zusammenhang zwischen der Fallzahl und der Krankenhaussterblichkeit feststellbar ist. Für Behandlungsarten, bei denen entsprechende Assoziationen beobachtet wurden, wurden Schwellenwerte für eine minimale Krankenhausfallzahl mit dem Ziel der Senkung des Sterberisikos geschätzt und die möglichen Auswirkungen einer entsprechenden Zentralisierung quantifiziert.

4.2 Methode

Die Originalarbeit (Nimptsch u. Mansky 2017) basiert auf den Mikrodaten der fallpauschalenbezogenen Krankenhausstatistik (DRG-Statistik) der Jahre 2009 bis 2014, auf die über das Forschungsdatenzentrum des Statistischen Bundesamtes im Wege der kontrollierten Datenfernverarbeitung zugegriffen wurde.

Analysiert wurden Krankenhausfälle, bei denen erwachsene Patienten mit einer der 25 untersuchten Behandlungsarten versorgt wurden. Die Behandlungsarten umfassten häufige Krankheitsbilder mit nicht planbarer Behandlung, herz- und thoraxchirurgische Eingriffe, größere viszeralchirurgische Eingriffe, gefäßchirurgische Eingriffe und häufige Operationen mit geringem

Sterberisiko. Um möglichst vergleichbare Gruppen zu bilden, wurden die Behandlungsarten über spezifische Ein- und Ausschlusskriterien definiert. So wurden beispielsweise bei den nicht planbaren Behandlungen Patienten ausgeschlossen, die aus anderen Krankenhäusern zuverlegt wurden, um jeweils nur die Versorgung im erstbehandelnden Krankenhaus zu betrachten. Bei den chirurgischen Behandlungen wurden Einschränkungen auf bestimmte Grunderkrankungen vorgenommen und komplizierte Konstellationen ausgeschlossen, um möglichst nur geplante Behandlungen mit elektiver Indikation abzubilden. Die exakten Ein- und Ausschlusskriterien sind der Originalpublikation zu entnehmen.

Für jede Behandlungsart und jedes Beobachtungsjahr wurden die Behandlungsfälle auf der Ebene der Institutionskennzeichen aggregiert, um für jedes Krankenhaus die erbrachte Fallzahl zu ermitteln. Neben einer kategoriellen Einteilung der Fallzahl pro Krankenhaus nach Quintilen wurde die absolute Fallzahl des behandelnden Krankenhauses als kontinuierliche Variable betrachtet. Jedem Behandlungsfall wurden die Fallzahlkategorie und die absolute Fallzahl seines behandelnden Krankenhauses im Behandlungsjahr zugeordnet.

Als Behandlungsergebnis wurde die risikoadjustierte Krankenhaussterblichkeit betrachtet, die stratifiziert nach der Fallzahlkategorie des behandelnden Krankenhauses dargestellt wurde. Die Berechnung der risikoadjustierten Krankenhaussterblichkeit erfolgte anhand logistischer Regressionsverfahren. Dabei wurden Alter, Geschlecht und Kalenderjahr der Behandlung berücksichtigt. Je nach Art der untersuchten Behandlung wurden zusätzlich spezifische Begleiterkrankungen sowie Indikatoren für die Schwere der Erkrankung oder die Ausdehnung des Eingriffs einbezogen.

Die Berechnung der Schwellenwerte orientierte sich am Vorgehen des IQWiG bei der Entwicklung und Anwendung von Modellen zur Berechnung von Schwellenwerten für Knie-Totalendoprothesen und für die Koronarchirurgie im Auftrag des Gemeinsamen Bundesausschusses (IQWiG 2005, IQWiG 2006). Grundlage der Berechnung waren Regressionsmodelle, bei denen die Krankenhausfallzahl im Behandlungsjahr zunächst als einzige erklärende Variable und anschließend unter Berücksichtigung der oben beschriebenen Risikofaktoren betrachtet wurde. Bei Behandlungsarten, bei denen ein signifikanter Zusammenhang von höherer Fallzahl und geringerem Sterberisiko auch unter Berücksichtigung weiterer Risikofaktoren beobachtet wurde, wurde basierend auf dem logistischen Regressionskoeffizienten der Fallzahl der Schwellenwert VARL (*value of acceptable risk limit*) berechnet. Der Schwellenwert VARL entspricht der minimalen Fallzahl, bei der das rechnerische Sterberisiko unter einem zuvor definierten akzeptablen Risiko liegt (Bender 1999). Als akzeptables Risiko wurde in der vorliegenden Arbeit die mittlere Sterblichkeit für die jeweilige Behandlungsart im Beobachtungszeitraum gewählt. Damit schätzen die in dieser Untersuchung berechneten Schwellenwerte die minimale Fallzahl pro Krankenhaus und Jahr, ab der ein geringeres Sterberisiko als im Bundesdurchschnitt zu erwarten ist.

Um die klinische Relevanz der berechneten Schwellenwerte zu bewerten, wurden die Behandlungsfälle anschließend in zwei Gruppen eingeteilt:

- Behandlungsfälle, die in einem Krankenhaus mit Fallzahl unter dem Schwellenwert behandelt wurden
- Behandlungsfälle, die in einem Krankenhaus mit Fallzahl gleich oder größer dem Schwellenwert behandelt wurden

Die risikoadjustierte Krankenhaussterblichkeit der Behandlungsfälle, die in einem Krankenhaus mit Fallzahl gleich oder größer dem Schwellenwert behandelt wurden, wurde mit der mittleren Sterblichkeit im Beobachtungszeitraum verglichen. Basierend auf der sich daraus ergebenden Differenz (populationsbasierte Risikodifferenz) wurde die mögliche Auswirkung einer entsprechenden Zentralisierung auf die Bevölkerung eingeschätzt. In der Originalpublikation wurde diese Auswirkung mit der Maßzahl PIN (*population impact number*) beschrieben, die sich auch im internationalen Kontext interpretieren lässt. Im vorliegenden Beitrag wurde die Auswirkung stattdessen als mittlere Anzahl potenziell vermeidbarer Todesfälle pro Jahr ausgewiesen, um damit die Ergebnisse im nationalen Kontext einordnen zu können und die Relevanz bezogen auf die jeweiligen Fallzahlen in Deutschland zu verdeutlichen. Die Anzahl potenziell vermeidbarer Todesfälle gibt an, wie viele Todesfälle durchschnittlich pro Jahr auf die Versorgung in Krankenhäusern mit einer Fallzahl unter dem Schwellenwert zurückzuführen waren. Anders ausgedrückt bedeutet dies, dass rechnerisch diese Anzahl an Todesfällen hätte vermieden werden können, wenn alle Patienten in Krankenhäusern mit einer Fallzahl gleich oder größer als der Schwellenwert behandelt worden wären.

4.3 Ergebnisse

Im Beobachtungszeitraum von 2009 bis 2014 wurde für 20 der 25 untersuchten Behandlungsarten ein Zusammenhang von Fallzahlkategorien (nach Quintilen) und der Krankenhaussterblichkeit beobachtet. Bei Betrachtung der absoluten Fallzahl des behandelnden Krankenhauses als kontinuierliche Variable verblieb ein solcher Zusammenhang bei 17 Behandlungsarten. Für diese wurde jeweils die minimale Fallzahl pro Krankenhaus und Jahr geschätzt, ab der ein unterdurchschnittliches Sterberisiko zu erwarten wäre. In Tabelle 1 sind die Schwellenwerte und die Schätzung potenziell vermeidbarer Todesfälle dargestellt.

4.3.1 Häufige Krankheitsbilder mit nicht planbarer Behandlung

Beim akuten Herzinfarkt ergab die Schätzung auf Basis der Regression einen Schwellenwert von 309 Fällen pro Krankenhaus und Jahr, ab dem rechnerisch ein im Vergleich zur mittleren Sterblichkeit im Beobachtungszeitraum geringeres Sterberisiko zu erwarten wäre. Wenn alle Behandlungsfälle mit akutem Herzinfarkt in Krankenhäusern mit mindestens 309 Fällen pro Jahr behandelt worden wären, hätten potenziell 1.334 Todesfälle pro Jahr (95% KI 1.232–1.436) vermieden werden können. Dies entspricht einem Anteil von 7,4% der Todesfälle bei Herzinfarktbehandlungen.

Bei der Behandlung von Patienten mit chronisch obstruktiver Lungenkrankheit (COPD) lag der Schwellenwert für ein Sterberisiko unter der mittleren Sterblichkeit bei 271 Fällen pro Krankenhaus und Jahr. Wären alle COPD-Patienten in Krankenhäusern mit mindestens 271 Fällen pro Jahr behandelt worden, hätten rechnerisch 1.129 (95% KI 1.040–1.218) Todesfälle pro Jahr vermieden werden können (14,1% der COPD-Todesfälle).

Für vier weitere Arten von häufigen Krankheitsbildern mit nicht planbarer Behandlung wurde kein Schwellenwert berechnet. Bei Pneumonie und Hüftfraktur wurde keine geringere risikoadjustierte Krankenhaussterblichkeit bei höherer Fallzahl beobachtet. Bei Herzinsuffizienz und ischämischem Schlaganfall fanden sich in der kategoriellen Einteilung nach Fallzahlquintilen nur schwache Assoziationen von abnehmender Sterblichkeit bei höheren Fallzahlen, die nicht beobachtbar waren, wenn die Fallzahl als kontinuierliche Variable analysiert wurde.

4.3.2 Elektive Herz- und Thoraxchirurgie

Beim isolierten offen chirurgischen Aortenklappenersatz wurde ein Schwellenwert von 147 Fällen pro Krankenhaus und Jahr geschätzt, bei dem das Sterberisiko unter dem Durchschnitt lag. Bei einer entsprechenden Zentralisierung hätten sich 17 (95% KI 13–30) Todesfälle pro Jahr potenziell vermeiden lassen (7,5% der Todesfälle beim isolierten offenen Aortenklappenersatz).

Für den minimalinvasiven Aortenklappenersatz wurde ein Schwellenwert von 157 Fällen pro Krankenhaus und Jahr geschätzt. Daraus resultierten geschätzte 64 (95% KI 44–84) vermeidbare Todesfälle pro Jahr (11,5% der Todesfälle beim minimalinvasiven Aortenklappenersatz).

Der Schwellenwert für isolierte Koronargefäßoperationen wurde auf 475 Fälle pro Krankenhaus und Jahr geschätzt. Bei einer entsprechenden Zentralisierung hätten rechnerisch 47 (24–69) Todesfälle pro Jahr (entspricht 7,1% der Todesfälle bei diesem Eingriff) vermieden werden können.

Tab. 1 Schwellenwerte für die jährliche Fallzahl pro Krankenhaus und Schätzung potenziell vermeidbarer Todesfälle

	Schwellenwert VARL (95% KI)		Mittlere Fallzahl pro Jahr Deutschland 2009 bis 2014 in 1.000	Mittlere Krankenhaussterblichkeit Deutschland 2009 bis 2014	Risikoadjustierte Krankenhaussterblichkeit in Krankenhäusern mit Fallzahl ≥ Schwellenwert (95% KI)		Differenz der Krankenhaussterblichkeit (95% KI)		Anzahl potenziell vermeidbarer Todesfälle pro Jahr (95% KI)		Anteil potenziell vermeidbarer Todesfälle
Häufige Krankheitsbilder mit nicht planbarer Behandlung											
Akuter Herzinfarkt	*309*	*(288–330)*	183,0	9,8%	9,1%	(9,0–9,2)	0,7%	(0,7–0,8)	1.334	(1.232–1.436)	7,4%
Chronisch obstruktive Lungenkrankheit (COPD)	*271*	*(240–301)*	192,5	4,2%	3,6%	(3,5–3,6)	0,6%	(0,5–0,6)	1.129	(1.040–1.218)	14,1%
Elektive Herz- und Thoraxchirurgie											
Isolierter offen chirurgischer Aortenklappenersatz	*147*	*(111–182)*	8,8	2,6%	2,4%	(2,2–2,6)	0,2%	(0,0–0,3)	17	(3–30)	7,5%
Minimalinvasiver Aortenklappenersatz	*157*	*(142–171)*	8,5	6,6%	5,8%	(5,5–6,2)	0,8%	(0,5–1,0)	64	(44–84)	11,5%
Isolierte Koronargefäßoperation	*475*	*(430–521)*	30,6	2,1%	2,0%	(1,9–2,1)	0,2%	(0,1–0,2)	47	(24–69)	7,1%
Teilresektion der Lunge bei Bronchialkarzinom	*108*	*(95–120)*	12,3	2,9%	2,3%	(2,1–2,5)	0,6%	(0,5–0,7)	74	(57–90)	20,7%
Elektive größere viszeralchirurgische Eingriffe											
Kolorektale Resektion bei kolorektalem Karzinom	*82*	*(76–88)*	55,2	6,0%	5,4%	(5,3–5,5)	0,5%	(0,4–0,6)	280	(229–331)	8,6%
Kolorektale Resektion bei Divertikulose	*44*	*(38–49)*	29,9	3,5%	3,2%	(3,1–3,4)	0,3%	(0,2–0,4)	82	(53–111)	7,8%
Nephrektomie bei Nierenkarzinom	*40*	*(24–56)*	11,3	2,1%	1,9%	(1,7–2,0)	0,2%	(0,1–0,3)	25	(11–39)	10,4%
Zystektomie bei Blasenkarzinom	*31*	*(23–39)*	7,3	4,7%	4,3%	(4,0–4,6)	0,4%	(0,2–0,7)	32	(15–49)	9,3%
Komplexer Eingriff am Ösophagus bei Ösophaguskarzinom	*22*	*(17–28)*	3,0	8,5%	6,3%	(5,7–6,9)	2,1%	(1,6–2,6)	65	(49–80)	25,4%
Pankreasresektion bei Pankreaskarzinom	*29*	*(21–37)*	5,8	8,8%	6,6%	(6,2–7,2)	2,2%	(1,7–2,6)	124	(100–148)	24,5%

	Schwellenwert VARL (95% KI)		Mittlere Fallzahl pro Jahr Deutschland 2009 bis 2014 in 1.000	Mittlere Krankenhaussterblichkeit Deutschland 2009 bis 2014	Risikoadjustierte Krankenhaussterblichkeit in Krankenhäusern mit Fallzahl ≥ Schwellenwert (95% KI)		Differenz der Krankenhaussterblichkeit (95% KI)		Anzahl potenziell vermeidbarer Todesfälle pro Jahr (95% KI)		Anteil potenziell vermeidbarer Todesfälle
Elektive Gefäßeingriffe											
Operation der Becken-/Beinarterien bei Atherosklerose	*123*	*(102–144)*	41,2	3,0%	2,8%	(2,7–2,9)	0,2%	(0,1–0,3)	73	(40–106)	6,0%
Offen chirurgischer Eingriff abdominale Aorta bei Aneurysma	*18*	*(14–23)*	3,7	6,0%	5,0%	(4,6–5,5)	1,0%	(0,6–1,3)	36	(22–49)	16,1%
Extrakranielle Gefäßoperation	*93*	*(69–116)*	27,0	0,87%	0,81%	(0,74–0,88)	0,06%	(0,01–0,11)	16	(2–30)	7,0%
Elektive Eingriffe mit geringem Sterblichkeitsrisiko											
Hüftprothesenerstimplantation bei Arthrose oder Arthritis	*252*	*(227–278)*	146,9	0,17%	0,13%	(0,12–0,14)	0,04%	(0,03–0,05)	53	(40–67)	21,6%
Knieprothesenerstimplantation bei Arthrose oder Arthritis	*228*	*(190–265)*	140,5	0,10%	0,07%	(0,07–0,08)	0,02%	(0,01–0,03)	30	(19–40)	22,1%

Schwellenwert VARL (*value of acceptable risk limit*): Berechnet aus dem logistischen Regressionsmodell mit der Fallzahl des behandelnden Krankenhauses im Behandlungsjahr als unabhängige Variable und der Krankenhaussterblichkeit als abhängige Variable. Der Schwellenwert schätzt die minimale Fallzahl pro Krankenhaus und Jahr, ab der das Sterberisiko rechnerisch geringer ist, als ein zuvor definiertes akzeptables Risiko (Bender 1999). In dieser Untersuchung wurde als akzeptables Risiko die mittlere Krankenhaussterblichkeit in Deutschland im Beobachtungszeitraum herangezogen.

Damit schätzen die hier ausgewiesenen Schwellenwerte die minimale Fallzahl pro Krankenhaus, ab der ein geringeres Sterberisiko als im Bundesdurchschnitt zu erwarten wäre.

Differenz der Krankenhaussterblichkeit (populationsbasierte Risikodifferenz): Absolute Differenz zwischen der Sterblichkeit von Behandlungsfällen, die in Krankenhäusern mit einer Fallzahl größer oder gleich dem Schwellenwert behandelt wurden und der mittleren Sterblichkeit aller Behandlungsfälle in Deutschland im Beobachtungszeitraum.

Anzahl potenziell vermeidbarer Todesfälle: Mittlere beobachtete Anzahl Todesfälle pro Jahr geteilt durch den Kehrwert der populationsbasierten Risikodifferenz. Dies entspricht der Anzahl der Todesfälle, die rechnerisch hätte vermieden werden können, wenn alle Behandlungsfälle in Krankenhäusern mit einer Fallzahl gleich oder größer dem Schwellenwert behandelt worden wären.

Originaldaten publiziert in: Nimptsch U, Mansky T. Hospital volume and mortality for 25 types of inpatient treatment in German hospitals – Observational study using complete national data from 2009 to 2014. BMJ open 2017;10.1136/bmjopen-2017-016184.

Für Teilresektionen der Lunge bei Bronchialkarzinom ergab die Analyse einen Schwellenwert von 108 Fällen pro Krankenhaus und Jahr. Die Anzahl vermeidbarer Todesfälle, wenn alle Patienten in Krankenhäusern mit mindestens 108 Fällen behandelt worden wären, wurde auf 74 (95% KI 75–90) pro Jahr geschätzt, was einem Anteil von 20,7% der Todesfälle bei dieser Behandlung entspricht.

4.3.3 Elektive größere viszeralchirurgische Eingriffe

Für kolorektale Resektionen bei kolorektalem Karzinom ergab sich ein Schwellenwert von 82 Fällen pro Krankenhaus und Jahr. Mit einer entsprechenden Zentralisierung hätten sich schätzungsweise 280 (95% KI 229–331) Todesfälle pro Jahr vermeiden lassen (8,6% der Todesfälle).

Der Schwellenwert für kolorektale Resektionen bei Divertikulose wurde auf 44 Fälle pro Krankenhaus und Jahr geschätzt. Wären alle Patienten in Krankenhäusern mit mindestens 44 Fällen pro Jahr behandelt worden, hätten potenziell 82 (95% KI 53–111) Todesfälle pro Jahr vermieden werden können (7,8% der Todesfälle).

Für totale Nephrektomien bei Nierenkarzinom wurde ein Schwellenwert von 40 Fällen pro Krankenhaus und Jahr geschätzt. Daraus resultierte eine Anzahl von 25 (95% KI 11–39) potenziell vermeidbaren Todesfällen pro Jahr (10,4% der Todesfälle).

Für Zystektomien bei Blasenkarzinom ergab sich ein Schwellenwert von 31 Fällen pro Krankenhaus und Jahr. Die Anzahl vermeidbarer Todesfälle bei entsprechender Zentralisierung wurde auf 32 (95% KI 15–49) pro Jahr geschätzt (9,3% der Todesfälle).

Der Schwellenwert bei komplexen Eingriffen am Ösophagus bei Ösophaguskarzinom, bei dem eine Sterblichkeit unter dem Bundesdurchschnitt zu erwarten wäre, wurde auf 22 Fälle pro Krankenhaus und Jahr geschätzt. Wären alle Patienten in einem Krankenhaus mit mindestens 22 Fällen pro Jahr behandelt worden, hätten 65 (95% KI 49–80) Todesfälle pro Jahr potenziell vermieden werden können, was einem Anteil von 25,4% der Todesfälle entspricht.

Bei Pankreasresektionen bei Pankreaskarzinom lag der geschätzte Schwellenwert bei 29 jährlichen Fällen pro Krankenhaus und die geschätzte Anzahl potenziell vermeidbarer Todesfälle bei 124 (95% KI 100–148) Fällen pro Jahr. Dies entspricht 24,5% der Todesfälle bei dieser Behandlung.

4.3.4 Elektive Gefäßeingriffe

Für Operationen an den Becken-/Beinarterien bei Atherosklerose wurde ein Schwellenwert von 123 Fällen pro Krankenhaus und Jahr ermittelt. Wären alle

Patienten in Krankenhäusern mit mindestens 123 Fällen pro Jahr behandelt worden, hätten potenziell 73 (95% KI 40–106) Todesfälle pro Jahr vermieden werden können (entspricht 6,0% der Todesfälle bei diesen Eingriffen).

Der Schwellenwert bei offen chirurgischen Eingriffen an der abdominalen Aorta bei nicht rupturiertem Aneurysma wurde auf 18 Fälle pro Krankenhaus und Jahr geschätzt. Daraus resultierte eine Anzahl von 36 (95% KI 22–49) potenziell vermeidbaren Todesfällen pro Jahr (16,1% der Todesfälle bei dieser Behandlung).

Für endovaskuläre Eingriffe an der abdominalen Aorta bei nicht rupturiertem Aneurysma wurde kein statistisch signifikanter Zusammenhang zwischen Fallzahl und Krankenhaussterblichkeit beobachtet, sodass für diese Behandlungsart kein Schwellenwert berechnet wurde.

Bei extrakraniellen Gefäßoperationen ergab sich ein geschätzter Schwellenwert von 93 Fällen pro Jahr und Krankenhaus. Bei entsprechender Zentralisierung hätten jährlich 16 (95% KI 2–30) Todesfälle vermieden werden können (entspricht 7,0% der Todesfälle bei extrakraniellen Gefäßoperationen).

4.3.5 Elektive Eingriffe mit geringem Sterblichkeitsrisiko

Für die Hüft-Endoprothesen-Erstimplantation bei Arthrose oder Arthritis wurde ein Schwellenwert von 252 jährlichen Fällen pro Krankenhaus geschätzt, bei dem ein Sterberisiko unter dem Durchschnitt zu erwarten gewesen wäre. Daraus resultierte eine Anzahl von 53 (95% KI 40–67) Todesfällen pro Jahr, die potenziell vermeidbar gewesen wären, wenn alle Patienten in Krankenhäusern mit mindestens 252 Fällen pro Jahr behandelt worden wären (21,6% der Todesfälle bei Hüft-Endoprothesen-Erstimplantation).

Bei Knie-Endoprothesen-Erstimplantationen bei Arthrose oder Arthritis lag der geschätzte Schwellenwert zur Senkung des Sterberisikos unter den Durchschnitt bei 228 Fällen pro Krankenhaus und Jahr. Bei entsprechender Zentralisierung hätten sich rechnerisch 30 (95% KI 19–40) Todesfälle pro Jahr vermeiden lassen. Dies entspricht 22,1% der Todesfälle bei Knie-Endoprothesen-Erstimplantation.

Für drei weitere Eingriffe mit geringem Sterblichkeitsrisiko wurde kein Schwellenwert berechnet. Bei Herniotomien bei Leisten- oder Schenkelhernie wurde nur in der kategoriellen Einteilung der Fallzahl ein Zusammenhang mit der risikoadjustierten Krankenhaussterblichkeit beobachtet, der jedoch bei Betrachtung der Fallzahl als kontinuierlicher Variable nicht signifikant war. Bei Cholezystektomie bei Gallensteinen und transurethraler Prostatektomie wurde kein Zusammenhang zwischen der Fallzahl des behandelnden Krankenhauses und der risikoadjustierten Krankenhaussterblichkeit festgestellt.

4.4 Diskussion

Im Beobachtungszeitraum von 2009 bis 2014 wurde für 17 der 25 untersuchten Behandlungsarten ein Zusammenhang zwischen der jährlichen Fallzahl des behandelnden Krankenhauses und der Krankenhaussterblichkeit beobachtet, der die Berechnung eines Schwellenwertes erlaubte. Je nach Behandlungsart fiel die Höhe des Schwellenwertes sehr unterschiedlich aus, was an der jeweiligen Anzahl und Verteilung der Behandlungsfälle auf die Krankenhäuser in Deutschland sowie der Stärke des Zusammenhangs zwischen Fallzahl und Sterblichkeit liegt.

Die Schwellenwerte wurden mit dem Ziel berechnet, dass das Sterberisiko jeweils unter der durchschnittlichen Sterblichkeit der jeweiligen Behandlungsart im Beobachtungsraum liegen sollte. Bei einer abweichenden Festlegung des akzeptablen Sterberisikos würden andere Schwellenwerte resultieren. Die Schwellenwerte sind daher als grobe Anhaltspunkte gedacht, die einen Hinweis auf Mindestfallzahlen geben, ab denen – basierend auf den analysierten Daten – eine überdurchschnittliche Versorgungsqualität anzunehmen ist. Einige der berechneten Schwellenwerte stehen gut in Einklang mit Mindestfallzahlen, die bei Zertifizierungen gefordert werden. So wurde beispielsweise der Schwellenwert für Pankreasresektionen bei Karzinom auf 29 Fälle pro Krankenhaus und Jahr geschätzt, was nahe an der Vorgabe der Deutschen Gesellschaft für Allgemein- und Viszeralchirurgie von jährlich insgesamt 30 Pankreasresektionen für die Zertifizierung eines Kompetenzzentrums für Chirurgische Erkrankungen des Pankreas liegt (DGAV 2016).

Obwohl die Schwellenwerte mit der Zielvorgabe eines Sterberisikos unter dem Bundesdurchschnitt eher konservativ berechnet wurden, erreichten im aktuellsten Beobachtungsjahr 2014 nur 8% (Pankreasresektion bei Karzinom) bis 34% (minimalinvasiver Aortenklappenersatz) der Krankenhäuser den jeweiligen Schwellenwert. Der Anteil der Patienten, die in Krankenhäusern mit einer Fallzahl gleich oder größer dem Schwellenwert behandelt wurden, lag im Jahr 2014 zwischen 33% (offen chirurgische Operation eines Aortenaneurysmas) und 65% (minimalinvasiver Aortenklappenersatz).

Die vorliegende Arbeit hat auch den Versuch unternommen, mögliche Auswirkungen von Zentralisierungsmaßnahmen basierend auf den hier berechneten Schwellenwerten im Hinblick auf potenziell vermeidbare Todesfälle zu quantifizieren. Die höchsten absoluten Zahlen potenziell vermeidbarer Todesfälle pro Jahr (jeweils mehr als 1.000) ergaben sich für den akuten Herzinfarkt und die chronisch obstruktive Lungenerkrankung. Die höchsten relativen Anteile vermeidbarer Todesfälle (jeweils ca. 25%) wurden bei komplexen Ösophaguseingriffen und Pankreasresektionen geschätzt, bei denen der bekannte starke Zusammenhang zwischen Fallzahl und Ergebnis in der vorliegenden Arbeit bestätigt wurde.

Da die Schätzungen auf der Grundlage retrospektiver Daten vorgenommen wurden, kann nicht vorhergesagt werden, welche Verbesserungen durch Zentralisierungsmaßnahmen in der Versorgungsrealität erreicht werden können. Die Evaluation tatsächlicher Auswirkungen muss prospektiv im Rahmen einer Begleitforschung erfolgen (Bender u. Grouven 2006). Dass Zentralisierungsmaßnahmen die Versorgungsqualität tatsächlich verbessern können, zeigen aber die Erfahrungen aus den Niederlanden. Dort wurden chirurgische Behandlungen von Patienten mit Pankreaskarzinom und von Patienten mit Karzinom des oberen Gastrointestinaltrakts zentralisiert. Evaluationen der Auswirkungen dieser Maßnahmen zeigten, dass im Zeitraum nach der Zentralisierung verbesserte Prozesse und bessere Behandlungsergebnisse zu beobachten waren (Gooiker et al. 2014; Wouters et al. 2009; Busweiler et al. 2016). Die dort nach Zentralisierung erreichten Sterblichkeiten liegen deutlich unter dem deutschen Mittelwert, der in dieser Arbeit als akzeptables Risiko herangezogen wurde.

Die vorliegende Arbeit konnte für viele Behandlungsarten Volume-Outcome-Zusammenhänge, die in internationalen Studien beobachtet wurden, auf der Grundlage der vollständigen deutschen Krankenhausabrechnungsdaten bestätigen. Es muss jedoch beachtet werden, dass auf der Grundlage von retrospektiven Beobachtungsstudien kein kausaler Volume-Outcome-Zusammenhang belegt werden kann. Es ist wahrscheinlich, dass die Fallzahl eines Krankenhauses mit spezifischen Faktoren korreliert ist, die die Behandlungsqualität determinieren. Internationale Studien untersuchten verschiedene Mechanismen, die je nach Art der untersuchten Behandlung unterschiedlich bedeutsam sein können. Dies betrifft beispielsweise die Erfahrung des Chirurgen bei operativen Eingriffen, die bei bestimmten Operationen einen großen Anteil des Effektes der Krankenhausfallzahl erklären kann (Dimick et al. 2005). Daneben gibt es auch Hinweise darauf, dass die Ausstattung mit Pflegekräften (Wiltse Niecely et al. 2013) oder Strukturmerkmale des behandelnden Krankenhauses (Hollenbeck et al. 2007) mit Volume-Outcome-Effekten in Zusammenhang stehen. Insbesondere bei komplexen Eingriffen scheint jedoch auch das Komplikationsmanagement eine wichtige Rolle zu spielen. Wie gut ein Behandlungsteam auf komplizierte Behandlungsverläufe reagieren kann, lässt sich mit dem Anteil der Todesfälle unter Patienten mit Komplikationen (*failure to rescue*) messen. Hierbei wurde in US-amerikanischen Studien beobachtet, dass die Überlebenswahrscheinlichkeit von Patienten, die eine Komplikation erleiden, mit steigender Fallzahl des behandelnden Krankenhauses zunimmt (Ghaferi et al. 2011, Gonzalez et al. 2014). Diese Ergebnisse konnte auch eine deutsche Arbeit bestätigen, die den Volume-Outcome-Effekt bei Pankreasresektionen untersuchte (Krautz et al. 2017).

Grundsätzlich muss bei der Interpretation der Ergebnisse beachtet werden, dass sich die Aussagen der vorliegenden Analyse auf das *durchschnittliche* Sterberisiko in Abhängigkeit von der Fallzahl des behandelnden Krankenhauses beziehen. Es ist durchaus möglich, dass die Behandlungsergebnisse in einzelnen Krankenhäusern mit hohen Fallzahlen nur durchschnittlich oder sogar unterdurchschnittlich ausfallen. Umgekehrt wird oft angeführt, dass einzelne Krankenhäuser mit geringer Fallzahl auch gute Ergebnisse erreichen könnten. Angesichts der in der Regel niedrigen Fallzahlen ist dies jedoch statistisch kaum belegbar. Aus Sicht des Patienten, der sich in die Behandlung eines Krankenhauses mit kleiner Fallzahl begibt, verbleibt ein im Durchschnitt erhöhtes Behandlungsrisiko gegenüber der Behandlung in einem Krankenhaus mit hoher Fallzahl.

Maßnahmen zur Zentralisierung, wie z.B. die Festlegung von Mindestmengen oder eine selektive Steuerung von Patienten in Einrichtungen mit hoher Fallzahl, können sich nicht allein auf Untersuchungen von statistischen Assoziationen in Beobachtungsdaten stützen. Vielmehr ist bei solchen Entscheidungen auch die regionale Versorgungssituation und – insbesondere in Bezug auf nicht planbare Behandlungen – die Erreichbarkeit von Krankenhäusern zu berücksichtigen. Dennoch sollten gesundheitspolitische Entscheidungen evidenzbasiert getroffen werden (Meerpohl u. Wild 2016). Hinsichtlich der bekannten Volume-Outcome-Zusammenhänge wurde die vorhandene Evidenz jedoch bisher nicht vollständig berücksichtigt (Pieper et al. 2014).

4.5 Schlussfolgerung

Die vorliegende Arbeit konnte für viele Behandlungsarten Volume-Outcome-Zusammenhänge, die in internationalen Studien beobachtet wurden, auf der Grundlage der vollständigen deutschen Krankenhausabrechnungsdaten bestätigen. Darauf basierend wurden Mindestfallzahlen abgeleitet, ab denen eine verbesserte Versorgungsqualität erwartet werden kann. Zusätzlich wurden die potenziellen Auswirkungen entsprechender Zentralisierungsmaßnahmen quantifiziert. Diese ersten Schätzungen können zu einer evidenzbasierten Gestaltung der Krankenhausversorgung in Deutschland beitragen.

Take home messages

- *Dieser Beitrag beruht auf einer kürzlich publizierten Studie, die den Volume-Outcome-Zusammenhang für 25 verschiedene Arten von Krankenhausbehandlungen untersucht hat (Nimptsch u. Mansky 2017).*
- *Für viele Behandlungsarten konnten Volume-Outcome-Zusammenhänge, die in internationalen Studien beobachtet wurden, auf der Grundlage der vollständigen deutschen Krankenhausabrechnungsdaten bestätigt werden.*
- *Für 17 der 25 untersuchten Behandlungsarten wurden Mindestfallzahlen berechnet, ab denen – basierend auf den analysierten Daten – eine überdurchschnittliche Versorgungsqualität anzunehmen ist.*

- *Um mögliche Auswirkungen entsprechender Zentralisierungsmaßnahmen einzuschätzen, wurde die Anzahl potenziell vermeidbarer Todesfälle quantifiziert.*
- *Diese Schätzungen können zu einer evidenzbasierten Gestaltung der Krankenhausversorgung in Deutschland beitragen.*

Literatur

Alsfasser G, Leicht H, Günster C, Rau BM, Schillinger G, Klar E. Volume-outcome relationship in pancreatic surgery. Br J Surg 2016;103(1):136-43.

Bender R, Grouven U. Möglichkeiten und Grenzen statistischer Regressionsmodelle zur Berechnung von Schwellenwerten für Mindestmengen. Z Evid Fortbild Qual Gesundhwes 2006;100:93-8

Bender R. Quantitative Risk Assessment in Epidemiological Studies. Investigating Threshold Effects. Biometr J 1999;41(3):305-19.

Bestehorn K, Eggebrecht H, Fleck E, Bestehorn M, Mehta RH, Kuck KH. Volume-Outcome Relationship with Transfemoral Transcatheter Aortic Valve Implantation (TAVI) - Insights from the Compulsory German Quality Assurance Registry on Aortic Valve Replacement (AQUA). EuroIntervention. 2017 Jun 6. pii: EIJ-D-17-00062.

Busweiler LA, Wijnhoven BP, van Berge Henegouwen MI, Henneman D, van Grieken NC, Wouters MW, van Hillegersberg R, van Sandick JW; Dutch Upper Gastrointestinal Cancer Audit (DUCA) Group. Early outcomes from the Dutch Upper Gastrointestinal Cancer Audit. Br J Surg 2016;103(13):1855-63.

Deutsche Gesellschaft für Allgemein- und Viszeralchirurgie (DGAV). Ordnung. Das Zertifizierungssystem der DGAV (ZertO 5.1). DGAV: Berlin 2016. URL: http://www.dgav.de/fileadmin/media/texte_pdf/zertifizierung/zerto/Zertifizierungsordnung_Kurzform_CALGP_Pankreas.pdf (abgerufen am 26.09.2017)

Dimick JB, Birkmeyer JD, Upchurch GR Jr. Measuring surgical quality: what's the role of provider volume? World J Surg 2005;29(10):1217-21.

Ghaferi AA, Birkmeyer JD, Dimick JB. Hospital volume and failure to rescue with high-risk surgery. Med Care 2011;49(12):1076-81.

Gonzalez AA, Dimick JB, Birkmeyer JD, Ghaferi AA. Understanding the volume-outcome effect in cardiovascular surgery: the role of failure to rescue. JAMA Surg 2014;149(2):119-23.

Gooiker GA, Lemmens VE, Besselink MG, Busch OR, Bonsing BA, Molenaar IQ, Tollenaar RA, de Hingh IH, Wouters MW. Impact of centralization of pancreatic cancer surgery on resection rates and survival. Br J Surg 2014;101(8):1000-5.

Groeben C, Koch R, Baunacke M, Wirth MP, Huber J. High volume is the key for improving in-hospital outcomes after radical prostatectomy: a total population analysis in Germany from 2006 to 2013. World J Urol 2017;35(7):1045-1053.

Halm EA, Lee C, Chassin MR. Is volume related to outcome in health care? A systematic review and methodologic critique of the literature. Ann Intern Med 2002;137(6):511-20.

Hata T, Motoi F, Ishida M, Naitoh T, Katayose Y, Egawa S, Unno M. Effect of Hospital Volume on Surgical Outcomes After Pancreaticoduodenectomy: A Systematic Review and Meta-analysis. Ann Surg 2016;263(4):664-72.

Heller G, Günster C, Misselwitz B, Feller A, Schmidt S. Jährliche Fallzahl pro Klinik und Überlebensrate sehr untergewichtiger Frühgeborener (VLBW) in Deutschland – Eine bundesweite Analyse mit Routinedaten. Z Geburtshilfe Neonatol 2007;211:123-131.

Hentschker C, Mennicken R. The volume-outcome relationship and minimum volume standards–empirical evidence for Germany. Health Econ 2015;24(6):644-58.

Hollenbeck BK, Daignault S, Dunn RL, Gilbert S, Weizer AZ, Miller DC. Getting under the hood of the volume-outcome relationship for radical cystectomy. J Urol 2007;177(6):2095-9, discussion 2099.

IQWiG. Entwicklung und Anwendung von Modellen zur Berechnung von Schwellenwerten bei Mindestmengen für die Knie-Totalendoprothese. Abschlussbericht B05/01a. Köln: Institut für Qualität und Wirtschaftlichkeit im Gesundheitswesen (IQWiG), 2005.

IQWiG. Entwicklung und Anwendung von Modellen zur Berechnung von Schwellenwerten bei Mindestmengen für die Koronarchirurgie. Abschlussbericht B05/01b. Köln: Institut für Qualität und Wirtschaftlichkeit im Gesundheitswesen (IQWiG), 2006.

Jeschke E, Citak M, Günster C, Matthias Halder A, Heller KD, Malzahn J, Niethard FU, Schräder P, Zacher J, Gehrke T. Are TKAs Performed in High-volume Hospitals Less Likely to Undergo Revision Than TKAs Performed in Low-volume Hospitals? Clin Orthop Relat Res 2017; doi: 10.1007/s11999-017-5463-x.

Krautz C, Nimptsch U, Weber GF, Mansky T, Grützmann R. Effect of Hospital Volume on In-hospital Morbidity and Mortality Following Pancreatic Surgery in Germany. Ann Surg 2017;doi: 10.1097/SLA.0000000000002248.

Kuehnl A, Tsantilas P, Knappich C, Schmid S, König T, Breitkreuz T, Zimmermann A, Mansmann U, Eckstein HH. Significant Association of Annual Hospital Volume With the Risk of Inhospital Stroke or Death Following Carotid Endarterectomy but Likely Not After Carotid Stenting: Secondary Data Analysis of the Statutory German Carotid Quality Assurance Database. Circ Cardiovasc Interv 2016;9(11). pii: e004171.

Markar SR, Karthikesalingam A, Thrumurthy S, et al. Volume-outcome relationship in surgery for esophageal malignancy: systematic review and meta-analysis 2000-2011. J Gastrointest Surg 2012; 16: 1055-63.

Meerpohl J, Wild C. Evidenzbasierte Gesundheitsversorgung. Z Evid Fortbild Qual Gesundhwes 2016;110-111:6-7.

Morche J, Mathes T, Pieper D. Relationship between surgeon volume and outcomes: a systematic review of systematic reviews. Systematic Reviews 2016; 5:204.

Nimptsch U, Mansky T. Hospital volume and mortality for 25 types of inpatient treatment in German hospitals – Observational study using complete national data from 2009 to 2014. BMJ open 2017;10.1136/bmjopen-2017-016184.

Phillips P, Poku E, Essat M, Woods HB, Goka EA, Kaltenthaler EC, Walters S, Shackley P, Michaels J. Procedure Volume and the Association with Short-term Mortality Following Abdominal Aortic Aneurysm Repair in European Populations: A Systematic Review. Eur J Vasc Endovasc Surg 2017;53(1):77-88.

Pieper D, Eikermann M, Mathes T, Prediger B, Neugebauer EA. Mindestmengen auf dem Prüfstand. Chirurg 2014;85(2):121-4.

Pieper D, Mathes T, Neugebauer E, Eikermann M. State of evidence on the relationship between high-volume hospitals and outcomes in surgery: a systematic review of systematic reviews. J Am Coll Surg 2013;216(5):1015-1025.e18.

von Meyenfeldt EM, Gooiker GA, van Gijn W, Post PN, van de Velde CJ, Tollenaar RA, Klomp HM, Wouters MW. The relationship between volume or surgeon specialty and outcome in the surgical treatment of lung cancer: a systematic review and meta-analysis. J Thorac Oncol 2012;7(7):1170-8.

Wiltse Nicely KL, Sloane DM, Aiken LH. Lower mortality for abdominal aortic aneurysm repair in high-volume hospitals is contingent upon nurse staffing. Health Serv Res 2013;48(3):972-91.

Wouters MW, Karim-Kos HE, le Cessie S, Wijnhoven BP, Stassen LP, Steup WH, Tilanus HW, Tollenaar RA. Centralization of esophageal cancer surgery: does it improve clinical outcome? Ann Surg Oncol 2009;16(7):1789-98.

Ulrike Nimptsch

Examinierte Krankenschwester. Studium des Pflegemanagements an der Fachhochschule Würzburg-Schweinfurt und der Gesundheitswissenschaften (Public Health) mit Schwerpunkt Epidemiologie an der Universität Bremen. 2004–2010 Tätigkeit in der Abteilung für Medizinische Entwicklung bei den HELIOS Kliniken. Seit 2010 Wissenschaftliche Mitarbeiterin an der Technischen Universität Berlin im Fachgebiet Strukturentwicklung und Qualitätsmanagement im Gesundheitswesen.

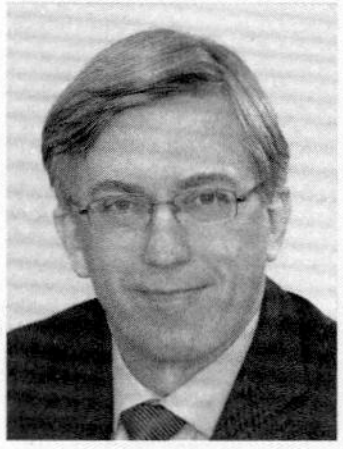

Prof. Dr. med. Thomas Mansky

Medizinstudium in Göttingen. Anschließend dreijährige Tätigkeit in der Grundlagenforschung auf dem Gebiet der Neuroendokrinologie am Göttinger Max-Planck-Institut für biophysikalische Chemie. Danach Ausbildung zum Facharzt für Innere Medizin an der Universität zu Lübeck bei Prof. Dr. P.C. Scriba. Im Rahmen einer weiteren Forschungstätigkeit in der Medizinischen Informatik in Lübeck Habilitation an der Technisch-Naturwissenschaftlichen Fakultät der Universität zu Lübeck. Von 1994 bis 1996 Leiter der Hauptabteilung für Medizinische Leistungsplanung und Dokumentation bei der Evangelischen Krankenhäuser im Siegerland gGmbH. 1996–2000 Berater bei 3M Health Information Systems, Beteiligung an den grundlegenden Vorbereitungen zur Einführung des DRG-Systems in Deutschland. 2000–2010 verantwortlich für den Bereich Medizinische Entwicklung bei den HELIOS Kliniken. 2010 Berufung an die Technische Universität Berlin, Leitung des Fachgebietes Strukturentwicklung und Qualitätsmanagement im Gesundheitswesen. Wichtiger Schwerpunkt: Weiterentwicklung der German Inpatient Quality Indicators (G-IQI).

5 Rationale Versorgung und Versorgungsstrukturen für Reif- und Frühgeborene

Rainer Rossi, Klaus-Peter Zimmer und Christian F. Poets

5.1 Perinatalmedizinische Ergebnisse im internationalen Vergleich

Die perinatalmedizinischen Ergebnisse Deutschlands weisen im Vergleich zu vielen anderen Ländern bezüglich der neonatalen, der Säuglings- und der Müttersterblichkeit (Wang et al. 2014; Kassebaum et al. 2014 sowie WHO- und OECD-Datenbanken) im Vergleich zu vielen europäischen und außereuropäischen Ländern mit hochentwickeltem Gesundheitssystem vergleichsweise gute Ergebnisse aus. Dennoch werden sie insbesondere von Schweden und Finnland noch einmal deutlich übertroffen (Rossi et al. 2015), eine Tatsache, die auch im Nationalen Gesundheitsziel „Gesundheit rund um die Geburt" Erwähnung findet (BMG 2017, S. 9).

Daher stellt sich grundsätzlich die Frage, ob eine Orientierung an den nordeuropäischen Strukturen der perinatalen Versorgung zur als „Nationales Gesundheitsziel" formulierten Verbesserung der Versorgung von Mutter und Kind sinnvoll ist.

5.2 Die Struktur der Krankenhausversorgung

Die Struktur der Krankenhausversorgung in Deutschland ist sowohl im OECD- als auch im europäischen Vergleich durch eine hohe Zahl an Krankenhäusern mit vielen Krankenhausbetten (Leopoldina 2016, S. 5) sowie einen hohen Mit-

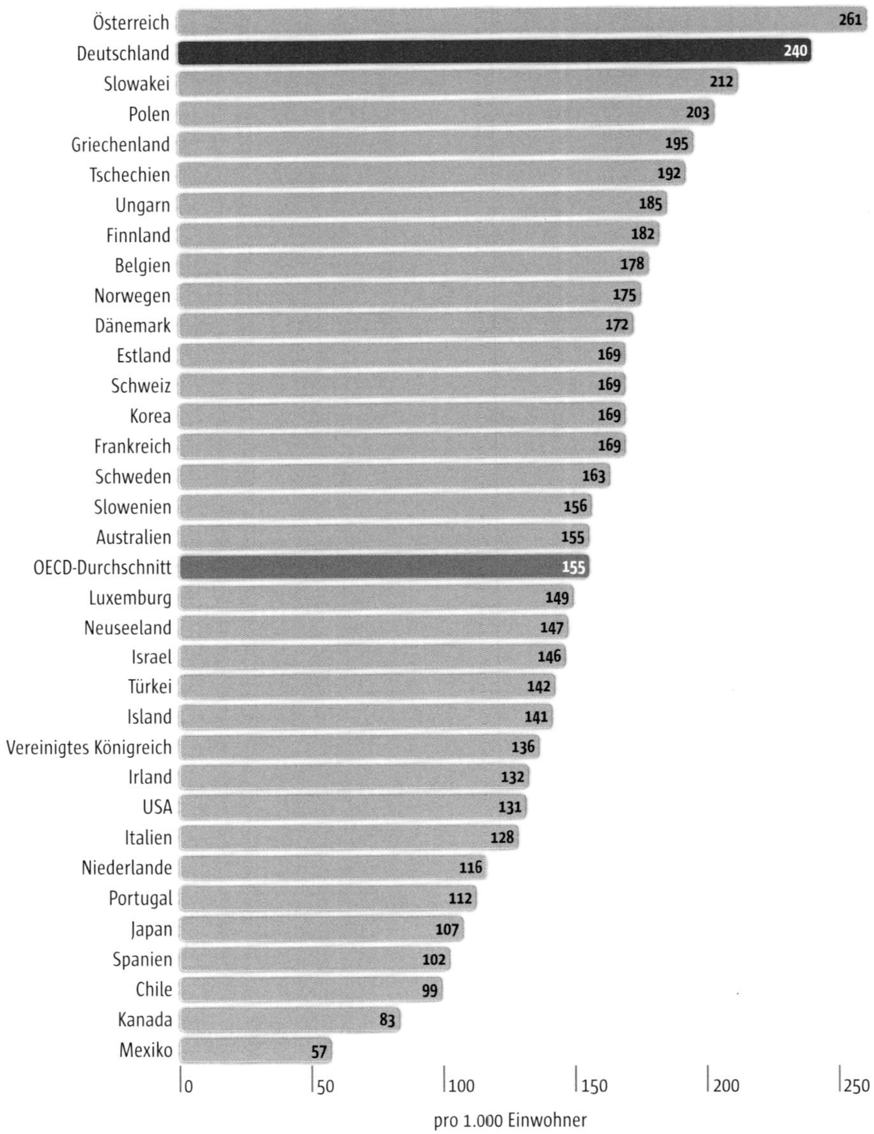

Abb. 1 Jährliche KH-Behandlungshäufigkeit pro 1.000 Einwohner (Kumar und Schönstein 2013)

teleinsatz (Nationales Gesundheitsziel „Gesundheit rund um die Geburt", S. 9, Leopoldina 2016, S. 5) gekennzeichnet. Auffällig ist hierbei, dass es eine Vielzahl von Krankenhäusern mit unzureichender Infrastruktur, z.B. ohne CT oder Intensivstation, gibt, aber gleichzeitig die Behandlungskapazitäten für spezialisierte Versorgung zu gering sind. Insgesamt bestehen in einer Reihe von Teilgebieten angesichts des hohen Mitteleinsatzes pro Kopf der Bevölkerung von 4.819 US-$ (OECD-Daten) unbefriedigende Behandlungsergebnisse:

So beklagt die Leopoldina z.B. die im Vergleich zu Schweden höhere Krankenhausmortalität bei Herzinfarkten, einem Parameter, bei dem die Bundesrepublik Deutschland von 32 OECD-Ländern nur Rang 25 belegt. Im Weiteren führt das Leopoldina-Papier aus, dass der enorme ökonomische Druck, der auf den vielen Krankenhäusern lastet, zur Indikationsausweitung mit konsekutiv inadäquater Fallzahlsteigerung führt. Weitere Hinweise hierauf finden sich in einer entsprechenden Studie des Hamburg Center of Health Economics (Schreyögg et al. 2014, S. 6–11) sowie auf der OECD-Konferenz Managing Hospital Volumes (Kumar u. Schönstein 2013). Im Ergebnis führt dies zur nach Österreich zweithöchsten Krankenhausbehandlungshäufigkeit aller OECD-Länder (s. Abb. 1). Letztlich werden die Krankenhäuser auch insofern zur Fehlverwendung von DRG-Mitteln gezwungen (Leopoldina, Thesen 3 und 4, S. 12/13), als die DRG-Erlöse angesichts nur noch teilweise staatlich gewährter Investitionskosten (s. Abb. 2) zunehmend für letztere genutzt werden müssen.

Als Konsequenz aus dieser Situation sieht die Leopoldina die dringende Notwendigkeit, die Zahl der Krankenhäuser zu verringern, um aus den freigewordenen Ressourcen die vorhandenen Krankenhäuser besser mit Infrastruktur und Personal auszustatten und so die stationäre Gesundheitsversorgung fortzuentwickeln – Dezentralisierung und Wettbewerb haben sich in dem Bemühen um Kostenersparnis ohnehin national und international als unwirksam erwiesen. Sie sieht auf diesem Weg ausdrücklich nicht als erstes Ziel, Geld zu sparen, sondern vielmehr die vorhandenen Mittel effektiver zu verwenden. So ist in einem eigenen Kapitel (These 7, Wettbewerb hat Grenzen) ausgeführt, dass es gegebenenfalls sinnvoller sein kann, ein Krankenhaus auf dem Land zu schließen und dort in ein besser ausgestattetes Rettungswesen zu investie-

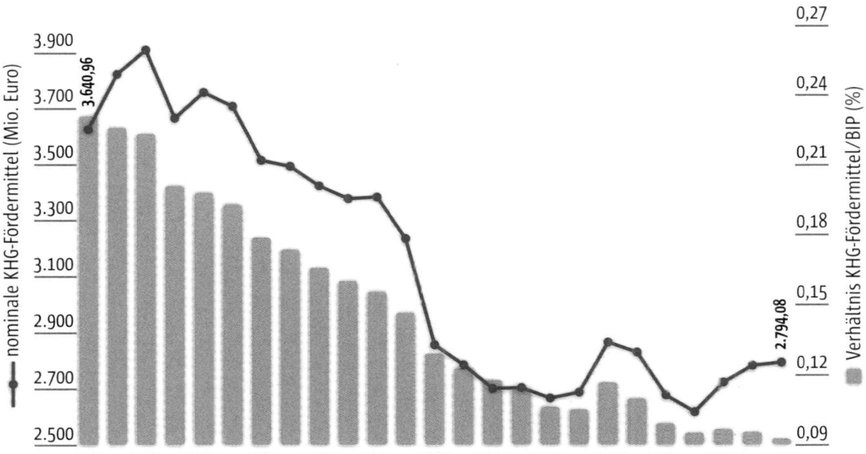

Abb. 2 Entwicklung der staatlichen Investitionszuschläge: Umfrage der Arbeitsgruppe für Krankenhauswesen der ALOG und Statistisches Bundesamt

ren. Diese Überlegungen werden auch in ausgesprochenen Flächenländern wie zum Beispiel Schweden oder Kanada verfolgt: Das Aufrechterhalten eines funktionierenden Krankenhauses in einem dünn besiedelten Gebiet ist letztlich ergebnisqualitativ und finanziell teurer als der Transport auch vieler Patienten per Hubschrauber.

5.3 Geburtshilfliche und geburtsmedizinische Versorgung in Deutschland

Die geburtshilfliche Situation in Deutschland ist gekennzeichnet durch 741 geburtshilfliche Einrichtungen, in denen 2016 758.614 Geburten (IQTIG, Qualitätsreport 2016) stattfanden: Daraus resultiert eine mittlere Geburtenzahl von ca. 1.023 pro Klinik. Hinzuweisen ist darauf, dass in gut 180 Kliniken weniger als 500 und in etwa 475 weniger als 1.000 Geburten stattfanden (Gesamtgeburtenzahl in diesen Kliniken ca. 285.000); zumindest die erstgenannte Gruppe der geburtshilflichen Einrichtungen ist in aller Regel in einem Krankenhaus ohne Kinderklinik angesiedelt. Die Situation ist grundlegend anders in Schweden: Dort gibt es für 116.667 Neugeborene (2015) 42 geburtshilfliche Kliniken (Serenius et al. 2015) und damit eine mittlere Zahl von knapp 2.800 Geburten pro Klinik. Die außerklinische Geburtshilfe spielt in Schweden praktisch keine Rolle, kleine geburtshilfliche Einrichtungen ohne angeschlossene Kinderklinik sind die Ausnahme und nur 0,5% aller Geburten finden in Kliniken mit weniger als 500 Geburten/Jahr statt (European Perinatal Health Report 2010).

Ausgehend von den derzeit 358 Kinderkliniken in Deutschland bedeutet dies, dass mindestens 400 geburtshilfliche Einrichtungen ohne angeschlossene Kinderklinik tätig sind. Das wiederum hat zur Folge, dass in unvorhergesehenen Notfällen, die auch bei physiologischer Schwangerschaft und Geburt vorkommen können (Plazentalösungen, Nabelschnurkomplikationen, präpartal unbekannte Risikokonstellationen), die neonatologische Versorgung nur verzögert stattfinden kann. Hinzu kommt die potenzielle mütterliche Gefährdung durch zum Beispiel bedrohliche postpartale Blutungen, die naturgemäß in kleinen Einrichtungen mit begrenzten Ressourcen nur eingeschränkt versorgt werden können. Auch dieses Problem ist im Nationalen Gesundheitsziel „Gesundheit rund um die Geburt“ adressiert:

> *„Jede Geburtshilfe betreibende Einrichtung muss in der Lage sein, sich erst während der Geburt akut entwickelnde Risiken – wie zum Beispiel schwere Blutungen – behandeln zu können bzw. eine zeitnahe sichere Verlegung in eine Klinik der höheren Versorgungsstufe zu realisieren. Dies gilt auch für andere Notfälle, die die Gebärende oder das Kind betreffen.“ (S. 37/38)*

Genau aus diesem Grund haben die beteiligten Fachgesellschaften in der AWMF-Leitlinie 087-001 (*„Empfehlungen für die strukturellen Voraussetzungen der* *perinatologischen Versorgung in Deutschland"*) hohe Anforderungen an die Struktur der Geburtshilfe und der Anästhesie gestellt, um so die Sicherheit für Mutter und Kind auch in einer geburtshilflichen Einrichtung ohne angeschlossene Kinderklinik besser gewährleisten zu können. Und mit vergleichbaren Begründungen sind in den letzten Jahren z.B. die geburtshilflichen Einrichtungen auf Sylt und Föhr geschlossen worden: Die Sicherheit von Mutter und Kind konnte dort nicht umfassend gewährleistet werden. Letztlich stellt sich bei vergleichbaren Einrichtungen durchaus die Frage, ob der Sachverhalt einer für Mutter und Kind nicht umfassend sicher zu gewährleistenden Versorgungsstruktur nicht die Notwendigkeit einer „Einrichtungsaufklärung" über diese potenzielle Gefährdungssituation ergibt (Neelmeier et al. 2014).

Neben Schweden und Finnland haben auch andere Länder die Struktur der Geburtshilfen deutlich zentralisiert: So wurden vor etlichen Jahren in Portugal alle geburtsmedizinischen Einrichtungen mit weniger als 1.500 Geburten p.a. geschlossen, zudem den Neonatologien begrenzte und klar definierte Versorgungsaufgaben zugewiesen. Dies hat insgesamt zu einer deutlichen Reduktion der Säuglingssterblichkeit in Portugal geführt: Mittlerweile wird dort bei deutlich niedrigerem Ressourceneinsatz eine Säuglingssterblichkeit wie etwa in der Bundesrepublik Deutschland realisiert.

Vergleichbare Vorgaben mit jeweils sehr großen geburtsmedizinischen Einheiten gibt es auch für die Niederlande, Großbritannien und Frankreich. Die geburtshilfliche Versorgungslandschaft ist in Europa nur auf Zypern und in den 3 baltischen Ländern so kleinteilig wie in der Bundesrepublik Deutschland (European Perinatal Health Report 2010).

Bei einer Übertragung schwedischer Geburtenzahlen pro Klinik auf bundesrepublikanische Verhältnisse würden in Deutschland gut 250 geburtshilflich tätige Kliniken verbleiben, bei einem Flächenbezug wären es sogar noch weniger.

5.4 Geburtshilfliche Versorgungsstruktur und Häufigkeit von Frühgeburten

Im europäischen Vergleich gibt es in Deutschland wesentlich mehr Frühgeborene aller Reifegrade als in Schweden und Finnland, wie der European Perinatal Health Report und andere Quellen seit etlichen Jahren konstant aufzeigen. Diese im Vergleich zu Schweden und Finnland hohe Frühgeborenenrate und der bei uns höhere Anteil an Kindern mit niedrigem Geburtsgewicht (< 2.500 g, 7,5% vs. 4,4% in Schweden und 4,6% in Finnland) werden explizit auch im Nationalen Gesundheitsziel „Gesundheit rund um die Geburt" aufgeführt. Zwar mag die in Schweden höhere Abortrate einen Einfluss auf die Frühgeborenenhäufigkeit haben, ein mögliches Ausmaß eines solchen Zusammenhanges und vor allem seine Kausalität bleiben jedoch spekulativ.

Auch wenn naturgemäß kleine Frühgeborene mit einem Geburtsgewicht von unter 1.500 g (VLBW, very low birthweight infants) und unter 1.000 g (ELBW, extremely low birthweight infants) die höchsten Mortalitäts- und Morbiditätsraten aufweisen, ist allein über die große Zahl der sogenannten late preterms deren Mortalität und Morbidität epidemiologisch von großer Bedeutung (Poets et al. 2012). Dementsprechend relevant ist, dass in Schweden in den letzten Jahren der Anteil der VLBWs mit etwa 0,6% etwa gleichbleibend niedrig geblieben ist (2015: 643 VLBWs, entsprechend 0,55%), während er in Deutschland in den letzten Jahren kontinuierlich bis auf 1,5% angestiegen ist (s. Abb. 3); 2015 waren dies 10.140 (IQTIG) bzw. 10.727 (Perinatalerhebung) Kinder.

Bei einer approximativen Mortalität von 9% für diese Patienten erklärt dieser Unterschied in der Frühgeborenenrate allein bereits einen erheblichen Teil der niedrigeren Säuglingssterblichkeit in Schweden im Vergleich zur Bundesrepublik Deutschland. Folgerichtig wird im Nationalen Gesundheitsziel „Gesundheit rund um die Geburt“ zu Recht beklagt, dass „noch deutlich zu wenig auf die Senkung der Häufigkeit von Frühgeborenen“ hingearbeitet werde (S. 17) – die Vermeidung von Frühgeburten ist aber ohnehin nicht nur eine genuine Aufgabe der Geburtsmedizin, sondern explizit auch eine gesamtge-

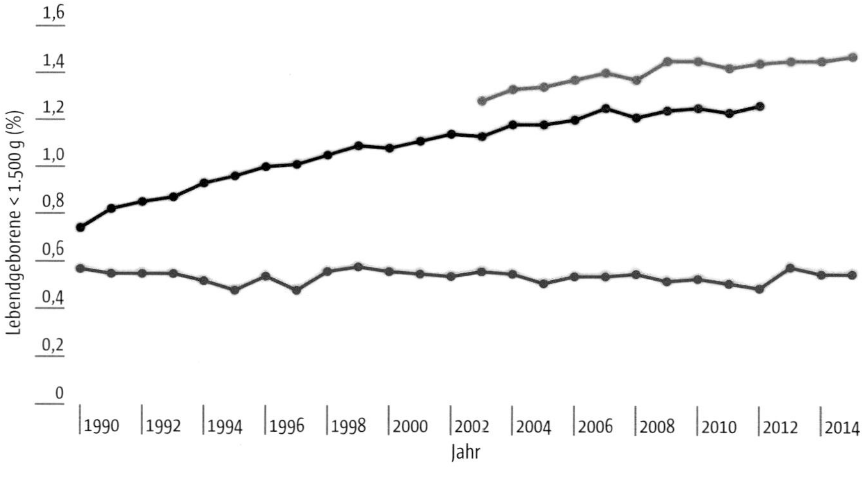

Abb. 3 Häufigkeit von Frühgeborenen mit einem Geburtsgewicht unter 1.500 g in Deutschland und Schweden von 1990 bis 2015. Der Anteil der Frühgeborenen mit einem Geburtsgewicht unter 1.500 g stieg in Deutschland in den letzten Jahren im Gegensatz zu Schweden kontinuierlich an. In der deutschen Perinatalerhebung sind die totgeborenen und palliativ betreuten Kinder im Gegensatz zu Schweden enthalten. In Deutschland wurde dieser Anteil in den letzten 15 Jahren möglicherweise zunehmend berücksichtigt, kann aber mit einem Anteil von weniger als 5% nicht für den Anstieg bzw. den Unterschied zu Schweden allein verantwortlich sein (Quellen: Statistisches Bundesamt und Socialstyreisen; Zimmer [in Druck]).

sellschaftliche Aufgabe. Auch wenn Frühgeborenenrate und niedriges Geburtsgewicht nicht allein von medizinischen Versorgungssystemen, sondern auch von sozialen Strukturen abhängen, ist im Vergleich zu Schweden und Finnland festzuhalten, dass diesen Anforderungen in den dortigen Systemen mit vergleichsweise wenigen und größeren geburtsmedizinischen Einrichtungen erheblich besser entsprochen wird – abzulesen an niedrigerer neonataler und Müttersterblichkeit sowie niedrigeren Frühgeborenenraten.

Sowohl die hohe Sectio-Rate als auch die hohe Rate an Frühgeborenen sind letztlich auch als Folge des DRG-gesteuerten Vergütungssystems denkbar: Darauf deutet die Erhöhung der Frühgeborenen-Rate in den Jahren nach Diskussion und Einführung einer Mindestmengen-Regelung für Frühgeborene im G-BA 2010 hin (s. Abb. 3).

5.5 Strukturqualitative Anforderungen für die Sicherheit eines Neugeborenen

Das IQTIG hat in der Folge des Krankenhausstrukturgesetzes (KHSG) von 2015 den Auftrag erhalten, „Planungsrelevante Qualitätsindikatoren" zu entwickeln. Inzwischen liegt ein Abschlussbericht zur Auswahl und Umsetzung vor, der u.a. ausweist, dass das Einhalten einer Entscheidungs-Entwicklungs-(E-E) Zeit für die Prognose eines Neugeborenen, das per Not-Sectio zur Welt kommen soll, entscheidend ist (IQTIG, Geburtshilfe 2015, S. 88/89 und Heller et al. 2017). Hingewiesen wird in diesem IQTIG-Bericht bereits darauf, dass die Einhaltung einer E-E-Zeit von unter 20 Minuten nur bei günstiger Struktur der geburtshilflichen Einrichtung und der dazugehörigen Anästhesiologie erreichbar ist und daher nur so eine sichere Versorgung von Mutter und Kind gewährleistet werden kann. Dies ist z.B. potenziell nicht gegeben bei Kliniken, bei denen ein Facharzt für Geburtshilfe nicht im Hause ist (Belegabteilung) oder bei denen ein Facharzt für Anästhesiologie und Intensivmedizin nicht unmittelbar für die geburtshilfliche Abteilung zur Verfügung steht. Aus dem gleichen Grund wird auch in der AWMF-Leitlinie 087-001 detailliert auf die Struktur von Geburtshilfe und Anästhesiologie eingegangen und eine E-E-Zeit von unter 20 Minuten für alle Not-Sectiones unabhängig vom Entbindungsort gefordert – anders noch als in der Vorgängerversion dieser Leitlinie.

Tatsächlich sind 2015 insgesamt 1.415 Neugeborene in Deutschland mit intrauteriner Hypoxie oder Asphyxie in Kinderkliniken verlegt worden (IQTIG Geburtshilfe, S. 102) – geschieht dies aus einer reinen Geburtsklinik, ist a priori klar, dass die Vorrausetzungen für einen zeitgerechten Beginn einer Hypothermiebehandlung ungünstig sind.

Bei den etwa 400 geburtsmedizinischen Einrichtungen ohne Kinderklinik und mit etwa 700 Geburten pro Einrichtung dürften in Deutschland mindestens 250.000 Neugeborene ohne Anwesenheit eines Pädiaters geboren werden. Zwar hat der G-BA grundsätzlich geregelt, dass in einer reinen Geburtsklinik nur Schwangere ohne präpartal erkennbare Risiken und am Termin (36+0 SSW) gebären dürfen, dennoch sind in 2015 knapp 5% der Frühgeborenen von 24+0 bis unter 35+0 (nicht 36+0!) SSW in derartigen Einrichtungen geboren worden – also etwa 1.250 Kinder (IQTIG Geburtshilfe 2015, S. 34/35).

Im Rahmen der „Planungsrelevanten Qualitätsindikatoren" hat das IQTIG jedoch zeigen können, dass die Anwesenheit eines Pädiaters bei der Geburt eines Frühgeborenen Prognose-relevant ist. Auffällig ist auch, dass diese Anwesenheit bei Kliniken mit weniger als 20 Frühgeborenen nochmals niedriger war als in den größeren Einheiten – diese Kinder sind zumindest initial nicht optimal versorgt. Dies ist natürlich vor allem in geburtshilflichen Einrichtungen ohne angeschlossene Kinderklinik bedeutsam: Kommt es hier zu einer Frühgeburt, ist die Prognose von vornherein eingeschränkt.

5.6 Sectio-Rate

In den Gesundheits-Datenbanken z.B. von OECD oder WHO und auch im Nationalen Gesundheitsziel „Gesundheit rund um die Geburt" wird immer wieder auf die hohe Sectio-Rate in Deutschland hingewiesen, die zuletzt gut 30% betrug. In Schweden und Finnland ist diese Rate etwa halb so hoch, bei gleichzeitig niedrigerer Mütter- und Neugeborenen-Sterblichkeit. In Deutschland ist die Sectio-Rate zudem regional erheblich unterschiedlich (Bertelsmann Stiftung 2012, s. Abb. 4), was die Frage aufwirft, ob allein medizinische Gründe für diese hohe, regional sogar 50% übersteigende Sectio-Rate verantwortlich sein können. Zumindest stimmt also angesichts der im Vergleich zu Schweden und Finnland höheren Mütter- und Neugeborenen-Sterblichkeit die Gleichung, dass eine Sectio die Sicherheit von Mutter und Kind gewährleistet, explizit nicht.

Aus diesen Überlegungen hat das BMG 2014 die Entwicklung einer AWMF-Leitlinie zur Kaiserschnittentbindung beauftragt und (teil-)finanziert. Folgerichtig ist im Nationalen Gesundheitsziel die Förderung der natürlichen Geburt als ausdrückliches Ziel genannt (S. 37–41), zumal nicht nur die Mortalität, sondern auch die mütterliche Morbidität durch eine Sectio epidemiologisch relevant ist: So kann z.B. die auf eine Sectio-Geburt folgende Geburt oft nicht mehr als Spontangeburt stattfinden.

5.7 Positive Hinweise für die Wirksamkeit einer Mindestmengen-Regelung für die Behandlung von VLBW-Frühgeborenen

Aus Schweden werden nicht nur sehr geringe Zahlen für die Neugeborenen- und Säuglingssterblichkeit berichtet, sondern auch die besten bisher publizierten Ergebnisse für sogenannte ELGANs (extremely low gestational age

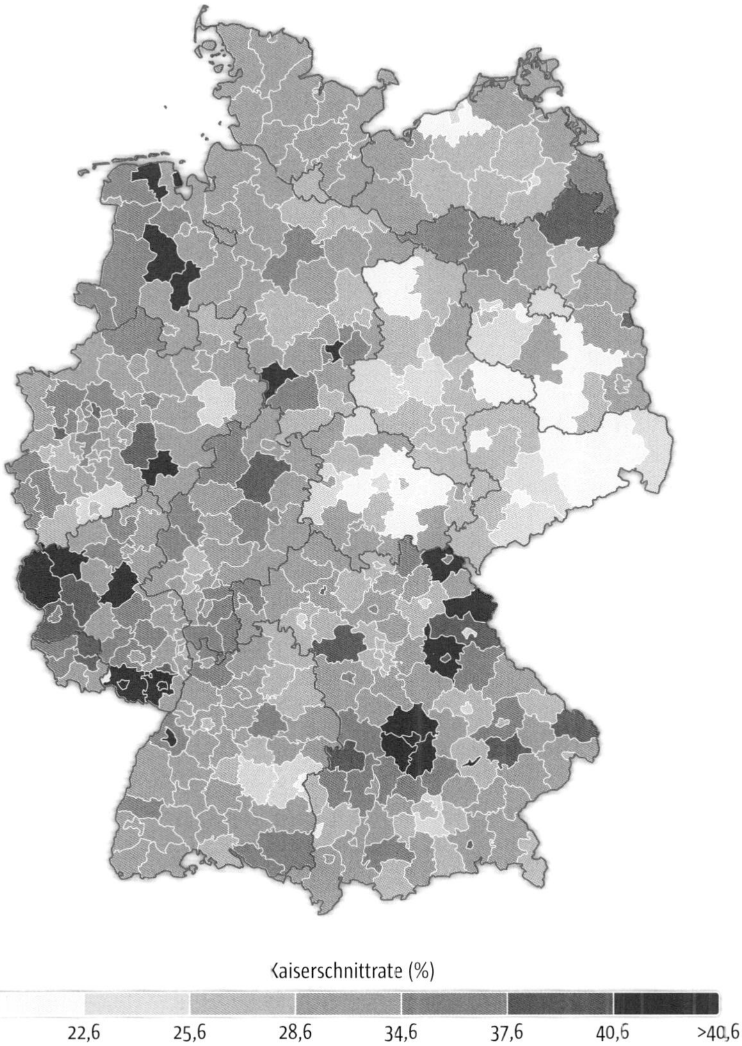

Abb. 4 Sectiorate nach Kreisen 2010 (Bertelsmann Stiftung 2012)

neonates, SSW 22–26) (u.a. Serenius et al. 2015). Diese extrem guten Ergebnisse werden interpretiert als Folge der – in der Bevölkerung als selbstverständlich akzeptierten – Zentralisierung: Die 7 Level-III-NICUs in Schweden (diese entsprechen den Perinatalzentren Level 1 nach hiesiger Nomenklatur) versorgen 643 VLBWs und kommen so auf eine mittlere Zahl von gut 90 dieser Kinder pro Zentrum.

In Deutschland wurden hingegen 2015 10.727 VLBWs (Perinatalerhebung) im Wesentlichen in ca. 220 Perinatalzentren Level 1 und 2 betreut, das macht knapp 50 dieser Patienten pro PNZ; dabei betreuten allerdings etwa 100 Perinatalzentren weniger als 30 und 46 sogar weniger als 14 VLBWs pro Jahr.

Zwar hat das Bundessozialgericht 2012 die vom G-BA 2010 festgelegte Mindestmengen-Regelung von mindestens 30 Kindern mit einem Geburtsgewicht von unter 1.250 g/Perinatalzentrum abgelehnt, allerdings die Mindestmengenregelung von 14 Patienten belassen. Aktuell werden im G-BA auch wieder Mindestmengen für Frühgeborene diskutiert, da seit dem IQWiG-Gutachten von 2008 weitere wissenschaftliche Daten einen positiven Zusammenhang zwischen Struktur, Leistungsvolumen und Ergebnisqualität nahelegen (u.a. Chung et al. 2010; Grandi et al. 2010; Marlow et al. 2014; Jensen u. Lorch 2015). In verschiedenen weiteren Arbeiten wurde ein solcher Volume/Outcome-Zusammenhang für die nekrotisierende Enterokolitis (NEC), die bronchopulmonale Dysplasie sowie für die Kombination aus intraventrikulärer Hirnblutung und NEC nachgewiesen.

Seither sind zudem – angekündigt im Koalitionsvertrag von 2013 – im KHSG von 2015 die Anforderungen für Mindestmengenregelungen insofern gelockert worden, als hierfür nicht mehr der *besondere*, sondern nur noch der *einfache* Zusammenhang zwischen Leistungsvolumen und Ergebnisqualität gefordert wird. Im Lichte dieser gesetzgeberischen Änderung und angesichts der neuen o.g. Daten ist daher erneut zu überlegen, ob Mindestmengen für die kleine, aber hoch-vulnerable Patientengruppe der VLBW-Frühgeborenen nicht tatsächlich sinnvoll sein könnten. Dennoch wird bei der Ausgestaltung einer entsprechenden Regelung darauf zu achten sein, dass diese Mindestmengen nicht zu einem weiteren Anstieg der Frühgeborenen- und Sectio-Raten in Deutschland führen. Dies scheint grundsätzlich denkbar als Folge eines Fehlanreizes im DRG-System und auch als Folge eines Fehlanreizes durch Mindestmengen, wenn z.B. Kliniken knapp unterhalb einer Mindestmengenschwelle tätig sind. Ein solcher Fehlanreiz könnte ausgeschlossen werden, wenn – dem Leopoldina-Papier folgend – die Zahl der auf diesem Teilgebiet tätigen Kliniken soweit reduziert wird, dass diese wenigen und größeren Einheiten diese Mindestmengen leicht überschreiten.

Take home messages

- *Ergebnisqualitative Daten für Deutschland bezüglich der Neugeborenen-, Säuglings- und Müttersterblichkeit sind gut, aber in Schweden und Finnland nochmals besser.*
- *Die Struktur der perinatalen Versorgung dort ist gekennzeichnet durch sehr viel weniger und konsekutiv deutlich größere geburtshilflich tätige Einrichtungen, die zudem praktisch ausnahmslos zusammen mit einer pädiatrisch/neonatologischen Klinik betrieben werden. Damit ist eine pädiatrisch-neonatologische Versorgung der Neugeborenen auch im Falle unvorhersehbarer Komplikationen gewährleistet.*
- *Die Rate an Frühgeborenen aller Reifegrade ist in Deutschland höher als in Schweden oder Finnland, diese Differenz ist epidemiologisch relevant. Folgerichtig wird daher im Nationalen Gesundheitsziel*

„Gesundheit rund um die Geburt" explizit eine Verringerung der Frühgeborenen-Rate gefordert.

- *Die Rate der kleinen und sehr kleinen Frühgeborenen (VLBW und ELBW, < 1.500 bzw. < 1.000 g) ist in den letzten Jahren in Deutschland – möglicherweise auch als Folge eines Fehlanreizes im DRG-System – gestiegen und mittlerweile mehr als doppelt so hoch wie in Schweden, wo sie in den letzten Jahren gleich geblieben ist.*
- *Die international besten Ergebnisse für die Behandlung der kleinen, aber hochvulnerablen Patientengruppe der ELGANs werden aus Schweden berichtet, wo sich trotz großer Entfernungen nur 7 Zentren mit der Betreuung dieser kleinsten und unreifsten Frühgeborenen befassen.*
- *Damit steht für die Diskussion im Gemeinsamen Bundesausschuss in den nächsten Jahren die weitere Strukturierung der Geburtsmedizin mit dem Ziel einer Senkung der Frühgeborenen- und Sectio-Raten an (die bisher in den G-BA-Vereinbarungen nur unzureichend berücksichtigt wurden) sowie eventuell eine neue Mindestmengen-Regelung für Frühgeborene, die aber den Fehlanreiz einer weiteren Steigerung der Sectio- und Frühgeborenen-Rate vermeiden muss.*
- *Dies scheint möglich durch eine bessere Strukturierung und ggf. auch zahlenmäßige Reduktion der geburtshilflichen Einrichtungen sowie deutliche Reduktion der Zahl der an der Versorgung sehr kleiner Frühgeborener beteiligten Kliniken.*
- *Dies muss flankiert werden durch eine Stärkung der Flächen-deckenden pädiatrischen* **Grund***versorgung mit z.B. tagesklinischen und kurzstationären Angeboten durch Kinderkliniken und KV.*

Interessenkonflikte

Prof. Dr. R. Rossi ist Vorstandsmitglied der Deutschen Gesellschaft für Perinatale Medizin (DGPM) und Sachverständiger in der AG NICU des G-BA.

Prof. Dr. C. Poets ist Sachverständiger in der AG NICU des G-BA.

Literatur

Bertelsmann-Stiftung (2012) Faktencheck Gesundheit. Kaiserschnittgeburten – Entwicklung und regionale Verteilung. URL: http://faktencheck-gesundheit.de/de/faktenchecks/kaiserschnitt/interaktive-karte/kaiserschnitt/ (abgerufen am 11.08.2017)

BMG (2017) Nationales Gesundheitsziel – Gesundheit rund um die Geburt. URL: https://www.bundesregierung.de/Content/Infomaterial/BMG/_3005.html (abgerufen am 11.08.2017)

Chung JH, Phibbs CS, Boscardin WJ, Kominski GF, Ortega AN, Needleman J (2010) The effect of neonatal intensive care level and hospital volume on mortality of very low birthweight infants. Med Care 48, 635–644

Grandi C, Gonzales A, Meritano J (2010) Patient volume, medical and nursing staffing and its relationship with risk-adjusted outcomes of VLBW infants in 15 Neocosur neonatal network NICUs. Arch Argent Pediatr 108, 499–510

Heller G, Bauer E, Konheiser S, Thomas T, Louwen F, Wolff F, Misselwitz B, Schmidt S, Veit C (2017) Entscheidungs-Entbindungszeit und Outcome bei Notsectiones. Dtsch Ärztebl Int 2017;114:589–596

IQTiG (2017) Qualitätsreport 2016. URL: https://www.iqtig.org/downloads/ergebnisse/qualitaetsreport/IQTIG_Qualitaetsreport-2016.pdf (abgerufen am 16.10.2017)

Jensen EA, Lorch SA (2015) Effects of a birth hospital's neonatale intensive care unit level and annual volume of very low-birth-weight infant deliveries on morbidity and mortality. JAMA Pediatr 169, e151906

Kassebaum NJ, Bertozzi-Villa A, Coggeshall MS et al. (2014) Global, regional, and national levels and causes of maternal mortality during 1990–2013: a systematic analysis for the Global Burden of Disease Study 2013. Lancet 384(9947), 980–1004

Kumar A, Schoenstein M (2013) Managing Hospital Volumes – Germany and experiences from OECD countries. OECD Health Working Papers No. 64. OECD Publishing, Paris

Leopoldina (2016) Diskussion Nr. 7: Zum Verhältnis von Medizin und Ökonomie im Deutschen Gesundheitswesen. URL: https://www.leopoldina.org/uploads/tx_leopublication/Leo_Diskussion_Medizin_und_Oekonomie_2016.pdf (abgerufen am 11.08.2017)

Marlow N, Bennett C, Draper ES, Hennessy EM, Morgan AS, Costeloe KL (2014) Perinatal outcomes for extremely preterm babies in relation to place of birth in England: the EPICure 2 study. Arch Dis Child Fetal Neonatal Ed 99, F181–188

Neelmeier T, Schulte Sasse U, Dudenhausen JW (2014) Einrichtungsbezogene Patientenaufklärung in der Geburtshilfe. Gynäkologe 47, 443–447

Poets C, Wallwiener D, Vetter K (2012) Risks associated with delivering infants 2–6 weeks before term – a review of recent data. Dtsch Ärztebl Int 109, 721–726

Rossi R, Poets C, Jorch G (2015) Maximale Sicherheit für Mutter und Kind anstreben. Dtsch Ärztebl 112, A18–20

Schreyögg J, Bäuml M, Krämer J, Dette T, Busse R, Geisler A (2014) Forschungsauftrag zur Mengenentwicklung nach § 17b Abs. 9 KHG. Hamburg Center of Health Economics. URL: http://www.dkgev.de/media/file/17192.2014-07-10_Anlage_Forschungsbericht-zur-Mengenentwicklung_FIN.pdf (abgerufen am 11.08.2017)

Serenius F, Blennow M, Marsal K, Sjörs G, Källen K for the EXPRESS study group (2015) Intensity of perinatal care for extremely preterm infants: outcomes at 2.5 years. Pediatr 135, e.1163–1172

Wang, Lidell CA, Coates MM et al. (2014) Global, regional, and national levels of neonatal, infant, and under-5 mortality during 1990–2013: a systematic analysis for the Global Burden of Disease Study 2013. Lancet 384(9947), 957–79

Zimmer KP (im Druck) Ökonomisierung in der Medizin und ihre Auswirkungen auf den Behandlungsstandard in der Pädiatrie. In: Kudlich H, Koch J (Hrsg.) Ökonomie – medizinische Standards – rechtliche Haftung. Nomos-Verlag Baden-Baden

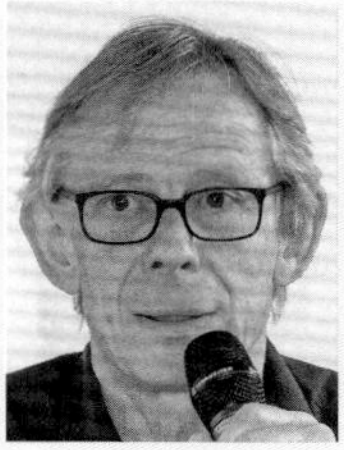

Prof. Dr. med. Rainer Rossi

Studium der Humanmedizin in Hannover. Ausbildung zum Facharzt für Kinder- und Jugendmedizin an den Universitätskinderkliniken Marburg und Münster, Schwerpunktqualifikationen Neonatologie und pädiatrische Intensivtherapie. Hospitation am Hospital for Sick Children in Toronto. Habilitation 1995 (Münster), APL-Professur 2003 (Berlin).

Seit 1996 Chefarzt der Klinik für Kinder- und Jugendmedizin des Klinikums Neukölln, Berlin. Seit 2003 Vorstandsmitglied der Deutschen Gesellschaft für Perinatale Medizin, 2011–2013 Vorsitzender. Seit 2009 Sachverständiger des GKV-SV im G-BA.

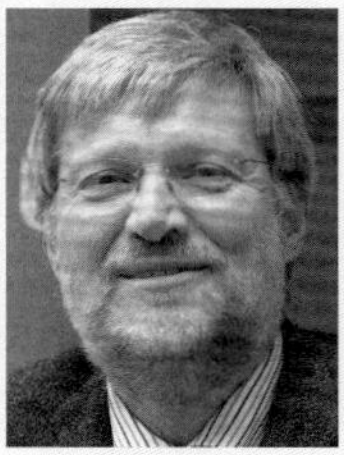

Prof. Dr. med. Klaus-Peter Zimmer

Studium der Humanmedizin in Heidelberg. Ausbildung zum Facharzt für Kinder- und Jugendmedizin an den Universitätskinderkliniken Heidelberg und Münster. Schwerpunkt- und Zusatzweiterbildung in Neonatologie und Kinder-Gastroenterologie. DFG-Stipendium an der Yale University (New Haven, USA), Hospitation am Hospital for Sick Children (Toronto), Great Ormond Street Hospital (London), Honorarprofessur Peninsula Medical School (Plymouth, UK). Habilitation 1995 (WWU, Münster), Universitäts-Professur Allgemeine Pädiatrie und Neonatologie 2006 (JLU, Gießen).

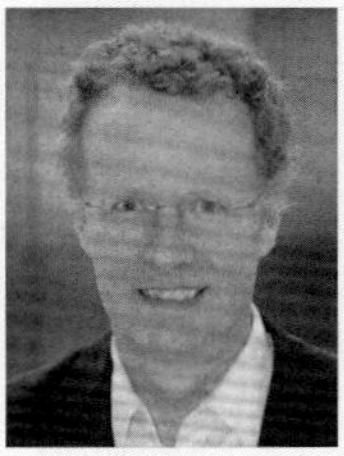

Prof. Dr. med. Christian F. Poets

Studium der Humanmedizin in Münster und Hannover. Ausbildung zum Facharzt für Kinder- und Jugendmedizin in Salzgitter und Hannover, unterbrochen von 2-jährigem Forschungsaufenthalt am National Heart & Lung Institute in London, UK. Habilitation 1994 (Hannover), APL-Professur 1998.

Seit 2002 Lehrstuhl für Neonatologie an der Eberhard-Karls-Universität in Tübingen, verbunden mit der Leitung der dortigen Abteilung für Neonatologie. Von 1999–2005 Schriftführer, von 2006–2009 Vorsitzender der Gesellschaft für Neonatologie und pädiatrische Intensivmedizin. Seit 2007 Sachverständiger des G-BA in der AG Qualitätssicherung zur Beratung der Patientenvertretung.

Wissenschaftliche Schwerpunkte in den Bereichen multizentrische klinische Studien, Atemregulationsstörungen/plötzlicher Säuglingstod, innate immunity und nicht-invasive Blutgasmessung mit Einwerbung von mehreren EU-, BMBF- und DFG-Projekten. Über 300 in PubMed gelistete Publikationen, zahlreiche Buchkapitel. Associate Editor von Archives of Disease in Childhood, Editorial Board Member von American Journal of Respiratory and Critical Care Medicine, Seminars in Perinatology und Zeitschrift für Geburtshilfe.

6 Optionen der Regionalisierung der Frühgeborenenversorgung: Mindestmengen und Ergebnisqualität – Analysen zu Volume-Outcome-Zusammenhängen und zur Auswirkung einer Einführung von Mindestmengen im Vergleich zu einer Planung über Ergebnisqualität

Günther Heller

6.1 Einleitung

In Deutschland werden etwa 1,5% der Neugeborenen mit einem Geburtsgewicht unter 1.500 g (Very Low Birth Weight Infant = VLBW-I) pro Jahr geboren. Es handelt sich um deutlich zu früh Geborene oder Kinder mit ausgeprägten vorgeburtlichen Wachstumsstörungen, die besonderer medizinscher Therapie und Pflege bedürfen und in speziell dafür ausgestatteten Krankenhäusern, sogenannten Perinatalzentren (PNZ), regelhaft behandelt werden.

Nachdem insbesondere in der internationalen wissenschaftlichen Literatur seit Jahrzehnten Volume-Outcome-Zusammenhänge für diese Patienten beschrieben wurden (einen Überblick über diese traditionelle Literatur gibt z.B. Obladen 2007), wurde im Gemeinsamen Bundesausschuss bereits 2004 vom AOK-Bundesverband (vor Gründung des GKV-Spitzenverbandes und stellvertretend für die anderen Bundesverbände der gesetzlichen Krankenkassen) ein Antrag auf Einführung einer Mindestmenge nach § 137 SGB V bei der Versorgung dieser Kinder gestellt.

Als mittelbare Konsequenzen dieser Verhandlungen entstanden Richtlinien, welche die strukturellen und personellen Voraussetzungen für Krankenhäuser, sogenannte Perinatalzentren (PNZ), festschreiben und die Veröffentlichung der Ergebnisqualität dieser Zentren regeln (Qualitätssicherungs-Richtlinie Früh- und Reifgeborene – QFR-RL). So wurden PNZ Level 1 definiert, welche (unter anderem) Frühgeborene < 1.250 g Geburtsgewicht regelhaft behandeln dürfen, während in PNZ Level 2 Frühgeborene mit einem Geburtsgewicht von mindestens 1.250 g behandelt werden dürfen. Andere Krankenhäuser dürfen keine Neugeborenen mit einem Geburtsgewicht < 1.500 g regelhaft behandeln.

Allerdings gestaltete sich die Einführung einer Mindestmenge in diesem Bereich als vergleichsweise schwierig, weil die Existenz eines relevanten Volume-Outcome-Zusammenhanges nicht von allen Bänken und Beteiligten im Gemeinsamen Bundesausschuss geteilt wurde und die Höhe einer Mindestmenge auch nach einer vom G-BA beauftragten Literaturrecherche des IQWiG umstritten war (IQWiG 2008). Hinzu kam, dass zunächst nur wenige Arbeiten aus Deutschland vorlagen, die einen Volume-Outcome-Zusammenhang auch in Deutschland untersucht hatten. Zusätzlich war gegen die Einführung von Mindestmengen wie auch gegen die Erhöhung der Mindestmenge von 14 auf 30 (für VLBW-I < 1.250 g für PNZ Level 1) im Jahr 2010 geklagt worden. Das Bundessozialgericht sah in der Folge in mehreren Entscheidungen die Einführung von Mindestmengen als rechtens, die o.g. Erhöhung der Mindestmenge aber als nicht ausreichend begründet an (*Bundessozialgericht* Az.: B 1 KR 34/12 R, Az.: B 1 KR 15/15 R).

Zuletzt scheiterten mehrere Krankenhausbetreiber mit einer Verfassungsbeschwerde gegen eine Mindestmenge bei der Behandlung von Frühgeborenen beim Bundesverfassungsgericht (*Bundesverfassungsgericht* Az.: 1 BvR 292/16).

Dabei hatte des Bundessozialgericht bereits 2012 erklärt, die Festsetzung einer neuen Mindestmenge für Früh- und Neugeborene wäre zulässig, falls im Zusammenhang mit neuen Studien- und Forschungsergebnissen noch besser belegte Begründungen für die Festlegung einer bestimmten Zahl ableitbar wären (https://www.g-ba.de/institution/presse/pressemitteilungen/465/).

Vor dem Hintergrund, dass international weiterhin Studien veröffentlicht werden, die z.T. relevante Volume-Outcome-Zusammenhänge im Sinne einer besseren Qualität bei höherem Volume darlegen (Chung et al. 2010; Esser et al. 2014; Heller 2009; Jensen u. Lorch 2015; Kutschmann et al. 2012; Rochow et al. 2016), dies z.T. aber nicht beschrieben wurde (Shah et al. 2015), scheint es geboten, mit aktuellen Daten zu untersuchen, ob ein solcher Effekt in Deutschland weiterhin nachweisbar ist und welche Effekte für die Versorgungsqualität von der Einführung einer Mindestmenge erwartet werden können. Da im aktuellen gesetzlichen Kontext auch eine Krankenhausplanung anhand von Qualitätsindikatoren möglich ist, wurde darüber hinaus untersucht, inwieweit sich eine Orientierung an vorheriger Ergebnisqualität ebenfalls oder ggf. besser zur Versorgungsplanung eignet, wie dies zuvor von verschiedenen Autoren postuliert wurde (Kutschmann et al. 2012; Rochow et al. 2016; Rochow u. Fusch 2008; Rogowski et al. 2004).

6.2 Material und Methoden

Der Zusammenhang von Behandlungsqualität, definiert als risikoadjustierte Sterblichkeit, und Behandlungshäufigkeit sowie vorheriger Ergebnisqualität wurde anhand zweier unterschiedlicher Datenquellen untersucht.

Erstens wurden die o.g. Ergebnisqualitätsdaten der Perinatalzentren, welche unter „www.perinatalzentren.org" verfügbar sind, analysiert. Grundlage dieser Informationen sind Angaben, welche im Rahmen eines gesetzlich verpflichtenden Qualitätssicherungsverfahrens erhoben und für diese Webseite aufbereitet werden. Aktuell werden Daten von VLBW-I, die in den Jahren 2011–2015 aus der stationären Behandlung von Perinatalzentren Level 1 oder 2 entlassen wurden, dargestellt. Es ist zu betonen, dass mit diesem Datenkörper nur eine Betrachtung von Ereignissen während des stationären Aufenthaltes, also nur krankenhausfallbezogene und keine einrichtungsübergreifenden Analysen möglich sind. Das Überleben während des Krankenhausaufenthaltes bzw. das Überleben des Krankenhausaufenthaltes ohne schwere Erkrankung dienten als Endpunkte dieser Analyse. Weitere Informationen zur methodischen Vorgehensweise, zu rechtlichen Hintergründen, etc. sind unter www.perinatalzentren.org verfügbar. Es wurden risikoadjustierte Qualitätsanalysen, unter Berücksichtigung von angeborenen Fehlbildungen, Gestationsalter, Aufnahmegewicht, Lebensalter bei Aufnahme und Entlassungsjahr durchgeführt. Das entwickelte Risikoadjustierungsmodell ist, nebst einer ausführlichen Erläuterung, ebenfalls veröffentlicht (Heller et al. 2017b). Die mittleren risikoadjustierten Parameterschätzer (Standardisiertes Ereignis-Ratio) innerhalb der Fallzahlkategorien wurden fallzahlgewichtet ermittelt, sodass sie, wie bei den folgenden Analysen, arithmetische Mittel auf Fallebene darstellen.

Zweitens wurden stationäre anonymisierte Abrechnungsdaten nach § 301 SGB V und Versichertenstammdaten (Vital- und Versichertenstatus) von AOK-versicherten Kindern mit einem ersten Aufnahmegewicht unter 1.500 g und einem Alter bei Erstaufnahme von maximal 2 Tagen als Datengrundlage genutzt, um das „Outcome" der Neugeborenen zu ermitteln. Die Daten umfassen die Falldaten des Erstaufenthaltes und aller Folgeaufenthalte innerhalb des ersten Lebensjahres. Analog zur Datengrundlage unter Erstens, wurden im Jahr 2011–2015 entlassene VLBW-I berücksichtigt. Im Gegensatz zu Erstens sind mit diesem Datenkörper auch fall- und einrichtungsübergreifende Betrachtungen möglich, sodass das Versterben auch nach Entlassung bzw. das Auftreten von Komplikationen (solange es mit einem weiteren Krankenhausaufenthalt verbunden ist) abbildbar ist. Hier konnte auf die Entwicklung eines Qualitätssicherungsverfahrens mit Routinedaten (QSR) zurückgegriffen werden, welches ebenfalls risikoadjustierte Krankenhausvergleiche ermöglicht (Heller et al. 2015; WIdO 2014). Totgeborene und Kinder mit letalen Fehlbildungen wurden ausgeschlossen.

Als Analyse-Endpunkte diente das Versterben innerhalb von 30 Tagen als Proxy für die Neugeborenensterblichkeit. Das Ergebnis der Behandlung eines

VLBW-I wurde dabei dem erstbehandelnden Perinatalzentrum zugeschrieben, auch wenn das Versterben oder eine Komplikation nach dem initialen Krankenhausaufenthalt stattgefunden hatte.

Für die hier vorliegenden Analysen der AOK-Abrechnungsdaten wurden nur Neugeborene analysiert, welche initial in PNZ gemäß perinatalzentren.org behandelt wurden und somit eine standortbezogene eindeutige Zuordnung zum PNZ möglich war. Zusätzlich wurden VLBW-I ausgeschlossen, für die keine eindeutige Zuordnung der PNZ in den Jahren 2011–2015 zu PNZ in den Jahren 2006–2010 und somit keine Ermittlung von vorheriger VLBW-I-Anzahl oder vorheriger Ergebnisqualität aus dem vorhergehenden Analyseintervall möglich war.

Als Prädiktorvariablen wurden verwendet:

I. durchschnittliche Fallzahlen pro Jahr, ermittelt aus den Jahren 2011–2015, gemäß der Veröffentlichung auf der Webseite www.perinatalzentren.org
II. Patientenzahlen von AOK-versicherten VLBW-I aus den Jahren 2006–2010 sowie
III. Standardisierte Mortalitäts-Ratios (SMR) als Schätzer der risikoadjustierten Ergebnisqualität der Perinatalzentren. Diese wurden auf der Basis von AOK-versicherten VLBW-I der Jahre 2006–2010 unter Berücksichtigung von Gewicht bei Aufnahme, Geschlecht, intrauterine Wachstumretardierung, schweren Fehlbildungen und hereditären Erkrankungen (Mehrlingsstatus) bzw. intrauteriner oder Neugeborenen-Hypoxie mithilfe von logistischen Regressionen berechnet.

Die analysierten Schwellenwerte für die Bildung von PNZ-Gruppen wurden anhand berechneter Quintile auf Basis der analysierten VLBW-I 2011–2015 ermittelt.

Der Einfluss der Prädiktorvariable auf die 30-Tage-Sterblichkeit bei AOK-versicherten VLBW-I wurde zunächst mittels multivariater logistischer Regressionsmodelle analysiert und Odds Ratios mit 95%-Konfidenzintervall berechnet. Neben der Fallzahl- bzw. SMR-Kategorie wurden als unabhängige Variablen das Aufnahmegewicht, das Geschlecht des Kindes, der SGA-Status (small for gestational age), Übergewicht des Neugeborenen, wie auch schwere und mittelschwere kongenitale Fehlbildungen sowie intra- und präpartale Azidose – bei gegebener Signifikanz – zur Adjustierung verwendet. Um direkte und leicht beurteilbare Schätzer des Effektes der Erhöhung der Mindestmenge auf die sich aus I. bzw. II. ergebenden Fallzahl-Schwellenwerte zu erhalten, wurde für AOK-versicherte VLBW-I die 30-Tage-Sterblichkeit auf Basis multivariater logistischer Regressionen für Perinatalzentren oberhalb des jeweiligen Schwellenwertes geschätzt. Anschließend wurden diese logistischen Schätzmodelle für Kinder in Perinatalzentren mit Fallzahlen bzw. SMR bis zu diesen Schwellenwerten angewendet. Die Summe der Erwartungswerte (E) auf Basis dieser logistischen Regressionen im Vergleich zu den beobachteten Ereignissen (O) für diese Perinatalzentren, sei es als Quotient oder als Differenz, kann dabei als ein Maß angesehen werden, um den Effekt von möglichen Interventionen mit existierenden Beobachtungsdaten einzuschätzen (Heller 2009; Heller et al. 2017a; Austin 2010). Eine analoge Analyse wurde aufgrund der Ergebnisqualität in der Vorperiode (Prädiktorvariable III) gebildeten PNZ-Gruppen durchgeführt.

Für die Datenbasis perinatalzentren.org waren derartige Analysen nicht möglich, da sie Einzelfall-bezogene Daten erfordert, die aktuell für eine solche Nutzung nicht zur Verfügung standen. Daher konnten nur aggregierte Analysen der auf der Webseite perinatalzentren.org veröffentlichten PNZ-bezogenen Ergebnisse im Zusammenhang mit behandelten Fallzahlen dargestellt werden.

6.3 Ergebnisse

6.3.1 Ergebnisse aus perinatalzentren.org

Auf der Webseite perinatalzentren.org waren mit Stand Januar 2017 Daten von insgesamt 215 Perinatalzentren dargestellt, davon 161 Level-1- und 54 Level-2-Zentren. Die publizierten Angaben beruhen auf Daten von insgesamt ca. 44.274 VLBW-I, d.h. durchschnittlich 8.855 VLBW-I pro Jahr. Nahezu alle VLBW-I (94% der VLBW-I) wurden dabei in Level-1-Zentren behandelt (insgesamt 8.285 VLBW-I pro Jahr in Level-1- und nur 571 VLBW-I pro Jahr in Level-2-Zentren). Die durchschnittliche Fallzahl pro Jahr der Level-1-Zentren ist dabei mit 50,1 erheblich höher als die der Level-2-Zentren (s. Tab. 1). Die tatsächlichen Fallzahlen für VLBW-I sind etwas niedriger, da nicht alle PNZ in allen Jahren Daten lieferten.

Tab. 1 Anzahl Perinatalzentren, behandelte Fälle und durchschnittliche Fallzahlen und Standardisierte Ereignis-Ratios für Überleben und Überleben ohne schwere Erkrankung von Frühgeborenen mit sehr niedrigem Geburtsgewicht in Level-1- und Level-2-Perinatalzentren, 2011–2015 (www.perinatalzentren.org)

	Level-1-Perinatalzentren	Level-2-Perinatalzentren	Gesamt
Anzahl Perinatalzentren	161	54	215
Summe der behandelten Fälle in einem Jahr*	8.285	571	8.855
Behandlungsfälle gesamt*	41.424	2.854	44.277
Durchschnittliche Fallzahl/PNZen/Jahr**	51,5	10,6	41,2
Standardisiertes Ereignis-Ratio Überleben	1,000	1,005	1,000
Standardisiertes Ereignis-Ratio Überleben ohne schwere Erkrankung	1,000	1,019	1,000

* berechnet aus den durchschnittlichen Fallzahlen/Jahr, gerundet auf ganze Zahlen
** Summe der behandelten Fälle in einem Jahr/Anzahl Perinatalzentren

Tab. 2 Standardisierte Ereignis-Raten des Überlebens und des risikoadjustierten Überlebens, ohne schwere Erkrankung nach kategorisierten Fallzahlen pro Jahr in Perinatalzentren, 2011–2015 (www.perinatalzentren.org)

	durchschnittliche Fallzahl/Jahr (in Quintilen)*				
Anzahl Perinatalzentren	< 37	37–48	49–66	67–91	≥ 92
Level 1	50	41	33	23	14
Level 2	54	0	0	0	0
Summe der behandelten Fälle in einem Jahr**	1.862,3	1.710,2	1.865,2	1.741,8	1.675,8
Standardisiertes Ereignis-Ratio Überleben	0,997	1,002	0,994	0,998	1,012
Standardisiertes Ereignis-Ratio-Überleben ohne schwere Erkrankung	0,997	0,989	0,980	1,004	1,038

* gerundet auf ganze Zahlen, bezogen auf behandelte Fälle
** berechnet aus den durchschnittlichen Fallzahlen/Jahr

Dabei zeigen sich in perinatalzentren.org die Ergebnisse für das Überleben (Standardisiertes Ereignis-Ratio [SER] = 1,005) wie für Überleben ohne schwere Erkrankung (SER = 1,019) in Level-2-Zentren leicht überdurchschnittlich im Vergleich zu Level-1-Zentren (SER für beide Endpunkte = 1,000) (s. Tab. 1).

Schließlich wurden Volume-Outcome-Analysen für Level-1-Zentren anhand kategorisierter Fallzahlgruppen (in Quintilen) durchgeführt. Für beide Analyseendpunkte ergeben sich die günstigsten Ergebnisse (SER > 1,0) in PNZ mit mehr als 37 VLBW-I/Jahr (z.B. SER-Überleben = 1,012). Allerdings zeigt sich kein monotoner Zusammenhang mit der kategorisierten Fallzahl: PNZ mit 49 bis 66 VLBW-I/Jahr weisen die ungünstigsten SERs auf (SER-Überleben = 0,994, SER-Überleben ohne schwere Erkrankung = 0,980) (vgl. Tab. 2).

6.3.2 Ergebnisse aus AOK-Abrechnungsdaten

Für die Analyse der AOK-Daten wurden 12.552 VLBW-I mit einem Entlassdatum 2011–2015 eingeschlossen, die in 210 Perinatalzentren behandelt wurden. Die Abweichung zur Anzahl der PNZ in Tabelle 1 ergibt sich daraus, dass hier nur VLBW-I aus PNZ eingeschlossen wurden, für die eine Zuordnung zu PNZ möglich war, die auf perinatalzentren.org gelistet waren, bzw. AOK-Versicherte in den Jahren 2006–2010 behandelten. Dies war nötig, um vergleichbare Vorhersagen mit den unter I.–III. genannten Prädiktorvariablen durchführen zu können. Wie bei der Analyse der Fallverteilung in perinatalzentren.org zeigt sich auch für AOK-versicherte VLBW-I ein identischer Anteil von 94% (11.737 von 12.255) mit Behandlung in einem Level-1-PNZ. Weiterhin nimmt die Anzahl von VLBW-I im Vergleich der beiden 5-Jahres-Zeiträume 2006–2010 und 2011–2015 um 7,9% zu (s. Tab. 3).

Tab. 3 Anzahl AOK-versicherte Neugeborene mit einem Aufnahmegewicht von 500–1.499 g in 209 Level-1- und Level-2-Perinatalzentren*, 2011–2015

	Level-1-Perinatal-zentren	Level-2-Perinatal-zentren	Verstorben innerhalb von 30 Tagen (%)	Gesamt
Anzahl Perinatalzentren	157	53		210
AOK-versicherte VLBW-I 2011–2015	11.737	815	789 (6,3%)	12.552
AOK-versicherte VLBW-I 2006–2010	10.829	815	911 (7,8%)	11.644

* Perinatalzentren, die bereits 2005–2010 VLBW-I behandelt hatten, sich mit den PNZ von Perinatalzentren.org verknüpfen ließen, bzw. keinen IK-Wechsel mit Fusion aufwiesen

Schließlich sind in den Abbildungen 1–3 wie auch in Tabelle 4 die Ergebnisse von logistischen Regressionen abgebildet. Die logistische Regression zeigte mit c-Statistiken von durchschnittlich 0,82 und p-Werten im Hosmer-Lemeshow-Test von durchschnittlich 0,32 gute bis sehr gute Modellfits (Ergebnisse nicht dargestellt).

Werden kategoriserte Fallzahlen (auf der Basis von Quintilen) in die logistische Regression aufgenommen, zeigen sich Assoziationen von 30-Tage-Sterblichkeit und kategorisierter VLBW-I-Anzahl sowohl bezogen auf die Fallzahl 2011–2015 gemäß perinatalzentren.org (s. Abb. 1), als auch bezogen auf die AOK-Fallzahl der Vorperiode 2006–2010 (s. Abb. 2). Noch deutlicher fällt der Zusam-

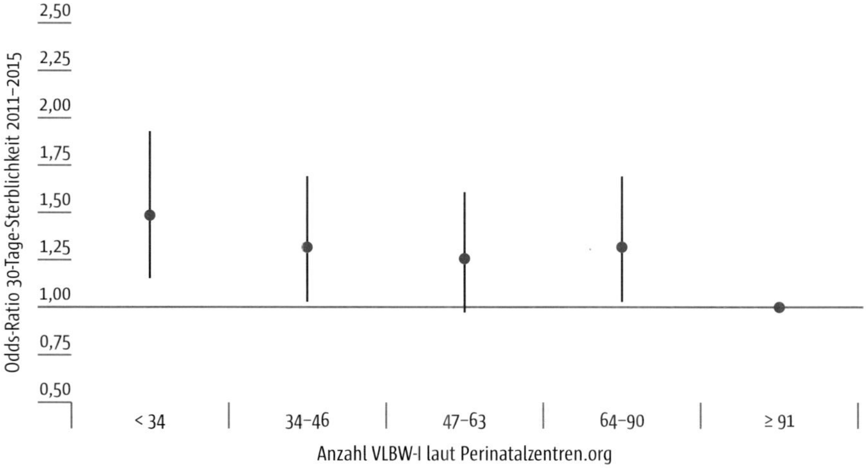

Abb. 1 Anzahl VLBW-I laut Perinatalzentren.org und Odd-Ratio 30-Tage-Sterblichkeit (AOK-versicherte VLBW-I 2011–2015; Berechnungsgrundlage: AOK-versicherte Neugeborene mit einem Aufnahmegewicht 500–1.499 g in Level-1- und Level-2-Zentren, Entlassungsdatum 2011–2015)

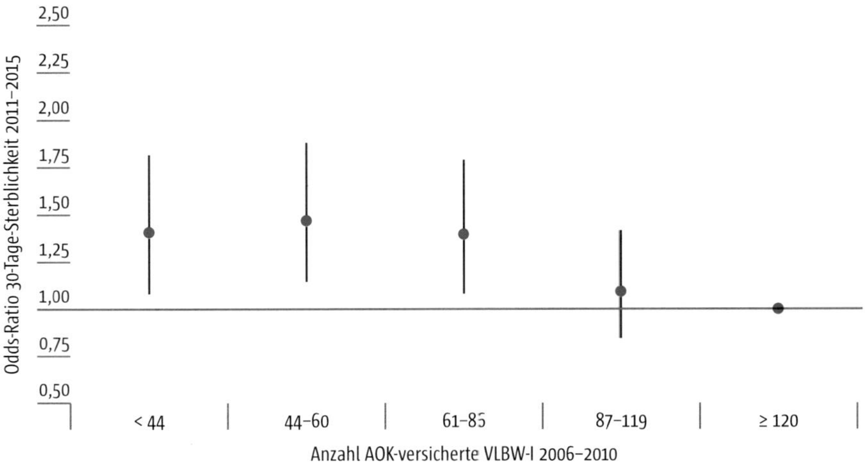

Abb. 2 Anzahl AOK-versicherte VLBW-I 2006–2010 und Odds-Ratio 30-Tage-Sterblichkeit (AOK-versicherte VLBW-I 2011–2015; Berechnungsgrundlage: AOK-versicherte Neugeborene mit einem Aufnahmegewicht 500–1.499 g in Level-1- und Level-2-Zentren, Entlassungsdatum 2011–2015)

menhang gegenüber dem kategorisierten SMR bei AOK-VLBW-I der Vorperiode aus. So findet sich eine nahezu doppelt so hohe Sterblichkeit von VLBW-I, die in PNZ behandelt wurden, welche ein SMR ≥ 1,43 aufwiesen, gegenüber PNZ, die ein SMR von 0,5 und darunter im Zeitraum 2006–2010 aufwiesen (Odds Ratio = 1,99; 95% Konfidenzintervall = 1,54–2,56) (s. Abb. 3).

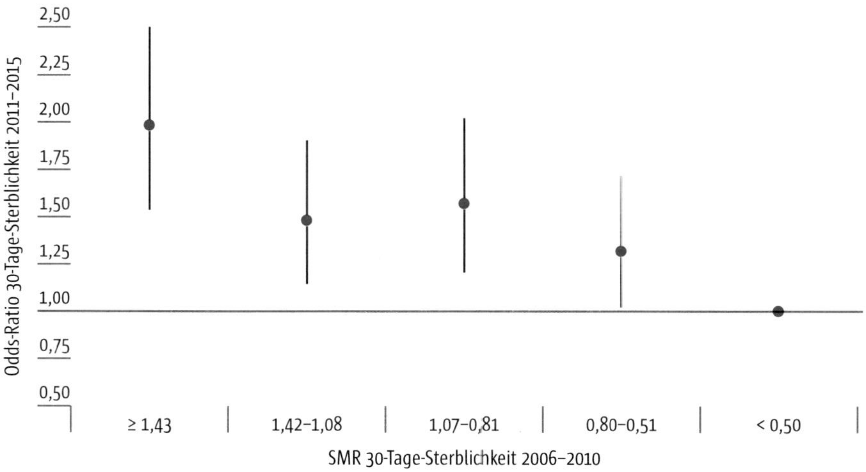

Abb. 3 SMR auf Basis AOK-versicherter VLBW-I 2006–2010 und Odds-Ratio 30-Tage-Sterblichkeit (AOK-versicherte VLBW-I 2011–2015; Berechnungsgrundlage: AOK-versicherte Neugeborene mit einem Aufnahmegewicht 500–1.499 g in Level-1- und Level-2-Zentren, Entlassungsdatum 2011–2015)

Tab. 4 Beobachtete und erwartete Todesfälle, relative Risiken und potenziell vermeidbare Todesfälle auf Basis unterschiedlicher Umverteilungskriterien: Berechnungen auf Basis von AOK-versicherten VLBW-I (a)

		Anzahl Level-1-Perinatalzentren	Anzahl Level-2-Perinatalzentren	Anzahl VLBW (a)	Beobachtete Todesfälle (b)	Erwartete Todesfälle (c)	Relatives Risiko (d)	Potenziell vermeidbare Sterbefälle (AOK 2006–2010) (e)	Potenziell vermeidbare Sterbefälle (Deutschland/Jahr) (f)
Umverteilungskriterium									
Fiktive Mindestmenge: Perinatalzentren.org (2011–2015) (g)									
≤ 1. Quintil	34	41	53	2.539	144	124	1,16	20	12
≤ 2. Quintil	47	85	53	5.060	312	279	1,12	33	20
≤ 3. Quintil	64	117	53	7.593	477	431	1,11	46	28
≤ 4. Quintil	91	142	53	10.047	651	524	1,24	127	76
Fiktive Mindestmenge: AOK VLBW-I 2006–2010 (h)									
≤ 1. Quintil	44	40	51	2.612	151	136	1,11	15	9
≤ 2. Quintil	61	86	53	5.095	333	279	1,19	54	32
≤ 3. Quintil	87	120	53	7.585	504	395	1,28	109	65
≤ 4. Quintil	120	143	53	10.067	655	524	1,25	131	79
Ergebnisqualität: SMR in 2006–2010 (i)									
< 5. Quintil	1,43	35	28	2.465	177	128	1,38	49	29
< 4. Quintil	1,07	62	29	5.002	348	278	1,25	70	42
< 3. Quintil	0,81	89	31	7.513	515	385	1,34	130	78
< 2. Quintil	0,50	120	38	9.972	665	473	1,41	192	115
Anzahl Gesamt		157	53	12.552	789				

(a) Berechnungsgrundlage: AOK-versicherte Neugeborene mit einem Aufnahmegewicht 499–1.500 g in Level-1- und Level-2-Zentren, Entlassungsdatum 2011–2015
(b) Sterblichkeit innerhalb von 30 Tagen nach Aufnahme
(c) erwartete Sterblichkeit in Perinatalzentren unterhalb der fiktiven Mindestmenge bzw. unterhalb des maximalen SMR, berechnet auf Basis der VLBW-I in Perinatalzentren, welche die fiktiven Mindestmenge erreichten bzw. das maximale SMR nicht überschritten
(d) beobachtete/erwartete Todesfälle
(e) beobachtete/erwartete Todesfälle (AOK-versicherte VLBW-I 2011–2016)
(f) potenziell vermeidbare Todesfälle, hochgerechnet auf Todesfälle/Jahr in Deutschland
(g) Berechnungsgrundlage der Mindestmenge: Angaben zu durchschnittlichen Fallzahlen auf www.perinatalzentren.org. Die leicht unterschiedlichen Schwellenwerte ergeben sich daraus, dass hier die AOK-Fallzahlen zur Berechnung der Quintile herangezogen wurden.
(h) Berechnungsgrundlage der Mindestmenge: AOK-versicherte Neugeborene mit einem ersten Aufnahmegewicht 500–1.499 g in Level-1 und Level-2-Zentren, Entlassungsdatum 2006–2010
(i) Standardisiertes Mortalitäts-Ratio (SMR) eines Perinatalzentrums auf Basis von AOK-versicherten Neugeborenen mit einem Aufnahmegewicht 500–1.499 g in Level-1- und Level-2-Zentren, Entlassungsdatum 2006–2010

Allerdings sagen derartige Analysen wenig darüber aus, welchen Effekt eine entsprechende Umverteilung anhand definierter Schwellenwerte erwarten lässt.

Daher wurden auf Basis von PNZ oberhalb der oben definierten Schwellenwerte mit o.g. logistischen Regressionen die erwarteten Todesfälle unterhalb dieser Schellenwerte geschätzt und mit den tatsächlich beobachteten Todesfällen verglichen.

Zur besseren Vergleichbarkeit der Effekte der unterschiedlichen Prädiktorvariablen wurden die Schwellenwerte der untersuchten Kategorien anhand von Quintilen der Verteilungen der Prädiktorvariablen definiert. Der erste Tabellenabschnitt enthält die Ergebnisse für Schwellenwerte, die aufgrund der in perinatalzentren.org veröffentlichten Fallzahlen definiert wurden. Die beiden folgenden Abschnitte betreffen Schwellenwerte aufgrund der AOK-Fallzahlen bzw. AOK-SMR der Vorperiode. In der ersten Zeile des jeweiligen Tabellenabschnitts ist dargestellt, wie viele Todesfälle im PNZ des 1. Quintils erwartet wurden, unter der Voraussetzung, dass diese in PNZ des 2.–4. Quintils behandelt worden wären. So ergibt sich für eine (fiktive) Mindestmenge von 34 VLBW-I pro Jahr ein relatives Risiko von 1,16 zu versterben, wenn ein VLBW-I primär in einem PNZ mit weniger als 34 behandelten VLBW-I/Jahr behandelt wurde. Gleichzeitig ergeben sich 20 potenziell vermeidbare Sterbefälle für AOK-versicherte VLBW-I im Analysezeitraum 2011–15, was umgerechnet ca. 12 VLBW-I/Jahr für alle VLBW-I in Deutschland entspricht.

Es finden sich für alle Fallzahlen, aber auch für Umverteilungen anhand vorheriger klinikspezifischer Ergebnisse (SMR), bessere Ergebnisse oberhalb der betrachteten Schwellenwerte, die sich in Relativen Risiken > 1 und positiven Effekten von potenziell vermeidbaren Todesfällen widerspiegeln. Wie erwartet ist der absolute Effekt einer simulierten Umverteilung umso größer, je höher die Schwellenwerte sind und je mehr VLBW-I umverteilt werden: So steigt der absolute Effekt bei der Berechnung über die Fallzahlen nach perinatalzentren.org von 12 potenziell vermeidbaren Todesfällen/Jahr, wenn 1/5 der VLBW-I umverteilt werden, auf 76 potenziell vermeidbare Todesfälle/Jahr in Deutschland, wenn 4/5 der VLBW-I (simuliert) umverteilt werden.

Dabei scheint der Effekt von behandelten Fallzahlen vergleichbar, unabhängig davon, ob die Fallzahlen der Jahre 2011–2015 gemäß perinatalzentren.org verwendet werden, oder ob erstbehandelte AOK-versicherte VLBW-I aus vorherigen Jahren 2006–2010 genutzt werden.

Der Effekt einer simulierten Umverteilung aufgrund vorheriger klinikspezifischer Ergebnisqualität scheint allerdings sowohl relativ (mit relativen Risiken von 1,25 [4. und 5. Quintil umverteilt] bis 1,41 [2.–5. Quintil umverteilt]) als auch absolut (mit 29 [5. Quintil umverteilt] bis 115 [2.–5. Quintil umverteilt] potenziell vermeidbaren Todesfällen/Jahr) insgesamt ausgeprägter als eine Umverteilung aufgrund von aktuellen oder vorherigen Volume-Angaben.

Insgesamt ist zu betonen, dass alle analysierten Zusammenhänge zwischen Ergebnisqualität und Fallzahl bzw. vorheriger Ergebnisqualität nicht monoton sind. Es ist demnach kein eindeutiger „Dosis-Wirkungs-Effekt“ ablesbar.

6.4 Diskussion

Die aktuell vorgelegten Ergebnisse weisen auf Basis von aktuellen Versorgungsdaten in Übereinstimmung mit früheren Analysen (Rogowski et al. 2004; WIdO 2014) weiterhin auf relevante Volume-Outcome-Effekte in der Versorgung von VLBW-I in PNZ hin. Mithilfe der AOK-Abrechnungsdaten konnten individuelle, risikoadjustierte Umverteilungen simuliert und so relative und absolute Effekte möglicher Umverteilungen geschätzt werden. Diese Ergebnisse sollen im Folgenden mit Kontext bisheriger Analysen und Ergebnisse wie auch aktueller gesetzlicher Regelungen in Deutschland diskutiert werden.

6.4.1 Keine monotonen Assoziationen

Alle analysierten Zusammenhänge zwischen Ergebnisqualität und Fallzahl bzw. vorheriger Ergebnisqualität sind nicht monoton. Es ist demnach kein eindeutiger „Dosis-Wirkungs-Effekt“ ablesbar. Dies mag als ein Nachteil aufgefasst werden. Allerdings weisen die breiten Konfidenzintervalle in den Abbildungen 1–3 darauf hin, dass diese Ergebnisse wohl am ehesten durch die geringe Fallzahl des analysierten Kollektivs bedingt sind.

6.4.2 Vergleich der Ergebnisse aus perinatalzentren.org vs. AOK-Abrechnungsdaten

Die vorgelegten Analysen zeigten Volume-Outcome-Effekte auf der Datenbasis von perinatalzentren.org, wie auch auf Basis der AOK-Abrechnungsdaten. Dabei erscheinen die Effekte auf Basis der Daten von perinatalzentren.org erheblich geringer.

Dabei muss bedacht werden, dass in den Berechnungen mit den AOK-Daten die risikoadjustierte Sterblichkeit, in perinatalzentren.org hingegen das risikoadjustierte Überleben betrachtet wird. Dieser Umstand hat weitreichende Konsequenzen auf die relativen Effektstärken. Die Sterblichkeit von VLBW-I liegt aktuell bei etwa 5–10%. Wenn also ein PNZ eine doppelt so hohe Mortalität aufweist als erwartet, so könnte dies z.B. bedeuten, dass die erwartete Mortalität 5% und die beobachtete Mortalität 10% beträgt. Das Standardisierte Mortalitäts-Ratio (SMR) ergäbe demnach 10%/5% = 2,0. Wird die gleiche Kennzahl für das Überleben berechnet, ergibt sich bei dem erwarteten Überleben von 95% und dem beobachteten Überleben von 90% ein Standardisiertes Ereignis-Ratio (SER) des Überlebens von 90%/95% = 0,947. Insofern sind die Ergebnisse aus perinatalzentren.org und den AOK-Abrechnungsdaten nicht direkt miteinander vergleichbar. Weitergehende Analysen auf Basis der Daten von perinatalzentren.org waren nicht möglich, da aktuell keine Analysen fallbezogener Daten als sogenannte sekundäre Datenanalyse durchgeführt werden können. Es konnten daher nur aggregierte bereits auf der Webseite veröffentlichte Daten genutzt werden. Als Konsequenz konnten mehrere Zeitintervalle weder definiert noch ausgewertet werden, sodass im Gegensatz zu den Analysen mit den AOK-Abrechnungsdaten keine risikoadjustieren Analysen auf Ebene einzelner VLBW-Is und somit keine Berechnungen von potenziell vermeidbaren Todesfällen oder Berechnungen der Wirkung von Umverteilungskriterien möglich waren.

6.4.3 Vergleich der aktuellen Ergebnisse auf Basis der AOK-Abrechnungsdaten mit früheren Ergebnissen

In der Vergangenheit wurden von uns mehrere Analysen zur Volume-Outcome-Thematik bei der Behandlung von VLBW-I in Deutschland auf Basis von AOK-Abrechnungsdaten durchgeführt (Heller 2009; Heller et al. 2015; Heller et al. 2007), die soweit sie bereits vorlagen auch in die Literaturbewertung des IQWiG (2008) mit einflossen. Die nun hier vorgestellten Analysen mit simulierten Umverteilungen von individuellen VLBW und einer risikoadjustierten Berechnung des erwarteten Outcomes von simuliert umverteilten Fällen wie auch konsekutiv von potenziell vermeidbaren Todesfällen wurden bereits zuvor auf Basis einer älteren und deutlich schmaleren Datenbasis von AOK-VLBW-I der Jahre 2006/2007 durchgeführt (Heller 2009). Werden die Ergebnisse der hier vorgestellten Analysen aus den Jahren 2011–2015 mit diesen Daten verglichen, so fallen die Effekte zum Teil merklich geringer aus. Für die Behandlung eines VLBW-I in einer Klinik mit weniger als 37 Fällen wird bei Heller (2009) ein SMR von 1,28 (95%-Konfidenzintervall 1,15–1,40) berichtet, wohingegen sich in der aktuellen Analyse für die nächstgelegenen Schwellenwerte von 34 bzw. 44 relative Risiken von 1,16 bzw. 1,11 ergaben. Dies lässt sich allerdings dadurch erklären, dass in der aktuellen Analyse VLBW-I ab 500 g Aufnahmegewicht eingeschlossen wurden, in der vorherigen ab einem Aufnahmegewicht von 300 g. Darüber hinaus wurden in den aktuellen Analysen nur Fälle berücksichtigt, die in PNZ behandelt wurden, für die eine standortbezogene Zuordnung zu PNZ auf perinatalzenten.org und zu PNZ der Vorjahre 2006–2010 möglich war; in der vorherigen Analyse wurden hingegen auch VLBW-I eingeschlossen, die in anderen Kliniken ohne PNZ behandelt wurden. Schließlich hat sich darüber hinaus die Sterblichkeit der VLBW-I mittlerweile nahezu halbiert (von 11,0% in 2006/7 [Heller 2009] auf 6,3% in 2011–2015 [s. Tab. 3]). In künftigen Analysen wäre es daher interessant zu untersuchen, wie die Ergebnisse aussähen, wenn neben der Mortalität auch die Morbidität einbezogen werden kann. Zuletzt deutete sich bei Heller (2011) ein stärkerer Volume-Zusammenhang an, wenn auch die Morbidität berücksichtigt werden konnte. Für die hier vorgelegten Analysen konnte dies leider nicht durchgeführt werden. Schließlich könnte eine in den vergangenen Jahren stattgefundene Regionalisierung der Versorgung von VLBW-I (Peschke et al. 2014) zu einer Verminderung von absoluten wie relativen Volume-Outcome-Assoziationen geführt haben.

6.4.4 Umverteilung aufgrund von (vorherigen) Fallzahlen vs. (vorheriger) Ergebnisqualität

In der Vergangenheit hatten verschiedene Autoren eine alleinige Versorgungsplanung über vorherige Fallzahlen kritisiert und stattdessen eine Versorgungsplanung über vorherige Qualitätsmessung vorgeschlagen (Kutschmann et al. 2012; Rochow et al. 2016; Rochow u. Fusch 2008; Rogowski et al. 2004).

Allerdings ist an den Arbeiten von Rochow et al. (Rochow et al. 2016; Rochow u. Fusch 2008) zu kritisieren, dass nach ihren Beschreibungen, anders als bei Rogowski et al. (2004) oder Heller (2009) bzw. den hier vorgelegten Analysen, keine Berechnung mit definiert unterschiedlichen Zeitintervallen durchgeführt wurde, in denen die Vorhersagekriterien in einem ersten Zeitintervall erhoben und einem darauf folgenden Zeitintervall angewendet werden. Dies hat zur Konsequenz, dass insbesondere die Assoziationen mit „vorheriger" Ergebnisqualität überschätzt werden, da eine Umverteilung nur in PNZ mit Mortalitätsraten oberhalb des definierten Schwellenwertes durchgeführt wird. Da die Mortalitätsraten, insbesondere bei kleineren PNZ ganz erheblich schwanken können, stellt dies in diesem Fall eine deutliche Überschätzung dar. Die Anzahl der behandelten VLBW-I/Jahr schwankten dagegen erheblich geringer, sodass die Überschätzung des Zusammenhangs deutlich geringer ausfällt.

Für die entsprechenden Analysen zur Umverteilung bei Kutschmann et al. (2012) ist anzumerken, dass keine Analysen auf Fallbasis stattfanden und implizit angenommen wurde, dass die Wahrscheinlichkeit einer Umverteilung für alle verbleibenden PNZ (unabhängig von der Entfernung) gleich ist. Dies erscheint bei längerer Überlegung wenig plausibel. Viel plausibler erscheint die Annahme, dass PNZ mit mehr behandelten VLBW-I eher umverteilte VLBW-I aufnehmen als PNZ mit weniger behandelten VLBW-I, was den impliziten Annahmen der hier vorgelegten Analysen entspricht. Auch scheint eine bloße Unterscheidung, ob eine Fallzahl ≥ 30 bzw. < 30 und die Ergebnisqualität eines PNZ ober- oder unterhalb des Durchschnitts liegt, wenig effizient, wenn die Effekte einer Umverteilung analysiert und quantifiziert werden sollen. Vor diesem Hintergrund scheinen die hier vorgelegten Analysen nicht nur präzisere und effizientere, sondern auch weniger verzerrte Schätzer zu liefern als die Analysen von Kutschmann und Koautoren.

Dabei soll nicht unerwähnt bleiben, dass frühere von uns vorgelegte Analysen weder eine bessere noch eine schlechtere Prognosefähigkeit der vorherigen klinikspezifischen Sterblichkeit im Vergleich zu den VLBW-I-Leistungsmengen nachweisen konnten (IQWiG 2008). Zwar wurden diese Ergebnisse, nach dem

Vorbild von Rogowski et al. (2004), bereits mit zwei definierten Zeitintervallen, allerdings mit weniger Jahren berechnet (2003–2005 und 2006–2007). Dies führt dazu, dass die Schätzungen der vorherigen risikoadjustierten einrichtungsspezifischen Mortalitätsraten stärkeren Schwankungen unterworfen sind als in der aktuellen Analyse, was deren damaliges vergleichsweise schlechteres Abschneiden der Ergebnisqualitätsprädiktoren erklärt.

Vor diesem Hintergrund kann argumentiert werden, dass eine Nutzung von risikoadjustierten einrichtungsspezifischen Mortalitätsraten aller VLBW-I der vergangenen 5 Jahre nochmals zu deutlich besseren Ergebnissen führen würde, da zufallsbedingte Schwankungen der Mortalitäts- oder Ereignisraten damit nochmals geringer ausfallen.

Ungeachtet der methodischen Mängel dieser Studien zeigen auch die hier vorgelegten Analysen eine stärkere Reduktion der Mortalität bei einer Regionalisierung anhand vorheriger Ergebnisqualität von PNZ. Demnach scheint die Forderung gerechtfertigt, eine Planung über die Ergebnisindikatoren direkt durchzuführen. Sie hat ja mittlerweile ihren Niederschlag in der Gesetzgebung (§ 136c SGB V) gefunden. So wurde auf Basis bestehender Indikatoren vom IQTIG bereits eine Liste von planungsrelevanten Qualitätsindikatoren vorgeschlagen, die vom Gemeinsamen Bundesausschuss im Rahmen der Richtlinie zu planungsrelevanten Qualitätsindikatoren (plan. QI-RL) umgesetzt werden. Mit Blick auf diese Richtlinie ist allerdings zu bedenken, dass hier ein nachgelagertes Stellungnahme- und Bewertungsverfahren vorgesehen ist. Betroffene PNZ mit Sterbefällen könnten argumentieren, dass diese trotz sachgerechter medizinischer Therapie verstorben sind bzw. durch die Risikoadjustierung bzw. Ausschlusskriterien der Qualitätsmessung nicht angemessen berücksichtigt wurden. Es dürfte schwierig werden, nachzuweisen, dass derartige Ausnahmefälle in anderen PNZ in vergleichbarer Häufigkeit auftreten. Aufgrund dieser, aber auch aufgrund weiterer Argumente ist zu erwarten, dass letztlich nach einem Anhörungs- bzw. Stellungnahmeverfahren erheblich weniger PNZ von der Versorgung ausgeschlossen werden als primär rechnerisch ermittelt. Darüber hinaus sollte bedacht werden, dass in der gesetzlichen Qualitätssicherung für VLBW-I aktuell nur eine fallbezogene Qualitätssicherung möglich ist, sodass die Ergebnisqualität von VLBW-I unter Berücksichtigung des Verlegungsgeschehens nicht abgebildet werden kann. Darüber hinaus werden laut aktueller „plan. QI-RL“ statistisch auffällige Krankenhäuser berücksichtigt, bzw. in das Verfahren einbezogen. Dies hat zur Konsequenz, dass gerade kleine Einrichtungen davor geschützt sind, durch planungsrelevante Qualitätsindikatoren von der Versorgung ausgeschlossen zu werden.

Vor diesem Hintergrund scheint es angesichts der aktuellen Ergebnisse sinnvoll, über eine Anpassung der Mindestmenge und deren tatsächliche Umsetzung (Peschke et al. 2014) nachzudenken, die eine möglichst gute Versorgungsqualität in verbleibenden PNZ verspricht und eine flächendeckende Versorgung sicherstellt. Gleichzeitig sollten die Qualitätsindikatoren in der Versorgung der VLBW-I, insbesondere im Sinne einer Abbildung des Verlegungsgeschehens und der Identifikation von Einrichtungen mit unzureichender Qualität bei geringer Fallzahl, so weiterentwickelt werden, dass sie als planungsrelevante Qualitätsindikatoren genutzt werden können. Perspektivisch könnte dann eine Versorgungsplanung mit einer Mindestmenge und vorheriger Ergebnisqualität ins Auge gefasst werden, um eine optimale Verbesserung der Versorgungsqualität durch regulative Verfahren der Qualitätssicherung zu erzielen.

Take home messages

- *Der Zusammenhang von Volume und Outcome in der Versorgung von Neugeborenen mit sehr niedrigem Geburtsgewicht wurde für Deutschland anhand von aktuellen Daten analysiert. Dazu wurden Daten der gesetzlichen Qualitätssicherung, wie sie auf www.perinatalzentren.org veröffentlicht sind, sowie AOK-Abrechnungsdaten der Jahre 2011–2015 genutzt.*
- *Aufgrund der AOK-Daten wurden Effekte einer Erhöhung der Mindestmenge wie auch einer Versorgungsplanung anhand von vorheriger Ergebnisqualität simuliert. Dazu wurden relative und absolute Effekte einer simulierten Umverteilung auf der Basis von 12.552 AOK-versicherten Neugeborenen berechnet.*
- *Die Analyse aggregierter perinatalzentren.org-Daten zeigen ein leicht besseres Überleben in Perinatalzentren mit mindestens 37 Fällen.*
- *Die fallbezogene Analyse der AOK-Daten zeigt für alle untersuchten Schwellenwerte eine deutlich geringere risikoadjustierte Sterblichkeit in Perinatalzentren mit höheren Fallzahlen. Die Effekte fallen am stärksten aus, wenn die vorherige Ergebnisqualität als Prädiktor verwendet wird.*
- *Eine Erhöhung der Mindestmenge in der Frühgeborenenversorgung führt im statistischen Modell zu einer weiteren Reduktion der Frühgeborenensterblichkeit. Noch stärker fällt die Reduktion bei Orientierung an der Sterblichkeit in der Vorperiode als möglicher Plan-QI aus. Es ist allerdings zu bedenken, dass eine Umsetzung anhand vorheriger Plan-QI laut aktueller Richtlinie nur für statistisch auffällige Krankenhäuser vorgesehen ist, sodass statistisch bedingt kleine Einheiten nicht auffällig werden können. Die Kombination einer Mindestmenge mit vorheriger Ergebnisqualität im Sinne von planungsrelevanten Indikatoren wäre perspektivisch eine sinnvolle Option für eine künftige Regionalisierung.*

Literatur

Austin PC. Absolute risk reductions, relative risks, relative risk reductions, and numbers needed to treat can be obtained from a logistic regression model. Journal of Clinical Epidemiology. 2010;63(1):2–6.

Chung JH, Phibbs CS, Boscardin WJ, Kominski GF, Ortega AN, Needleman J. The effect of neonatal intensive care level and hospital volume on mortality of very low birth weight infants. Medical care. 2010;48(7):635–44.

Esser M, Lack N, Riedel C, Mansmann U, von Kries R. Relevance of hospital characteristics as performance indicators for treatment of very-low-birth-weight neonates. European journal of public health. 2014;24(5):739–44.

Heller G. Auswirkungen der Einführung von Mindestmengen in der Behandlung von sehr untergewichtigen Früh- und Neugeborenen (VLBWs) – Eine Simulation mit Echtdaten In: Klauber J, Robra BP, Schellschmidt H, editors. Krankenhaus-Report 2008/2009. Stuttgart: Schattauer; 2009. p. 183–99.

Heller G. Ermittlung der klinikspezifischen Ergebnisqualität der Behandlung von Früh- und Neugeborenen mit sehr niedrigem Geburtsgewicht (VLBWs) auf der Basis von Routinedaten. In: Klauber J, Geraedts M, Friedrich J, Wasem J. Krankenhaus-Report 2011. Schwerpunkt: Qualität durch Wettbewerb. Stuttgart: Schattauer; 2011. p. 39–47.

Heller G, Bauer E, Schill S, Thomas T, Louwen F, Wolff F, et al. Entscheidungs-Entbindungszeit und perinatale Komplikationen bei Notkaiserschnitt. Dtsch Arztebl International. 2017a;114(35–36):589–96.

Heller G, Günster C, Misselwitz B, Feller A, Schmidt S. Jährliche Fallzahl pro Klinik und Überlebensrate sehr untergewichtiger Frühgeborener (VLBW) in Deutschland – Eine bundesweite Analyse mit Routinedaten. Z Geburtshilfe Neonatol. 2007;211(03):123–31.

Heller G, Konheiser S, Biermann A. Erhebung der Versorgungsqualität von Früh- und Neugeborenen mit sehr niedrigem Geburtsgewicht auf der Basis von Routinedaten. In: Klauber J, Geraedts M, Friedrich J, Wasem J, editors. Krankenhaus-Report 2015. Stuttgart: Schattauer; 2015. p. 249–66.

Heller G, Thomas T, Konheiser S. Darstellung des Modells zur Risikoadjustierung zur verpflichtenden Ergebnisveröffentlichung 2016. Beschluss des Gemeinsamen Bundesausschusses über die Veröffentlichung des Modells zur Risikoadjustierung gemäß § 7 Absatz 2 Satz 3 der Anlage 4 QFR-R [Internet]. 2017b. Available from: https://www.g-ba.de/downloads/39-261-2941/2017-04-20_QFR-RL_Modell-Risikoadjustierung.pdf.

Institut für Qualität und Wirtschaftlichkeit im Gesundheitswesen (IQWiG). Zusammenhang zwischen Leistungsmenge und Ergebnis bei der Versorgung von Früh- und Neugeborenen mit sehr geringem Geburtsgewicht. IQWiG-Berichte [Internet]. 2008 IQWiG-Berichte. Available from: https://www.iqwig.de/download/V07-01_Abschlussbericht_Menge_und_Ergebnis_bei_der_Versorgung_von_Fruehgeborenen.pdf.

Jensen EA, Lorch SA. Effects of a Birth Hospital's Neonatal Intensive Care Unit Level and Annual Volume of Very Low-Birth-Weight Infant Deliveries on Morbidity and Mortality. JAMA pediatrics. 2015;169(8):e151906.

Kutschmann M, Bungard S, Kötting J, Trümner A, Fusch C, Veit C. Versorgung von Frühgeborenen mit einem Geburtsgewicht unter 1.250 g. Dtsch Arztebl International. 2012;109(31–32):519–26.

Obladen M. Mindestmengen in der Versorgung sehr untergewichtiger Frühgeborener: Eine Literaturübersicht. Z Geburtshilfe Neonatol. 2007;211(03):110–7.

Peschke D, Nimptsch U, Mansky T. Umsetzung der Mindestmengenvorgaben – Analyse der DRG-Daten. Dtsch Arztebl International. 2014;111(33–34):556–63.

Rochow N, Fusch C. NICU VOLUME AND VLBW-INFANTS MORTALITY: EFFECT OF VOLUME VERSUS QUALITY CUT OFFS. Archives of Disease in Childhood. 2008;93(Suppl 2):p33-p.

Rochow N, Landau-Crangle E, Lee S, Schünemann H, Fusch C. Quality Indicators but Not Admission Volumes of Neonatal Intensive Care Units Are Effective in Reducing Mortality Rates of Preterm Infants. PLoS ONE. 2016;11(8):e0161030.

Rogowski JA, Horbar JD, Staiger DO, Kenny M, Carpenter J, Geppert J. Indirect vs direct hospital quality indicators for very low-birth-weight infants. JAMA. 2004;291(2):202–9.

Shah PS, Mirea L, Ng E, Solimano A, Lee SK. Association of unit size, resource utilization and occupancy with outcomes of preterm infants. J Perinatol. 2015;35(7):522–9.

Wissenschaftliches Institut der AOK (WIdO). Entwicklung des Leistungsbereichs: Versorgung von Frühgeborenen mit sehr niedrigem Geburtsgewicht (VLBW). Abschlussbericht. 2014. Available from: http://www.qualitaetssicherung-mit-routinedaten.de/imperia/md/qsr/methoden/wido_qsr_abschlussbericht_vlbw_final.pdf.

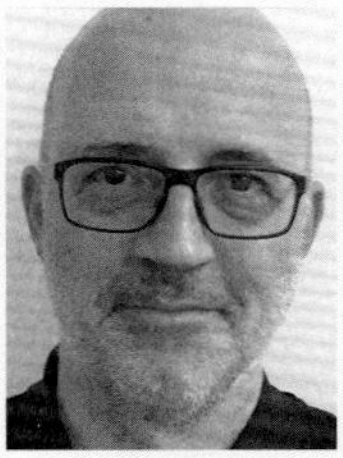

PD Dr. med. Günther Heller

Studium der Soziologie und Medizin in Mannheim, Berlin, Frankfurt und Heidelberg, 1992 Staatsexamen in Humanmedizin, 1996 folgte die Dissertation am Deutschen Krebsforschungszentrum in Heidelberg. 2006 Habilitation und Ernennung zum Privatdozent, Fakultät für Medizin der Universität Marburg.1992–1994 Tätigkeit an der chirurgischen Klinik am Heinrich-Lanz-Krankenhaus in Mannheim, anschließend von 1995 bis 1996 am Zentrum für Epidemiologie und Gesundheitsforschung in Berlin. 1996–2002 Institut für Sozialmedizin und Medizinische Soziologie der Universität Marburg, danach von 2002 bis 2010 am Wissenschaftlichen Institut der AOK (WIdO) in Bonn und Berlin beschäftigt. 2010–2015 AQUA-Institut für angewandte Qualitätsförderung und Forschung im Gesundheitswesen in Göttingen. Seit 2015 am Institut für Qualitätssicherung und Transparenz im Gesundheitswesen (IQTIG) in Berlin tätig.

Die hier veröffentlichte Arbeit wurde nicht im Rahmen der beruflichen Tätigkeit für das IQTIG verfasst.

7 Mindestmengen in der Thoraxchirurgie: Argumente aus der deutschen DRG-Statistik

Hans Hoffmann, Bernward Passlick, Dieter Ukena und Simone Wesselmann

Anhand der Daten der DRG-Statistik wurde untersucht, wie sich die Versorgungssituation bei der chirurgischen Behandlung des Lungenkarzinoms in Deutschland darstellt und ob ein möglicher Zusammenhang zwischen Behandlungsvolumen und Hospitalletalität besteht. Ausgewertet wurden alle Behandlungsfälle der Jahre 2005 bis 2015 mit der Hauptdiagnose Lungenkarzinom (ICD C34) bzw. allen anderen Hauptdiagnosen und den Prozeduren (OPS-Schlüssel 5-322 – 5-328) für atypische und anatomische Lungenresektionen. Die Behandlungsfälle wurden Krankenhausgruppen zugeordnet, definiert nach der Anzahl der durchgeführten anatomischen Lungenresektionen bei der Diagnose Lungenkarzinom (ICD C34) pro Jahr. In Deutschland wurden im Jahr 2015 insgesamt 34833 Lungenresektionen durchgeführt. Mehr als die Hälfte davon (55%) waren nicht-anatomische, atypische Lungenresektionen. Die Gesamtzahl der anatomischen Lungenresektionen bei der Diagnose Lungenkarzinom stieg um 24% von 9.376 Resektionen in 2005 auf 11.614 in 2015. Im Jahr 2015 wurden 57% der anatomischen Lungenresektionen bei Patienten mit Lungenkarzinom in 47 High-Volume-Kliniken (Kliniken mit mehr als 75 Resektionen/Jahr) durchgeführt, die restlichen 43% der Resektionen verteilen sich auf 271 Kliniken, die jeweils weniger als 76 Resektionen pro Jahr durchführen. In Krankenhäusern, in denen weniger als 25 Eingriffe pro Jahr vorgenommen werden, ist die Krankenhausletalität mit 5,7% (Mittelwert bezogen auf die Gesamtzahl der Eingriffe 2005 bis 2015) mehr als doppelt so hoch wie in großen Zentren mit > 175 Resektionen pro Jahr (Mittelwert 2005 bis 2015: 2,4%). Zusammenfassend bestätigt die vorliegende Auswertung der DRG-Statistik die traditionelle Konzentration der Lungenkrebs-Behandlungen in Deutschland auf relativ wenige Kliniken mit großen Fallzahlen. Darüber hinaus konnte hier erstmals aktuell und flächendeckend für Deutschland ein Zusammenhang zwischen dem Behandlungsvolumen der Krankenhäuser und der Hospitalletalität nach kurativ-chirurgischen Lungenkarzinom-Behandlungen belegt werden.

7.1 Einleitung

Für die chirurgische Therapie des Lungenkarzinoms belegen zahlreiche Publikationen eine signifikante Assoziation zwischen höherer Fallzahl und niedrigerer postoperativer Letalität. Eine Metaanalyse aus jüngerer Zeit identifizierte 95 Publikationen, von denen 19 in die Analyse einbezogen wurden (von Meyenfeldt et al. 2012). Die Studien waren sehr heterogen, insbesondere in Bezug auf die herangezogenen Volumenkategorien. Die Spannbreite für die Bewertung als „hohes Volumen" reichte von mehr als 20 Resektionen pro Jahr bis hin zu mehr als 130 Resektionen. In der Metaanalyse der Daten von rund 170.000 Patienten zeigte sich dennoch eine signifikant niedrigere postoperative Letalität in Kliniken mit hohem Fallvolumen. Das individuelle Volumen des Chirurgen spielte dabei keine Rolle, das Fachgebiet dagegen schon. Wurden die Operationen von einem Facharzt für Thoraxchirurgie durchgeführt, war die Letalität – wie es auch in anderen Studien gezeigt wurde – signifikant geringer als bei Operationen durch nicht spezialisierte Chirurgen (Tracey et al. 2015; Silvestri et al. 1998). Ein minimal erforderliches Resektionsvolumen oder ein Grenzwert konnte aus dieser Analyse nicht abgeleitet werden.

Die Erfüllung von Mindestmengen ist ein Kernkriterium aller Anforderungskataloge für die Organkrebszentren der Deutschen Krebsgesellschaft (DKG). Für die Zertifizierung als Lungenkrebszentrum werden mindestens 200 Primärfälle, davon 75 operative Primärfälle pro Jahr gefordert (Deutsche Krebsgesellschaft 2017). Die Begründung der festgelegten Mindestmengen und deren Umsetzbarkeit in der deutschen Versorgungswirklichkeit wird immer wieder angezweifelt, nicht zuletzt deshalb, weil die bisherigen Daten überwiegend auf US-amerikanischen Register-Analysen weit zurückliegender Zeiträume beruhen und aktuelle, flächendeckende Daten für Deutschland bisher fehlten.

Mit der Verpflichtung der Krankenhäuser zur Abgabe des Datensatzes nach § 21 KHEntgG für jede Behandlung im DRG-System (DRG, Diagnosis Related Groups; diagnosebezogene Fallgruppen) stehen nun erstmals Daten zur Verfügung, der eine aktuelle und deutschlandweit umfassende Analyse sowohl der Hospitalvolumina als auch der Hospitalletalität – als Surrogatparameter für die Ergebnisqualität – ermöglichen.

Anhand der Daten der DRG-Statistik wurde untersucht, wie sich die Versorgungssituation bei der chirurgischen Behandlung des Lungenkarzinoms in Deutschland darstellt und ob ein möglicher Zusammenhang zwischen Behandlungsvolumen der Krankenhäuser und der Hospitalletalität besteht.

7.2 Methoden

Die vorliegende Auswertung basiert auf der amtlichen DRG-Statistik und erstreckt sich somit auf alle Krankenhäuser, die nach dem DRG-Vergütungssystem abrechnen und dem Anwendungsbereich des § 1 KHEntgG unterliegen (Quelle: Statistisches Bundesamt, Destatis). Die DRG-Statistik erfasst alle aus dem Krankenhaus entlassenen vollstationären Patienten anhand der gemeldeten Daten nach § 21 KHEntgG. Dieser von den Krankenhäusern einmal jährlich übermittelte Datensatz umfasst neben Haupt- und Nebendiagnosen (nach ICD), allen Prozeduren (nach OPS), die Verweildauer, den Grund der Entlassung und die pseudonymisierte Institutskennzahl (IK) der behandelnden Einheit (Institut für das Entgeltsystem im Krankenhaus o.J.). In der DRG-Statistik sind Behandlungsfälle nicht enthalten, die nicht nach DRG abgerechnet werden. Für die vorliegende Auswertung beträfe dies z.B. Operationen, die an Bundeswehrkrankenhäusern an Soldaten der Bundeswehr oder an Krankenhäusern im Justizvollzug durchgeführt wurden. Die Anzahl dieser Behandlungen darf allerdings – ohne dass genaue Angaben vorliegen – als gering angesehen werden.

Die Zuordnung der Behandlungsfälle zu einzelnen Behandlungseinheiten erfolgt in der DRG-Statistik anhand des Institutionskennzeichens (sogenannte IK-Nummer). Falldatensätze mit gleicher IK-Nummer werden jeweils einer Behandlungseinheit zugeordnet. In der Regel entspricht eine Behandlungseinheit einem Krankenhaus. Eine mögliche Unschärfe ergibt sich daraus, dass Krankenhäuser, die über mehrere Standorte verfügen und über ein einheitliches Institutionskennzeichen abrechnen, nur einmal gezählt werden und es einzelne Krankenhaus-Standorte mit mehreren Kliniken (z.B. unterschiedlicher Träger) gibt, die entsprechend unter separaten IK-Nummern geführt werden. Die Abweichungen zwischen der Zahl der Krankenhäuser in Deutschland und der in der DRG-Statistik erfassten Behandlungseinheiten ist jedoch gering. In den *Grunddaten der Krankenhäuser* des Statistischen Bundesamtes wird für das Jahr 2015 eine Zahl von 1619 Allgemeinen Krankenhäusern ausgewiesen (Grunddaten der Krankenhäuser 2015). Die DRG-Statistik weist für dasselbe Jahr 1514 Krankenhäuser mit vollstationären Krankenhausleistungen im DRG-Entgeltbereich aus (DRG-Statistik 2015). Die Zahl der in der DRG-Statistik erfassten Krankenhäuser (Abrechnungseinheiten) ist somit etwas geringer als die Zahl der in den Grunddaten ausgewiesenen Krankenhäuser. Aus Gründen des Datenschutzes kann jedoch nicht untersucht werden, auf welche Kliniken sich die Abweichungen zwischen beiden Statistiken beziehen, da einzelne Kliniken nicht identifiziert werden dürfen.

Ausgewertet wurden alle Behandlungsfälle der Jahre 2005 bis 2015 mit der Hauptdiagnose ICD C34 (Lungenkarzinom) bzw. allen anderen Hauptdiagnosen (getrennte Auswertung) und den Prozeduren (OPS):

- 5-322 atypische Lungenresektion
- 5-323 (anatomische) Segmentresektion der Lunge
- 5-324 Einfache Lobektomie oder Bilobektomie
- 5-325 Erweiterte Lobektomie oder Bilobektomie
- 5-327 Einfache (Pleuro-)Pneumonektomie
- 5-328 Erweiterte (Pleuro-)Pneumonektomie

Damit sind alle möglichen Varianten einer chirurgischen Lungenresektion erfasst. Wichtig ist die Unterscheidung zwischen der nicht-anatomischen (= atypischen) Lungenresektion (OPS 5-322) und den anatomischen Lungenresektionen (OPS 5-323, 5-324, 5-325, 5-327, 5-328). Für die Leitlinien-gerechte chirurgische Therapie eines Lungenkarzinoms ist immer eine anatomische Lungenresektion, in der Regel eine Lobektomie, erforderlich (Goeckenjan et al. 2010).

Die Behandlungsfälle wurden Krankenhausgruppen zugeordnet, definiert nach der Anzahl durchgeführter anatomischer Lungenresektionen bei der Diagnose Lungenkarzinom (ICD C34) pro Jahr (Summe der Prozeduren OPS 5-323 bis 5-328) in den Kategorien: < 25, 26–50, 51–75, 76–100, 101–175, > 175 Fälle pro Jahr. Die Gruppendefinitionen wurden mit Hinblick auf die geforderte Mindestzahl von 75 anatomischen Lungenresektionen für die Zertifizierung als Lungenkrebszentrum der Deutschen Krebsgesellschaft (DKG) gewählt. Die Fall-Definition entspricht der Definition „operativer Primärfall" in den fachlichen Anforderungen an ein Lungenkrebszentrum der DKG (Deutsche Krebsgesellschaft 2017).

Broncho-/angioplastische Resektionen sind definiert als Fälle mit der Hauptdiagnose C34 in Kombination mit dem OPS-Schlüssel: 5-324.22, 5-324.23, 5-324.32, 5-324.33, 5-324.34, 5-324.62, 5-324.a2, 5-324.a3, 5-324.a4, 5-324.a5, 5-324.b2, 5-324.b3, 5-324.b4, 5-324.b5, 5-324.x2, 5-324.x3, 5-324.x4, 5-324.x5, 5-325.3, 5-325.4, 5-325.1, 5-325.2, 5-325.6, 5-325.7, 5-325.8, 5-325.9, 5-328.1, 5-328.4 (einfach oder in Kombination).

Die Krankenhausletalität wurde für die Gesamtzahl der anatomischen Lungenresektionen (OPS 5-323 bis 5-328) und getrennt für Lobektomien (OPS 5-324 und 5-325) und Pneumonektomien (OPS 5-327 und 5-328) ausgewertet. Diese getrennte Betrachtung ist sinnvoll, da Pneumonektomien typischerweise mit einer sehr viel höheren postoperativen Letalität behaftet sind als Lobektomien oder anatomische Segmentresektionen (10–15% vs. 2–4%) und somit die Letalität in der Betrachtung der Gesamtzahl der anatomischen Lungenresektionen wesentlich vom Anteil der Pneumonektomien am Resektionsaufkommen beeinflusst wird. Krankenhausletalität in der vorliegenden Auswertung ist definiert als Anzahl bzw. Anteil (Prozent) der im selben Aufenthalt verstorbenen Patienten (Entlassgrund 079) an der Gesamtzahl der Fälle in der jeweiligen Krankenhausgruppe pro Jahr. Eine Auswertung der Krankenhausletalität für einzelne Kliniken ist aus Gründen des Datenschutzes nicht möglich. Darüber hinaus bleibt die eigentliche Todesursache unklar. Der Datensatz der DRG-Statistik enthält keine Informationen über die Todesursache, ebenso keine Informationen, die eine differenzierte Abschätzung des vorbestehenden Operationsrisikos erlauben würden.

Die Verlegung eines Patienten in ein anderes Krankenhaus wurde als die Anzahl bzw. der Anteil (Prozent) der mit Entlassgrund 069 dokumentierten

Patienten an der Gesamtzahl der Fälle in der jeweiligen Krankenhausgruppe pro Jahr erfasst.

Generalisierte lineare Regressionsmodelle wurden eingesetzt um Trends (Veränderungen in Prozent) in den Fallzahlen bzw. behandelnden Einheiten im Verlauf der Jahre 2005 bis 2015 zu ermitteln.

7.3 Ergebnisse

7.3.1 Lungenresektionen insgesamt (alle Resektionsverfahren bei allen Diagnosen)

In Deutschland wurden im Jahr 2015 insgesamt 34833 Lungenresektionen durchgeführt. Mehr als die Hälfte davon (55%) waren nicht-anatomische, atypische Lungenresektionen. Die einfache Lobektomie war die am häufigste durchgeführte anatomische Lungenresektion (28% aller Eingriffe) (s. Abb. 1). Die Gesamtzahl der Lungenresektionen stieg über die Jahre 2005 bis 2015 kontinuierlich an, mit einer relativen Steigerung um 28% im 10-Jahresverlauf von 2005 bis 2015. Die mit 4980 Resektionen (+35%) größte Zunahme war bei nicht-anatomischen, atypischen Lungenresektionen zu verzeichnen. Parallel zur Zunahme der Fallzahlen stieg die Anzahl der Kliniken, die atypische Lungenresektionen durchführen von 474 im Jahr 2005 auf 505 im Jahr 2015 (+31, +7%) nur gering an.

Abbildung 2 zeigt die Häufigkeitsverteilung der verschiedenen Resektionsverfahren in 2015 bei der Diagnose Lungenkarzinom und bei anderen Diagnosen. Die überwiegende Zahl (81%) der nicht-anatomischen atypischen Lungenresektionen wurde bei anderen Diagnosen als der Diagnose Lungenkarzinom

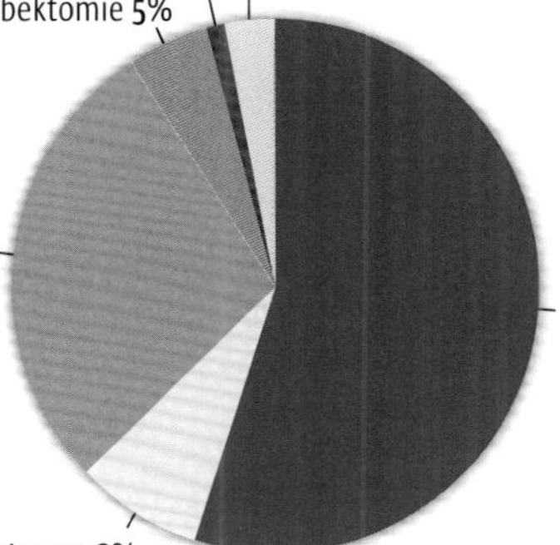

Abb. 1 Alle Lungenresektionen bei allen Diagnosen (Daten von 2015). In 2015 wurden in Deutschland insgesamt 34.833 Lungenresektionen durchgeführt; überwiegend waren dies atypische Lungenresektionen (55%). Unter den anatomischen Lungenresektionen wurde am häufigsten die einfache Lobektomie durchgeführt (28%).

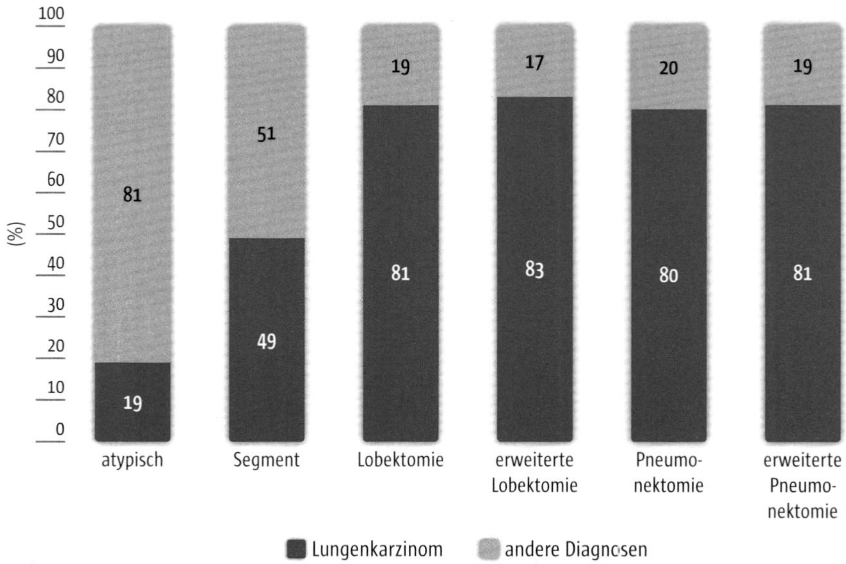

Abb. 2 Lungenresektionen und zugrundeliegende Diagnose (alle Lungenresektionen, alle Diagnosen, Daten von 2015)

durchgeführt. Unter den anatomischen Lungenresektionen wurden lediglich Segmentresektionen häufiger (51%) bei anderen Diagnosen als bei der Diagnose Lungenkarzinom vorgenommen; die weit überwiegende Anzahl der übrigen anatomischen Lungenresektionen wurde bei Patienten mit der Diagnose Lungenkarzinom durchgeführt. Während atypische Lungenresektionen in 2015 an 505 Abteilungen/Kliniken durchgeführt wurden, gehörten anatomische Lungenresektionen nur an 318 Abteilungen/Kliniken zum Leistungsspektrum.

7.3.2 Anatomische Lungenresektionen bei der Diagnose Lungenkarzinom

Die Gesamtzahl der anatomischen Lungenresektionen bei der Diagnose Lungenkarzinom stieg um 24% von 9376 Resektionen in 2005 auf 11.614 in 2015 an (s. Tab. 1, s. Abb. 3). Im Jahr 2015 wurden 57% der anatomischen Lungenresektionen bei Patienten mit Lungenkarzinom in 47 High-Volume-Kliniken (Abteilungen/Kliniken mit mehr als 75 Resektionen/Jahr) durchgeführt, die restlichen 43% der Resektionen verteilen sich auf 271 Kliniken, die jeweils weniger als 76 Resektionen pro Jahr durchführen. Der Anteil der Low-Volume-Kliniken am Resektionsaufkommen war über Zeitraum der Jahre 2005 bis 2015 relativ konstant (Minimum 42% in 2011 und 2012, Maximum 47% in 2006) ohne einen erkennbaren Trend zu einer Verschiebung in die eine oder andere Richtung. Allerdings reduzierte sich die Anzahl der Low-Volume-Kliniken, die 1–25 Resektionen durchführen von 2005 bis 2015 um rund ein Viertel von 243 in 2005 auf 194 in 2015.

Tab. 1 Anzahl der Abteilungen/Kliniken (Abt.), Anzahl der durchgeführten anatomischen Lungenresektionen bei der Diagnose Lungenkarzinom (OPs), in den Klinik-Gruppen in Bezug auf die Eingriffshäufigkeit pro Jahr (Jahre 2005 bis 2015)

Anzahl Fälle	Jahr	2005	2006	2007	2008	2009	2010	2011	2012	2013	2014	2015
1–25	Abt. (n)	243	220	227	218	221	209	203	201	205	195	194
	OPs (n)	1.633	1.422	1.662	1.487	1.616	1.517	1.532	1.557	1.520	1.644	1.576
26–50	Abt. (n)	45	52	41	48	48	43	48	54	56	51	52
	OPs (n)	1.562	1.839	1.465	1.687	1.758	1.514	1.777	1.970	1.990	1.851	1.856
51–75	Abt. (n)	17	19	17	19	18	25	20	17	21	27	25
	OPs (n)	1.056	1.194	1.103	1.177	1.160	1.528	1.205	1.078	1.318	1.674	1.552
76–100	Abt. (n)	9	10	14	15	13	16	18	24	21	12	17
	OPs (n)	835	858	1.187	1.290	1.103	1.356	1.507	2.091	1.853	1.072	1.507
101–175	Abt. (n)	14	11	15	14	15	17	19	16	17	21	21
	OPs (n)	1.831	1.521	2.019	2.036	1.711	2.166	2.379	2.210	2.198	2.616	2.662
> 175	Abt. (n)	9	10	8	8	9	9	9	7	9	10	9
	OPs (n)	2.459	2.672	2.315	2.334	2.419	2.343	2.315	1.960	2.461	2.591	2.461
Insgesamt	Abt. (n)	**337**	**322**	**322**	**323**	**324**	**319**	**317**	**319**	**329**	**316**	**318**
	OPs (n)	**9.376**	**9.506**	**9.751**	**10.011**	**10.036**	**10.424**	**10.715**	**10.866**	**11.340**	**11.448**	**11.614**

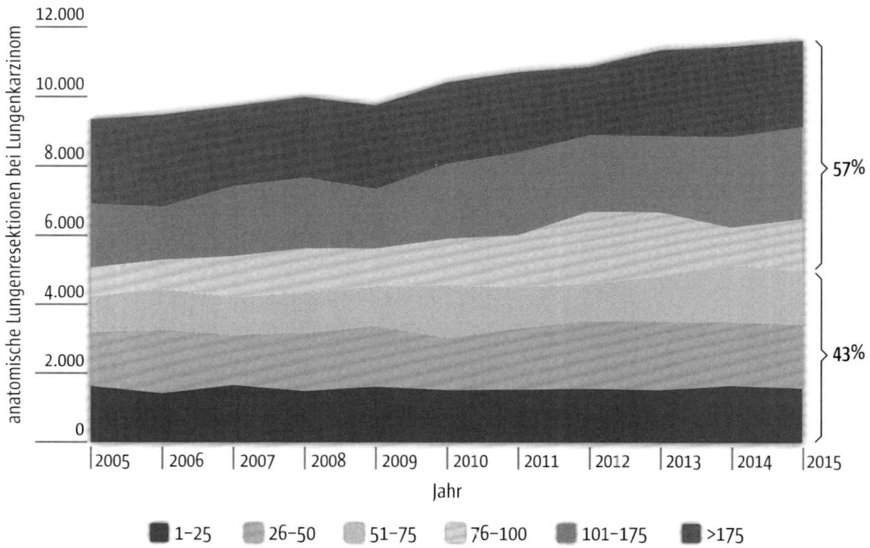

Abb. 3 Anzahl der anatomischen Lungenresektionen bei Diagnose Lungenkarzinom in Deutschland von 2005 bis 2015 mit Anteilen der Klinik-Gruppen am Resektionsaufkommen. Im Jahr 2015 wurden 57% der anatomischen Lungenresektionen bei Patienten mit Lungenkarzinom in 47 High-Volume-Kliniken (Kliniken mit mehr als 75 Resektionen/Jahr) durchgeführt, die restlichen 43% der Resektionen verteilen sich auf 271 Kliniken, die jeweils weniger als 76 Resektionen pro Jahr durchführen.

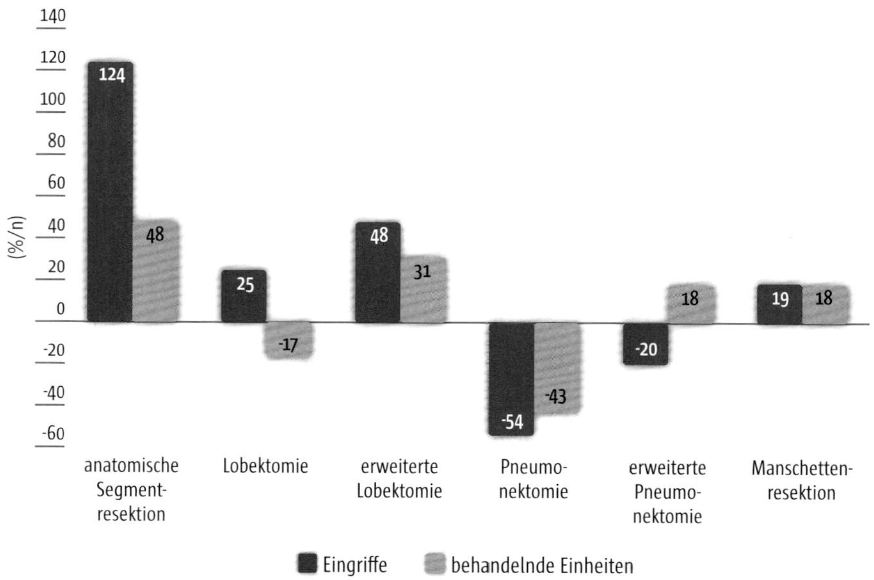

Abb. 4 Anatomische Lungenresektionen bei der Diagnose Lungenkarzinom: Zuwächse und Rückgänge in der Häufigkeit der Eingriffsarten (%) und in der Anzahl der behandelnden Einheiten (n) 2005 bis 2015

Die relativ größten Veränderungen in der Häufigkeit der verschiedenen anatomischen Resektionsverfahren zeigten sich in einer Zunahme der anatomischen Segmentresektionen um 124% und der erweiterten Lobektomien um 48% von 2005 bis 2015, bei einer gleichzeitigen Halbierung der durchgeführten einfachen Pneumonektomien (–54%) und einer Abnahme der erweiterten Pneumonektomien um 20% (s. Abb. 4). Der Anteil der Pneumonektomien an der Gesamtzahl der durchgeführten anatomischen Resektionen sank von 16,6% in 2005 auf 8,7% in 2015.

7.3.3 Krankenhausletalität und Verlegung in andere Krankenhäuser nach anatomischer Lungenresektion bei der Diagnose Lungenkarzinom

Die Krankenhausletalität bezogen auf die **Gesamtheit der anatomischen Lungenresektionen** lag im Jahr 2005 bei 4,3% und war im Jahr 2015 mit 3,2% signifikant niedriger (s. Abb. 5 oben). In Krankenhäusern, in denen weniger als 26 Eingriffe pro Jahr vorgenommen werden, war die Krankenhausletalität mit 5,7% (Mittelwert bezogen auf die Gesamtzahl der Eingriffe 2005 bis 2015) mehr als doppelt so hoch wie in Krankenhäusern bei denen mehr als 175 dieser Operationen pro Jahr vorgenommen wurden (Mittelwert 2005 bis 2015: 2,4%) (s. Abb. 5 oben). Während in den High-Volume-Kliniken die Letalität weitgehend konstant zwischen 2% und 3% lag, zeigte sich in den Low-Volume-Kliniken ein Trend zu einer niedrigeren Letalität über den Zeitverlauf der Jahre 2005 bis 2015. In den Krankenhausgruppen mit Fallzahlen zwischen 26 und 174 pro Jahr lag die Krankenhausletalität durchgängig für die Jahre 2005 bis 2015 zwischen den beiden Extremen, ohne dass eine klare Korrelation zwischen Anzahl der Fälle und Höhe der Krankenhausletalität erkennbar war.

Bei der Letalität nach Lobektomie (s. Abb. 5 mittig) hingegen zeigten sich im 10-Jahres-Betrachtungszeitraum nur geringe Unterschiede zwischen den Jahreskohorten mit einer Sterblichkeit von 3,00% insgesamt, 4,40% in Low-Volume-Kliniken (Fallzahl < 26/Jahre) und 1,81% in High-Volume-Kliniken (Fallzahl > 175/Jahr). Die Anzahl der Patienten, die in ein anderes Krankenhaus verlegt wurden, war in Low-Volume-Kliniken durchgängig etwas höher (2–3%) als in High-Volume-Kliniken (1,5–2,5%).

Die Letalität nach Pneumonektomie (s. Abb. 5 unten) lag im Durchschnitt aller Abteilungen bei 10% bis 12%. Während in den Jahren 2005 bis ca. 2010 noch ein deutlicher Unterschied zwischen Abteilungen zu erkennen war, die lediglich 1–2 Eingriffe im Jahr durchführen und Abteilungen mit mehr als 11 Eingriffen pro Jahr, kam es in den Folgejahren zu einer Nivellierung der Letalitäten unabhängig vom Resektionsaufkommen bei 10% bis 12%. Allerdings war parallel ein deutlicher Anstieg der Verlegungen aus Kliniken mit geringem Resektionsaufkommen in Kliniken mit höherem Resektionsaufkommen zu verzeichnen.

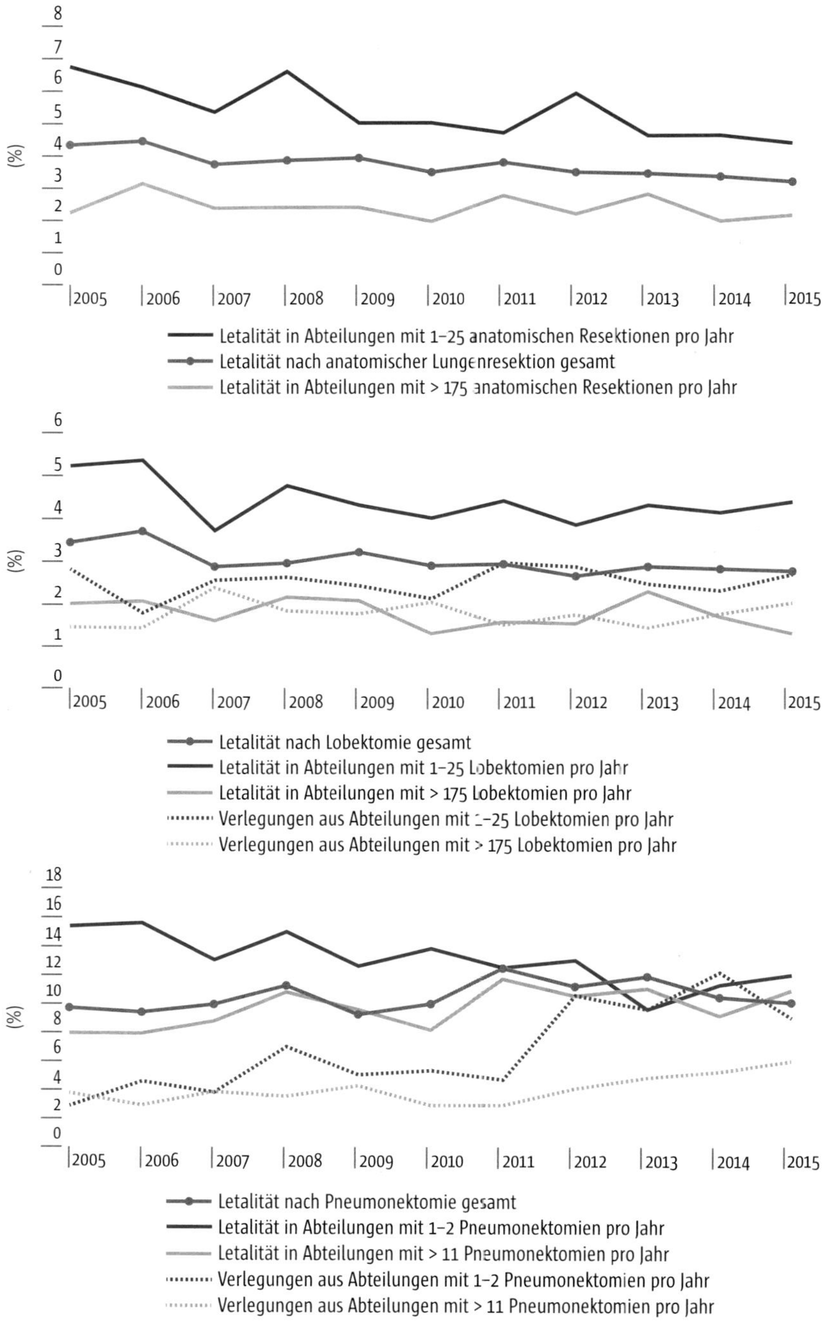

Abb. 5 Krankenhausletalität und Verlegung in andere Krankenhäuser nach anatomischer Lungenresektion bei der Diagnose Lungenkarzinom Lungenresektionen bei allen Resektionen (s. Abb. 5 oben), nach Lobektomie (s. Abb. 5 mittig) und nach Pneumonektomie (s. Abb. 5 unten) jeweils getrennt für die Gesamtheit der Krankenhäuser, für Low-Volume-Kliniken mit 1–25 Resektionen pro Jahr und High-Volume-Kliniken mit > 175 Resektionen pro Jahr.

7.4 Diskussion

Die vorliegende Auswertung der DRG-Statistik zeigt, dass sich die chirurgischen Lungenkrebsbehandlungen in Deutschland auf relativ wenige Kliniken mit großen Fallzahlen konzentrieren. Siebenundvierzig High-Volume-Kliniken (Kliniken/Abteilungen mit mehr als 75 Resektionen/Jahr) in Deutschland führen zusammen 57% aller kurativen Operationen bei Patienten mit Lungenkarzinom durch. Weitere 77 Kliniken mit 26–75 Fällen pro Jahr erreichen 29% Gesamtanteil. Somit leisten 124 Kliniken/Abteilungen in Deutschland 86% der kurativ-chirurgischen Behandlungen bei Patienten mit Lungenkrebs. Die verbleibenden 14% der Eingriffe verteilen sich auf 194 Low-Volume-Kliniken, die weniger als 26 dieser Eingriffe pro Jahr durchführen. Die in der vorliegenden Auswertung als Low-Volume-Kliniken bezeichneten Kliniken/Abteilungen sind keine eigenständigen Einheiten. Abteilungen, die Lungenresektionen in geringen Fallzahlen durchführen sind in der Regel Abteilungen für Allgemein-/Viszeralchirurgie, die im Rahmen ihres breiten Leistungsspektrums auch thoraxchirurgische Eingriffe durchführen. Der Leistungsschwerpunkt dieser Abteilungen liegt in der klassischen abdominellen Chirurgie, thorakale Eingriffe sind nur ein „Nebengeschäft“.

Aus der DRG-Statistik lässt sich weiterhin ableiten, dass rund ein Viertel (318/1139) der in den Grunddaten der Krankenhäuser gelisteten chirurgischen Abteilungen in Deutschland anatomische Lungenresesektionen bei Lungenkrebs-Patienten durchführen, deutlich mehr als die offiziell ausgewiesenen 60 thoraxchirurgischen Abteilungen (Grunddaten der Krankenhäuser 2015). Weitere rund 200 Kliniken führen ausschließlich kleinere nicht-anatomische, sogenannte „atypische“ Lungenresektionen durch. Somit gehören in rund der Hälfte aller chirurgischen Abteilungen in Deutschland Lungenresektionen zum Leistungsspektrum. Atypische Lungenresektionen werden überwiegend bei anderen Diagnosen als der Diagnose Lungenkarzinom durchgeführt, typischerweise für die Resektion von Lungenmetastasen, gutartigen Lungenrundherden, bei Pneumothorax-Operationen oder diagnostischen Lungenbiopsien. Eine atypische Lungenresektion erfüllt nicht den Anspruch einer kurativen Resektion bei Lungenkarzinom und fällt daher nicht unter die Definition „operativer Primärfall“ in den Anforderungen für die Zertifizierung als Lungenkrebszentrum der DKG (Deutsche Krebsgesellschaft 2017; Goeckenjan et al. 2010).

Die aktuellsten verfügbaren Zahlen zur Karzinom-Inzidenz in Deutschland aus dem Jahr 2013 weisen 53500 Lungenkarzinom-Neuerkrankungen aus (GEKID-Atlas 2016). Im gleichen Jahr wurden in Deutschland insgesamt 11.340 anatomische Lungenresektionen bei der Diagnose Lungenkarzinom durchgeführt, was einer Resektionsrate von 21,2% entspricht. Knapp die Hälfte (46%) dieser Resektionen wurden in zertifizierten Lungenkrebszentren durchgeführt. Die Resektionsrate beschreibt die Quote an Patienten, die einer potenziell kurativen Operation zugeführt werden, nachdem aufgrund des Tumorstadiums und der bestehenden Begleitmorbidität die Operabilität konstatiert wurde. Die Bewertung von Resektionsraten ist aufgrund nicht einheitlicher Definitionen in den verschiedenen Veröffentlichungen problematisch. Niedrige Raten deuten jedoch auf eine thoraxchirurgische Unterversorgung hin (Khakwani et al. 2015; Strand 2012). Publizierte Resektionsraten aus Europa variieren zwischen 10% und 26%; aus USA sind Raten bis zu 37% berichtet (Thorsteinsson et al. 2012).

Die Forderung nach Mindestmengen für medizinische Behandlungen stützt sich in der Regel auf zwei Argumentationslinien, einer ökonomischen und einer qualitativen. In den Anforderungen für die Zertifizierung zum Lungenkrebszentrum unterstützen sich beide Argumentationen gegenseitig dadurch, dass einerseits die Aufrechterhaltung des Facharztstandards ein durchgängiges strukturelles Qualitätskriterium aller Zertifizierungen darstellt und andererseits die Beschäftigung von zwei Fachärzten einer Fachdisziplin ein gewisses Mindest-Behandlungsvolumen erfordert. Zwei Fachärzte sind wiederum die Minimalbesetzung zur Aufrechterhaltung des Facharztstandards rund um die Uhr. Für die Beschäftigung von Fachärzten für Thoraxchirurgie gibt es Anhaltszahlen der EACTS (European Assoziation for Cardiothoracic Surgery) und der ESTS (European Society of Thoracic Surgeons) (Klepetko et al. 2001). Danach führt ein in Vollzeit beschäftigter Thoraxchirurg pro Jahr ca. 150 größere thoraxchirurgische Eingriffe durch. In einem durchschnittlichen thoraxchirurgischen Patientengut sind ca. 25% der Eingriffe anatomische Resektionen bei der Diagnose Lungenkarzinom im Sinne der Primärfall-Definition. Aus dieser Rechnung ergibt sich – bei zwei in Vollzeit beschäftigten Thoraxchirurgen – die zu erwartende Anzahl und geforderte Mindestzahl von 75 operativen Primärfällen (= anatomische Lungenresektionen bei der Diagnose Lungenkarzinom) pro Jahr.

Neben der ökonomischen Rechtfertigung von Strukturqualität begründet sich die Forderung nach Mindestmengen auch in der in vielen Studien gezeigten Assoziation von höherem Behandlungsvolumen und besseren Behandlungsergebnissen. Für Behandlungen beim Lungenkarzinom wurde dieser Zusammenhang im Verlauf der letzten 30 Jahre insbesondere für die postoperative Letalität immer wieder anhand großen Datenbank-Auswertungen aus den USA gezeigt (von Meyenfeldt et al. 2012; Pezzi et a. 2014). Aus England, Taiwan und Australien liegen aktuelle Veröffentlichungen vor, die zu ähnlichen Ergebnissen kommen und High-Volume-Kliniken eine signifikant geringere Letalität nach Lungenresektionen bescheinigen (Tracey et al. 2015; Chang et al. 2012; Lüchtenborg et al. 2013). Dennoch ist dieser Zusammenhang nicht unstrittig. In einer kürzlich publizierten Auswertung des „Netherlands Cancer Registry“ fanden die Autoren beispielsweise keine Assoziation zwischen Klinikvolumen und 30-Tage Letalität (Damhuis et al. 2015). Daten aus der nationalen Französischen Datenbank „Epithor“, die operative Prozeduren aus 89 privaten und öffentlichen Krankenhäusern erfasst, lassen zwar einen Zusammenhang zwischen Fallvolumen des einzelnen Chirurgen und postoperativer Letalität nach Lungenresektion erkennen, nicht jedoch einen Zusammenhang zwischen Krankenhaus-Volumen und Letalität (Falcoz et al. 2014). Die hier vorliegende Auswertung der deutschen DRG-Statistik zeigt durchgängig für die Jahre 2005 bis 2015 eine mit fast 6% mehr als doppelt so hohe Letalität nach anatomischen Lungenresektionen bei Lungenkarzinom in Krankenhäusern, die weniger als 26 Resektionen pro Jahr durchführen im Vergleich zu großen Zentren mit mehr als 175 Resektionen pro Jahr (2,4%). Die Letalität in den Klinikgruppen mit Fallvolumina zwischen den beiden Extremen liegt durchgängig im Mittelfeld ohne eindeutig erkennbare Fallvolumen-Korrelation, bei allerdings teilweise großen Unterschieden zwischen den Jahreskohorten. Ähnliche Ergebnisse finden sich in der Auswertung der Daten des Englischen NHS (National Health Service) von 2004 bis 2008 (Lüchtenborg et al. 2013). Auch hier zeigt sich eine signifikant niedrigere Letalität nach Lungenresektionen bei Lungenkarzinom in großen Zentren mit mehr als 150 Resektionen pro Jahr im Vergleich zu Krankenhäusern mit weniger als 70 Resektionen pro Jahr. In Krankenhäusern mit Fallvolumina im Mittelfeld (70 bis 149) waren die Unterschiede in der Letalität gering. Bezogen auf die Gesamtletalität nach anatomischen Lungenresektionen sind die deutschen Zahlen (durchschnittliche Letalität 3,5% in den Jahren 2010–2015) vergleichbar zu den Zahlen aus Frankreich (3,8%), jedoch deutlich höher als die Zahlen aus den Niederlanden (Damhuis et al. 2015; Falcoz et al. 2014). Die durchschnittliche Letalität in den 79 Kliniken, die in den Niederlanden anatomische Lungenresektionen bei Lungenkarzinom durchführen, liegt bei 2,7% und ist damit ähnlich niedrig wie die Letalität in den deutschen Spitzen-Zentren mit > 175 Resektionen pro Jahr (Damhuis et al. 2015). In den Niederlanden müssen Krankenhäuser seit 2012 mindestens 20 anatomische Resektionen nachweisen, um Lungenresektionen durchführen zu dürfen. Für Lehrkrankenhäuser sind 50 anatomische Resektionen gefordert. Dieser Ausschluss von Krankenhäusern mit einem sehr geringen Behandlungsvolumen aus der Versorgung hat offensichtlich zu einer relativ homogenen Versorgungslandschaft mit einer hohen durchschnittlichen Behandlungsqualität geführt.

Die Validität der vorliegenden Auswertung wird dadurch gestützt, dass sich der Volume-Outcome Effekt auch bei einer definierten Prozedur, insbesondere beim Regeleingriff einer anatomischen Lungenresektion, der Lobektomie durchgängig nachweisen lässt. Die Letalität im Gesamtkollektiv der anatomischen Lungenresektionen ist wesentlich vom Anteil der Pneumonektomien am Resektionsaufkommen beeinflusst; dieser Anteil hat sich im Auswertezeitraum halbiert. Insofern ist die beobachtete Tendenz zu einer Reduktion der Letalität im Gesamtkollektiv in den Low-Volume-Kliniken am ehesten auf die geringere Pneumonektomierate zurückzuführen. Die Nivellierung der Letalität nach Pneumonektomie wiederum wird man in Zusammenhang mit der parallel gestiegenen Zahl an Verlegungen in andere (größere) Krankenhäuser bewerten müssen. Offensichtlich wurden Problemfälle „rechtzeitig“ verlegt.

Einen ähnlich klar dokumentierten Zusammenhang zwischen Behandlungsqualität und Volumen, wie er für die chirurgische Letalität gezeigt werden kann, gibt es für den gesamten onkologischen Behandlungsstrang beim Lungenkarzinom in der Literatur nicht. Es gibt lediglich indirekte Belege im Sinne eines verlängerten Gesamtüberlebens bei Behandlung in einem Zentrum mit hoher Fallzahl im Vergleich zu Kliniken mit geringer Fallzahl. Beispielhaft kann hier die Arbeit von Bach et al. herangezogen werden (Bach et al. 2001). In Zentren mit mehr als 66 kurativen Lungenkarzinom-Operationen pro Jahr war das 5-Jahresüberleben mit 44% signifikant besser als in Low-Volume-Kliniken mit weniger als 9 Resektionen pro Jahr (33%). In der Metaanalyse von von Meyenfeld konnte allerdings kein signifikanter Zusammenhang zwischen Fallvolumen und Langzeitüberleben gezeigt werden (von Meyenfeldt et al. 2012).

Für die (erheblichen) Verschiebungen im Eingriffsspektrum der anatomischen Resektionen im Auswertezeitraum gibt es keine auf der Hand liegende medizinische Erklärung. Die Leitlinien-Empfehlungen haben sich nicht geändert. Die Zunahme der anatomischen Segmentresektionen um über 120% und die der erweiterten Lobektomien um fast 50% von 2005 bis 2015 könnten auf eine zunehmend differenziertere chirurgische Indikationsstellung und Verfahrenswahl hinweisen. Denkbar sind aber auch Erlös-getriggerte Anpassungen der chirurgischen Technik und Dokumentation. Der Schritt von einer einfachen Lobektomie zu einer erweiterten Lobektomie, durch z.B. eine simple Pericardiotomie ist nicht groß, der Erlösgewinn jedoch signifikant. Ein ähnlicher Hintergrund erscheint auch bei der Steigerung der Anzahl an anatomischen Segmentresektionen plausibel. Prinzipiell sind bei einer anatomischen Segmentresektion die separate Darstellung und Versorgung von Arterie, Vene und Bronchus sowie die Parenchymdurchtrennung entlang der anatomischen Segmentgrenzen zu fordern. Dieser chirurgisch-technische Aufwand wird in dem der Lobektomie vergleichbaren Erlös auch abgebildet. Nicht alle Chirurgen sehen die Anforderungen an die Präparationstechnik bei einer anatomischen Segmentresektion aber so „eng“. Die Übergänge zu der technisch wesentlich einfacheren (und schnelleren) atypischen Lungenresektion sind fließend.

Die Stärke der vorliegenden Auswertung der DRG-Statistik liegt in der flächendeckenden vollständigen Erfassung aller Operationen im Geltungsbereich. Dadurch hebt sich diese Auswertung klar von Register-basierten Auswertungen ab, die alle auf mehr oder weniger freiwilligen Meldungen der teilnehmenden Krankenhäuser beruhen. Eine Schwäche der vorliegenden Auswertung liegt in der ausschließlichen Betrachtung von Klinikgruppen, da aus Datenschutzgründen eine Auswertung auf Einzelkrankenhausebene in der DRG Statistik nicht möglich ist. Somit ist es prinzipiell nicht ausgeschlossen, dass einzelne Krankenhäuser mit extrem hoher oder niedriger Letalität den Durchschnittswert der jeweiligen Klinikgruppe verfälschen, was dennoch sehr unwahrscheinlich ist. In der Klinikgruppe mit dem niedrigsten Fallvolumen (≤ 25 Resektionen) waren im Jahr 2015 in 194 Krankenhäusern in der Summe 69 Letalitäts-Fälle zu verzeichnen. Eine kleine Zahl von Krankenhäusern könnte hier den Durchschnitt nur dann signifikant verändern, wenn die Zahlen extrem vom Durchschnitt abweichen, was mit hoher Wahrscheinlichkeit an anderer Stelle auffällig geworden wäre. Andererseits ist die Mehrzahl der High-Volume-Kliniken als Lungenkrebszentrum der DKG zertifiziert und diese Kliniken haben im Rahmen der Zertifizierung ihre Zahlen einzeln offengelegt (Deutsche Krebsgesellschaft 2017). Eine weitere Schwäche der vorliegenden retrospektiven Auswertung ist die nicht berücksichtige, aber sicher zu unterstellende multifaktorielle Verzerrung durch die Vorselektion verschiedener Patientenkollektive. Es ist davon auszugehen, dass komplexe Behandlungsfälle mit einem überdurchschnittlich hohen operativen Letalitätsrisiko bevorzugt in großen Fachabteilungen mit hohen Fallzahlen behandelt wurden und weniger komplexe Fälle, im Sinne einer Positivselektion, relativ häufiger in Low-Volume-Kliniken. Der gezeigte deutliche Behandlungsvorteil in High-Volume-Kliniken gewinnt unter Berücksichtigung dieser Aspekte nochmals an Gewicht und wäre bei einem Risiko-adjustierten Vergleich wahrscheinlich noch größer.

Die traditionelle Konzentration der Lungenkrebs-Behandlungen in Deutschland auf relativ wenige Kliniken mit großen Fallzahlen konnte durch die vorliegende Auswertung der DRG-Statistik bestätigt werden. Darüber hinaus konnte hier erstmals anhand der Daten der DRG-Statistik aktuell und flächendeckend für Deutschland ein Zusammenhang zwischen Behandlungsvolumen und Hospitalletalität als Surrogatparameter für die Behandlungsqualität belegt werden. Vierzehn Prozent der kurativ-chirurgischen Behandlungen bei Lungenkarzinom finden in Krankenhäusern statt, in denen weniger als 26 dieser Eingriffe pro Jahr durchführt werden. In diesen Häusern ist die Krankenhausletalität mit fast 6% knapp doppelt so hoch wie in den etablierten großen Zentren. Mindestmengen sind in der Medizin generell umstritten. Für kurativ-chirurgische Behandlungen bei Lungenkarzinom erscheinen sie gerechtfertigt und angesichts der bereits vorhandenen Konzentration der Eingriffe auf wenige Zentren in der Versorgungslandschaft in Deutschland umsetzbar. Wünschenswert wäre darüber hinaus die Einbindung dieser High-Volume-Kliniken in ein zertifiziertes Lungenkrebszentrum, da diese Zertifizierung nicht nur die chirurgischen Behandlungsabläufe anhand festgelegter Algorithmen überprüft, sondern den gesamten onkologischen Behandlungsstrang nach Evidenz-gesicherten Kriterien betrachtet.

Take home messages

- *Rund ein Viertel der in den Grunddaten der Krankenhäuser gelisteten chirurgischen Abteilungen in Deutschland führen kurative Operationen (= anatomische Lungenresektionen) bei Lungenkrebs-Patienten durch.*
- *Knapp 60% der kurativen Operationen bei Patienten mit Lungenkrebs werden in 47 spezialisierten High-Volume-Kliniken (Kliniken mit mehr als 75 Resektionen/Jahr) durchgeführt; die restlichen gut 40% der Resektionen verteilen sich auf 271 Allgemein-/Viszeralchirurgische Kliniken, die Lungenresektion in geringer Zahl im Rahmen ihres breiten Leistungsspektrums anbieten.*
- *In Krankenhäusern, in denen weniger als 25 kurative Lungenresektionen pro Jahr vorgenommen werden, ist die Krankenhausletalität nach Operation mit 5,7% mehr als doppelt so hoch wie in großen Zentren mit > 175 Resektionen pro Jahr (Mittelwert 2,4%).*

Literatur

Bach PB, Cramer LD, Schrag D, Downey RJ, Gelfand SE, Begg CB (2001) The influence of hospital volume on survival after resection for lung cancer. N Engl J Med 345(3), 181–8

Chang CM, Huang KY, Hsu TW, Su YC, Yang WZ, Chen TC, Chou P, Lee CC (2012) Multivariate analyses to assess the effects of surgeon and hospital volume on cancer survival rates: a nationwide population-based study in taiwan. PLoS One 7(7), e40590

Damhuis RA, Maat AP, Plaisier PW (2015) Performance indicators for lung cancer surgery in the Netherlands. Eur J Cardiothorac Surg 47, 897–904

Deutsche Krebsgesellschaft (2017) Erhebungsbogen für Lungenkrebszentren (Stand 26.01.2017). URL: https://www.krebsgesellschaft.de/zertdokumente.html?file=files/dkg/deutsche-krebsgesellschaft/content/pdf/Zertifizierung/Erhebungs-%20und%20Kennzahlenboegen/eb_lunge-F4%28170126%29.docx (letzter Zugriff: 31.08.2017)

Deutsche Krebsgesellschaft (2017) Jahresbericht der zertifizierten Lungenkrebszentren 2017. URL: https://www.krebsgesellschaft.de/jahresberichte.html?file=files/dkg/deutsche-krebsgesellschaft/content/pdf/Zertifizierung/Jahresberichte%20mit%20DOI%20und%20ISBN/lz_jahresbericht-2017-A1_170829.pdf (letzter Zugriff: 31.08.2017)

DRG-Statistik (2015) Statistisches Bundesamt Fachserie 12 Reihe 6.4. URL: https://www.destatis.de/DE/Publikationen/Thematisch/Gesundheit/Krankenhaeuser/FallpauschalenKrankenhaus2120640127004.pdf?__blob=publicationFile (letzter Zugriff: 26.09.2017)

Falcoz PE, Puyraveau M, Rivera C, Bernard A, Massard G, Mauny F, Dahan M, Thomas PA, Epithor Group (2014) The impact of hospital and surgeon volume on the 30-day mortality of lung cancer surgery: A nation-based reappraisal. J Thorac Cardiovasc Surg 148(3), 841–8; discussion 848

GEKID-Atlas (2016) Gesellschaft der epidemiologischen Krebsregister in Deutschland e.V. Atlas der Krebsinzidenz und -mortalität in Deutschland. Datenlieferung: Dezember 2013. URL: http://www.gekid.de (letzter Zugriff: 26.09.2017)

Goeckenjan G, Sitter H, Thomas M, et al. (2010) Prävention, Diagnostik, Therapie und Nachsorge des Lungenkarzinoms. Pneumologie 64(S 02), e1-e164

Grunddaten der Krankenhäuser (2015) Statistisches Bundesamt Fachserie 12 Reihe 6.1.1. URL: https://www.destatis.de/DE/Publikationen/Thematisch/Gesundheit/Krankenhaeuser/GrunddatenKrankenhaeuser2120611127004.pdf?__blob=publicationFile (letzter Zugriff: 26.09.2017)

Institut für das Entgeltsystem im Krankenhaus (o.J.) Datenlieferung gemäß § 21 KHEntgG. Dokumente zur Datenlieferung. URL: http://www.g-drg.de/cms/Datenlieferung_gem._21_KHEntgG/Dokumente_zur_Datenlieferung (letzter Zugriff: 26.09.2017)

Khakwani A, Rich AL, Powell HA, Tata LJ, Stanley RA, Baldwin DR, Duffy JP, Hubbard RB (2015) The impact of the 'hub and spoke' model of care for lung cancer and equitable access to surgery. Thorax 70(2), 146–51

Klepetko W, Aberg TH, Lerut AE, et al., EACTS/ESTS Working Group on Structures in Thoracic Surgery (2001) Structure of general thoracic surgery in Europe. Eur J Cardiothorac Surg 20(4), 663–8

Kowalski C, Ferencz J, Ukena D, Hoffmann H, Wesselmann S (2015) Versorgungsqualität in zertifizierten Lungenkrebszentren. Pneumologie 69(06), 329–334

Lüchtenborg M, Riaz SP, Coupland VH, Lim E, Jakobsen E, Krasnik M, Page R, Lind MJ, Peake MD, Møller H (2013) High procedure volume is strongly associated with improved survival after lung cancer surgery. J Clin Oncol 31(25), 3141–6

Pezzi CM, Mallin K, Mendez AS, Greer Gay E, Putnam JB (2014) Ninety-day mortality after resection for lung cancer is nearly double 30-day mortality. J Thorac Cardiovasc Surg 148(5), 2269–77

Silvestri A, Handy J, Lackland D, Corley E, Reed E (1998) Specialists Achieve Better Outcomes Than Generalists for Lung Cancer Surgery. Chest 114(3), 675–680

Strand TE (2012) More emphasis on resection rates!. J Thorac Oncol 7(7), 1067–8

Thorsteinsson H, Alexandersson A, Oskarsdottir GN, Skuladottir R, Isaksson HJ, Jonsson S, Gudbjartsson T (2012) Resection rate and outcome of pulmonary resections for non-small-cell lung cancer: a nationwide study from iceland. J Thorac Oncol 7(7), 1164–9

Tracey E, McCaughan B, Badgery-Parker T, Young J, Armstrong B (2015) Survival of Australian lung cancer patients and the impact of distance from and attendance at a thoracic specialist centre: a data linkage study. Thorax 70(2), 152–60

von Meyenfeldt EM, Gooiker GA, van Gijn W, Post PN, van de Velde CJ, Tollenaar RA, Klomp HM, Wouters MW (2012) The relationship between volume or surgeon specialty and outcome in the surgical treatment of lung cancer: a systematic review and meta-analysis. J Thorac Oncol 7(7), 1170–8

Danksagung

Die Anregung, die deutsche DRG-Statistik für die Untersuchung eines Volume-Outcome Effektes bei thoraxchirurgischen Eingriffen heranzuziehen, kam von Dr. Ulrich Gerigk, Bonn. Frau Sabine Nemitz, Statistisches Bundesamt in Bonn, danken wir sehr herzlich für die sorgfältigen Auswertungen und die geduldige Beantwortung vieler Rückfragen. Die Autoren bedanken sich darüber hinaus bei den Reviewern für die konstruktiven Kommentare und Ergänzungsvorschläge.

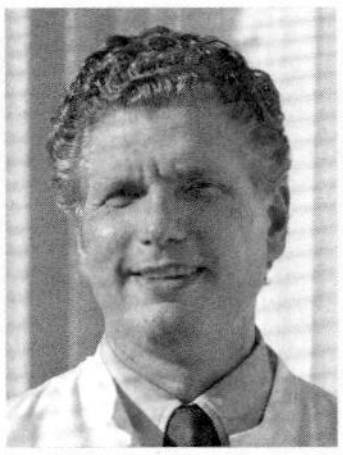

Prof. Dr. med. Hans Hoffmann

Thoraxchirurg und Leiter der im Dezember 2017 neu gegründeten Sektion Thoraxchirurgie am Klinikum rechts der Isar der Technischen Universität München. Zuvor war er lange Jahre Leitender Oberarzt der Chirurgischen Abteilung der Thoraxklinik Heidelberg, Universität Heidelberg. Hans Hoffmann ist Vorsitzender der Zertifizierungskommission Lungenkrebszentrum der Deutschen Krebsgesellschaft und Co-Vorsitzender der Arbeitsgemeinschaft Onkologische Thoraxchirurgie in der Deutschen Krebsgesellschaft.

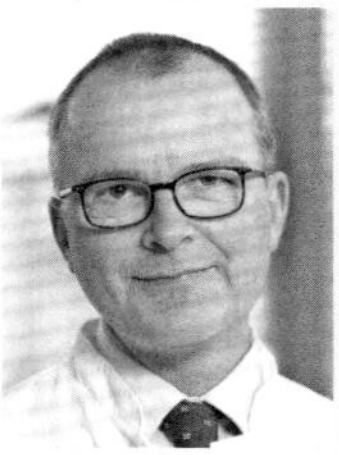

Prof. Dr. med. Bernward Passlick

Seit 2004 Ärztlicher Direktor der Klinik für Thoraxchirurgie am Universitätsklinikum Freiburg. Studium der Humanmedizin in Chieti, Italien, Göttingen, München und Boston, USA. 1989 Promotion am Institut für Immunologie der LMU, München. Anschließend chirurgische Ausbildung an der Chirurgischen Klinik der Universität München, in der Thoraxchirurgie der Lungenfachklinik Gauting und an der Chirurgischen Klinik am Universitätskrankenhaus Hamburg-Eppendorf. 1995 Facharzt für Chirurgie und Habilitation an der LMU München im Jahr 1997. Im gleichen Jahr Schwerpunktbezeichnung Thoraxchirurgie und 1999 Schwerpunktbezeichnung Gefäßchirurgie. 2001 „Fellow of the European Board of Thoracic and Cardiovascular Surgeons" (FETCS). 2003 apl. Professor an der Universität München.

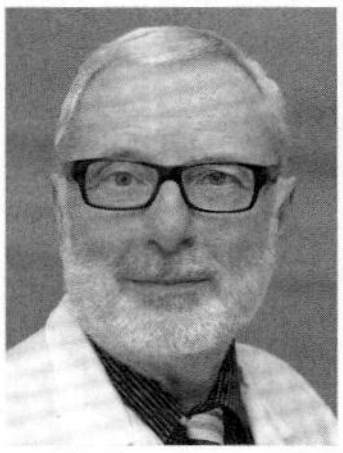

Univ.-Prof. Dr. med. Dieter Ukena

Studium der Medizin an der Medizinischen Hochschule Hannover und Ausbildung in Pharmakologie in den Universitäten Bonn und Heidelberg. Einjähriges DFG-Stipendium an den National Institutes of Health, Bethesda, Maryland, USA. Ausbildung im Fachgebiet Innere Medizin an der Medizinischen Universitätsklinik des Saarlandes, Homburg. Einjähriger Forschungsaufenthalt am National Heart und Lung Institute, Brompton Hospital, London, UK.

1991 Leitender Oberarzt der Inneren Medizin V, Universitätsklinikum des Saarlandes, Homburg, 2004 Chefarzt der Klinik für Pneumologie und Beatmungsmedizin, Klinikum Bremen-Ost. Facharztausbildung in Innerer Medizin, Lungen- und Bronchialheilkunde, Klinischer Pharmakologie, Allergologie, Schlafmedizin. Seit 2005 Leiter des interdisziplinären Lungenzentrums im Klinikum Bremen-Ost, außerdem von 2007 bis 2010 Vorsitzender der Pneumologisch-Onkologischen Arbeitsgemeinschaft (POA) der Deutschen Krebsgesellschaft (DKG). Seit 2008 Co-Vorsitzender der Zertifizierungskommission „Lungenkrebszentren" der Deutschen Krebsgesellschaft. Des Weiteren Funktion als Koordinator der S3-Leitlinie „Lungenkarzinom".

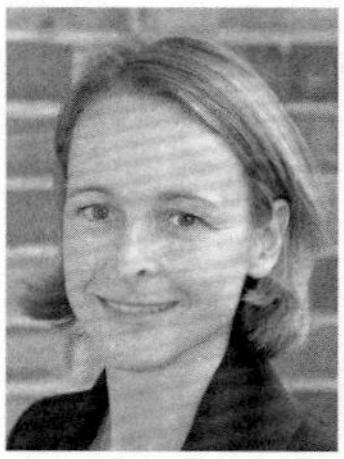

Dr. Simone Wesselmann, MBA

Seit 2008 Leitung des Bereiches Zertifizierung der Deutschen Krebsgesellschaft. Simone Wesselmann hat nach dem Studium der Humanmedizin in Göttingen und Oxford bis 2003 die Weiterbildung zur Fachärztin für Gynäkologie und Geburtshilfe absolviert. Bis 2007 folgte der berufsbegleitende Masterstudiengang Health Care Management an der Universität Bayreuth. Simone Wesselmann ist Mitglied der Arbeitsgruppen des Nationalen Krebsplans für die Qualitätssicherung der onkologischen Versorgungsstrukturen und Mitglied aller Entwicklungsgruppen für tumorspezifische Qualitätsindikatoren im Onkologischen Leitlinienprogramm. Darüber hinaus ist sie u.a. als national contact für die Mitarbeit in europäischen Initiativen für die Weiterentwicklung der Qualitätssicherung in der Onkologie benannt (u.a. ECIBC, CanCon, iPAAC) und Mitglied des Lenkungsausschusses des Kooperationsverbundes Qualitätssicherung durch Klinische Krebsregister (KoQK).

8 Sepsis – ein lange unterschätztes und vernachlässigtes Problem

Hendrik Rüddel, Daniel Schwarzkopf, Carolin Fleischmann,
Christiane S. Hartog und Konrad Reinhart

Es ist wenig bekannt, dass Sepsis – im Volksmund häufig „Blutvergiftung" genannt – nicht nur der rote Streifen ist, der von einer kleinen Wunde aus „zum Herzen zieht", sondern vor allem die schwerste Verlaufsform von Infektionen darstellt, die von nahezu allen akuten Infektionserkrankungen ausgelöst werden kann. Aus diesem Grund ist Sepsis eine der Haupttodesursachen weltweit. In Deutschland wird das Thema in den letzten Jahren aufgrund eines von zahlreichen Fachgesellschaften und Experten unterstützten Memorandums stärker wahrgenommen. Dieses unterstreicht, dass in Deutschland durch bessere Prävention, Früherkennung und Akuttherapie jährlich zwischen 15.000 und 20.000 Sepsistode verhindert werden könnten. Auch der Deutsche Ärztetag hat 2015 in einer Entschließung die Notwendigkeit einer Verbesserung der Früherkennung und der Sepsistherapie bekräftigt. Mit der Verabschiedung einer für alle Mitgliedstaaten der Vereinten Nationen verbindlichen Resolution „Verbesserung von Prävention, Diagnose und Management der Sepsis" hat im Mai 2017 auch die World Health Assembly dem Problem Sepsis eine hohe Priorität eingeräumt. Diese durch die Global Sepsis Alliance geforderte und vom deutschen Bundesministerium für Gesundheit initiierte Resolution hat weltweit eine sehr positive Resonanz ausgelöst und auch in Deutschland die Forderung nach einem von allen wesentlichen Akteuren unterstützten Nationalen Sepsisplan und der Implementierung von qualitätsverbessernden Maßnahmen verstärkt.

8.1 Die Sepsis-Resolution der WHO

Die Sepsis-Resolution der WHO (2017) geht davon aus, dass die Mehrzahl der weltweit mindestens 6 Millionen Sepsistodesfälle pro Jahr vermeidbar ist. Sie fordert die UN-Mitgliedstaaten dringend auf, zur Erreichung dieses Ziels in ihren Ländern Maßnahmen und Aktionspläne umzusetzen, die geeignet sind, die Prävention, Diagnose und das Management der Sepsis zu verbessern.

Forderungen der WHO Sepsis-Resolution

- Verbesserung der Früherkennung durch die Nutzung des Wortes Sepsis, Steigerung der Aufmerksamkeit und Aufklärung über die Frühsymptome von Sepsis in allen medizinischen und gesellschaftlichen Bereichen
- Steigerung der Impfraten bei Risikopopulationen gegen Influenza, Pneumokokken und andere Infektionen, die zur Sepsis führen können
- Vermeidung von behandlungsassoziierten/nosokomialen Infektionen im Krankenhaus, in Pflegeeinrichtungen und im ambulanten Bereich durch Optimierung der Vorbeugungsmaßnahmen
- Optimierung der Therapie mit Antibiotika durch gezielten, zeitgerechten Einsatz und Reduzierung von Antibiotikaresistenzen durch Vermeidung von missbräuchlicher Verordnung
- Entwicklung effektiver Strategien zum Umgang mit Patienten, die mit multiresistenten Keimen infiziert sind, und effektives Management von Erregerausbrüchen multiresistenter Keime
- Weiterentwicklung effektiver Vorbeugungs- und Eindämmungsstrategien für Pandemien und Epidemien
- Nutzung und Verbesserung des ICD-Klassifikationssystems, um die Entwicklung der Sepsishäufigkeit und -sterblichkeit sowie der Antibiotikaresistenz zu verfolgen
- Förderung der Sepsisforschung und Entwicklung von innovativen, effektiven Diagnostika und Therapeutika
- Schaffung von geeigneten Versorgungsstrukturen für Sepsisüberlebende

8.2 Sepsisursachen und -entstehung

Sepsis kann durch Bakterien, Viren, Pilze und Parasiten (z.B. Malaria) ausgelöst werden. Entgegen der weitverbreiteten Meinung, dass die meisten Sepsisfälle im Krankenhaus entstehen, kommen selbst in Ländern mit hohem Einkommen ca. 70% der Patienten mit einer Sepsis ins Krankenhaus. Zu dem akut lebensbedrohlichen Zustand einer Sepsis kommt es, wenn es mittels der natürlichen Abwehrmechanismen nicht gelingt, eine Infektion lokal zu begrenzen und Erreger oder ihre Toxine in die Blutbahn eindringen. Die hierdurch ausgelöste generalisierte Immunantwort zielt auf die Abtötung der eindringenden Infektionserreger. Die an dieser Abwehrreaktion beteiligten Komponenten des Immunsystems richten sich jedoch nicht nur gegen die Erreger, sondern führen auch zu kollateralen Organ- und Gewebeschädigungen, die Organversagen verursachen können wie zum Beispiel das Versagen der Funktion von Niere, Leber, Lunge oder Kreislauf. Wenn Sepsis unbehandelt bleibt oder zu spät therapiert wird, versterben die Patienten an Multiorganversagen oder an einem septischen Schock.

8.3 Sepsisdefinition und Nomenklatur

Der Begriff Sepsis (σῆψις) geht mindestens auf die Zeit von Hippocrates zurück. Er erachtete Sepsis als einen Prozess, bei dem Fleisch verfault und Wunden eitern. Mit dem Wachsen des wissenschaftlichen Verständnisses hat sich auch die Sepsisdefinition weiterentwickelt. In der seit 1992 gültigen Sepsisdefinition wurden drei Schweregrade der Sepsis unterschieden: Einfache Sepsis ohne Organdysfunktion, schwere Sepsis – d.h. mit Organdysfunktion – und septischer Schock. Voraussetzung für die Diagnose Sepsis war das Vorliegen oder der Verdacht auf eine Infektion und das Vorhandensein von mindestens 2 von 4 Kriterien für ein sog. Systemic Inflammatory Response Syndrom (SIRS). Als SIRS-Kriterien gelten erhöhte oder erniedrigte Körpertemperatur, erhöhte Herzfrequenz, gesteigerte Atemfrequenz und abnormal erhöhte oder erniedrigte Leukozytenzahl im Blut.

Gleichzeitig wurde im Rahmen dieser Definition anerkannt, dass es eine Reihe weiterer nicht infektiöser Ursachen für ein SIRS geben kann, z.B. Pankreatitis, schweres Trauma oder Verbrennungen. Diese Nomenklatur hat 2007 auch Eingang in die Internationale statistische Klassifikation der Krankheiten (ICD-9 bzw. ICD-10) gefunden. Dabei stehen im ICD-10 die Codes R65.0 für Sepsis ohne Organdysfunktion, R65.1 für schwere Sepsis und R57.2 für den septischen Schock. Darüber hinaus gibt es eine Reihe weiterer erregerbezogener Sepsiscodes.

Retrospektiv wurde diese seit 1992 gültige Definition als Sepsis-1 bezeichnet. Sie wurde 2001 in einer weiteren Konsensuskonferenz um weitere klinische Sepsiszeichen erweitert (Sepsis-2). An dieser Sepsisdefinition wurde kritisiert, dass das Vorliegen von mindestens 2 der o.g. SIRS-Kriterien Voraussetzung für die Diagnose Sepsis ist, obwohl bei bis zu 10% von klinisch eindeutigen Sepsisfällen dieses Kriterium nicht erfüllt ist. Ein weiterer Kritikpunkt für diese Sepsisdefinition war umgekehrt die Tatsache, dass bei relativ vielen kritisch kranken Patienten zwei SIRS-Kriterien positiv sein können, ohne dass eine Infektion bzw. Sepsis vorliegt und dass sich im täglichen Sprachgebrauch der Begriff schwere Sepsis nicht durchgesetzt hat, sondern häufig auch beim Vorliegen einer schweren Sepsis von Sepsis gesprochen wurde.

Dies hat dazu geführt, dass eine von der US-amerikanischen und der europäischen Gesellschaft für Intensivmedizin einberufene Konsensus-Konferenz eine modifizierte Sepsis-3-Definition entwickelt hat (Singer et al. 2016).

Änderungen durch die neue Sepsisdefinition (Sepsis-3)

- Voraussetzung für die Diagnose Sepsis ist das Vorliegen einer durch die Wirtsantwort auf eine Infektion akut ausgelöste Organdysfunktion.

- Die Organdysfunktion wird auf Basis des sog. SOFA-Scores (Sequential Organ Failure Assessment) erfasst. Erforderlich ist eine Veränderung um mindestens 2 Punkte.
- Der Begriff schwere Sepsis und Begriffe wie Septikämie oder Blutstrominfektionen entfallen.
- Das Vorliegen von SIRS-Kriterien ist nicht länger Voraussetzung für die Diagnose Sepsis.
- Der Begriff Systemic Inflammatory Response Syndrom (SIRS) wird de facto durch den umfassenderen Begriff Wirtsantwort (Host Response) ersetzt.
- Der Begriff septischer Schock wird beibehalten. Zur Erfüllung der Definition wird jedoch zusätzlich zum Kreislaufversagen eine Erhöhung des Serumlaktats > 2 mmol/L notwendig.
- Als Screening Tool für Sepsispatienten wird der „quick SOFA" (qSOFA) Score vorgeschlagen, der die Variablen mentale Veränderungen, systolischer Blutdruck < 100 mmHg und Atemfrequenz ≥ 22 enthält.

Abbildung 1 oben spiegelt die alte Sepsis-2 genannte und Abbildung 1 unten die neue Sepsis-3-Definition wider. Es wird deutlich, dass auf Basis von Sepsis-3 Voraussetzung für die Definition einer Sepsis das Vorliegen einer Organdysfunktion ist. Ersichtlich wird auch, dass eine organschädigende Wirtsantwort, die in der Sepsis-2-Definition als SIRS bezeichnet wurde, auch durch nichtinfektiöse Ursachen ausgelöst werden kann.

Einige Aspekte der neuen Sepsiskriterien haben Kritik ausgelöst (Marx u. Weigand 2017; Machado et al. 2017). Kritisiert wurde vor allem die Änderung der Kriterien für den septischen Schock, da in den Regionen der Welt, in denen 80% der Menschheit lebt und Infektionen und damit auch Sepsis wesentlich häufiger sind als in den USA und Europa, kaum Zugang zur Laktatbestimmung besteht. Die einzelnen Elemente des qSOFA-Scores sollten Teil jedes Screeningprozesses sein, jedoch nicht der vorgeschlagene Algorithmus, da dieser das Vorliegen von mindestens zwei der drei mit diesem Score erfassten Organdysfunktionen als Voraussetzung für die Erfüllung der Diagnose beinhaltet (Singer et al. 2016). Die Surviving Sepsis Campaign empfiehlt deshalb den klinischen Verantwortlichen vor Ort, in den Krankenhäusern deutlich zu machen, dass sich mit der Einführung der neuen Sepsisdefinitionen der Fokus auf eine möglichst frühzeitige Identifizierung und entsprechenden Therapiebeginn in keiner Weise ändern soll. Die Global Sepsis Alliance rät davon ab, diesen Score in der vorgeschlagenen Form in der klinischen Praxis einzusetzen, solange keine adäquate Validierung vorliegt (Machado et al. 2017). Bisherige Validierungen des qSOFA-Scores zeigen, dass er zur Identifizierung von Sepsispatienten weniger geeignet ist als die SIRS-Kriterien und der MEWS-Score (Modified Early Warning Score, Mellhammar et al. 2016; Churpek et al. 2017). Deshalb sollten die bisher weltweit von allen Qualitätsverbesserungsinitiativen erfolgreich genutzten Kriterien zur Identifizierung von Sepsispatienten, zu denen auch die SIRS-Kriterien

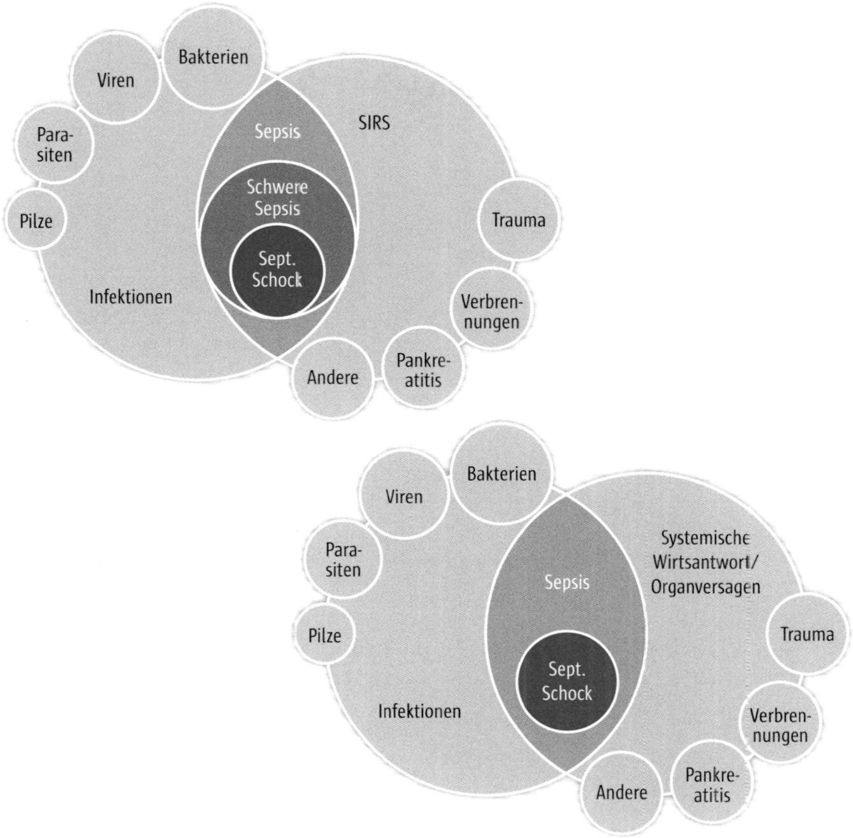

Abb. 1 Vergleich der alten (oben) mit der neuen Sepsisdefinition (unten) (modifiziert nach Weis et al. 2017, mit freundlicher Genehmigung des Deutschen Ärzteverlages)

gehören, weiter genutzt werden. Durch Sepsis-3 bleiben die Kodierungsrichtlinien für Sepsis in Deutschland und international bisher unverändert. Es bleibt abzuwarten, inwieweit sich bei der derzeitigen seitens der WHO in Angriff genommenen Erarbeitung des ICD-11 diesbezügliche Veränderungen ergeben.

8.4 Epidemiologie und Krankheitslast

Weltweit sind schätzungsweise 31 Millionen Menschen von einer Sepsis betroffen. Mit mindestens 6 Millionen Todesfällen ist Sepsis weltweit eine der häufigsten Todesursachen (Fleischmann et al. 2016a). Diese Zahlen sind wahrscheinlich erheblich unterschätzt, weil dieser Schätzung nur Daten aus Ländern mit hohem Einkommen (Europa, USA, Australien) zugrunde liegen. In Ländern mit niedrigem und mittlerem Einkommen, in denen mehr als 80% der Menschheit lebt, treten Infektionen jedoch wesentlich häufiger auf. Die meisten der epidemiologischen Studien zur Sepsis basieren auf administrativen Routinedaten über ICD-Sepsiscodes. Die Kodierhäufigkeit von Sepsis ist aufgrund der unterschiedlichen Erlösrelevanz für die Krankenhäuser in den verschiedenen Ländern sehr unterschiedlich. In Deutschland gehen Haupt- und Nebendiagnosen der stationären Behandlungen zu Abrechnungszwecken in den Datensatz gemäß § 21 Krankenhausentgeltgesetz ein. Mittels der entsprechenden ICD-10-Codes können Sepsisfälle im über das statistische Bundesamt verfügbaren bundesweiten Datensatz (sog. DRG-Statistik) identifiziert werden. Im Jahr 2013 wurden demnach in Deutschland rund 280.000 Menschen mit einer Sepsis im Krankenhaus behandelt, davon 115.000 mit einer schweren Sepsis, das heißt einer Sepsis mit Organversagen (Fleischmann et al. 2016b). Bei dieser schweren Verlaufsform der Sepsis verstarben 44% der Patienten im Krankenhaus. Die Fallzahlen sind mit ca. 1.500 pro 100.000 bei unter Einjährigen und mit ca. 1.400 pro 100.000 in der Altersgruppe zwischen 70 und 80 Jahren besonders hoch. Die Krankenhausletalität nimmt ab dem 40. Lebensjahr nahezu linear zu (Fleischmann et al. 2016b).

Wie auch in vielen anderen Industrieländern lässt sich in Deutschland jährlich ein Anstieg der dokumentierten Sepsisfälle beobachten. Zwischen 2007–2013 betrug die Zunahme jährlich rund 5,7%. Für 2013 ergaben sich 335 Sepsisfälle pro 100.000 Einwohner. Inzwischen wird jedoch immer deutlicher, dass die Analyse ICD-kodierter Sepsisfälle in Routinedaten im Vergleich zur Analyse von Krankenakten zu einer erheblichen Unterschätzung der realen Sepsiszahlen führt. In Schweden zeigte sich in einer populationsbezogenen Analyse, dass nur 15,6% der klinisch als Sepsis diagnostizierten Fälle mit einem ICD-Code für Sepsis kodiert waren (Mellhammar et al. 2016). Hier fanden sich in der klinischen Analyse 687 Fälle schwerer Sepsis pro 100.000 Einwohner (im Vergleich: 138 kodierte Fälle pro 100.000 Einwohner in Deutschland in 2013). Die Sterblichkeit lag bei 19,8%. Auch in den USA ergab eine von den Centers for Disease Control and Prevention finanzierte neue Erhebung über die Entwicklung der Sepsishäufigkeit und Sepsissterblichkeit, die auf elektronischen Krankenakten basierte, dass 5,9% der Krankenhausfälle die Kriterien für eine Sepsis mit Organfunktionsstörungen erfüllten und ein Drittel der im Krankenhaus verstorbenen Patienten wegen einer Sepsis behandelt wurde (Rhee et al. 2017). Allein in den USA schätzen die Autoren die Zahl der schweren Sepsisfälle im Jahr 2014 auf 1,67 Millionen. Dies entspricht einer Sepsisinzidenz von etwa 517 Fällen pro 100.000 Einwohner in den USA. Während die Rate von über elektronische Krankenakten identifizierten Sepsisfällen zwischen 2009 und 2014 stabil bei ca. 6% blieb und der Anteil der im Krankenhaus verstorbenen oder ins Hospiz verlegten Sepsispatienten konstant bei ca. 22% lag, stieg die Rate ICD-kodierter Sepsisfälle von 1,3% auf 2,5% und der Anteil verstorbener oder ins Hospiz verlegter Patienten sank von 38% auf 30%. Dass auch in Deutschland eine erhebliche Unterkodierung der Sepsis im § 21 Datensatz besteht, legt eine monozentrische Validierungsstudie auf Basis von über 1.000 Krankenakten am Universitätsklinikum Jena nahe (Fleischmann et al. 2015).

8.5 Krankenhaussterblichkeit der Sepsis im internationalen Vergleich

Nur in wenigen Industrieländern existieren derzeit auf Basis von Routinedaten, nationalen Sepsisregistern und der Analyse von Krankenakten Zahlen zur Schätzung der Sepsishäufigkeit und Krankenhaussterblichkeit.

Krankenhaussterblichkeit bei Sepsis mit Organversagen im internationalen Vergleich

- Australien: 2000–2012 Rückgang von 35% auf 18,5% basierend auf einer Auswertung eines nationalen Registers, in dem alle auf die Intensivstation aufgenommen Sepsisfälle erfasst wurden (Kaukonen et al. 2015)
- England: 2000–2012 Rückgang von 45,5% auf 32,1% basierend auf einer Auswertung eines nationalen Registers, das die auf der Intensivstation behandelten Sepsisfälle dokumentierte (Shankar-Hari 2016)
- USA: 2009–2014 Rückgang von 39,9% auf 23,2% basierend auf Auswertung von ICD-9-Kodierung in Routinedaten; Im gleichen Zeitraum Veränderung von 22,7% auf 22,2% (nicht signifikant) basierend auf Auswertung elektronischer Krankenakten (Rhee et al. 2017)
- Deutschland: 2003–2013 Rückgang von 47,8% auf 43,6% basierend auf Auswertung von ICD-10-Kodierung in § 21 KHEntgG-Daten; bei der schwersten Verlaufsform, dem septischen Schock, ging die Sterblichkeit lediglich von 62,4% auf 58,8% zurück (Fleischmann et al. 2016b)

Beim Vergleich müssen die Unterschiede der epidemiologischen Methoden berücksichtigt werden. Aufgrund von Unterkodierung führen Auswertungen auf Basis von in Krankenhäusern kodierten ICD-9 bzw. ICD-10-Codes zur Sepsis zu einer erheblichen Unterschätzung der tatsächlichen Sepsiszahlen. Der in einigen Ländern beobachtete jährliche Anstieg der Sepsishäufigkeit in Routinedaten resultiert zum Teil aus einer kontinuierlichen Verbesserung der ICD-Kodierung von Sepsisfällen. Auch in Deutschland wird Sepsis derzeit erheblich unterkodiert, obwohl die Dokumentation von Sepsisfällen erlösrelevant ist. In Zukunft müssen bei Vergleichen bzw. der Beurteilung der Entwicklung der Sepsissterblichkeit über die Zeit und zwischen verschiedenen Institutionen und Regionen gleichzeitig die Entwicklung der dokumentierten Sepsisraten sowie von Markern für das Letalitätsrisiko – etwa anhand kodierter Komorbiditäten – berücksichtigt werden.

8.6 Gründe für eine objektive Zunahme von Infektionen und Sepsis

Die Ausführungen im vorangegangenen Abschnitt legen nahe, dass die beobachteten Anstiege der Sepsisinzidenz in Routinedaten zu einem großen Teil auf geändertes Kodierverhalten in den Krankenhäusern zurückgehen könnten. Zugleich gibt es jedoch auch eine Reihe von Gründen, die dafür sprechen, dass auch die tatsächliche Inzidenz in Deutschland und anderen entwickelten Ländern steigt. Durch die demografische Entwicklung werden in Krankenhäusern entwickelter Nationen immer mehr ältere und multi-morbide Menschen behandelt. In dieser Gruppe nimmt auch die Zahl an Behandlungen zu, die mit einer Schwächung des Immunsystems einhergehen – wie immunsuppressive Maßnahmen bei Erkrankungen aus dem rheumatischen Formenkreis oder nach Transplantationen von Organen und Knochenmark sowie aggressive Chemotherapien. Dies trifft auch auf umfassende operative Eingriffe, Endoprothesen im Rahmen der Orthopädie, Herz- und Gefäßchirurgie und intensivmedizinische Maßnahmen unter Verwendung invasiver Beatmung und anderer Organersatzverfahren zu. Dies erklärt, warum sich die Zahl der Sepsisfälle nach elektiven chirurgischen Eingriffen zwischen 1997 und 2006 verdreifacht hat (Vincent et al. 2006). Die innerhalb der nächsten Jahrzehnte fortschreitende medizinische Entwicklung und der demografische Wandel werden diese Trends weiter verschärfen.

8.7 Direkte und indirekte Kosten

In den USA wurde Sepsis mit 27 Milliarden USD Behandlungskosten als die kostenintensivste Erkrankung im stationären Bereich identifiziert (Torio u. Moore 2016). Die Medienagentur Bloomberg titelte 2017 aus Anlass dieser Zahlen „America Has a $ 27 Billion Sepsis Crisis“. Bei vom Bundesversicherungsamt erhobenen mittleren Leistungsausgaben von 27.500 Euro pro Sepsisfall in 2013 errechnen sich für Deutschland jährliche Gesamtbehandlungskosten von rund 7,7 Milliarden Euro für die stationäre und nachfolgende ambulante Behandlung (Fleischmann et al. 2016b). Die tatsächlichen Sepsiskosten pro Fall sind vermutlich noch erheblich höher. Kostenfaktoren sind die häufigen Rehospitalisierungen und langanhaltende Krankheitsfolgen, zu denen auch Langzeitbeatmung und Dialysepflichtigkeit zählen, sowie langfristige Arbeitsunfähigkeit und Frühberentung. Basierend auf US-amerikanischen Untersuchungen ist bei ca. zwei Drittel der sogenannten chronisch kritisch-kranken Patienten, die meist tracheotomiert sind und oft in ambulanten Einrichtungen behandelt werden, eine Sepsis vorausgegangen. In Deutschland gibt es nach Schätzungen einiger Krankenkassen derzeit ca. 15.000 bis 30.000 tracheotomierte, dauerbeatmete Patienten, auf die Behandlungskosten zwischen 2 und 4 Milliarden Euro pro Jahr entfallen (Osterloh 2016).

8.8 Gravierende Langzeitfolgen und Mängel der Versorgung

Folgeerkrankungen nach Sepsis stellen nationale Gesundheitssysteme vor eine erhebliche Herausforderung. Sie wurden in den USA als *„a hidden healthcare di-*

saster" charakterisiert (Angus 2010). Davon betroffen sind vor allem Patienten mit schwerer Sepsis, die längere Zeit intensivmedizinisch behandelt wurden. In Deutschland kann man pro Jahr von mindestens 65.000 Krankenhausüberlebenden einer schweren Sepsis bzw. eines septischen Schocks ausgehen (Fleischmann et al. 2016b), wobei diese Zahl durch Unterkodierung vermutlich erheblich unterschätzt wird. Mit jährlich wachsenden Betroffenenzahlen ist aufgrund der Zunahme der Inzidenz der Sepsis und der Verbesserung der Akutbehandlung zu rechnen.

Nach einer Sepsis kann es zu zahlreichen körperlichen, seelischen und kognitiven Einschränkungen kommen, die entweder neu auftreten oder durch Verschlechterung vorbestehender Erkrankungen verursacht sind. Diese Folgeerkrankungen können die Alltagsfähigkeiten und die Lebensqualität der Betroffenen erheblich einschränken. Beschrieben wurden u.a. Einschränkungen der Alltagsfunktionalität, kognitive Defizite, Konzentrationsstörungen, „*Critical Illness* Polyneuropathie/Myopathie" verbunden mit Lähmungen der Extremitäten und der Atem- und Schluckmuskulatur, Depression, Angststörungen sowie posttraumatische Belastungsstörungen. Das Risiko funktionaler Einschränkungen ist nach Sepsis gegenüber dem Zustand vor der Sepsis um das 3,3-Fache erhöht. Basierend auf Analysen einer US-amerikanischen Bevölkerungskohorte verdoppelte sich die Anzahl der Überlebenden zwischen 1998 und 2008; drei von vier Langzeitüberlebende (> 3 Jahre) wiesen eine eingeschränkte Funktionalität im Alltag und 17% mittelgradige bis schwere kognitive Störungen auf (Iwashyna et al. 2010). Analysen von Routinedaten zeigen auch ein erhöhtes Risiko, in den Folgejahren zu versterben, unter anderem durch eine Zunahme an kardiovaskulären Ereignissen (Prescott et al. 2016; Ou et al. 2016). Die Langzeitsterblichkeit ist ebenfalls erhöht, wenn die Sepsis nach operativen Eingriffen aufgetreten ist (Ou et al. 2017). In Deutschland wird für die bessere Quantifizierung von Folgeerkrankungen derzeit durch das Integrierte Forschungs- und Behandlungszentrum Center for Sepsis Control & Care (CSCC) am Universitätsklinikum Jena eine Langzeituntersuchung von Sepsisüberlebenden durchgeführt (Mitteldeutsche Sepsis Kohorte [MSC] [Scherag et al. 2017]).

Das Ausmaß der ambulanten Versorgungsleistungen und Erfahrung und Ausbildung der Fach- und Hausärzte sowie Therapeuten zur Behandlung der komplexen Sepsisfolgen ist unbekannt. Integrierte Konzepte für die gezielte, frühzeitige und umfassende Rehabilitation und Nachsorge fehlen bisher aufgrund des Mangels an Wissen über Sepsisfolgen. Selbst für bekannte und häufige Langzeitsymptome wie kognitive Funktionseinschränkungen fehlen konkrete, sepsisspezifische Rehabilitationsangebote (s. unten „Epidemiologie und Versorgung der Sepsisfolgen"). Sofern Sepsisüberlebende in Rehabilitationseinrichtungen behandelt werden, geschieht dies meist in Einrichtungen, die auf die Behandlung spezieller Organsysteme und Krankheitsfolgen von z.B. Herzinfarkt, Schlaganfall oder schweren Traumata spezialisiert sind. Dies trägt zur Schwierigkeit, geeignete Rehabilitationseinrichtungen zu finden und zur Unzufriedenheit der Betroffenen mit den bestehenden Versorgungsleistungen bei. Überlebende mit einer chronisch kritischen Erkrankung – vor allem tracheotomierte Patienten mit Langzeitbeatmung und 24-stündiger Intensivüberwachungspflicht – werden oft keiner Rehabilitation oder adäquaten Entwöhnung von der Beatmung zugeführt, sondern unter hohen Kosten ambulant in wohngemeinschaftsähnlichen Einrichtungen zur „außerklinischen Beatmung" behandelt. In einem Positionspapier von mit Langzeitbeatmung besonders befassten Fachgesellschaften werden Zweifel an der Eignung dieser Einrichtungen zur kurativen Behandlung von Patienten nach Langzeit-Intensivtherapie zum Ausdruck gebracht, da die fachärztliche Kompetenz und Präsenz nicht gegeben ist (DIGAB et al. 2017).

Epidemiologie und Versorgung der Sepsisfolgen

- Pro Jahr überleben mindestens 65.000 Patienten in Deutschland die stationäre Behandlung einer Sepsis mit Organversagen.
- Über die Häufigkeit, Verteilung und Versorgung der Sepsisfolgen in Deutschland ist wenig bekannt.
- Daten aus anderen Ländern legen nahe, dass Überlebende häufig unter komplexen psychischen und körperlichen Folgeerkrankungen leiden, die die Alltagsfähigkeiten und Lebensqualität erheblich einschränken.
- Gezielte Rehabilitations- und Nachsorgekonzepte fehlen.
- Vermutlich entstehen hohe Gesundheitskosten durch stationäre Wiederaufnahmen und Pflegebedürftigkeit einschl. 24-Stunden-Intensivpflege.

8.9 Öffentliche Wahrnehmung der Krankheitslast

Bis Ende der neunziger Jahre fand das Thema Sepsis national und international weder im Bereich des Gesundheitswesens noch in der Öffentlichkeit Beachtung. Laien, aber auch Entscheidungsträgern in der Politik und im Gesundheitswesen war der Begriff Sepsis kaum bekannt oder wurde als „Blutvergiftung" nur unzureichend verstanden. Nach wie vor taucht in der Gesundheitsberichterstattung des Bundes der Begriff Sepsis nicht auf. Dies gilt auch für den *Global Burden of Disease Report* der WHO bzw. der Weltbank, in dem ausschließlich die neonatale Sepsis erfasst wird. Die Ursache für die mangelnde Wahrnehmung und erhebliche Unterschätzung des Problems war, dass es bis Ende der neunziger Jahre für Sepsis und Sepsispatienten keinerlei Lobby gab. Erst Anfang 2001 wurde in Deutschland die Deutsche Sepsisgesellschaft und mit Förderung des BMBF das Kompetenznetzwerk für klinische Sepsisstudien (SepNet) gegründet. International wurde 2002 die Surviving Sepsis Campaign initiiert. Damit wurden in einigen Ländern die finanziellen Voraussetzungen für erste Erhebungen zur Epidemiologie der Sepsis geschaffen und die Erarbeitung von nationalen und internationalen Behandlungsempfehlungen angeregt (Reinhart et al. 2010; Dellinger et al. 2012). Erst durch die im Wesentlichen von Intensivmedizinern vorangetriebene klinische und epidemiologische Sepsisforschung wurden die Dimension der Krankheitslast und die Notwendigkeit, dass Sepsis als Notfall behandelt werden muss, immer deutlicher. Jede Stunde Verzögerung bei der Diagnose und Einleitung weiterführender evidenzbasierter diagnostischer und therapeutischer Maßnahmen erhöht die Sterblichkeit (Bloos et al. 2017; Seymour et al. 2017).

8.10 Notfall Sepsis erkennen und behandeln

Um Sepsis frühzeitig zu erkennen, ist es notwendig, die oft unspezifischen Frühzeichen zu kennen und bis zum Beweis des Gegenteils davon auszugehen, dass eine Infektion bzw. eine Sepsis vorliegen könnte.

Die in Abbildung 2 dargestellten Diagnose- und Handlungsalgorithmen für Ärzte und Pflegekräfte auf Normalstationen und in Notaufnahmen haben sich im Rahmen von Qualitätsinitiativen zur Sepsisfrüherkennung wie der „Sepsis Kills“-Initiative (Burrell et al. 2016) sehr bewährt.

Das Vorliegen von mindestens zwei der in Abbildung 2 dargestellten klinischen Warnsymptome (hellgrau) muss den Verdacht auf eine mögliche Sepsis auslösen. Liegen gleichzeitig ein oder mehrere „rote Kriterien“ (hier dunkelgrün dargestellt) vor, ist eine Sepsis wahrscheinlich. Dies sollte zu den in der rechten Säule genannten Notfallbehandlungsmaßnamen führen. Anderenfalls sind die in der linken bzw. mittleren Säule angeführten Beobachtungs- bzw. Untersuchungsmaßnahmen angezeigt. Die beim Vorliegen einer schweren Sepsis bzw. einem septischem Schock notwendigen zeitkritischen Behandlungsmaßnahmen ergeben sich aus der in Abbildung 3 dargestellten Checkliste, die vor allem in angelsächsischen Ländern häufig verwendet wird.

8.11 Effektivität qualitätsverbessernder Maßnahmen

Aus einer ganzen Reihe von Ländern, Regionen und Krankenhausverbünden liegen beeindruckende Ergebnisse von Qualitätsverbesserungsinitiativen vor. Inzwischen belegen auch Meta-Analysen, dass es mit der Fokussierung auf das Thema Sepsis und der Implementierung evidenzbasierter Diagnose- und Behandlungsalgorithmen gelingen kann, die Sepsissterblichkeit deutlich zu senken (Damiani et al. 2015). Als jüngstes Beispiel hat die Einführung von verpflichtenden Checklisten und Protokollen zur Sepsisdiagnose für alle Krankenhäuser im Staat New York bestätigt, dass eine rasche erste Antibiotikagabe und die Compliance mit sog. Diagnose- und Behandlungs-„Bündeln“ die Überlebensrate stark verbessert (Seymour et al. 2017).

Verstärkte Öffentlichkeitsarbeit, das politische Engagement von Überlebenden oder Familienangehörigen, die durch Fehldiagnosen mit Todesfolge oder

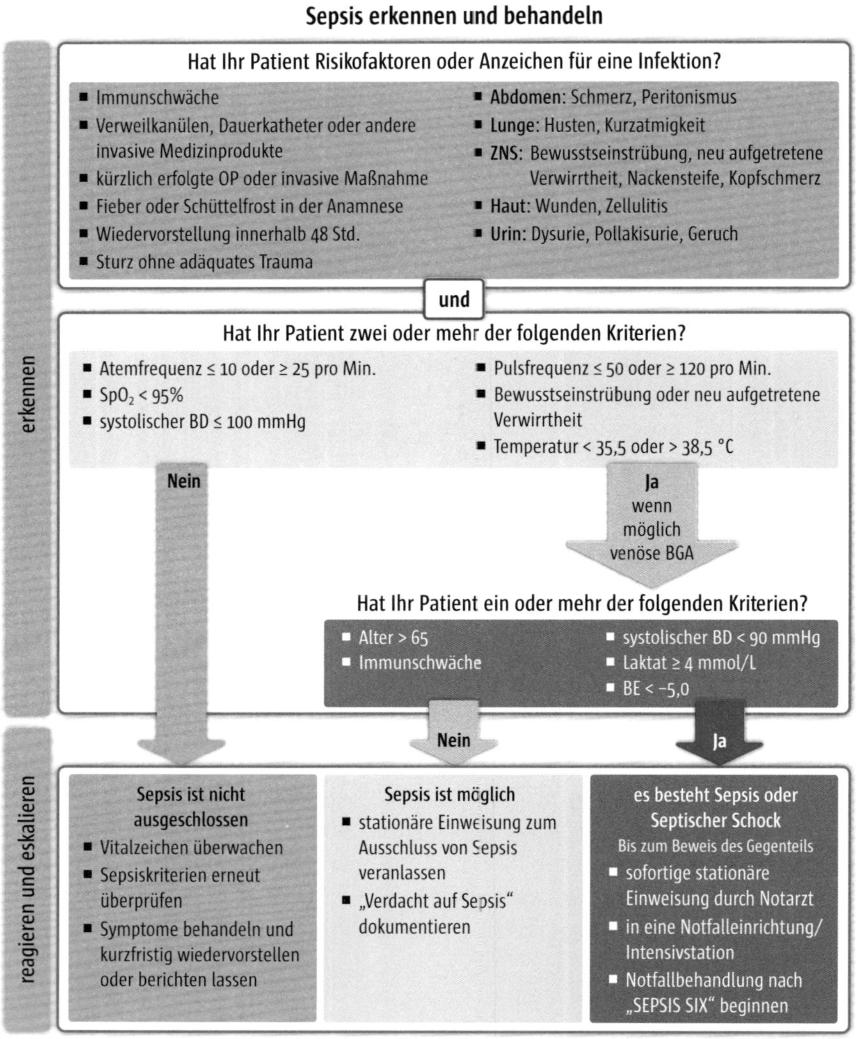

Abb. 2 Sepsis erkennen und behandeln. Diagnose- und Handlungsalgorithmen für das ambulante Setting (modifiziert nach Burrell et al. 2017)

schwere Folgeschäden betroffen waren, sowie globale Initiativen wie die „World Sepsis Day“-Bewegung (UK Sepsis Trust; Sepsis Stiftung; Deutsche Sepsis-Hilfe; GSA Global Sepsis Alliance; The Rory Staunton Foundation for Sepsis Prevention) haben in einigen Ländern zu einer verbesserten Aufmerksamkeit für Sepsis geführt. In diesen Ländern wurden dadurch systematische Erhebungen veranlasst, die zur Aufdeckung von Schwächen in der Qualität der Sepsisversorgung geführt haben. In **Großbritannien** veröffentlichte 2013 der *„Parliamentary and Health Service Ombudsman (PHSO)“* unter dem Titel *„Time to Act“* einen ersten Bericht über verbreitete Defizite: a) fehlende Erkennung der

Schwere Sepsis: Sterblichkeit > 40% Sepsis ist ein Notfall!	Diagnosezeitpunkt: ____________	Maßnahmen unten in bis zu 1 Std. erledigen

			Wann erledigt	Grund für Nichterledigung
1	100% O_2	15/L über Sauerstoffmaske falls keine KI (z.B. chronische CO_2 Retention)		
2	i.v. Flüssigkeits-Bolus	500–1.000 ml Ringer, mehr falls syst. BD > 90 oder Laktat > 4 (ggf. 1.500–2.000 ml)		
3	Blutkulturen	nach Standard; Kulturen von anderen Foci falls klinisch angezeigt (Sputum, Wundabstrich etc.)		
4	i.v. Breitband-antibiose	nach Standard; Dokumentieren („muss verabreicht sein bis ____ Uhrzeit"); Pflege informieren. Zeitverzug erhöht Sterblichkeit.		
5	Laktat und weiteres Labor	Laktat venös oder arteriell; außerdem gr. BB, Harnstoff, E'lyte, Leberwerte, Gerinnung (INR, APTT), Glucose falls noch nicht bestimmt		
6	Urin-ausscheidung messen	UK erwägen. Urinausscheidung stündlich messen. Urin-Stix u. einsenden Flüssigkeitsbilanz JA ☐ / NEIN ☐ Katheter JA ☐ / NEIN ☐		
Stationäre Einweisung durch Notarzt in geeignete Einrichtung mit Intensivstation veranlassen				

Abb. 3 Checkliste für Erstmaßnahmen – „Sepsis Six" (Daniels et al. 2011)

Schwere der Erkrankung, b) inadäquate initiale Therapie mit Flüssigkeit und Antibiotika, c) verzögerte operative Sanierung des Infektionsherdes, d) verzögerte Hinzuziehung von fachärztlicher Kompetenz. Eine Kommission des *National Health Service* legte 2015 den Report *„Just Say Sepsis"* vor, der auf der Basis der systematischen Analyse von über 800 Sepsisfällen zu dem Schluss kam, dass Sepsis ein Hauptfaktor für vermeidbare Todesfälle im Krankenhaus darstellt. Der Report stützte diese Aussage auf die Beobachtung, dass Sepsis in bis zu 50% der Fälle nicht rechtzeitig erkannt und deshalb nicht rechtzeitig mit Antibiotika und intensivmedizinischen bzw. operativen Maßnahmen behandelt wurde. Eine weitere Schlussfolgerung der Verfasser dieses Berichtes war, dass Sepsis wie ein Herzinfarkt als Notfall behandelt werden müsse (NCEPOD 2015). Auf Basis dieser Untersuchungen wurde geschlussfolgert, dass in Großbritannien jährlich geschätzt 11.000 der ca. 32.000 Todesfälle vermeidbar seien. Diese Fakten und der Druck der Öffentlichkeit nach dem vermeidbaren Todesfall eines dreijährigen Jungen veranlassten den englischen Gesundheitsminister 2016 dazu, vor dem *House of Parliament* Defizite im Bereich der Versorgung von Sepsispatienten in Großbritannien einzuräumen. Dies führte dazu, dass die Qualität der Sepsisbehandlung in die Vorgaben *„Commissioning for Quality and Innovation (CQUIN)"* des NHS England für 2016/17 aufgenommen wurde, in denen die nationalen Ziele für die Verbesserung der Gesundheitsversorgung in Großbritannien dargelegt sind.

In den **USA** hat nach dem vermeidbaren Todesfall eines 12-jährigen Jungen der Gouverneur des Staates New York 2013 für alle Krankenhäuser des Staates Richtlinien verfügt, die effektive Maßnahmen zur Vermeidung von Fehldiagnosen und zur Durchführung der Therapie auf Basis evidenzbasierter Empfehlungen enthalten (State New York Department of Health 2013). 2015 wurde mit Unterstützung der *Agency for Healthcare Research and Quality* die Häufigkeit der postoperativen Sepsis für alle Medicare Krankenhäuser in den USA zu einem verbindlichen, erlösrelevanten Qualitätsindikator. Dies bedeutet auch, dass in allen Häuser die Compliance mit den sogenannten *„Sepsis bundles"* inklusive der *„door to antibiotic time"* systematisch dokumentiert und regelmäßig berichtet werden muss. Das *Center for Disease Control and Prevention* hat 2016 eine breit angelegte und mit ca. 7 Millionen USD ausgestattete Informations-Kampagne zu Sepsis für Gesundheitsdienstleister und Laien gestartet und eine Studie zur Epidemiologie der Sepsis in den USA finanziert (Rhee et al. 2017).

In **Australien** hat die *Clinical Excellence Commission* des Staates New South Wales im Rahmen der Auswertung der dort für alle 99 Krankenhäuser dieses Staates verpflichtenden *„critical incidence reportings"* ebenfalls Sepsis als den Hauptverursacher vermeidbarer Todesfälle identifiziert und die Ergebnisse in einem *„Clinical Focus Report"* zusammengefasst (Clinical Excellence Commission 2012). Auch in diesem Report wurden die inadäquate initiale Therapie mit Flüssigkeit und Antibiotika, die verzögerte operative Sanierung des Sepsisherds, die verzögerte Hinzuziehung von fachärztlicher Kompetenz und auch strukturelle Defizite, wie unzulängliche Verlegungspraktiken von Normalstation auf Intensivstation und Verzögerungen bei der Durchführung der notwendigen diagnostischen Untersuchungen, als lebensbedrohliche Mängel identifiziert. Die Ergebnisse dieser Erhebung waren in New South Wales Anlass für die Qualitätsinitiative *„Sepsis Kills"*, die zu einer Reduzierung der Sterblichkeit von 19,3 auf 15% bei über die Notaufnahme aufgenommene Patienten mit Sepsis führte (Burrell et al. 2016).

8.12 Qualitätsverbesserung in Deutschland

In Deutschland ist es im Rahmen eines vom BMBF geförderten prospektiven Qualitätsverbesserungsprojekts, der sogenannten MEDUSA-Studie, an dem sich 40 Krankenhäuser aller Versorgungsstufen beteiligten und in das innerhalb von 3 Jahren über 4.000 Patienten mit schwerer Sepsis eingeschlossen wurden, nicht gelungen, die Zeit bis zur Diagnosestellung und zum Therapiebeginn bei Sepsispatienten zu verkürzen. Trotz der Etablierung lokaler interdisziplinärer *Change-Teams* in den beteiligten Krankenhäusern und weiterer unterstützender Maßnahmen seitens des Studienkoordinationszentrums ließ sich die Zahl der Patienten, die innerhalb der ersten Stunde nach Sepsisdiagnose mit Antibiotika behandelt wurden, nicht steigern. Dies erklärt, warum die Sterblichkeit unverändert blieb (Bloos et al. 2017). In einer Befragung nannten Change-Team-Mitglieder in den beteiligten Krankenhäusern vor allem fehlende Zeit und Ressourcen sowie mangelnde krankenhausweite Einflussmöglichkeiten und mangelnde Beteiligung wichtiger Fachbereiche außerhalb der Intensivmedizin – wie Notaufnahmen und operative und internistische Normalstationen – als Gründe für das Scheitern der Intervention. Diese Ergebnisse zeigen, dass eine Qualitätsverbesserung der Sepsisversorgung von den Vorständen der Krankenhäuser ausgehen und mit ausreichend Ressourcen unterstützt werden muss.

Am Universitätsklinikum Greifswald konnte so durch ein systematisches Qualitätsmanagement die 90-Tage-Sterblichkeit bei Sepsis mit Organversagen von 60,9% im Jahr 2008 auf 45% im Jahr 2013 verringert werden (Scheer et al. 2017). Entscheidende Lehren aus dieser und anderen erfolgreichen Qualitätsinitiativen sind nachfolgend aufgeführt.

Voraussetzungen für erfolgreiche Qualitätsverbesserung der Sepsisversorgung

- volle Unterstützung durch die Krankenhausleitung und das zentrale Qualitätsmanagement
- Priorisierung des Projekts für alle relevanten Bereiche des Krankenhauses d.h. Notaufnahme, Normalstationen, OP-Bereiche, Intensivstationen, Hygiene, Mikrobiologie, Labor, Apotheke
- Bereitschaft zur abteilungs- und berufsgruppenübergreifenden Kooperation
- Schaffung von lokalen Projektgruppen bzw. Change-Teams mit Einbeziehung aller relevanten Berufsgruppen – und hier vor allem der Pflegekräfte – sowie Engagement eines berufsgruppenübergreifend anerkannten Change-Team-Leiters
- Vorhandensein bzw. Bereitstellung der zeitlichen und finanziellen Ressourcen für Qualitätsmanagement sowie interne und externe Fortbildung
- Entwicklung geeigneter Konzepte zur Dokumentation der Entwicklung der Sepsishäufigkeit und -sterblichkeit sowie zeitnahes Feedback von Qualitätsindikatoren der Behandlung
- Kooperation in Qualitätsbündnissen innerhalb von Krankenhausverbünden oder auf regionaler, nationaler oder internationaler Ebene einschließlich der Teilnahme an Benchmark-Projekten und Peer-Review-Verfahren

8.13 Das Deutsche Qualitätsbündnis Sepsis („ICOSMOS“)

Ein Grund für das Scheitern der MEDUSA-Studie war, dass es mit diesem primär von Intensivmedizinern getriebenen „Bottom-up“-Ansatz nicht gelungen ist, alle notwendigen Akteure im Krankenhaus für eine Beteiligung an Qualitätsmaßnahmen zu gewinnen. Auf Basis der Lehren aus dem Projekt wurde das Deutsche Qualitätsbündnis Sepsis (DQS) zur Verbesserung der Sepsisfrüherkennung und evidenzbasierten Sepsisbehandlung im Krankenhaus initiiert (http://www.icosmos.uniklinikum-jena.de). Voraussetzung für die Teilnahme am Deutschen Qualitätsbündnis Sepsis ist das vertragliche Commitment der Vorstände der beteiligten Häuser und die Beteiligung an den Projektkosten mit einem jährlichen Mitgliedsbeitrag. Seit 2015 haben sich über 70 Krankenhäuser, darunter 18 Universitätskliniken, auf freiwilliger Basis zu diesem Nachfolgeprojekt der MEDUSA-Studie zusammengeschlossen. Im DQS werden die Mitgliedshäuser über jährliche Mitgliedsversammlungen sowie die Wahl eines Steering-Committees an allen wichtigen Entscheidungen beteiligt. Die Initialphase dieses Projektes von 2015–2018 wird vom BMBF gefördert und ist als wissenschaftliches Projekt unter dem Akronym ICOSMOS (quality Improvement in infection COntrol and Sepsis management in MOdel regionS) am Integrierten Forschungs- und Behandlungszentrum Sepsis und Sepsisfolgen – Center for Sepsis Control and Care (CSCC) des Universitätsklinikums Jena angesiedelt. Der Hauptqualitätsindikator der Sepsisbehandlung ist die risikoadjustierte Krankenhausletalität der Fälle mit schwerer Sepsis oder septischem Schock. Zur Identifikation der Sepsisfälle und Erfassung der Letalität und von patientenbezogenen Risikofaktoren der Letalität werden Datensätze gemäß § 21 KHEntgG verwendet, die in jedem deutschen Krankenhaus mit geringstem Aufwand aus dem Krankenhausinformationssystem exportiert werden können. Hierbei folgt das DQS dem Vorbild der Initiative Qualitätsmedizin, die dieses Prinzip erfolgreich seit 2008 anwendet. Da die Vergleiche der unadjustierten Krankenhausletalität zwischen Häusern durch den unterschiedlichen Case-Mix verzerrt werden würden, kommt ein komplexes statistisches Modell für die Risikoadjustierung zum Einsatz, in das u.a. Alter, Aufnahmeanlass, Komorbiditäten und Fokus der Infektion eingehen. Dies ist gegenüber dem bisherigen Ansatz der Initiative Qualitätsmedizin eine Innovation. Die Daten gemäß § 21 KHEntgG werden durch die Krankenhäuser pseudonymisiert und an einen externen Dienstleister übergeben, der nach Vorgaben der Studienzentrale quartalsweise Qualitätsberichte für die Krankenhäuser erstellt. Aufgrund dieses Ansatzes wird es den Häusern ermöglicht, ohne zusätzlichen Dokumentationsaufwand regelmäßig ihre risikoadaptierte Sepsissterblichkeit mit dem bundesdeutschen Durchschnitt und den anderen beteiligten Häusern zu vergleichen. Abbildung 4 verdeutlicht, dass es in der risikoadjustierten Sepsisletalität erhebliche Unterschiede zwischen den beteiligten Häusern gibt. Die Qualitätsberichte ermöglichen außerdem die Betrachtung der risikoadjustierten Letalität für einzelne Fachabteilungen in den Häusern sowie die systematische Auswahl auffälliger Einzelfälle für nachfolgende tiefergehende Analysen. Auffällig sind u.a. Fälle, die trotz eines aus dem Risikomodell vorhergesagten niedrigen Letalitätsrisikos im Krankenhaus verstorben sind. Diese Fälle können durch Aktenanalysen und den interdisziplinären Dialog zwischen den relevanten beteiligten Fachdisziplinen Aufschluss über mögliche Versorgungsmängel geben.

Neben den Qualitätsberichten bietet die Studienzentrale und das *Steering Committee* des DQS den Mitgliedshäusern Unterstützung und Beratung bei der Im-

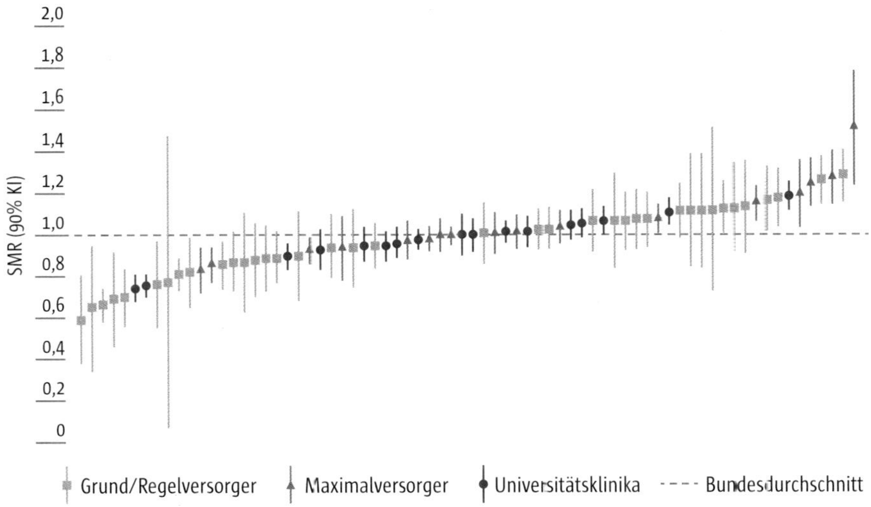

Abb. 4 Verteilung der risikoadjustierten Letalität für Fälle mit schwerer Sepsis oder septischem Schock für die Häuser des Deutschen Qualitätsbündnisses Sepsis im Jahr 2016. Dargestellt ist die Standardized Mortality Ratio (SMR), der Quotient aus beobachteter Letalität zu erwarteter Letalität mit 90% Konfidenzintervall (KI); Werte über 1 deuten auf eine Letalität hin, die über der auf Basis von patientenbezogenen Risikofaktoren zu erwartenden Letalität liegt.

plementierung von Qualitätsverbesserungen und Fortbildungsmaßnahmen. Darüber hinaus besteht das Angebot für Peer-Review-Verfahren vor Ort. Die Erfahrungen und Entwicklungen aus diesem Modellprojekt können zur Entwicklung von bundesweit gültigen Qualitätsindikatoren für die Sepsis herangezogen werden.

8.14 Schlussfolgerungen und Ausblick

Die große Gefährdung von Menschen aller Altersgruppen und die erhebliche gesundheitsökonomische Belastung des Gesundheitssystems durch Sepsis und ihre Folgen werden nach wie vor unterschätzt. Dringend erforderlich sind konzertierte Maßnahmen, die zur Verbesserung der Aufklärung von Laien und allen relevanten Akteuren im Gesundheitswesen führen. Dies gilt insbesondere für die Möglichkeiten der Vorbeugung, Vermeidung und Früherkennung von Infektionen und Sepsis. Wie die WHO-Resolution zur Sepsis nahelegt, ist ein Nationaler Sepsisplan für Deutschland dringend erforderlich. Der Nationale Sepsisplan sollte folgende Maßnahmen beinhalten:

- breite gesundheitliche Aufklärungskampagnen für die Öffentlichkeit und Patienten durch die Bundeszentrale für gesundheitliche Aufklärung und andere wichtige Akteure und Organe des Gesundheitswesens

- verbindliche Implementierung von Vorbeugungs- und Früherkennungsstrategien im ambulanten und stationären Bereich
- Schulung für den sachgemäßen Einsatz von Antibiotika
- Ausbau und Zertifizierung der Behandlungsangebote für Patienten mit Sepsisfolgen

Unter der Schirmherrschaft des Aktionsbündnisses Patientensicherheit haben deshalb die Initiatoren des ersten Memorandums für einen solchen Plan diese Forderung an das Bundesministerium für Gesundheit aktualisiert. Ermutigend ist der freiwillige Zusammenschluss zahlreicher Krankenhäuser im Deutschen Qualitätsbündnis Sepsis sowie das gestiegene Interesse von Vertretern der Patientenseite im Gemeinsamen Bundesausschuss und anderer wichtiger Organe der Selbstverwaltung im Gesundheitswesen für die Aufklärung und Qualitätsverbesserung. Ein Nationaler Sepsisplan und die verbindliche Einführung von planungsrelevanten Qualitätsindikatoren für Sepsis durch den G-BA würden einen erheblichen Beitrag zur Senkung der Sepsiszahlen und der Sepsissterblichkeit sowie zur Verbesserung der Qualität der stationären und poststationären Versorgung der zahlreichen Betroffenen leisten.

Literatur

Angus DC (2010) The lingering consequences of sepsis: A hidden public health disaster? JAMA 304(16), 1833–1834

Bloos F et al. (2017) Effect of a multifaceted educational intervention for anti-infectious measures on sepsis mortality: a cluster randomized trial. Intensive Care Med

Burrell AR et al. (2016) SEPSIS KILLS: early intervention saves lives. Med J Aust 204(2), 73 e1–7

Churpek MM et al. (2017) Quick Sepsis-related Organ Failure Assessment, Systemic Inflammatory Response Syndrome, and Early Warning Scores for Detecting Clinical Deterioration in Infected Patients outside the Intensive Care Unit. American Journal of Respiratory and Critical Care Medicine 195(7), 906–911

Clinical Exellence Commission (2012) CLINICAL FOCUS REPORT: Recognition and Management of Sepsis. URL: http://www.cec.health.nsw.gov.au/__data/assets/pdf_file/0004/259375/patient-safety-report-sepsis-2012.pdf (abgerufen am 26.09.2017)

Damiani E et al. (2015) Effect of performance improvement programs on compliance with sepsis bundles and mortality: a systematic review and meta-analysis of observational studies. PLoS One 10(5), e0125827

Daniels R et al. (2011) The sepsis six and the severe sepsis resuscitation bundle: a prospective observational cohort study. Emerg Med J 28(6), 507–12

Dellinger RP et al. (2013) Surviving sepsis campaign: international guidelines for management of severe sepsis and septic shock: 2012. Crit Care Med 41(2), 580–637

Deutsche Sepsis-Hilfe. URL: http://www.sepsis-hilfe.org/ (abgerufen am 26.09.2017)

DIGAB Deutsche Interdisziplinäre Gesellschaft für Außerklinische Beatmung et al. (2017) Positionspapier zur aufwendigen ambulanten Versorgung tracheotomierter Patienten mit und ohne Beatmung nach Langzeit-Intensivtherapie (sogenannte ambulante Intensivpflege). Pneumologie 71, 204–206

Fleischmann C et al. (2016a) Assessment of Global Incidence and Mortality of Hospital-treated Sepsis. Current Estimates and Limitations. Am J Respir Crit Care Med 193(3), 259–72

Fleischmann C et al. (2016b) Hospital Incidence and Mortality Rates of Sepsis. Dtsch Arztebl Int 113(10), 159–66

Fleischmann C et al. (2015) Validation of ICD code abstraction strategies for sepsis in administrative data. Infection 43 Suppl 1, 1–73

GSA Global Sepsis Alliance. URL: global-sepsis-alliance.org

Iwashyna TJ et al. (2010) Long-term cognitive impairment and functional disability among survivors of severe sepsis. JAMA 304(16), 1787–94

Kaukonen KM et al. (2015) Systemic Inflammatory Response Syndrome Criteria in Defining Severe Sepsis. N Engl J Med 372(17), 1629–38

Machado FR et al. (2017) Sepsis 3 from the perspective of clinicians and quality improvement initiatives. J Crit Care

Marx G, Weigand M (2017) Sepsis-3: Zweifel an der Überlegenheit der neuen Definition. Dtsch Arztebl Int 114(29–30), A-1429/B-1201/C-1175

Mellhammar L et al. (2016) Sepsis Incidence: A Population-Based Study. Open Forum Infect Dis 3(4), ofw207

NCEPOD (2015) National Confidential Enquiry into Patient Outcome and Death. „Just say Sepsis". URL: http://www.ncepod.org.uk/2015sepsis.html (abgerufen am 26.09.2017)

Osterloh F (2016) Tracheotomierte Patienten: Intensivpatienten beim Hausarzt. Dtsch Arztebl Int 113(33–34), A1423–11484

Ou L et al. (2017) The impact of post-operative sepsis on mortality after hospital discharge among elective surgical patients: a population-based cohort study. Crit Care 21(1), 34

Ou SM et al. (2016) Long-Term Mortality and Major Adverse Cardiovascular Events in Sepsis Survivors. A Nationwide Population-based Study. Am J Respir Crit Care Med 194(2), 209–17

Prescott HC et al. (2016) Late mortality after sepsis: propensity matched cohort study. BMJ 353, i2375

Reinhart K et al. (2010) Prevention, diagnosis, therapy and follow-up care of sepsis: 1st revision of S-2k guidelines of the German Sepsis Society (Deutsche Sepsis-Gesellschaft e.V. [DSG]) and the German Interdisciplinary Association of Intensive Care and Emergency Medicine (Deutsche Interdisziplinare Vereinigung fur Intensiv- und Notfallmedizin [DIVI]). Ger Med Sci 8, Doc14

Rhee C et al. (2017) Estimating The National Burden Of Sepsis Using Clinical Data. Am J Respir Crit Care Med 195, A5010

Scheer CS et al. (2017) Quality Improvement Initiative for Severe Sepsis and Septic Shock Reduces 90-Day Mortality: A 7.5-Year Observational Study. Crit Care Med 45(2), 241–252

Scherag A et al. (2017) A patient cohort on long-term sequelae of sepsis survivors – the Mid-German Sepsis Cohort (MSC) study protocol. BMJ Open (in press)

Sepsis Stiftung. URL: http://www.sepsis-stiftung.eu/ (abgerufen am 26.09.2017)

Seymour CW et al. (2017) Time to Treatment and Mortality during Mandated Emergency Care for Sepsis. N Engl J Med 376(23), 2235–2244

Shankar-Hari M, Harrison DA, Rowan KM (2016) Differences in Impact of Definitional Elements on Mortality Precludes International Comparisons of Sepsis Epidemiology-A Cohort Study Illustrating the Need for Standardized Reporting. Crit Care Med

Singer M et al. (2016) The Third International Consensus Definitions for Sepsis and Septic Shock (Sepsis-3). JAMA 315(8), 801–10

State New York Department of Health. Sepsis Regulations: Guidance Document 405.4 2013. URL https://www.health.ny.gov/regulations/public_health_law/section/405/ (abgerufen am 26.09.2017)

The Rory Staunton Foundation for Sepsis Prevention. URL: https://rorystauntonfoundationforsepsis.org/ (abgerufen am 26.09.2017)

Torio CM, Moore BJ (2016) National Inpatient Hospital Costs: The Most Expensive Conditions by Payer, 2013: Statistical Brief #204. In: Healthcare Cost and Utilization Project (HCUP) Statistical Briefs. 2016: Rockville (MD)

UK Sepsis Trust. URL: http://sepsistrust.org/ (abgerufen am 26.09.2017)

Vincent JL et al. (2006) Sepsis in European intensive care units: results of the SOAP study. Crit Care Med 34(2), 344–53

Weis S et al. (2017) Sepsis 2017: Eine neue Definition führt zu neuen Konzepten. Dtsch Arztebl Int 114(29–30), A-1424/B-1196/C-1170

World Health Organisation Executive Board (EB140/12). Improving the prevention, diagnosis and clinical management of sepsis. 2017 [2017/06/20]. URL: http://apps.who.int/gb/ebwha/pdf_files/EB140/B140_12-en.pdf (abgerufen am 26.09.2017)

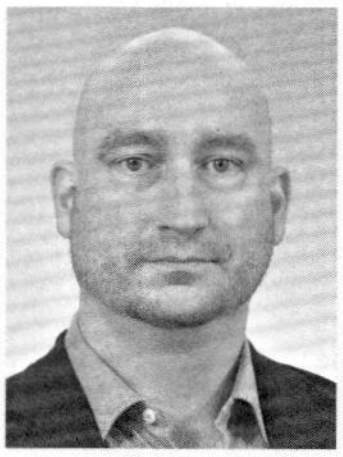

Dr. med. Hendrik Rüddel, DESA

Oberarzt der Klinik für Anästhesiologie und Intensivmedizin, Universitätsklinikum Jena, mit Tätigkeitsschwerpunkt Intensivmedizin. Projektkoordinator des „Deutschen Qualitätsbündnis Sepsis" des Integrierten Forschungs- und Behandlungszentrums „Center for Sepsis Control and Care (CSCC)", Universitätsklinikum Jena. Forschungsschwerpunkte: Qualitätsverbesserungen, Patientensicherheit, Versorgungsforschung.

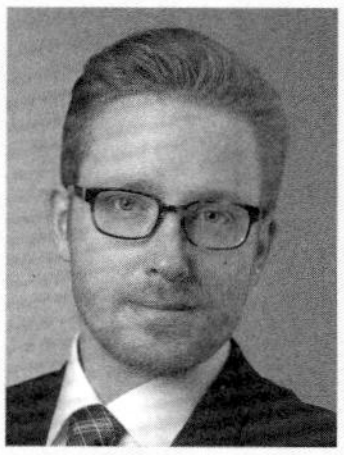

Dipl.-Psych. Daniel Schwarzkopf

Wissenschaftlicher Mitarbeiter am Center for Sepsis Control and Care seit 2010. Forschungsschwerpunkte: End-of-Life Care, Burn-out, interprofessionelle Zusammenarbeit, Qualitätsmessung mit Routinedaten, Methoden und Kontextbedingungen für Qualitätsverbesserung im Krankenhaus.

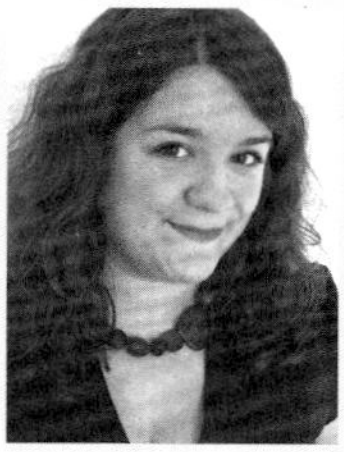

Dr. med. Carolin Fleischmann

Carolin Fleischmann ist wissenschaftliche Mitarbeiterin am Center for Sepsis Control and Care (CSCC) und Ärztin in Weiterbildung im Zentrum für Notfallmedizin des Universitätsklinikums Jena.

Forschungsschwerpunkte: Sepsisepidemiologie, Routinedatenanalysen, Sepsisfolgen.

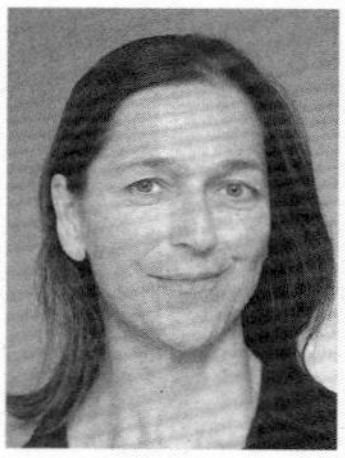

PD Dr. med. Christiane S. Hartog

Christiane S. Hartog ist wissenschaftliche Mitarbeiterin des Center for Sepsis Control and Care (CSCC) des Universitätsklinikums Jena und klinische Studienleiterin der Mitteldeutschen Sepsiskohorte.

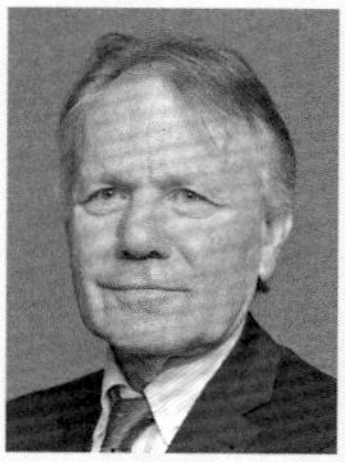

Prof. Dr. med. Konrad A. Reinhart

1993–2016 Direktor der Klinik für Anästhesiologie und Intensivmedizin an der Friedrich-Schiller-Universität Jena. Seit 2016 Senior Professor und Initiator und Co-Program Chair 1st World Sepsis Congress.

1969–1975 Medizinstudium in München und Berlin, anschließend Habilitation. Nach einem Aufenthalt als Visiting Associate Professor am Department of Physiology and Biophysics an der University of Alabama in Birmingham, USA 1989 Verleihung einer außerplanmäßigen Professur durch die FU Berlin.

Seit 2010 Chairman der Global Sepsis Alliance (GSA), außerdem Mitglied der Leopoldina – Nationale Akademie der Wissenschaften und Initiator und Koordinator des World Sepsis Day. Seit 2012 ist Konrad Reinhart Vorsitzender der Sepsis-Stiftung.

9 Herzinsuffizienz – Aspekte der Sektoren-übergreifenden Versorgung

Jan Hendrik Oltrogge, Hans-Otto Wagner und Martin Scherer

Die Herzinsuffizienz stellt ein globales Phänomen mit schätzungsweise 26 Millionen Betroffenen weltweit dar. 1–2% aller Krankenhausaufnahmen in Europa und den USA erfolgen mit der Aufnahmediagose Herzinsuffizienz (Zannad et al. 2009). In Europa beläuft sich die Zahl der Betroffenen auf 15 Millionen Patienten, in Deutschland ist sie die dritthäufigste Todesursache und seit 2006 der häufigste Grund für Krankenhausaufnahmen (Neumann et al. 2009; Ambrosy et al. 2014; Unverzagt et al. 2016). Die Kosten für die Behandlung von Patienten mit Herzinsuffizienz betragen 2% der Gesundheitsausgaben in Deutschland (Cook et al. 2014). Über 60% der Behandlungskosten entfallen dabei auf die stationäre Behandlung. Trotz einer zu verzeichnenden Abnahme der pro Kopf Hospitalisierungen ist die Mortalitätsrate in der Frühzeit nach Entlassungen, sowie die Rate an ungeplanten Krankenhauswiederaufnahmen unverändert hoch.

Aufgrund des demografischen Wandels und der besseren diagnostischen Möglichkeiten nimmt die Prävalenz der zu behandelnden Menschen mit Herzinsuffizienz stetig zu.

Beispielsweise zeigt ein Vergleich der stationären Behandlungsfälle „Herzinsuffizienz" aus den Jahren 1995 und 2015 eine Steigerung von 97%, also eine annähernde Verdopplung in 20 Jahren. Diese Tendenz hält weiterhin an, im Jahr 2015 kam es mit 444.632 stationären Behandlungsfällen zu einer Steigerung von 2,7% im Vergleich zum Vorjahr (Deutscher Herzbericht 2016).

Unter dem Syndrom der Herzinsuffizienz werden verschiedene Beschwerden zusammengefasst: Luftnot, die bei körperlicher Anstrengung oder auch in Ruhe auftritt, sowie die Bildung von Wassereinlagerungen oder auch allgemeine Müdigkeit und reduzierte Leistungsfähigkeit. Lässt sich als vermutete Ursache einer oder mehrerer dieser Beschwerden eine gestörte Pumpfunktion des Herzen nachweisen, wird eine Herzinsuffizienz diagnostiziert. Der Standard in der Diagnosestellung der Herzinsuffizienz ist die Ultraschalluntersuchung des Herzen. Grundsätzlich kann sich die Herzinsuffizienz aus jeder strukturellen Erkrankung des Herzen entwickeln. Die mit Abstand häufigste Ursache (circa 54–70%) ist die sogenannte ischämische Kardiomyopathie, bei der der Herzmuskel durch eine Verengung der Herzkranzarterien – die sog. koronare Herzerkrankung – und ggf. abgelaufene Herzinfarkte in seiner Pumpleistung eingeschränkt ist. Weitere bekannte Ursachen sind Herzklappenfehler, Bluthochdruck und Herzmuskelentzündungen aufgrund von Infektionen, Autoimmunerkrankungen und Vergiftungen. Die wichtigsten bekannten prädisponierenden Faktoren für die Entwicklung einer Herzinsuffizienz sind die koronare Herzerkrankung, Zigarettenrauchen, Bluthochdruck, Übergewicht, Diabetes mellitus, chronische Niereninsuffizienz und ein Schlafapnoe-Syndrom. Die Einteilung der Herzinsuffizienz erfolgt klinisch nach der Leistungsfähigkeit der Patienten in 4 Stadien – New york heart association I–IV (NYHA I–IV). Darüber hinaus wird auf Basis der diagnostischen Herzultraschalluntersuchung seit 2012 zwischen einer Herzinsuffizienz mit eingeschränkter und mit erhaltener Pumpleistung unterschieden (McMurray et al. 2012).

Aus diesen Einteilungen und den jeweiligen Komorbiditäten ergibt sich eine individuell-angepasste, multimodale Therapiestrategie. Sie fußt sowohl auf medikamentösen als auch auf nicht-medikamentösen Therapien und wird gegebenenfalls durch Herzschrittmacher, automatische implantierbare Defibrillatoren und weitere interventionelle oder operative Verfahren zum Herzklappenersatz ergänzt. Die übergeordneten Therapieziele bei Herzinsuffizienz sind Senkung der Letalität, Verlangsamung des Krankheitsfortschritts, Verbesserung der Lebensqualität, Senkung der Hospitalisierungsrate und nicht zuletzt die Symptomverbesserung (zum Beispiel durch Diuretika).

9.1 Überlebensfortschritte

Seit Beginn der epidemiologischen Datenerhebung in der zweiten Hälfte des 20. Jahrhunderts konnte eine schrittweise Verbesserung der Überlebenszeit nach Diagnosestellung einer Herzinsuffizienz berichtet werden. In der ersten großen Kohortenstudie – der US-amerikanischen *Framingham heart study* – ist beispielsweise eine Reduktion der 1-Jahres-Mortalität von 30% auf 28% bei Männern und von 28% auf 24% bei Frauen in den Jahren 1990 bis 1999 im Vergleich zu den Jahren 1950 bis 1969 verzeichnet worden (Levy et al. 2002). Neuere europäische und US-amerikanische populationsbasierte Kohortenstudien aus den Jahren 2004 bis 2014 zeigten sowohl eine Reduktion der 6-Monats-Sterberate nach Diagnosestellung einer Herzinsuffizienz von 26% auf 14%, als auch eine Verminderung der 1-Jahres- und der 5-Jahres-Sterberaten um 9% bis 12,3% über die jeweiligen Beobachtungszeiträume (Roger et al. 2004; Mehta et al. 2009; Gomez-Soto et al. 2011; Blozik et al. 2012; Nakano et al. 2013).

Bei den Veränderungen in den Mortalitätsraten gibt es anscheinend auch Unterschiede zwischen den Geschlechtern. Die ermittelten Verbesserungen waren, zumindest bei kürzeren Beobachtungszeiträumen, bei Frauen höher als bei Männern. Dies kontrastiert mit dem Befund, dass Frauen tendenziell weniger leitlinienadhärent behandelt werden als Männer (Riens et al. 2014). Frauen sind durchschnittlich 2,7 Jahre älter, wenn bei ihnen eine Herzinsuffizienz diagnostiziert wird. Allerdings haben sie häufig eine bessere Pumpfunktion und seltener eine begleitende ischämische Kardiomyopathie (Assiri 2011).

Für das verbesserte Überleben von Herzinsuffizienzpatienten können verschiedene Faktoren ausgemacht werden. Einerseits sind in den letzten Jahren medikamentöse Behandlungsoptionen hinzugekommen. Mit Blick auf die verschiedenen Therapieziele haben Studien insbesondere den prognostischen Nutzen von ACE-Hemmern bei NYHA I–IV und Betablockern bei NYHA II–IV belegt. Der Aldosteron-Rezeptor-Antagonist Spironolacton führt als zusätzliche Behandlungsmaßnahme bei Patienten mit hochgradiger Herzinsuffizienz (NYHA III–IV) zu einer verringerten Letalität. Die Verschreibungsraten dieser Medikamente sind in den letzten Jahren erheblich angestiegen.

Auch nicht-medikamentöse Therapiefortschritte spielen vermutlich eine Rolle. So wurde für die kardiale Resynchronisationstherapie und die Implantation von Defibrillatoren nachgewiesen, dass sie bei Patienten mit chronischer Herzinsuffizienz wirksam sind. Eine der häufigsten Ursachen für die Entwicklung einer Herzinsuffizienz ist ein akuter Myokardinfarkt. Die Diagnostik und Behandlung der akuten koronaren Herzkrankheit (KHK) mit erhöhten Raten an früher Thrombolyse und zunehmendem Einsatz der primären Angioplastie, was zu einer verbesserten Protektion des Herzmuskels führt, ist vermutlich zum Teil auch dafür verantwortlich, dass einerseits die Inzidenz von Herzinsuffizienz nach Myokardinfarkt abgenommen hat und andererseits der Anteil höherer Schweregrade mit einer schlechteren Prognose reduziert werden konnte (Zannad et al. 2009).

Ungeachtet der erzielten Überlebensfortschritte und der positiven Entwicklungen im interdisziplinären Leitlinienprozess konnten in den letzten Jahren zahlreiche Probleme und Herausforderungen in der Behandlung von Patientinnen und Patienten mit Herzinsuffizienz identifiziert werden.

Anders als andere Erkrankungen, die auch in der Laienöffentlichkeit bekannt sind, ist die Herzinsuffizienz eine Erkrankung „ohne Gesicht".

Weder die Betroffenen selbst kennen die Eigenschaften ihrer Erkrankung gut (Scherer et al. 2006b), noch gibt es Interessensverbände oder Selbsthilfegruppen für Herzinsuffizienz (Herzberg et al. 2016). Die psychosoziale Belastung von Patientinnen und Patienten mit Herzinsuffizienz ist in der Regel hoch. Sie hängt mit dem Schweregrad der Erkrankung zusammen und beeinflusst die Lebensqualität der Betroffenen (Scherer et al. 2007a, 2007b). Ein Problem stellt die Fülle von Leitlinienempfehlungen dar, die nur zum Teil umgesetzt werden (können). Dies betrifft zum einen Empfehlungen zur Diagnostik (Korb et al. 2010) und zum anderen Empfehlungen zu Allgemeinmaßnahmen bei Herzinsuffizienz (Verhaltensregeln, regelmäßiges Wiegen, Ernährung, Impfungen) (Scherer et al. 2006a).

Der Übertritt von Sektorengrenzen ist bei allen chronischen Erkrankungen, insbesondere aber bei Herzinsuffizienz noch eine große Herausforderung.

Sowohl bei Einweisung ins Krankenhaus, als auch bei Entlassung kommt es zu Medikamentenwechseln (Scherer et al. 2006c). Änderungen der Therapie müssen zwischen ambulanten und stationären Ärzten sowie den Betroffenen abgestimmt werden, um die Kontinuität der Versorgung zu gewährleisten. Eine wichtige Rolle kommt hier dem Hausarzt zu. Circa 97% der Herzinsuffizienz-Patienten werden von ihrem Hausarzt behandelt, ein Drittel zusätzlich von einem Kardiologen.

Im Kontrast zu den beschriebenen Überlebensfortschritten konnte eine aktuelle retrospektive Kohortenstudie im hausärztlichen Sektor von 1998 bis 2012 keine Verbesserung der 5-Jahres- oder 10-Jahresüberlebensraten von britischen Herzinsuffizienz-Patienten zeigen (Taylor et al. 2017). An diesem Beispiel wird deutlich, dass auch für Deutschland mehr Studien zur Herzinsuffizienz aus dem primärärztlichen Sektor gebraucht werden, um die Versorgungsrealität besser zu erforschen.

9.2 Qualität der Versorgung

Wie ist es um die Qualität der Versorgung von Patientinnen und Patienten mit Herzinsuffizienz bestellt? Diese Frage ist nicht leicht zu beantworten, denn häufig gibt es nicht „die eine“ objektive Qualität. Die Auffassung, was genau unter „Qualität der Versorgung“ zu verstehen ist, kann je nach professioneller oder Patientenperspektive variieren.

Bei allen Maßnahmen und Interventionen zur Optimierung der Gesundheitsversorgung sind daher zunächst gute Beschreibungen des Ist-Zustands erforderlich. Es handelt sich hierbei im Wesentlichen um deskriptive, beobachtende Versorgungsforschungsstudien mit einem querschnittlichen oder longitudinalen Ansatz, der sowohl auf Primär- als auch auf Sekundärdaten basieren kann.

Bei der Nutzung von (sekundären) Krankenkassen-Routinedaten in der Versorgungsforschung ist zu beachten, dass Unterschiede in der Patienten- und

Morbiditätsstruktur zwischen den Krankenkassen bestehen. Die Prävalenz der Herzinsuffizienz unterschied sich beispielsweise deutlich zwischen AOK-Versicherten (5,7%) und TK-Versicherten (2,7%) (Hoffmann u. Icks 2012). Die auf Basis von Sekundärdaten berechnete Jahresprävalenz der Herzinsuffizienz aller AOK-Versicherten betrug für das Jahr 2010 4,7% (Kaduszkiewicz et al. 2013). In der internationalen Literatur wird die Prävalenz (auf Basis von Primärdaten) jedoch nur mit circa 2% beziffert. Die hier aufkommende Frage nach der Repräsentativität und somit der Nutzbarkeit von sekundären Routinedaten, die primär zu Abrechnungszwecken erhoben wurden, lässt sich nicht abschließend beantworten. Eine eingeschränkte Repräsentativität muss nämlich auch für viele Primärdaten angenommen werden, denn gerade für Deutschland basieren wichtige Primärdatenerhebungen, wie die „Kooperative Gesundheitsforschung in der Region Augsburg" (KORA-Studie) und die „The Study of Health in Pomerania" (SHIP-Studie) nur auf regionalen Stichproben (Werner et al. 2005; Volzke et al. 2011).

Die für die Behandlung der Herzinsuffizienz geforderten sektorenübergreifenden Versorgungsmodelle setzen die Beschreibung der Versorgungsrealität über Sektorengrenzen voraus.

Krankenkassen-Routinedaten werden sektorenübergreifend erhoben und ermöglichen einen Einblick in die Versorgungsrealität. Die methodische Forschung zur Analyse und Validität von Sekundärdaten spielt daher – besonders bei der hochprävalenten Herzinsuffizienz – im Hinblick auf die Qualität der Versorgung eine bedeutende Rolle.

9.3 Die Nationale Versorgungsleilinie (NVL) „chronische Herzinsuffizienz"

Wesentlich für die Versorgungsqualität ist die Erarbeitung und Umsetzung evidenzbasierter Empfehlungen in Therapie und Diagnostik. Während es um die Jahrtausendwende noch unterschiedliche Leitlinien zur Herzinsuffizienz gab, konnten im Rahmen des NVL (Nationale Versorgungsleitlinien)-Programms die unterschiedlichen Perspektiven aller für diese Erkrankung relevanten Fachgesellschaften zusammengeführt werden (Weinbrenner et al. 2012). Das Update der Nationalen Versorgungsleitlinie Herzinsuffizienz befindet sich derzeit im finalen Abstimmungsprozess.

Bei der NVL Chronische Herzinsuffizienz (Weinbrenner et al. 2012) handelt es sich um eine im Rahmen des NVL-Programmes systematisch entwickelte versorgungsbereichsübergreifende Entscheidungs- und Orientierungshilfe über die angemessene ärztliche Vorgehensweise bei Patienten mit Herzinsuffizienz im Sinne von Handlungs- und Entscheidungsvorschlägen. Dazu werden sowohl die Versorgung im gesamten ambulanten Bereich, als auch in Teilaspekten des stationären Bereichs adressiert und Übergänge zwischen primärärztlicher und spezialfachärztlicher Versorgung sowie zwischen ambulanter und stationärer Versorgung definiert. Durch Einbeziehung aller an der Versorgung beteiligter Fachdisziplinen und Fachberufe soll eine effektive Verbreitung und Umsetzung der Empfehlungen ermöglicht werden. Damit soll zur Verbesserung der sektorenübergreifenden Versorgung von Patienten mit chronischer Herzinsuffizienz beigetragen werden. Träger der Programme sind die Bundesärztekammer, die Kassenärztliche Bundesvereinigung und Arbeitsgemeinschaft der Wissenschaftlichen Medizinischen Fachgesellschaften.

Die NVL beschreibt die Notwendigkeit der Versorgungskoordination. Sie muss multidisziplinär und sektorenübergreifend sein und benötigt eine eindeutige und präzise Kommunikation und gemeinschaftliche Abstimmung zwischen behandelnden (Klinik-)Spezialfachärzten und Ärzten der Primärversorgung. Sie enthält allein dazu sechs Statements, wie z.B.:

> *„Diagnostische Befunde, Therapieempfehlungen, Informationen und die Länge der Kontrollintervalle sollen zwischen dem betreuenden Hausarzt und weiteren beteiligten Fachärzten präzise kommuniziert und gemeinschaftlich abgestimmt werden. Diagnostische Bewertungen und Therapieempfehlungen sollen in Textform und zügig mitgeteilt werden."*

9.4 Implementierung der NVL „chronische Herzinsuffizienz" und Qualitätsindikatoren

Die NVL „chronische Herzinsuffizienz" empfiehlt eine nach NYHA-Stadien abgestufte prognoseverbessernde medikamentöse Versorgung mit ACE-Hemmern oder AT1-Blockern im Stadium NYHA I, sowie zusätzlich Betablocker und Aldosteronantagonisten in höheren Stadien. Eine Kodierung nach NYHA-Stadien ist im ambulanten Sektor jedoch nicht verpflichtend, somit wird bei weniger als 7% der Patienten ein NYHA-Stadium dokumentiert. Zudem wurden in Deutschland zur Frage der Leitlinienadhärenz von Hausärzten in der Pharmakotherapie der Herzinsuffizienz nur Studien mit kleinen Fallzahlen durchgeführt. Aufgrund dieser geringen Datenlage kann die Implementierung der NVL-Empfehlungen in der Primärversorgung schwer eingeschätzt werden. Aus Sekundärdaten berechnete Behandlungsquoten mit ACE-Hemmern oder AT1-Blockern von 80% und von Betablockern von 63% innerhalb des ersten Jahres nach Entlassung geben Hinweise auf ein Verbesserungspotenzial hinsichtlich der Implementierung von NVL-Empfehlungen (Freund et al. 2016).

Die Entwicklung von Qualitätsindikatoren für das Update der NVL „chronische Herzinsuffizienz" sollte eine Effektivitätsmessung der Implementierung ermöglichen. Die in einem Konsentierungsverfahren unter den NVL-Autoren entwickelten Qualitätsindikatoren können jedoch nur teilweise auf Basis von

Krankenkassen-Routinedaten errechnet werden (Nothacker et al. 2011). Vielen der als relevant identifizierten Qualitätsindikatoren für die Aktualisierung der NVL „chronische Herzinsuffizienz" fehlt die Datengrundlage, um sie valide abzubilden (Laux et al. 2011).

9.5 Disease-Management-Programme (DMPs)

Die Hospitalisierungsquote von Herzinsuffizienzpatienten beträgt circa 60%, circa 12% der Patienten werden mindestens einmal im Jahr mit der Hauptdiagnose „Herzinsuffizienz" stationär behandelt. Die Kosten für Krankenhausaufenthalte sind im Vergleich zu Patienten ohne Herzinsuffizienz um den Faktor 4 höher. Auch mit dem Ziel der Senkung der Einweisungsrate wurden Disease-Management-Programme gestartet (Kaduszkiewicz et al. 2013).

Disease-Management-Programme sind strukturierte Programme für die Behandlung chronisch Kranker. Sie basieren auf systematischen Leitlinienrecherchen, sind im Sozialgesetzbuch verankert und werden von den Krankenkassen umgesetzt (SGB V – gesetzliche Krankenversicherung). Ziel ist eine Verbesserung der Versorgung und die Förderung der Zusammenarbeit der Leistungserbringer. Hierbei verpflichten sich die behandelnden Ärzte zur Kooperation und dokumentieren den Behandlungsverlauf und die -ergebnisse für ihre Patienten und erhalten regelmäßig Feedback-Berichte zu ihren Patienten. Die Patienten sollen durch Schulungen zu Experten im Umgang mit ihrer Erkrankung werden.

Zurzeit ist es noch so, dass Patienten mit Herzinsuffizienz nur im Rahmen des DMP Koronare Herzkrankheit in einem sogen. Zusatzmodul eingeschlossen werden können. Ein eigenständiges Disease-Management-Programm für Patienten mit chronischer Herzinsuffizienz ist in Planung und soll 2018 zur Verfügung stehen.

Es ist wissenschaftlich noch nicht abschließend geklärt, ob DMPs geeignet sind, die Versorgungsqualität chronischer Krankheiten zu verbessern (Schäfer et al. 2010). Die DMP-Programme haben den Nachteil, dass sie in den Praxen nicht als das angesehen werden, was sie sein sollten. Der Anreiz, Patienten einzuschreiben, ist in erster Linie die finanzielle Vergütung. Eine Qualitätsverbesserung liegt nicht auf der Hand. Die DMPs und deren Dokumentation werden in der Patientenbehandlung oft als eine rein bürokratische Störung empfunden und an nicht-ärztliches Praxispersonal delegiert. Es gibt darüber hinaus keine Daten zu der Korrektheit der eingetragen Werte.

Die DMPs greifen – wie die ihr zum Teil zugrundeliegende NVL-Herzinsuffizienz – ebenfalls diese Koordinationsnotwendigkeit auf und beschreiben konkrete Schnittstellen zwischen den Versorgungsebenen. Allerdings gibt es im deutschen Versorgungssystem keine klaren Vorgaben und keine Strukturen, die eine suffiziente Steuerung ermöglichen:

Patienten suchen trotz DMPs unkoordiniert die verschiedenen Versorgungseben auf, ohne dass es zu einem gegenseitigen Informationsaustausch unter den an der Versorgung beteiligten Akteuren kommt (van den Bussche et al. 2013).

DMPs haben darüber hinaus den Nachteil, dass sie Entscheidungsspielräume einengen. Sie sind auf eine einzelne Erkrankung ausgerichtet, unflexibel in der Handhabung und berücksichtigen Komorbiditäten, Alter und Patientenpräferenzen nur unzureichend.

9.6 Herausforderungen der Zukunft

9.6.1 Prävention in der primärärztlichen Versorgungsebene

Das zunehmende Verständnis der Entstehungsmechanismen der Herzinsuffizienz durch die medizinische Grundlagenforschung in Verbindung mit epidemiologischen Studien ermöglichte die Identifizierung verschiedener Risikofaktoren, die nachweislich eine chronische Herzinsuffizienz verursachen können. Der mit Abstand wichtigste identifizierte Risikofaktor für die Entwicklung einer Herzinsuffizienz ist die koronare Herzerkrankung (circa 8-fach erhöhtes Risiko). Bluthochdruck, Zigarettenrauchen und Diabetes Mellitus sind weitere wichtige Faktoren, die das Erkrankungsrisiko für eine KHK erhöhen, aber auch unabhängige Risikofaktoren für eine Herzinsuffizienz darstellen. Es gibt allerdings keine validen kontrollierten Studien, die belegen, dass alle Menschen – ungeachtet ihres kardiovaskulären Risikos – von gesunder Ernährung und regelmäßiger körperlicher Aktivität im Hinblick auf Morbidität und Mortalität profitieren. Bei Personen mit einem erhöhten kardiovaskulären Risiko hingegen führt eine verhaltensorientierte Beratung nachweislich zu einer Verbesserung ihres Lebensstils (Blokstra et al. 2012).

Da die Ansätze und Ressourcen für Verhaltensänderungen großenteils im Patienten selbst liegen, ist es Aufgabe des Hausarztes, diese gezielt zu erkennen und anzusprechen.

Soziale und psychische Belastungsfaktoren beeinflussen ebenfalls das Risikoverhalten sowie Risikofaktoren. Hierbei ist es wichtig, die soziale Bedingtheit von Verhalten, die Abhängigkeit der Verhaltensspielräume von Ressourcen und generell den Zusammenhang von Gesundheit mit Bildung, Einkommen und Beruf zu kennen und zu berücksichtigen. Bei diesen Herausforderungen spielt die primärärztliche Versorgungsebene eine bedeutende Rolle, da hier der notwendige niedrigschwellige Zugang und die Möglichkeit regelmäßiger Arzt-Patienten-Kontakte gegeben sind.

9.6.2 Schnittstellenproblematik und Versorgungslücken

Besonders gravierend ist im deutschen Versorgungssystem die Tatsache, dass Arzt-Patient-Kontakte ungeregelt und ohne Steuerung ablaufen können. Es werden neben- und nacheinander Untersuchungsergebnisse, Diagnosen, Rezepte, Empfehlungen, Überweisungen und Krankenhausbehandlungen erzeugt. Der Informationsaustausch über die auf diese Weise produzierten Daten, Empfehlungen und Medikationen ist zwar theoretisch geregelt, in der Praxis jedoch oft ungeordnet.

> ***Als eine potenziell vermeidbare Ursache von ungeplanten Krankenhauswiederaufnahmen nach Entlassung kann eine Schnittstellenproblematik zwischen den Versorgungsebenen identifiziert werden, die zu Versorgungslücken führt (Donzé et al. 2016).***

Therapiestrategien, die weiterführende ambulante Untersuchungen, Laborwertkontrollen, neue Medikamentenpläne, Heil- und Hilfsmittel beinhalten, werden nicht adäquat an die ambulanten Leistungserbringer (Hausärzte, Pflegedienste) kommuniziert oder sind ungeeignet für das ambulante Setting. Bemerkenswert ist, dass sich in systematischen Übersichtsarbeiten zur Vermeidung von ungeplanten Wiederaufnahmen komplexe, multimodale Interventionen als besonders effektiv erwiesen, die eine Stärkung der Gesundheitskompetenz und des Selbstmanagements der Patienten zum Ziel hatten (Leppin et al. 2014). Ein wichtiger Faktor zur Stärkung des Selbstmanagements ist zum einen die Edukation des Patienten, um ihn beispielsweise zu befähigen, Symptome einer Verschlechterung seiner Erkrankung wahrzunehmen und gegebenenfalls rechtzeitig Kontakt mit dem Hausarzt aufzunehmen. Zum anderen zeigte sich in verschiedenen Formen ein strukturiertes Entlassungsmanagement durch interprofessionelle Teams bestehend aus Pflegekräften, Ärzten, Sozialdienst, Physio- und Ergotherapeuten effektiv in der Verminderung von ungeplanten Wiederaufnahmen.

> **Besonders bei der Herzinsuffizienz als häufigste Aufnahmediagnose in Deutschland wird die Notwendigkeit von mehr sektorenübergreifenden, koordinierenden Versorgungskonzepten mit dem Ziel einer Verbesserung der Tertiärprävention deutlich.**

Diese hier beschriebene „Schnittstellenproblematik" wurde in Deutschland im Rahmen des GKV-Versorgungstärkungsgesetzes von 2015 bereits politisch adressiert: laut Gesetz obliegt das Entlassungsmanagement ausdrücklich dem stationären Versorgungssektor. Das Gesetz verpflichtet das entlassende Krankenhaus zu einem „[...] Entlassungsmanagement, zur Unterstützung einer sektorenübergreifenden Versorgung [...]". Der Rahmenvertrag zum Entlassungsmanagement zwischen den Spitzenverbänden ermöglicht den Krankenhäusern die Verordnung von Arznei-, Heil- und Hilfsmitteln, sowie häuslicher Krankenpflege zu Lasten der GKV, aber *verpflichtet* die Krankenhäuser zu einem obligaten Entlassungsmanagement für jeden Patienten.

9.6.3 Herzinsuffizienz und Multimorbidität

Der Begriff der Multimorbidität bezeichnet das gleichzeitige Vorliegen mehrerer chronischer Erkrankungen bei einem Patienten, wobei nicht eine einzelne Erkrankung im Fokus liegt. Multimorbidität ist ein Phänomen, das im höheren Lebensalter zunimmt. Auch wenn sich die Prävalenz aufgrund der uneinheitlichen Definition von Multimorbidität in der Literatur nicht genau bestimmen lässt, kann bei älteren Menschen von einer Prävalenz zwischen 55% und 98% ausgegangen werden (Marengoni et al. 2011; Violan et al. 2014). Multimorbidität geht mit hoher Inanspruchnahme von Gesundheitsleistungen und daraus resultierenden Kosten einher (van den Bussche et al. 2011).

> 95% der Patienten mit Herzinsuffizienz haben in der Regel mindestens eine und häufig noch weitere chronische Erkrankungen und erfüllen somit die Kriterien der Multimorbidität (Ahluwalia et al. 2011; Carmona et al. 2011).

Eine leitliniengerechte Behandlung von Patienten mit einer symptomatischen Herzinsuffizienz ohne Komorbiditäten kann schon zu Verschreibungen von 5 oder mehr Medikamenten führen (Mastromarino et al. 2014). Kommen weitere Erkrankungen mit weiteren Medikamenten hinzu, erhöht sich das Potenzial für schädliche Arzneimittelinteraktionen. Trotz der nachweisbaren Verbesserung der Herzinsuffizienzbehandlung durch Leitlinienadhärenz (Komajda et al. 2005) wird die Multimorbidität vieler Patienten mit Herzinsuffizienz in den Leitlinienempfehlungen noch nicht ausreichend berücksichtigt.

Es erscheint nicht möglich, den Problemen der Polypharmazie, den widersprüchlichen Behandlungsstrategien und den Wünschen und Bedürfnissen der meist älteren Menschen mit den bisherigen Instrumenten krankheitsspezifischer Leitlinien zu begegnen. Trotz erheblicher Fortschritte in den Bereichen technischer Unterstützung ist es sehr wahrscheinlich, dass diese Probleme auf absehbare Zeit sinnvoll nur im persönlichen Gespräch zwischen Arzt und Patient behandelt werden können, welches sämtliche Aspekte – auch die der Multimorbidität – berücksichtigt.

Ein Ansatz, diesem Versorgungsproblem Rechnung zu tragen, ist der Versuch, die potenziell schädlichen „Disease-disease-interactions" zwischen den verschiedenen chronischen Erkrankungen zu klassifizieren, um sie in Leitlinien-Updates einfließen zu lassen (Muth et al. 2014). Weiterhin ist eine hausärztliche Leitlinie in Entwicklung, die nicht krankheitsspezifisch ausgerichtet ist, sondern das Phänomen der Multimorbidität direkt adressiert und damit einen innovativen Ansatz darstellt (DEGAM-LL Multimorbidität). Fallbezogen werden Algorithmen für einen einzigen multimorbiden Patienten mit einer speziellen Problemlage dargestellt. Durch die Synthese mehrerer Einzelalgorithmen wurde, basierend auf einer inhaltsanalytischen Betrachtung im informellen Konsens, ein „Meta-Algorithmus" zur Versorgung von multimorbiden Patienten entwickelt (Muche-Borowski et al. 2017).

9.7 Fazit

Bei der Versorgung von Patienten mit Herzinsuffizienz hat es in den letzten Jahrzehnten deutliche Fortschritte gegeben. Trotzdem stellt die Herzinsuffizienz in der medizinischen Versorgung nach wie vor eine große Herausforderung dar. In Deutschland ergibt sich nach Meinung der Autoren noch ein erhebliches Verbesserungspotenzial im Bereich der Versorgungsstrukturen. Hier sollte ein besonderes Augenmerk auf die Rolle des Hausarztes bei der Versorgung der oft multimorbiden Patienten gelegt werden und auf eine Verbesserung der Koordination und Steuerung zwischen den verschiedenen Versorgungsebenen.

Take home messages

- *Trotz Fortschritten in der Behandlung ist die Herzinsuffizienz der häufigste Grund für Krankenhausaufnahmen und die dritthäufigste Todesursache in Deutschland.*
- *Die leitliniengerechte Therapie der Herzinsuffizienz erfordert ein multidisziplinäres, sektorenübergreifendes Management. Dem Hausarzt kommt dabei eine zentrale Rolle in der Versorgungskoordination der häufig multimorbiden Patienten zu.*
- *Zur Verbesserung der Behandlungsqualität sollte die Implementierung der Nationalen Versorgungsleitlinie (NVL) „chronische Herzinsuffizienz" vorangetrieben werden. Ein Instrument ist dabei die Weiterentwicklung von Qualitätsindikatoren.*
- *Viele Patienten mit Herzinsuffizienz suchen unkoordiniert verschiedene Versorgungsebenen auf. Durch mangelnden Informationsaustausch zwischen den einzelnen Ebenen im Alltag entsteht eine Versorgungslücke. Ungeplante Krankenhauswiederaufnahmen sind eine häufige Folge.*
- *Eine zunehmende Herausforderung sind multimorbide Patienten, bei denen – neben der Herzinsuffizienz – weitere chronische Erkrankungen vorliegen. Krankheitsspezifische Versorgungskonzepte und Leitlinien sind daher nicht ausreichend und sollten um Ansätze erweitert werden, die Aspekte der Multimorbidität direkt adressieren.*

Literatur

Ahluwalia SC, Gross CP, Chaudhry SI, Leo-Summers L, Ness PHV, Fried TR. Change in Comorbidity Prevalence with Advancing Age Among Persons with Heart Failure. J Gen Intern Med. 2011 Oct 1;26(10):1145–51.

Ambrosy AP, Fonarow GC, Butler J, Chioncel O, Greene SJ, Vaduganathan M, et al. The Global Health and Economic Burden of Hospitalizations for Heart Failure: Lessons Learned From Hospitalized Heart Failure Registries. J Am Coll Cardiol. 2014 Apr 1;63(12):1123–33.

Assiri AS. Effect of Gender Difference in Management of Heart Failure Patients in Aseer, Saudi Arabia. Heart Views Off J Gulf Heart Assoc. 2011;12(1):18–21.

Blokstra A, van Dis I, Verschuren WM. Efficacy of multifactorial lifestyle interventions in patients with established cardiovascular diseases and high risk groups. Eur J Cardiovasc Nurs. 2012 Mar 1;11(1):97–104.

Blozik E, Eisele M, Scherer M. Überlebensfortschritte bei Patienten mit Herzinsuffizienz. Bundesgesundheitsblatt – Gesundheitsforschung – Gesundheitsschutz. 2012 Apr 1;55(4):552–7.

van den Bussche H, Kaduszkiewicz H, Niemann D, Schäfer I, Koller D, Hansen H, et al. Umfang und Typologie der Häufignutzung in der vertragsärztlichen Versorgung der älteren Bevölkerung – Eine Analyse auf der Basis von GKV-Abrechnungsdaten. Z Für Evidenz Fortbild Qual Im Gesundheitswesen. 2013 Jan;107(7):435–41.

van den Bussche H, Koller D, Kolonko T, Hansen H, Wegscheider K, Glaeske G, et al. Which chronic diseases and disease combinations are specific to multimorbidity in the elderly? Results of a claims data based cross-sectional study in Germany. BMC Public Health. 2011 Feb 14;11:101.

Carmona M, García-Olmos LM, Alberquilla A, Muñoz A, García-Sagredo P, Somolinos R, et al. Heart failure in the family practice: a study of the prevalence and co-morbidity. Fam Pract. 2011 Apr 1;28(2):128–33.

Cook C, Cole G, Asaria P, Jabbour R, Francis DP. The annual global economic burden of heart failure. Int J Cardiol. 2014 Feb 15;171(3):368–76.

DEGAM-LL Multimorbidität. DEGAM-LL Multimorbidität [Internet]. [cited 2017 Jul 17]. URL: http://www.awmf.org/leitlinien/detail/anmeldung/1/ll/053-047.html (abgerufen am 26.09.2017)

Deutscher Herzbericht 2016. 28. Deutscher Herzbericht 2016 – Herausgegeben von der Deutschen Herzstiftung.

Donzé JD, Williams MV, Robinson EJ, Zimlichman E, Aujesky D, Vasilevskis EE, et al. International Validity of the HOSPITAL Score to Predict 30-Day Potentially Avoidable Hospital Readmissions. JAMA Intern Med. 2016 Apr 1;176(4):496–502.

Freund T, Gerste B, Jeschke E. Qualität der poststationären Arzneimittelversorgung von Patienten mit Herzinsuffizienz. aus: Krankenhaus-Report 2016.

Gomez-Soto FM, Andrey JL, Garcia-Egido AA, Escobar MA, Romero SP, Garcia-Arjona R, et al. Incidence and mortality of heart failure: A community-based study. Int J Cardiol. 2011 Aug;151(1):40–5.

Herzberg H, Bernateck K, Welti F, Joos S, Pohontsch NJ, Blozik E, et al. Patientenbeteiligung bei der Entwicklung von Qualitätsindikatoren am Beispiel der Nationalen VersorgungsLeitlinie Chronische Herzinsuffizienz – Eine qualitative Analyse kollektiver Sichtweisen. Gesundheitswesen. 2016 Jun;78(6):373–7.

Hoffmann F, Icks A. Unterschiede in der Versichertenstruktur von Krankenkassen und deren Auswirkungen für die Versorgungsforschung: Ergebnisse des Bertelsmann-Gesundheitsmonitors. Gesundheitswesen. 2012 May;74(5):291–7.

Kaduszkiewicz H, Gerste B, Eisele M, Schäfer I, Scherer M. Herzinsuffizienz: Epidemiologie und Versorgung. Versorg-Rep. 2013;2014:209–29.

Komajda M, Lapuerta P, Hermans N, Gonzalez-Juanatey JR, Veldhuisen V, J D, et al. Adherence to guidelines is a predictor of outcome in chronic heart failure: the MAHLER survey. Eur Heart J. 2005 Aug 1;26(16):1653–9.

Korb K, Hummers-Pradier E, Stich K, Chenot J, Scherer M. Umsetzung von diagnostischen Empfehlungen bei Herzinsuffizienz. DMW – Dtsch Med Wochenschr. 2010 Jan;135(4):120–4.

Laux G, Nothacker M, Weinbrenner S, Störk S, Blozik E, Peters-Klimm F, et al. Nutzung von Routinedaten zur Einschätzung der Versorgungsqualität: Eine kritische Beurteilung am Beispiel von Qualitätsindikatoren für die ‚Nationale Versorgungsleitlinie Chronische Herzinsuffizienz'. Z Fr Evidenz Fortbild Qual Im Gesundheitswesen. 2011;105(1):21–6.

Leppin AL, Gionfriddo MR, Kessler M, Brito JP, Mair FS, Gallacher K, et al. Preventing 30-Day Hospital Readmissions: A Systematic Review and Meta-analysis of Randomized Trials. JAMA Intern Med. 2014 Jul 1;174(7):1095–107.

Levy D, Kenchaiah S, Larson MG, Benjamin EJ, Kupka MJ, Ho KKL, et al. Long-Term Trends in the Incidence of and Survival with Heart Failure. N Engl J Med. 2002 Oct 31;347(18):1397–402.

Marengoni A, Angleman S, Melis R, Mangialasche F, Karp A, Garmen A, et al. Aging with multimorbidity: A systematic review of the literature. Ageing Res Rev. 2011 Sep 1;10(4):430–9.

Mastromarino V, Casenghi M, Testa M, Gabriele E, Coluccia R, Rubattu S, et al. Polypharmacy in Heart Failure Patients. Curr Heart Fail Rep. 2014 Jun 1;11(2):212–9.

McMurray JJV, Anker SD, Auricchio A, Böhm M, Dickstein K, Falk V, et al. ESC Guidelines for the diagnosis and treatment of acute and chronic heart failure 2012. Eur J Heart Fail. 2012 Aug 1;14(8):803–69.

Mehta PA, Dubrey SW, McIntyre HF, Walker DM, Hardman SMC, Sutton GC, et al. Improving survival in the 6 months after diagnosis of heart failure in the past decade: population-based data from the UK. Heart. 2009 Nov 15;95(22):1851–6.

Muche-Borowski C, Lühmann D, Schäfer I, Mundt R, Wagner H-O, Scherer M. Development of a meta-algorithm for guiding primary care encounters for patients with multimorbidity using evidence-based and case-based guideline development methodology. BMJ Open. 2017 Jun 1;7(6):e015478.

Muth C, Kirchner H, van den Akker M, Scherer M, Glasziou PP. Current guidelines poorly address multimorbidity: pilot of the interaction matrix method. J Clin Epidemiol. 2014 Nov 1;67(11):1242–50.

Nakano A, Johnsen SP, Frederiksen BL, Svendsen ML, Agger C, Schjødt I, et al. Trends in quality of care among patients with incident heart failure in Denmark 2003–2010: a nationwide cohort study. BMC Health Serv Res. 2013 Oct 5;13:391.

Neumann T, Biermann J, Erbel R, Neumann A, Wasem J, Ertl G, et al. Heart Failure: the Commonest Reason for Hospital Admission in Germany. Dtsch Ärztebl Int. 2009 Apr;106(16):269–75.

Nothacker MJ, Langer T, Weinbrenner S. Quality indicators for National Disease Management Guidelines using the example of the National Disease Management Guideline for 'Chronic Heart Failure'. Z Für Evidenz Fortbild Qual Im Gesundheitswesen. 2011 Jan 1;105(1):27–37.

Riens B, Bätzing-Feigenbaum J, Stillfried D. Herzinsuffizienz – wie gut sind Berliner Patienten versorgt? KVB Forum Ausg 3/2014, 32–25

Roger VL, Weston SA, Redfield MM, Hellermann-Homan JP, Killian J, Yawn BP, et al. Trends in Heart Failure Incidence and Survival in a Community-Based Population. JAMA. 2004 Jul 21;292(3):344–50.

Schäfer I, Küver C, Gedrose B, von Leitner E-C, Treszl A, Wegscheider K, et al. Selection effects may account for better outcomes of the German Disease Management Program for type 2 diabetes. BMC Health Serv Res. 2010 Dec 31;10:351.

Scherer M, Himmel W, Stanske B, Scherer F, Koschack J, Kochen MM, et al. Psychological distress in primary care patients with heart failure: a longitudinal study. Br J Gen Pr. 2007a Oct 1;57(543):801–7.

Scherer M, Koschack J, Chenot J-F, Sobek C, Wetzel D, Kochen MM. Umsetzung von Allgemeinmaßnahmen bei Herzinsuffizienz. DMW – Dtsch Med Wochenschr. 2006a;131(13):667–71.

Scherer M, Koschack J, Wetzel D, Kochen MM. Kennen Patientinnen und Patienten mit Herzinsuffizienz die Symptome ihrer Erkrankung? ZFA – Z Für Allg. 2006b Jun;82(6):249–52.

Scherer M, Sobek C, Wetzel D, Koschack J, Kochen MM. Changes in heart failure medications in patients hospitalised and discharged. BMC Fam Pract. 2006c;7:69.

Scherer M, Stanske B, Wetzel D, Koschack J, Kochen MM, Herrmann-Lingen C. Die krankheitsspezifische Lebensqualität von hausärztlichen Patienten mit Herzinsuffizienz. Z Für Ärztl Fortbild Qual Im Gesundheitswesen – Ger J Qual Health Care. 2007b May;101(3):185–90.

SGB V – gesetzliche Krankenversicherung. Bundesministerium für Justiz: Sozialgesetzbuch (SGB) fünftes Buch (V): gesetzliche Krankenversicherung; zuletzt geändert durch Art. 1 G v. 30.7.2009 I 2495. URL: http://www.gesetze-im-internet.de/sgb_5/SGB_5.pdf (abgerufen am 26.09.2017).

Taylor CJ, Ryan R, Nichols L, Gale N, Hobbs FR, Marshall T. Survival following a diagnosis of heart failure in primary care. Fam Pract. 2017 Jan 30;cmw145.

Unverzagt S, Meyer G, Mittmann S, Samos F-A, Unverzagt M, Prondzinsky R. Verbesserung der Adhärenz bei Herzinsuffizienz. Dtsch Arztebl Int. 2016 Jun 24;113(25):423–30.

Violan C, Foguet-Boreu Q, Flores-Mateo G, Salisbury C, Blom J, Freitag M, et al. Prevalence, Determinants and Patterns of Multimorbidity in Primary Care: A Systematic Review of Observational Studies. PLOS ONE. 2014 Jul 21;9(7):e102149.

Volzke H, Alte D, Schmidt CO, Radke D, Lorbeer R, Friedrich N, et al. Cohort Profile: The Study of Health in Pomerania. Int J Epidemiol. 2011 Apr 1;40(2):294–307.

Weinbrenner S, Langer T, Scherer M, Störk S, Ertl G, Muth C, et al. Nationale VersorgungsLeitlinie Chronische Herzinsuffizienz. DMW – Dtsch Med Wochenschr. 2012 Feb;137(5):219–27.

Werner A, Reitmeir P, John J. Kassenwechsel und Risikostrukturausgleich in der gesetzlichen Krankenversicherung – empirische Befunde der Kooperativen Gesundheitsforschung in der Region Augsburg (KORA). Gesundheitswesen. 2005 Aug;67(S 01):158–66.

Zannad F, Agrinier N, Alla F. Heart failure burden and therapy. EP Eur. 2009 Nov 1;11(suppl_5):v1–9.

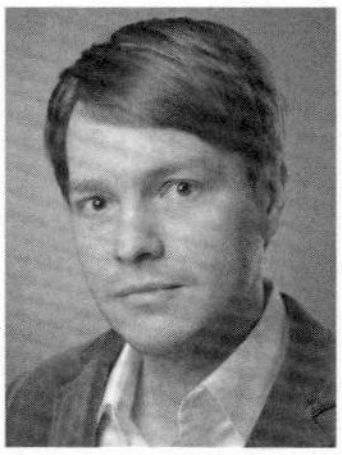

Dr. med. Jan Hendrik Oltrogge

Facharzt für Allgemeinmedizin und seit 2015 ärztlicher und wissenschaftlicher Mitarbeiter, Institut und Poliklinik für Allgemeinmedizin des Universitätsklinikums Hamburg-Eppendorf (UKE). Studium der Humanmedizin an der Georg-August-Universität Göttingen. Promotion am Max-Planck-Institut für experimentelle Medizin in Göttingen. Weiterbildung zum Facharzt für Allgemeinmedizin in Bremen und Hamburg. Mitglied der ständigen Leitlinienkommission der Deutschen Gesellschaft für Allgemeinmedizin und Familienmedizin (DEGAM). Wissenschaftliche Schwerpunkte sind Versorgungsforschung, evidenzbasierte Medizin und Leitlinienentwicklung.

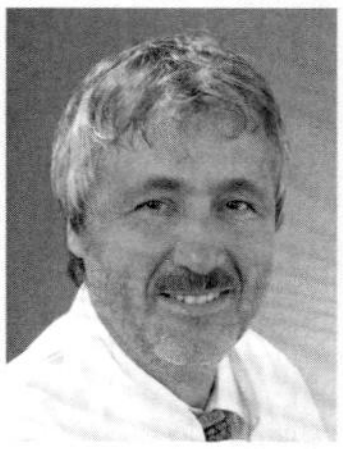

Dr. med. Hans-Otto Wagner

Facharzt für Allgemeinmedizin und bis 2011 über 20 Jahre niedergelassen als Hausarzt. Seit 2011 Mitarbeiter am Institut und Poliklinik für Allgemeinmedizin des Universitätsklinikums Hamburg-Eppendorf (UKE) und Oberarzt für den Bereich der allgemeinmedizinischen Krankenversorgung am UKE. Mitglied des wissenschaftlichen Beirats des Instituts für Hausärztliche Fortbildung des Hausärzteverbandes. Mitglied der Ständigen Leitlinienkommission der Deutschen Gesellschaft für Allgemeinmedizin und Familienmedizin (DEGAM).

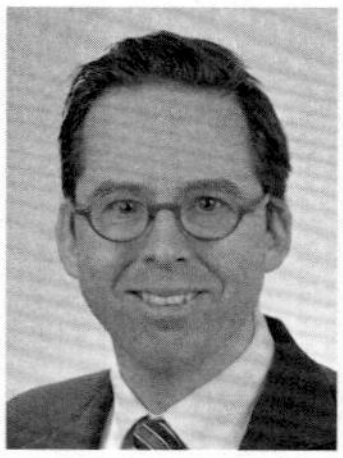

Prof. Dr. med. Martin Scherer

Martin Scherer ist seit 2011 Direktor des Instituts und Poliklinik für Allgemeinmedizin am Universitätsklinikum Hamburg-Eppendorf (UKE). Zuvor war er langjährig am Institut für Sozialmedizin der Universität Lübeck tätig unter anderem als kommissarischer Direktor, als Professor für „Versorgungsforschung und ihre Methoden" und als stellvertretender Direktor. Vor seinem Wechsel nach Lübeck hat er langjährig als Oberarzt und wissenschaftlicher Mitarbeiter in der Abteilung Allgemeinmedizin der Universitätsmedizin Göttingen gearbeitet. Sein Medizinstudium absolvierte er in Marburg, Wien und Paris.

10 Patient Blood Management: Qualität & Sicherheit für den Patienten, ethisch verpflichtend für den Arzt und ein Muss für Krankenhausträger und Gesellschaft

Suma Choorapoikayil, Patrick Meybohm, Kai Zacharowski und Christoph Füllenbach

10.1 Einleitung

Neuste Erkenntnisse weisen stark darauf hin, dass die aktuelle Routine im Umgang mit der wertvollen Ressource Patientenblut, sei es in Form von Blutkonserven oder als patienteneigenes Blutvolumen dringend überarbeitet werden muss. Statt bei einer potenziell nötigen Behandlung mit Weitsicht auf Evidenz-begründete Maßnahmen zurückzugreifen, wird häufig unreflektiert und teils entgegen publizierter Leit- bzw. Richtlinien direkt zum Erythrozytenkonzentrat (EK) gegriffen. In speziellen Behandlungssituationen ist und bleibt die Blutkonserve das Mittel der Wahl, um eine adäquate Sauerstoffversorgung lebenswichtiger Organe aufrechtzuerhalten. Mit anderen Worten ist die Transfusion von Fremdblut in diesen Situationen lebensrettend und damit medizinisch unverzichtbar. Jedoch lassen aktuelle Zahlen zur Transfusionspraxis in Europa vermuten, dass in bestimmten Ländern, Kliniken und Bereichen auch bei unklarem Therapieeffekt mit Fremdblut transfundiert wird.

So zeigt etwa ein Vergleich der Anzahl pro 1.000 Einwohner jährlich transfundierter EKs zwischen den Niederlanden und Deutschland gravierende Divergenzen. Tatsächlich werden in Deutschland mit 57,5 EKs pro 1.000 Einwohnern mehr als doppelt so viele Blutkonserven eingesetzt, wie es in den Niederlanden der Fall ist (27,1 EKs pro 1.000 Einwohner) (van Hoeven et al. 2012). Da beide

Länder hinsichtlich ihres Bevölkerungsprofils und ihrer Versorgungsqualität vergleichbar sind, lässt sich dieser Unterschied nur schwer durch eine drastische Abweichung der medizinisch begründeten Indikationen erklären. Ein ähnliches Bild zeigt sich auch auf nationaler Ebene, beispielsweise in Österreich. Hier wurden in einer Benchmark-Studie bezüglich der Transfusionsrate bei Patienten mit Knie- oder Hüft-TEP Abweichungen von über 60% zwischen verschiedenen Krankenhäusern offengelegt (Gombotz et al. 2007). Auch hier ist es höchst unwahrscheinlich, dass sich diese Unterschiede allein durch regionale Unterschiede im allgemeinen Risikoprofil und Gesundheitszustand der Patienten erklären lassen. Vielmehr wahrscheinlich ist, dass zum einen das perioperative Gesamtmanagement in den einzelnen Kliniken zu unterschiedlichen Blutverlusten und damit unterschiedlichem Transfusionsbedarf führen, und zum anderen bei den behandelnden Ärzten Unsicherheiten bezüglich der korrekten Indikationsstellung bestehen und diese so häufig auf vorherrschende, jedoch meist Eminenz-basierte, Transfusionsroutinen zurückfallen. Es ist nicht auszuschließen, dass teilweise außerhalb der aktuellen Leit- und Richtlinien gearbeitet wird, was sich letztendlich auch negativ auf die klinikinterne Qualitätssicherung auswirken kann.

Dem übergeordnet sind potenziell tiefgreifende Transfusions-assoziierte Risiken für die Patientensicherheit, die durch einen übermäßigen und fraglich indizierten Einsatz von EKs hervorgerufen werden können. Zudem verstärkt ein zu großzügiger Umgang die in naher Zukunft national zunehmenden Versorgungsengpässe von EKs. Generell sind diese dem demografischen Wandel geschuldet. Durch anhaltende Fortschritte in der Medizin steht eine immer größere Anzahl (älterer) Patienten mit einer Vielzahl an Begleiterkrankungen einer immer kleiner werdenden Anzahl potenzieller Spender gegenüber. Der Einsatz von Blutkonserven ohne direkte Indikation mindert also die bereits knappen Ressourcen und könnte dazu führen, dass in Behandlungssituationen, in denen der Einsatz von EKs lebensrettend ist, keine ausreichende Versorgung garantiert werden kann. Ist die Indikation zur Transfusion unumgänglich, so muss beachtet werden, dass auch EKs, wie jedes andere Medikament auch, mit (teils gravierenden) Risiken und Nebenwirkungen verbunden sind. Durch die erfolgreiche Etablierung umfassender prä-transfusioneller Diagnostik liegen typische virale Infektionsrisiken (z.B. HIV oder Hepatitis) im Bereich von 1 zu 1 Million und niedriger und sind praktisch vernachlässigbar gering. Vielmehr werden die häufiger vorkommenden Transfusions-assoziierten Risiken offensichtlicher. Dazu gehören beispielsweise allergische, hämolytische sowie nicht-hämolytische Transfusionsreaktionen. Auch werden menschliche Fehler, sprich Fehltransfusionen, regelmäßig berichtet. Zusätzlich darf nicht außer Acht gelassen werden, dass eine Bluttransfusion auch als „Transplantation des flüssigen Organs Blut“ beschrieben werden kann, in dessen Rahmen dem Organismus des Empfängers fremde Zellen zugeführt werden. Dass eine solche Intervention nicht nur in das Immunsystem des Patienten eingreift, sondern dieses auch belasten kann, liegt auf der Hand.

Eine dadurch möglicherweise ausgelöste Immunmodulation könnte mit einer Immunschwächung und erhöhten nosokomialen Infektionsrate einhergehen. Mögliche Langzeitauswirkungen von EK-Transfusion sind aktuell Gegenstand klinischer Untersuchungen. Retrospektive Studien lieferten vorsichtige Hinweise, dass ein zu großzügiger Umgang mit EK-Transfusionen mit einem erhöhten Risiko an nosokomialen Infektionen und höherer Morbidität assoziiert sein könnte. So wurde in einer Studie mit 1,2 Millionen Patienten gezeigt, dass bereits die Transfusion eines einzelnen EKs mit einem doppelten Risiko eines Schlaganfalls und Herzinfarktes verbunden sein könnte (Whitlock et al. 2015). Ebenso wurde in einer Meta-Analyse von 55 Studien mit insgesamt mehr als 20.000 Darmkrebspatienten gezeigt, dass bereits nach ein bis zwei EK-Transfusionen ein erhöhtes Risiko von Tumorrezidiven bestehen könnte (Acheson et al. 2012). Ebenfalls zu beachten ist, dass im Gegensatz zu einem chemischen Pharmakon mit präzise definierter Formulierung die exakte Zusammensetzung von EKs aktuell nicht im Detail gesteuert werden kann. Tatsächlich hängt das Volumen und die Qualität eines EKs von vielen Faktoren ab, z.B. Lebensstil des Spenders, Hämatokrit des Spenders, Lagerungsdauer etc., was jede Blutspende letztendlich biologisch einzigartig macht. Aufgrund dieser variierenden Zusammensetzung bleibt die Frage offen, ob EKs den heutigen strengen Anforderungen bei der Zulassung neuer Medikamente noch genügen würden.

Bezüglich der aktuellen Routine des Umgangs mit Fremdblutprodukten offenbart sich also nicht nur aus Gründen der Qualitätssicherung, sondern vor allem mit Hinblick auf die Patientensicherheit ein dringender Handlungsbedarf. Die globale Brisanz dieser Herausforderung wird auch durch das starke Interesse der Weltgesundheitsorganisation (WHO) noch verdeutlicht. Tatsächlich fordert diese ihre Mitgliedstaaten bereits seit 2010 dazu auf, ein optimiertes „Patient Blood Management“ durch den verstärkten Einsatz von Alternativtherapien zur Bluttransfusion einzuführen.

10.2 Patient Blood Management

Patient Blood Management (PBM) ist ein interdisziplinäres Diagnose-, Verhaltens- und Therapiekonzept, welches unter Berücksichtigung modernster medizinischer Erkenntnisse den rationalen Umgang mit Blutprodukten und die damit einhergehende Steigerung der Patientensicherheit im Fokus hat. Das primäre Ziel ist es, die patienteneigenen Blutressourcen präoperativ zu stärken und sie anschließend sowohl intra- als auch postoperativ durch umfassende blutsparende Maßnahmen zu schonen. Fremdblut wird nur dann transfundiert, wenn eine medizinisch begründete Indikation vorliegt und keine Alternativtherapie zur Verfügung steht. So kann die Anzahl an Patienten, die den potenziellen Risiken einer Fremdbluttransfusion ausgesetzt werden müssen, gesenkt und gleichzeitig die bereits knappen Fremdblutressour-

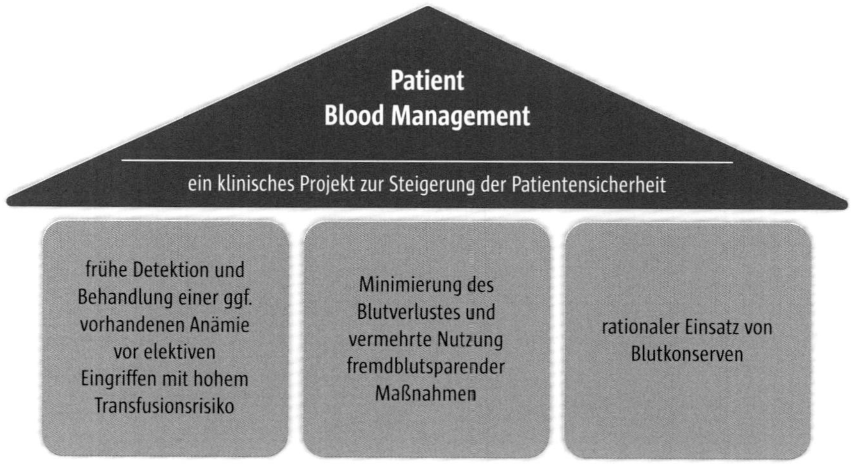

Abb. 1 Die drei Säulen des Patient Blood Management-Konzepts

cen geschont werden. Die einzelnen PBM-Konzeptbestandteile sollen einen Patienten schon vor der eigentlichen Krankenhausaufnahme intensiv unterstützen und ihn auch während beziehungsweise nach der Intervention/Operation weiter begleiten. Die Anwendung von PBM im klinischen Alltag beruht vor allem bei chirurgischen Patienten auf drei Säulen (s. Abb. 1):

1. umfassendes präoperatives Anämie-Management
2. Minimierung iatrogener (vermeidbarer) Blutverluste und
3. Ausschöpfung der natürlichen Anämietoleranz sowie Etablierung eines rationalen Umgangs mit Fremdblutkonserven

Auf Basis des breiten fachübergreifenden (Anästhesie, Chirurgie, Zentrallabor, usw.) sowie zeitlichen (prä- über intra- bis postoperativ) Einsatzspektrums konnten bisher mehr als 100 PBM-Einzelmaßnahmen formuliert werden (Meybohm et al. 2017b). Diese unterstützen das medizinische Personal bei der Entscheidungsfindung und machen die Behandlung aus Aspekten der Qualitätssicherung nachvollziehbarer.

Wichtig ist die Tatsache, dass die Implementierung von PBM nicht nach dem „Ganz oder gar nicht"-Prinzip verläuft. Zwar können sich viele der Einzelmaßnahmen gegenseitig positiv beeinflussen, sodass für eine optimale Patientensicherheit letztendlich möglichst viele Maßnahmen implementiert werden sollten, jedoch kann auch schon durch die Implementierung einzelner Maßnahmen viel erreicht werden! Der Vorteil des umfangreichen PBM-Maßnahmenkatalogs liegt dabei v.a. darin, dass die Auswahl der Maßnahmen dynamisch an die individuellen finanziellen und personellen Möglichkeiten sowie die jeweiligen Schwerpunkte eines jeden Krankenhauses angepasst werden können. So können alle Häuser, vom Grundversorger bis zum Universitätsklinikum, mit der Implementierung der für sie am besten geeigneten Maßnahmen beginnen und diese dann Schritt für Schritt ausweiten.

Das vorliegende Kapitel fokussiert insbesondere auf das perioperative PBM und legt dabei dar, wie eine Implementierung in die klinische Routine die Patientensicherheit fördern und potenzielle Risiken minimieren kann.

10.2.1 1. Säule: Prä-interventionelles Anämie-Management

Eine Anämie – umgangssprachlich „Blutarmut" – beschreibt den Mangel an Erythrozyten beziehungsweise Hämoglobin (Hb) und kann zu einer Sauerstoffunterversorgung lebenswichtiger Organe führen. Nach Definition der WHO werden Frauen mit einem Hb-Wert unter 12 g/dl, Männer bereits bei einem Hb-Wert unter 13 g/dl als anämisch beschrieben. Die Symptome einer graduell entstandenen Anämie sind im Alltag häufig unspezifisch und für den Patienten aufgrund natürlicher Kompensationsmechanismen erst spät wahrnehmbar. Auftretende Konzentrationsstörungen, Ermüdungserscheinungen, Tachykardie und Hypertonie werden meist dem stressigen Alltag oder dem Alter zugeschrieben, und ohne weitere Diagnostik abgetan. Entsprechend verwundert es nicht, dass die Anämierate bei Patienten im Vorfeld einer Operation oder Intervention bei circa 30% liegt. Obwohl der primär zur Diagnostik benötigte Parameter – der Hb-Wert – routinemäßig erfasst wird, werden die vorhanden Daten überraschenderweise nur selten zur präoperativen Anämiediagnose und -therapie herangezogen. Dies ist höchst verwunderlich, zählt die präoperative Anämie doch zu den stärksten Prädiktoren einer perioperativen Bluttransfusion, die mit Hinblick auf die assoziierten Risiken die Patientensicherheit nachhaltig beeinträchtigen kann. Darüber hinaus zeigt eine Datenanalyse von über 220.000 chirurgischen Patienten aus dem Jahr 2011, dass die präoperative Anämie auch ein unabhängiger Risikofaktor für die postoperative 30-Tage-Sterblichkeit ist. Im Vergleich zu Patienten mit normalen Hb-Werten lag bei Patienten mit einer milden präoperativen Anämie das Sterberisiko 30 Tage nach der Operation nicht wie üblich unter 1%, sondern bei 3,5% und war damit um den Faktor 5 erhöht, bei Patienten mit einer schweren präoperativen Anämie sogar bei 10% (Faktor 13) (Musallam et al. 2011)!

Generell stellen sich die Ursachen einer Anämie vielfältig dar. Im präoperativen Setting liegt als Ursache der Blutarmut oftmals ein Eisenmangel (ca. 40%; Eisenmangelanämie), chronische Erkrankungen (ca. 40%; chronische Entzündungen, Niereninsuffizienz, Tumorerkrankungen, Autoimmunerkrankungen, etc.) oder weitere Gründe (unklare Anämie, Vitamin B_{12}/Folsäure-Mangel, genetische Mutation, etc.) vor. Aufgrund der ungleich hohen Inzidenz der Eisenmangelanämie steht diese meist im Fokus eines präoperativen Anämie-Managements. Um die leeren Eisenspeicher vor dem Eingriff (zeitlicher Abstand < 6 Wochen) rechtzeitig wieder aufzufüllen, ist ein Therapieversuch mit oraler Medikation i.d.R. wenig vielversprechend, sodass auf eine parenterale Eisensubstitution zurückgegriffen werden sollte. Je nach Preisverhandlung und der zu applizierenden Dosis liegen die Medikamentenkosten für eine i.v. Eisengabe in Deutschland bei ca. 120–250 €. Damit die Blutbildung vor der Operation beziehungsweise Intervention wieder im benötigten Maße zunehmen kann, muss auch eine IV Eisengabe mit einem gewissen zeitlichen Abstand zum Eingriff erfolgen. So sollten Diagnose und Therapie einer Eisenmangelanämie idealerweise bis zu 4 Wochen vor der Operation stattfinden. Entsprechend liegt der Fokus dieser Therapiewege aktuell noch auf elektiven Eingriffen, wobei die vorhandenen Daten teils auch eine Verschiebung der geplanten Operation rechtfertigen würden. Dieser logistische Aufwand ließe sich durch eine verbesserte intersektorale Zusammenarbeit zwischen niedergelassenen Ärzten und Krankenhäusern verhindern. Nach aktuellem Wissensstand der Autoren bemühen sich zwar bereits zahlreiche Hausärzte um eine Optimierung der Blutwerte ihrer Patienten bevor es zur Einweisung kommt, von einem flächendeckenden Vorgehen kann jedoch leider noch nicht die Rede sein. Gerade in Deutschland wird die Zusammenarbeit durch die noch immer sehr deutliche Trennung von ambulantem und stationärem Sektor erschwert. Dieser Herausforderung versucht das Frankfurt PBM Model durch die Implementierung einer Anämie-/PBM-Ambulanz entgegenzutreten. In dieser werden Risikopatienten parallel zu den stattfindenden Vorgesprächen der einzelnen Fachdisziplinen optimal auf die Operation vorbereitet. Dabei stehen die Diagnose und Therapie einer Eisenmangelanämie im Vordergrund, die mit einem zeitlichen Umfang von 3–4 Stunden den ambulanten Krankenhausbesuch nicht verlängert. Um das präoperative Anämie-Management möglichst

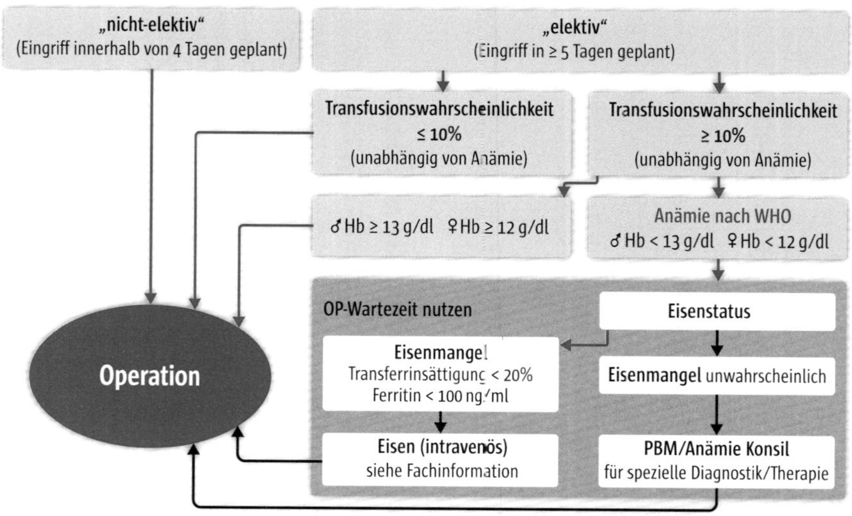

Abb. 2 Algorithmus zum präoperativen Anämiemanagement am Beispiel des Universitätsklinikums Frankfurt

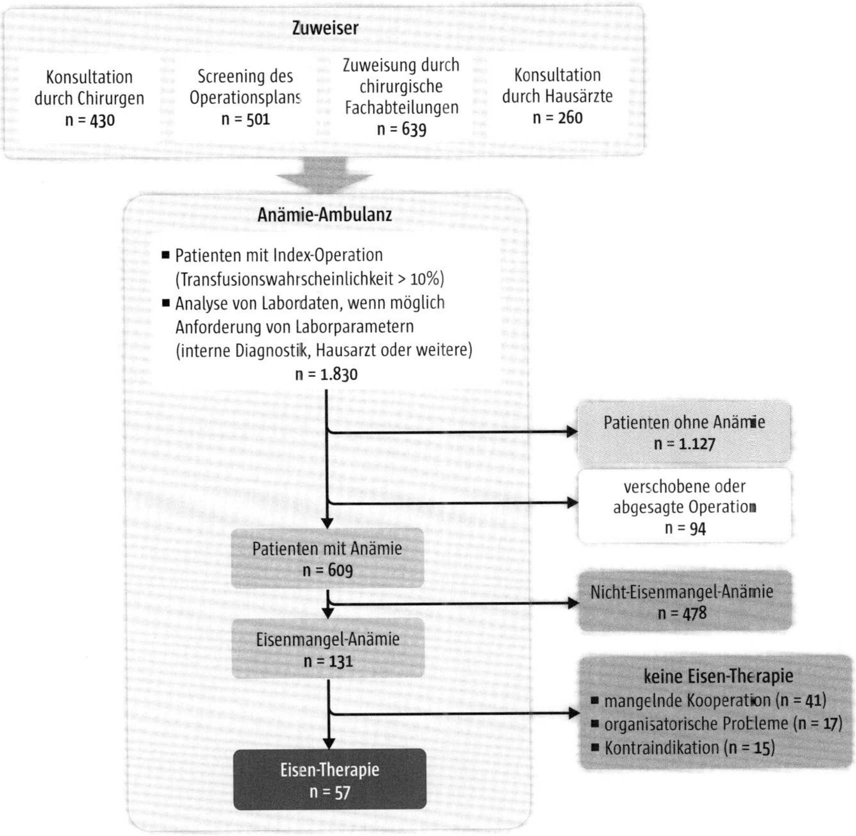

Abb. 3 Fließdiagramm zum Ablauf des Patientenmanagements der Anämie-/PBM-Ambulanz im Rahmen der Einführung von PBM am Beispiel des Universitätsklinikums Frankfurt (Juli 2014 bis Oktober 2015)

zu optimieren, kann es helfen, den Ablauf in einem Algorithmus vereinfacht zusammenzufassen (s. Abb. 2). Wissenschaftlich wurde der Nutzen eines präoperativen Anämie-Managements wiederholt bewiesen. Beispielsweise führte in einer englischen Studie mit knapp 100 orthopädischen Patienten die präoperative Anämie-Behandlung zur Halbierung der Anämierate sowie Halbierung der Transfusionsrate von Fremdblutkonserven am OP-Tag. Jedoch kann auch eine Applikation von i.v. Eisen bis zu einem Tag vor der OP dabei helfen, leere Eisenspeicher wieder aufzufüllen und so die postoperative Erholung zu unterstützen (Meybohm et al. 2017a). Oftmals ist die initiale Etablierung einer Anämie-Ambulanz mit Schwierigkeiten behaftet. So zeigte sich am Universitätsklinikum Frankfurt, dass nach Einführung des Algorithmus eine Vielzahl anämischer Patienten zwar digital erfasst, aber nur wenige für eine Eisenmangelanämie-Diagnose/-Therapie tatsächlich an die Ambulanz verwiesen wurden (s. Abb. 3). Dieser Widerspruch ergibt sich häufig durch eine nicht optimal arbeitende Prozesskette. Zu einer maßgeblichen Optimierung des Vorgangs könnten ein zentrales Aufnahmemanagement aber auch Checklisten und Standard Operating Procedures (SOPs) zum (präoperativen) Anämie-Management beitragen. Einen zusätzlichen Beitrag können wiederholte Schulungsmaßnahmen leisten. Als Argumente gegen eine präoperative Anämieabklärung und -Therapie werden häufig initial höhere Kosten (Laboranalysen), die Trennung des ambulanten und stationären Behandlungsbereiches und der Mehraufwand durch potenzielle Verschiebungen des Eingriffes genannt. Gegenüber einer Bluttransfusion lohnt sich der Einsatz der Alternativtherapie aber dennoch, insbesondere aufgrund potenziell geringerer Risiken und Kosten sowie Vorteilen für die Patientensicherheit.

10.2.2 2. Säule: Maßnahmen zur Minimierung von unnötigen Blutverlusten

Die zweite Säule des PBM-Konzepts bündelt Maßnahmen, deren Ziel die Minimierung unnötiger perioperativer Blutverluste ist. Im Klinikalltag bieten sich dafür zahlreiche Möglichkeiten an (Meybohm et al. 2017b). Speziell im intensivmedizinischen Bereich können Blutentnahmen zur Bestimmung verschiedenster Parameter das Blutvolumen des Patienten häufig so stark belasten, dass sich eine iatrogene Anämie ausbildet. Tatsächlich verliert ein Patient auf der Intensivstation auf diese Weise täglich bis 50–100 ml Blut – ein Volumen, was in der Wochensumme dem Inhalt von 1–2 EKs entspricht. Zwar sind speziell in der Intensivmedizin häufig engmaschige Verlaufsprotokolle und ein detailliertes Organmonitoring essenziell zur optimalen Patientenbehandlung, dennoch gibt es auch hier großes Verbesserungspotenzial. Beispielsweise erfordert modernste Labordiagnostik bei gleichbleibender Qualität wesentlich kleinere Probenblutvolumina, als aktuell in vielen Kliniken noch etabliert sind. Damit bestehende Laboranalysesysteme weiter zur Aufarbeitung genutzt werden können, empfiehlt sich der Einsatz von Blutabnahmeröhrchen mit kleineren Probenvolumina. Zudem reduziert eine auf den Patienten zugeschnittene Labordiagnostik mit strengerer Indikationsstellung ebenso unnötige Patientenblutverluste und spart zudem Kosten. Auch wenn das größte Einsparpotenzial der genannten Maßnahmen sicherlich im intensivmedizinischen Bereich anzusiedeln ist, sollten diese dennoch auch auf der Normalstation Anwendung finden.

Zur Reduzierung von vermeidbaren Blutverlusten im intraoperativen Setting steht ebenfalls eine Vielzahl an Maßnahmen mit unterschiedlichstem Wirkspektrum bereit. Dazu gehört beispielsweise eine frühzeitige Anamnese bezüglich der Einnahme gerinnungshemmender Medikamente. Ist der Körper eines gesunden Menschen im Alltag durch ein intaktes Gerinnungssystem vor Blutverlusten geschützt, so ist dieses System bei Patienten die Aufgrund von Vorerkrankungen (z.B. Herzinfarkt, Thrombose) auf gerinnungshemmende Medikamente angewiesen sind, meist stark beeinträchtigt. In diesen Fällen muss vor einer Operation eine sorgfältige Risikoabwägung von Thromboembolie und Blutung stattfinden. Dabei wird auf Basis des Umfangs des operativen Eingriffes und des Risikoprofils des Patienten eine individuelle Entscheidung getroffen, inwiefern die gerinnungshemmenden Medikamente frühzeitig pausiert werden können, eine Überbrückung mit weniger blutungsassoziierten Medikamenten möglich oder ggf. sogar eine durchgehende Gerinnungshemmung notwendig ist. Während der Operation selbst sollten mit Hinblick auf möglichst geringe Blutverluste kleine Hautschnitte sowie eine sorgfältige chirurgische Blutstillung stattfinden. Eine optimale Blutgerinnung kann durch die Einstellung und Aufrechterhaltung der optimalen physiologischen Rahmenbedingungen wie pH-Wert (> 7,2), Calciumwerte (> 1 mmol/l) und eine normale Körpertemperatur (> 36 °C) gefördert werden. Können Kontraindikatoren ausgeschlossen werden, kann auch der Einsatz einer permissiven Hypotonie im Rahmen einer akuten Blutung den Blutverlust verringern. Um etwaige Gerinnungsstörungen möglichst frühzeitig zu diagnostizieren sowie zu therapieren, kann neben konventionellen Methoden der Einsatz von Point-of-Care (POC)-Verfahren hilfreich sein. Dabei werden aggregometrische und viskoelastische Methoden verwendet und ermöglichen im Vergleich zur konventionellen Labordiagnostik eine schnellere und funktionellere Beurteilung der Hämostase, direkt im Operationssaal und am Patientenbett. Wurde eine Gerinnungsstörung diagnostiziert, sollten zur Algorithmus-basierten Therapie die passenden Maßnahmen, wie z.B. Fibrinogen, Einzelfaktorkonzentrate oder Prothrombinkomplexkonzentrate, ergriffen werden. Als sinnvolle Ergänzung sollte auch der Einsatz von Tranexamsäure (TXA) als kosteneffektives Mittel in Erwägung gezogen werden. Die Effektivität von TXA zur Reduzierung von durch Blutung verursachtem Tode konnte in einer randomisierten Studie mit über 22.000 traumatischen Patienten (CRASH-2-Studie) signifikant bestätigt werden (Roberts et al. 2011). Um den Einsatz eines optimierten Gerinnungsmanagements sowie die Verwendung von POC-Verfahren im klinischen Alltag zu fördern, bietet sich auch hier der Einsatz von Checklisten und SOPs an.

Sind trotz aller Bemühungen intraoperative Blutverluste von mehr 500 ml zu erwarten, kann der Einsatz der maschinellen Autotransfusion (MAT), also das Wiederauffangen, Reinigen und Wiederzuführen von patienteneigenem Wundblut, medizinisch und auch ökonomisch sinnvoll sein. Dadurch kann, wie eine kürzlich veröffentlichte Metaanalyse zeigt, die Transfusionsrate signifikant um 39% gesenkt und die Krankenhausverweildauer um 2,31 Tage verkürzt werden. In der Orthopädie kann die MAT den Bedarf an Blutprodukten sogar um 57% senken (Meybohm et al. 2016a). Soll die MAT bei Tumorpatienten zum Einsatz kommen, muss das Blut vor der Rückführung bestrahlt werden, und könnte zukünftig ggf. sogar unter Anwendung spezieller Filter retransfundiert werden, sobald neue Studienergebnisse hierzu vorliegen.

10.2.3 3. Säule: Rationaler Einsatz von Blutkonserven und Ausschöpfung der individuellen Anämietoleranz

Allzu häufig wird die Indikation zur Bluttransfusion allein anhand des Hb-Wertes gestellt. Liegt dieser unter 10 g/dl, wird zur schnellen Korrektur immer wieder zum EK gegriffen. Laut Querschnittsleitlinien der Bundesärztekammer (BÄK) liegt das Therapieziel eines EK aber nicht zwingend in der Korrektur des Hb-Wertes, sondern in der Vermeidung einer anämischen Hypoxie. Folglich soll die Indikationsstellung, ebenfalls nach den Leitlinien der BÄK, eben nicht nur anhand des Hb-Wertes, sondern multifaktoriell geschehen. Dabei sollen auch die patientenindividuelle Kompensationsfähigkeit sowie Anämietoleranz und weitere spezielle Risikofaktoren und der akute klinische Zustand einbezogen werden. Vielfach können Patienten mit normaler Herz-Kreislauf-Funktion selbst niedrige Hb-Werte (6–7 g/dl) kompensieren und so tolerieren. Wird in solchen Situationen trotzdem transfundiert, bedeutet das, dass der Patient unnötigerweise vermeidbaren Risiken ausgesetzt wird. Um die Implementierung einer rationalen Indikationsstellung im klinischen Alltag zu unterstützen, wurde am Universitätsklinikum Frankfurt (UKF) die Transfusionstrigger-Checkliste eingeführt (s. Abb. 4) (Meybohm et al. 2016b). Des Weiteren kann die Einführung eines elektronischen (leitlinienbasierten) Anforderungssystems für Blutprodukte einen Arzt bei der Indikationsstellung zur Bluttransfusion unterstützen. In Stanford (USA) konnte ein programmierter Entscheidungsalgorithmus die nicht leitlinienkonformen Gaben von EK von 66% auf unter 30% senken und damit die Gesamtmenge an EKs um 24% reduzieren (Goodnough et al. 2014).

Transfusionstrigger-Checkliste

Bei jeder EK erneut Angabe des Transfusionstriggers!

☐ (Ausnahme: Massivtransfusion)

Hb < 6 g/dl

☐ unabhängig von Kompensationsfähigkeit

Hb 6–8 g/dl

☐ Hinweise auf anämische Hypoxie (Tachykardie, Hypotension, EKG-Ischämie, Laktatazidose)

☐ Kompensation eingeschränkt, Risikofaktoren vorhanden (KHK, Herzinsuffizienz, zerebrovaskuläre Erkrankungen)

☐ (Sonstige Indikatoren: ....)

Die Transfusion bei einem Hb > 8 g/dl ist mit einem *unklaren Nutzen-Risiko-Verhältnis* verbunden.

☐ Hb > 8 g/dl (Indikation nur in Einzelfällen; sehr schwacher Empfehlungsgrad (2C)

Abb. 4 Checkliste der Transfusionstrigger am Beispiel des Universitätsklinikums Frankfurt

10.3 Patient Blood Management in Deutschland: von der Initiierung zur Netzwerkgründung

Um Effektivität, Effizienz und Sicherheit des PBM-Konzepts zu evaluieren, wurde 2013 am UKF sowie den weiteren Universitätsklinika Bonn, Schleswig-Holstein (Campus Kiel) und Münster ein PBM-Pilotprojekt initiiert. An allen vier Kliniken wurde die bis dahin etablierte Standardtherapie „verlassen" und das neue PBM-Therapiekonzept implementiert. Begleitet wurde die Projektumsetzung von intensiven und wiederholten klinikumsweiten Schulungsmaßnahmen und Informationsveranstaltungen für Ärzte, Patienten und Pflegekräfte. Neben den oben beschriebenen Schwerpunkten des „Frankfurt PBM-Models" konnte jede der vier Kliniken zusätzlich weitere lokale Schwerpunkte setzen, beispielsweise im Bereich des Anämie-Managements, Gerinnungsmanagement, etc.

Im Rahmen einer wissenschaftlichen Begleitanalyse wurden klinische Routinedaten von knapp 130.000 Patienten anonymisiert ausgewertet. Das Ergebnis ist beeindruckend: An allen vier Kliniken war die Implementierung von PBM sicher und führte zu einer Reduktion der EK-Transfusionen von weit mehr als 10% pro Jahr. Typische postoperative Komplikationen während des Krankenhausaufenthaltes, beispielweise akuter Myokardinfarkt, akuter Schlaganfall, Tod, Sepsis und Lungenentzündung, blieben im Beobachtungszeitraum unverändert niedrig (Meybohm et al. 2016b). Für die bisherige erfolgreiche Pilot-Projektumsetzung wurden die Projektverantwortlichen der vier Universitätsklinika im April 2016 mit dem „Deutschen Preis für Patientensicherheit 2016" des „Aktionsbündnisses Patientensicherheit e.V." ausgezeichnet.

Um die im Rahmen der Pilotphase zusammengestellten Maßnahmen und Erfahrungen auch anderen Kliniken zugutekommen zu lassen, wurde im Januar 2014 das „Deutsche PBM-Netzwerk" gegründet. Inzwischen haben mehr als 100 deutsche Kliniken aktiv Interesse an der Implementierung am PBM-Konzept gezeigt. Interessierte Kliniken werden bei der Umsetzung durch das Frankfurter PBM-Team unterstützt. Dazu gehört beispielsweise Hilfe beim individuellen Zusammenstellen des Maßnahmenkatalogs auf das jeweilige Krankenhaus, aber auch in der Bereitstellung von Schulungsmaterialien und Marketinginstrumenten. Ein erster Schritt besteht initial oft darin, das Konzept der Geschäftsführung vorzustellen. Interessanterweise sind insbesondere kleinere Kliniken durch eine gute interdisziplinäre Vernetzung sehr rasch erfolgreich, wirksame PBM-Aspekte zu implementieren. Um auch international die Patientensicherheit auf dem Gebiet der Anämie und Hämotherapie weiter zu steigern, wurde 2016 das „European PBM Network" sowie 2017 das „World PBM Network" gegründet. Mittlerweile ist PBM auch 1 von 10 Qualitätsindikatoren im Bereich Anästhesiologie der Deutschen Gesellschaft für Anästhesiologie und Intensivmedizin. Darin wird unter anderem allgemein gefordert, dass bei Patienten mit bevorstehendem großem operativem Eingriff PBM-Maßnahmen konsequent zum Einsatz kommen. Zusätzlich wird auch zu einer rationalen Transfusionsstrategie geraten. Es bleibt zu hoffen, dass sich auch Politik und Krankenkassen diesen Empfehlungen zeitnah anschließen.

Abschließend kann festgehalten werden, dass aus medizinischer und ethischer Sicht, aber auch aus Aspekten der Ökonomie und der Qualitätssicherung, der Patient, der behandelnde Arzt, der Krankenhausträger sowie die Gesellschaft sichere Gewinner des PBM-Programms sind.

Take home messages

- *Patient Blood Management ist ein evidenzbasiertes interdisziplinäres Diagnose-, Verhaltens- und Therapiekonzept, welches unter Berücksichtigung modernster medizinischer Erkenntnisse zu einer Steigerung der Patientensicherheit führt.*
- *Anämie ist ein eigenständiger und unabhängiger Risikofaktor für das Auftreten von postoperativen Komplikationen, einer erhöhten postoperativen Sterblichkeit und gleichzeitig stärkster Prädikator für die Gabe von EK-Transfusionen.*
- *Anämische Patienten sollten präoperativ diagnostiziert und bei bestehender Eisenmangelanämie mit IV Eisen therapiert werden.*
- *Durch zahlreiche PBM-Maßnahmen können unnötige und vermeidbare perioperative Blutverluste im Klinikalltag reduziert werden.*
- *Die Querschnitts-Leitlinien der Bundesärztekammer unterstützen den transfundierenden Arzt bei der Indikationsstellung.*

Literatur

Acheson AG, Brookes MJ, Spahn DR (2012) Effects of allogeneic red blood cell transfusions on clinical outcomes in patients undergoing colorectal cancer surgery: a systematic review and meta-analysis. Ann Surg 256(2), 235–244

Gombotz H, Rehak PH, Shander A, Hofmann A (2007) Blood use in elective surgery: the Austrian benchmark study. Transfusion 47(8), 1468–1480

Goodnough LT, Shieh L, Hadhazy E, Cheng N, Khari P, Maggio P (2014) Improved blood utilization using real-time clinical decision support. Transfusion 54(5), 1358–1365

Meybohm P, Choorapoikayil S, Wessels A, Herrmann E, Zacharowski K, Spahn DR (2016a) Washed cell salvage in surgical patients: A review and meta-analysis of prospective randomized trials under PRISMA. Medicine (Baltimore) 95(31), e4490

Meybohm P, Goehring MH, Choorapoikayil S, Fischer D, Rey J, Herrmann E, Mueller MM, Geisen C, Schmitz-Rixen T, Zacharowski K (2017a) Feasibility and efficiency of a preoperative anaemia walk-in clinic: secondary data from a prospective observational trial. Br J Anaesth 118(4), 625–626

Meybohm P, Herrmann E, Steinbicker AU, Wittmann M, Gruenewald M, Fischer D, Baumgarten G, Renner J, Van Aken HK, Weber CF, Mueller MM, Geisen C, Rey J, Bon D, Hintereder G, Choorapoikayil S, Oldenburg J, Brockmann D, Geissler RG, Seifried E, Zacharowski K (2016b) Patient Blood Management is Associated With a Substantial Reduction of Red Blood Cell Utilization and Safe for Patient's Outcome: A Prospective, Multicenter Cohort Study With a Noninferiority Design. Ann Surg 264(2), 203–211

Meybohm P, Richards T, Isbister J, Hofmann A, Shander A, Goodnough LT, Munoz M, Gombotz H, Weber CF, Choorapoikayil S, Spahn DR, Zacharowski K (2017b) Patient Blood Management Maßnahmenbündel. Anaesth & Intensivmed 58, 16–29

Musallam KM, Tamim HM, Richards T, Spahn DR, Rosendaal FR, Habbal A, Khreiss M, Dahdaleh FS, Khavandi K, Sfeir PM, Soweid A, Hoballah JJ, Taher AT, Jamali FR (2011) Preoperative anaemia and postoperative outcomes in non-cardiac surgery: a retrospective cohort study. Lancet 378(9800), 1396–1407

Roberts I, Shakur H, Afolabi A, Brohi K, Coats T, Dewan Y, Gando S, Guyatt G, Hunt BJ, Morales C, Perel P, Prieto-Merino D, Woolley T (2011) The importance of early treatment with tranexamic acid in bleeding trauma patients: an exploratory analysis of the CRASH-2 randomised controlled trial. Lancet 377(9771), 1096–1101, 1101.e1091–1092

van Hoeven LR, Janssen MP, Rautmann G (2012) The collection, testing and use of blood and blood components in Europe 2012 report. European Directorate for the Quality of Medicines & HealthCare of the Council of Europe (EDQM). URL: https://www.edqm.eu/sites/default/files/the_collection_testing_and_use_of_blood_and_blood_components_in_europe_2012_report.pdf (abgerufen am 23.08.2017)

Whitlock EL, Kim H, Auerbach AD (2015) Harms associated with single unit perioperative transfusion: retrospective population based analysis. Bmj 350, h3037

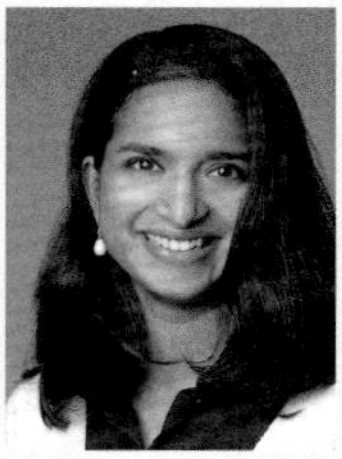

Dr. rer. nat. Suma Choorapoikayil

Wissenschaftliche Mitarbeiterin der Klinik für Anästhesiologie, Intensivmedizin und Schmerztherapie am Universitätsklinikum Frankfurt am Main. Wissenschaftliche Schwerpunkte: Patient Blood Management, Patientensicherheit und klinische Forschung.

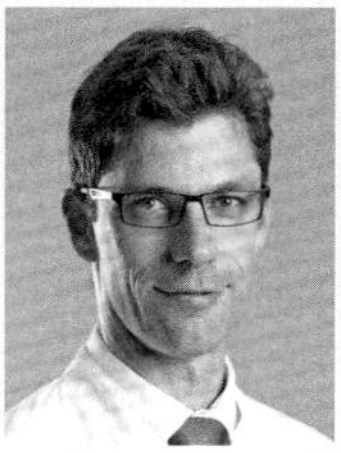

Prof. Dr. med. Patrick Meybohm, MHBA

Leitender Oberarzt für die Bereiche Anästhesiologie und Operative Intensivmedizin am Universitätsklinikum Frankfurt am Main. Klinische und wissenschaftliche Schwerpunkte: Patient Blood Management, Intensivmedizin, Immunsystem und Gerinnung, perioperatives Outcome und Patientensicherheit.

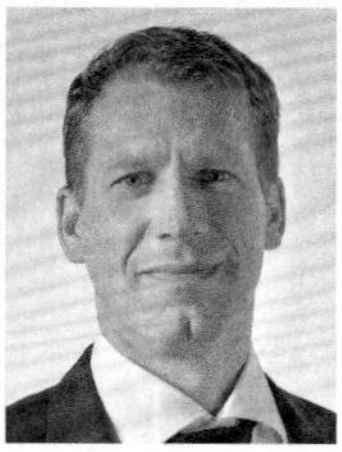

Prof. Dr. Dr. med. Kai Zacharowski, ML FRCA

Direktor der Klinik für Anästhesiologie, Intensivmedizin und Schmerztherapie des Universitätsklinikums Frankfurt am Main. Klinische und wissenschaftliche Schwerpunkte: Patient Blood Management, Intensivmedizin, Immunsystem und Gerinnung, perioperatives Outcome und Patientensicherheit.

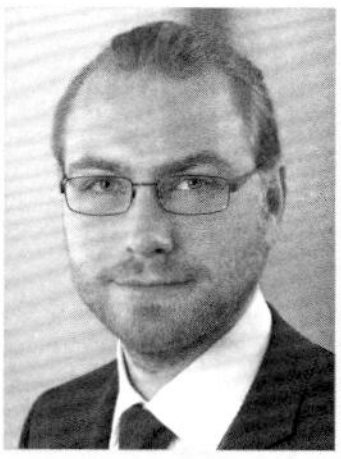

Dr. rer. nat. Christoph Füllenbach

Wissenschaftlicher Mitarbeiter der Klinik für Anästhesiologie, Intensivmedizin und Schmerztherapie am Universitätsklinikum Frankfurt am Main. Wissenschaftliche Schwerpunkte: Patient Blood Management, Patientensicherheit und klinische Forschung.

II

Die stationäre Versorgungsstruktur ausgewählter Behandlungsanlässe in Deutschland

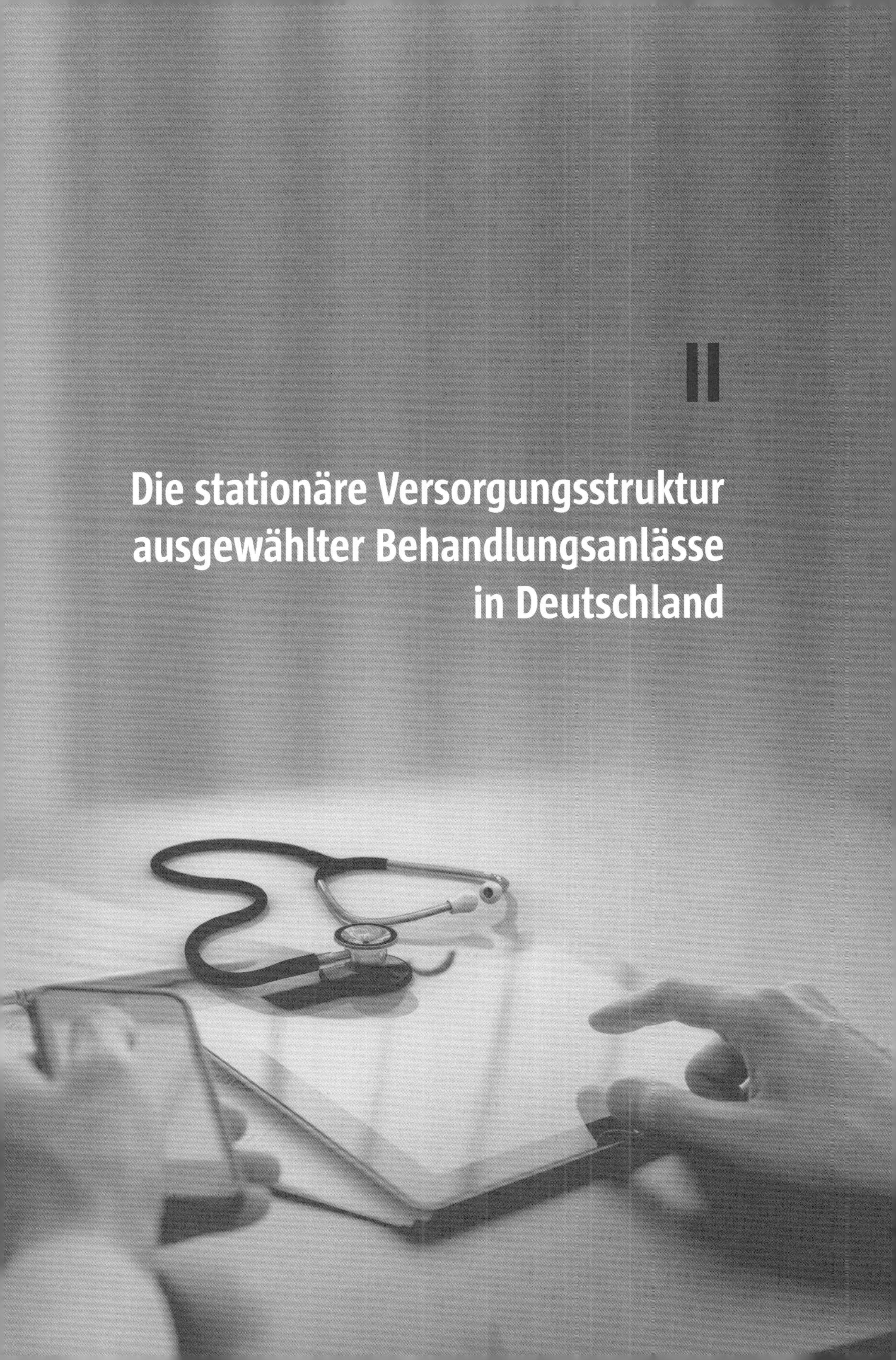

1 Eckdaten stationärer Versorgungsstrukturen für ausgewählte Behandlungsanlässe in Deutschland

Thomas Mansky, Dagmar Drogan, Ulrike Nimptsch und Christian Günster

1.1 Einführung

Mit dem vorliegenden Band erscheint der Qualitätsmonitor zum zweiten Mal. Wie in der ersten Ausgabe greifen wir wiederum einige wichtige Krankheitsbilder bzw. Behandlungsanlässe auf, um für diese die Versorgungsstrukturen in Deutschland zu analysieren.

In diesem Jahr sind die Versorgung von Frühgeborenen, die Geburtshilfe, die Behandlung von Lungenkrebs und die Lungenresektionen sowie die Implantation von Knie- und Hüftgelenks-Endoprothesen Gegenstand der Untersuchung. Für diese Behandlungsanlässe wurden Fallzahlen und ausgewählte Qualitätsindikatoren der Kliniken auf Bundes- und Regionalebene ausgewertet und im behandlungsspezifischen Zusammenhang diskutiert.

Im Qualitätsmonitor 2017 wurde ausführlich dargestellt, warum neben möglichen Qualitätsindikatoren die Versorgungsstrukturen und insbesondere auch die bei komplexeren Krankheitsbildern erreichten Fallzahlen für die Beurteilung der Versorgung wesentlich sind. Es sei hier auf die Einleitung zum entsprechenden Beitrag des Vorjahres verwiesen (Mansky et al. 2017c).

Hinsichtlich der Bedeutung der Fallzahlen gibt es oft ein unzureichendes Verständnis. Als zentrales Argument für Mindestfallzahlen wird die Übung des Operateurs gesehen. Dies ist zwar richtig, es ist aber nur ein Teilaspekt der Fallzahldiskussion. Ein operierender Arzt, der beispielsweise von einer Universitätsklinik als Chefarzt in ein Haus der Grundversorgung wechselt, kann bei entsprechendem persönlichem Operationskatalog mit gewissem Recht behaupten, dass er Erfahrung mit der Durchführung komplexer Eingriffe hat. Die erste Frage, die sich stellt, ist, ob er diese Erfahrung unter den neuen Bedingungen bewahren kann, was zumindest mittelfristig zu bezweifeln wäre. Viel wichtiger ist aber die Frage, ob die Bedingungen in seinem neuen Umfeld die Durchführung komplexer Behandlungen bzw. Operationen erlauben. Komplexe, sich rasch verändernde Behandlungsverfahren beispielsweise in der Onkologie erfordern ein multidisziplinäres Umfeld (z.B. Strahlentherapie, spezialisierte Pathologie, Onkologie), welches in einem Haus der Grundversorgung meist nicht gegeben ist.

Unter anderem aus der hier beschriebenen Situation ergibt sich der sogenannte „failure to rescue"-Effekt (Ghaferi et al. 2011; Krautz et al. 2017). Bei anspruchsvolleren operativen Verfahren können auch bei bester OP-Technik zu einem gewissen Prozentsatz Komplikationen auftreten. Dies ist per se schon bedrohlich für den Patienten. Die Gefahr steigt aber erheblich, wenn das in der Klinik verfügbare Team kaum Erfahrung im Umgang mit den spezifischen Komplikationen hat und wenn auch strukturell wegen mangelnder Fallzahlen spezialisierte Bereiche zur postoperativen Versorgung nicht zur Verfügung stehen. Es ist unvermeidlich, dass eine kleine, auf eine allgemeine Versorgung ausgerichtete Intensivstation eines Grundversorgers einen anderen Erfahrungshorizont aufweist als beispielsweise eine spezialisierte thoraxchirurgische Intensivstation eines Maximalversorgers oder einer Lungenfachklinik. Das auf der Intensivstation des Grundversorgers tätige Personal kann die Kenntnisse und Erfahrung eines Spezialversorgers nicht haben. Dies gilt ebenso für die Assistenzärzte und oft auch für die Oberärzte eines Hauses der Grundversorgung. Es ergibt sich damit das Problem, dass bei Abwesenheit des erfahrenen Operateurs eine adäquate Erkennung und Versorgung von Komplikationen schwer zu gewährleisten ist. Dies ist nicht dem jeweiligen Team anzulasten, das im Rahmen seiner Kenntnisse die bestmögliche Leistung erbringen wird. Hier stellt sich vielmehr die Frage, ob es nicht ein Organisationsversagen darstellt, wenn ein Krankenhaus Behandlungen durchführt, die auf seiner Versorgungsstufe nicht in einer fachlich dem aktuellen Stand der medizinischen Entwicklung entsprechenden Weise erbracht werden können.

Dies ist der Hintergrund der Analysen, die in vielen Fällen einen Zusammenhang von Fallzahl und Behandlungsergebnis konstatieren. Der „failure to rescue"-Effekt lässt sich messen und quantifizieren. Für Deutschland ist dies jüngst am Beispiel der Pankreaschirurgie erfolgt (Krautz et al. 2017). Die Patienten wurden hier nach Fallzahl der behandelnden Kliniken Quintilen zugeordnet. Einige exemplarische Ergebnisse aus dieser Arbeit sollen beispielhaft das „failure to rescue"-Problem verdeutlichen:

- Eine Peritonitis oder Sepsis traten im untersten Fallzahlquintil bei 20,1% der Patienten nach Pankreasresektion auf, im obersten bei 17,1%. Für die

Patienten, bei denen diese Komplikation auftrat, lag die Sterblichkeit im untersten Quintil bei 36,7%, im obersten Quintil bei 24,9%.

- Mehr als 5 Bluttransfusionen als Zeichen für eine größere Blutung waren im untersten Quintil bei 20,3% der Patienten erforderlich, im obersten bei 15,5%. Für die Patienten, bei denen diese Komplikation auftrat, lag die Sterblichkeit im untersten Quintil bei 36,5%, im obersten Quintil bei 27,1%.

Die Beispiele zeigen, dass auch Unterschiede im Auftreten von Komplikationen oft (aber nicht immer) gegeben sind. Besonders beeindruckend sind allerdings die Unterschiede im Behandlungsergebnis bei Patienten mit Komplikationen. Naturgemäß wirkt sich dies auf das mittlere Behandlungsergebnis über alle Patienten aus. Diese Zahlen verdeutlichen die zuvor beschriebene Versorgungsproblematik.

Es sei angemerkt, dass es in Deutschland ein Überangebot an Versorgern insbesondere in Ballungsgebieten gibt. In Deutschland ist daher ein Potenzial für die Zentralisierung stationärer Leistungen gegeben, ohne dass die Patientenversorgung gefährdet wird. Dass eine Zentralisierung unter Qualitätsaspekten geboten ist, ergibt sich aus der breiten Studienlage zu Volume-Outcome-Zusammenhängen (s. Kap. I.4) und spiegelt sich in Mindestmengenvorstellungen und Zentralisierungskonzepten von Fachgesellschaften wie z.B. der DKG, der DGAV oder der DGOOC. Auch die Patienten befürworten letztlich eine solche Zentralisierung. Diverse Umfragen haben mittlerweile gezeigt, dass die Patienten bei diesen Leistungen auf jeden Fall bereit sind, längere Wege in Kauf zu nehmen, wenn sie dafür von einer besseren Behandlungsqualität ausgehen können (Mansky 2013). Das Erreichbarkeitsproblem ist in der Regel nicht der Grund dafür, dass die Strukturen nicht sachgerecht sind. Dies zeigen in vielen Fällen die Daten der Stadtstaaten, in denen naturgemäß die Erreichbarkeit keine Rolle spielt, in denen sich aber dennoch Versorger mit zu niedrigen Fallzahlen finden. Eine Zentralisierung in städtischen Bereichen oder städtischen Verdichtungsgebieten bedarf per se keiner Erreichbarkeitsdiskussion.

Es sei hier ferner darauf hingewiesen, dass eine Zentralisierung bei komplexen Leistungen in der Regel auch wirtschaftliche Vorteile hat. Die Vorhaltekosten für komplexe Leistungsangebote sind meist sowohl im personellen als auch im Sachkostenbereich hoch. Die Realisierung von Skaleneffekten ist hier nötig und sinnvoll. Dies ist zwar nicht der Hauptaspekt der Zentralisierungsdiskussion. Es zeigt aber, dass Qualität und Wirtschaftlichkeit nicht im Widerspruch stehen. Sie gehen hier vielmehr Hand in Hand. Gewinner einer Zentralisierung sind zuvorderst die Patienten. Darüber hinaus sind es aber auch die Krankenhäuser, die wirtschaftlicher arbeiten können und die Krankenversicherungen bzw. die Allgemeinheit, die bei nicht nur gleichbleibender, sondern potenziell sogar verbesserter Qualität Kosten sparen können.

Nachfolgend wird in der Ergebnisdiskussion darauf eingegangen, ob es für das jeweilige Krankheitsbild Belege für den Zusammenhang von Fallzahlen und Ergebnissen gibt und welcher Art diese sind. Die Versorgungsstruktur wird gegliedert nach Bundesländern dargestellt und diskutiert. Die Unterschiede zwischen den Bundesländern bieten eine hervorragende Vergleichsmöglichkeit im Sinne eines Benchmarks, der den Planern in den Ländern anhand der Daten anderer vergleichbarer Bundesländer diverse Anregungen für einen möglichen und erforderlichen strukturellen Wandel geben kann. Die zugehörige Liste der Krankenhäuser mit ihren spezifischen Daten im nachfolgenden Kapitel rundet dieses Informationsangebot ab (Günster et al. 2018; s. Kap. II.2).

1.2 Methoden

Der vorliegende Beitrag thematisiert Aspekte der medizinischen Versorgungsqualität bei der Versorgung von Frühgeborenen, in der Geburtshilfe, bei Lungenkrebs und Lungenresektionen sowie in der Knie- und Hüft-Endoprothetik. Je Leistungsbereich werden die Behandlungsvolumina in deutschen Krankenhäusern berichtet sowie öffentlich verfügbare Indikatoren zu deren Art und Qualität dargestellt. Dazu wurden mehrere Datenquellen ausgewertet und die Ergebnisse für die jeweiligen Behandlungsanlässe zusammengefasst. So basieren die Leistungs- und Qualitätsdaten von Krankenhäusern auf den strukturierten Qualitätsberichten der Krankenhäuser gemäß § 136b SGB V, den Ergebnisqualitätsdaten der Perinatalzentren (www.perinatalzentren.org) sowie auf Angaben aus dem Verfahren Qualitätssicherung mit Routinedaten (QSR) veröffentlicht im AOK-Krankenhausnavigator (weisse-liste.krankenhaus.aok.de). Die folgende Übersicht erläutert zunächst die jeweiligen Datenquellen sowie deren Vor- und Nachteile. Daran anschließend wird je Krankheitsbild das methodische Vorgehen bei der Ermittlung der Leistungs- und Qualitätskennzahlen dargestellt.

1.2.1 Verwendete Datenquellen

Strukturierte Qualitätsberichte

Die Kliniken in Deutschland veröffentlichen seit 2005 zunächst alle zwei Jahre und seit 2015 jährlich sogenannte strukturierte Qualitätsberichte. Dazu sind sie gemäß § 136b Abs. 1 Nr. 3 SGB V verpflichtet. Die zu berichtenden Inhalte legt der Gemeinsame Bundesausschuss im Auftrag des Gesetzgebers fest (Gemeinsamer Bundesausschuss 2016). Die Berichte geben einen Überblick über die Strukturen, Leistungen und Qualität der Krankenhäuser. Sie enthalten Angaben zu Behandlungshäufigkeiten je Diagnose und Prozedur sowie ausgewählte Ergebnisse aus der externen, stationären Qualitätssicherung (esQS) nach § 136 SGB V.

Aus den Qualitätsberichten lassen sich Fallzahlen für bestimmte Behandlungen ermitteln. Grundsätzlich sind hier zwei Ansätze durchführbar. Zum einen werden im Berichtsabschnitt C-1 (Teilnahme an der externen vergleichenden Qualitätssicherung) Fallzahlen für solche Leistungen angegeben, die Gegenstand eines der 25 vom G-BA gemäß der Richtlinie über Maßnahmen der Qualitätssicherung in Krankenhäusern (QSKH-RL) für das Jahr 2015 festgelegten esQS-Verfahren sind und zu denen Qualitätsindikatoren zu veröffentlichen sind. Zum anderen werden in Abschnitt B des Berichts je Fachabteilung oder Organisationseinheit alle Hauptdiagnosen sowie alle durchgeführten Prozeduren mit ihrer jeweiligen ICD- bzw. OPS-Ziffer angegeben. Zu jeder vierstelligen ICD bzw. jeder endstelligen Prozedur wird dargestellt, wie häufig sie im Berichtsjahr in der Abteilung behandelt bzw. durchgeführt wurde.

Der wesentliche Vorteil der Ermittlung der Fallzahlen aus den gesetzlichen Qualitätsberichten liegt darin, dass die im Bericht angegebenen Fallzahlen alle behandelten Patienten (gesetzlich und privat Versicherte sowie Selbstzahler) umfassen und dass sie klinikbezogen ausgewertet werden dürfen.

Gleichzeitig gelten aber bei der Nutzung der ICD- und OPS-Statistiken des Abschnitt B des strukturierten Qualitätsberichts verschiedene Einschränkungen.

- **Erstens** lassen sich die Fallzahlen nur über Kodierungen von *entweder* Diagnose(n) *oder* Prozedur(en) ermitteln. Es ist nicht möglich, Kombinationen von Diagnose(n) und Prozedur(en) abzufragen. Darum ist es beispielsweise nicht möglich, Eingriffe für bestimmte Indikationen abzufragen oder Eingriffe bei bestimmten Begleiterkrankungen auszuschließen. Nebendiagnosen können grundsätzlich nicht zur Definition herangezogen werden. Ferner lassen sich die Fallzahlen nicht nach Zusatzmerkmalen eingrenzen (beispielsweise Ausschluss von Zuverlegungen, um nur Erstbehandlungen auszuwerten).
- **Zweitens** ist bei der Auswertung der OPS-Ziffern zu beachten, dass Eingriffe im Falle der Dokumentation mehrerer OPS-Ziffern zur Charakterisierung eines einzigen Eingriffs notwendigerweise mehrfach gezählt werden, obwohl nur eine Operation an einem Patienten durchgeführt wurde. Die Anzahl der OPS-Angaben entspricht darum nicht immer der Anzahl operierter Fälle.
- **Drittens** besteht ein Problem, wenn die exakte Anzahl in ICD- oder OPS-Statistik bei Häufigkeiten ≤ 3 aus Datenschutzgründen nicht angegeben werden darf und durch einen Datenschutzhinweis ersetzt wird.[1] Die tatsächliche Fallzahl für diese Nennungen beträgt dann 1, 2 oder 3. In der Auswertung der Anzahl je Prozedur wurde für diesen Beitrag bei Nennungen mit Datenschutzhinweis für alle Kliniken derjenige Wert ange-

1 Diese Problematik kommt besonders bei sehr detaillierten OPS-Kapiteln (mit vielen Untergruppen) sowie auch bei der Durchführung von Eingriffen in verschiedenen Fachabteilungen vor, da wegen der Aufsplitterung der Informationen selbst bei im Krankenhaus insgesamt häufig durchgeführten Operationen deren zugehörige Angaben je Abteilung und OPS unterhalb des Grenzwertes liegen kann.

nommen, der auf Bundesebene die beste Übereinstimmung mit den Anzahlen der DRG-Statistik des Statistischen Bundesamtes im Jahr 2015 für den gleichen Kode aufwies.[2] Für Kliniken mit Datenschutzhinweis in den Prozedurangaben kann die tatsächliche Anzahl daher über- oder unterschätzt worden sein. Limitationen bestehen auch bei der Ableitung von Fallzahlen aus den Qualitätsindikatoren in Abschnitt C-1 der strukturierten Qualitätsberichte, da aus Datenschutzgründen keine Qualitätsindikatoren dokumentiert werden, wenn der Zähler oder der Nenner eines Indikators auf weniger als 4 Fällen basiert. Für einen Teil der behandelnden Kliniken – und hier insbesondere für Kliniken mit wenigen Fallzahlen – liegen somit keine Informationen zur Fallzahl und zum Qualitätsindikator vor.

Perinatalzentren

Krankenhäuser mit Perinatalzentren der Versorgungsstufe 1 oder 2 sind gesetzlich verpflichtet, Daten zu Fallzahlen und Ergebnisqualität in der Versorgung von Frühgeborenen mit einem Geburtsgewicht < 1.500 Gramm zu veröffentlichen. Dies wird geregelt durch die Qualitätssicherungs-Richtlinie Früh- und Reifgeborene (QFR-RL) des Gemeinsamen Bundesausschusses gemäß § 136 Abs. 1 Nummer 2 SGB V in Verbindung mit § 92 Abs. 1 Satz 2 Nr. 13 SGB V (Gemeinsamer Bundesausschuss 2017). Die Richtlinie definiert weiterhin für die Versorgungsstufen Mindestvoraussetzungen der Struktur-, Prozess- und Ergebnisqualität. Schwangere mit erwartetem Frühgeborenen mit einem geschätzten Geburtsgewicht unter 1.250 g oder mit einem Gestationsalter < 29 Schwangerschaftswoche (SSW) sollen einem Perinatalzentrum des Levels 1, Schwangere mit erwartetem Frühgeborenen mit einem geschätzten Geburtsgewicht von 1.250 bis 1.499 g oder mit einem Gestationsalter von 29 + 0 bis 31 + 6 SSW einem Zentrum des Levels 2 zugewiesen werden. Die Datenveröffentlichung erfolgt durch das Institut für Qualitätssicherung und Transparenz im Gesundheitswesen (IQTIG) im Internet unter www.perinatalzentren.org.

QSR-Verfahren

Im Internet-Kliniksuchportal AOK-Krankenhausnavigator werden für ausgewählte Leistungen Qualitätsindikatoren aus dem Verfahren Qualitätssicherung mit Routinedaten veröffentlicht (Weisse Liste). Das QSR-Verfahren basiert auf Abrechnungsdaten stationär behandelter AOK-Patienten (vgl. www.qualitaetssicherung-mit-routinedaten.de). Abrechnungsdaten werden gemäß § 301 SGB V von den Kliniken an die Kostenträger im Zuge der Abrechnung

2 Gab eine Klinik entgegen den Ausfüllbestimmungen des strukturierten Qualitätsberichts innerhalb einer Fachabteilung mehrfach den gleichen Schlüssel ohne Anzahl an, dann wurde eine Anzahl von 1 für jede einzelne Schlüsselangabe angenommen, da nicht die nach Schlüssel aggregierte Anzahl, sondern vermutlich jeder einzelne Leistungsfall gemeldet wurde.

übermittelt. Sie beinhalten Angaben zu Behandlungsdiagnosen, Operationen und sonstigen Prozeduren, deren Dokumentation durch die Deutschen Kodierrichtlinien geregelt ist. Die QSR-Indikatoren beziehen sich in diesem Beitrag nur auf Fälle von AOK-Versicherten und werden für endoprothetische Operationen berichtet (Jeschke 2017).

1.2.2 Fallzahlen und Qualitätskennzahlen für ausgewählte Behandlungsanlässe

Für sechs Behandlungsanlässe werden Fallzahlen und Qualitätsindikatoren berichtet. Die Fallzahlen der jeweiligen Behandlungsanlässe wurden auf Bundes- und Landesebene ausgewertet. Dazu wurden bundesweit die behandelnden Kliniken nach der Fallzahl in vier gleich große Gruppen (d.h. Klinikquartile) eingeteilt. Die dabei ermittelten Quartilsgrenzen wurden wiederum auf die Landesebene angewandt und der entsprechende Anteil von Kliniken je Klinikquartil ermittelt. Dadurch wird beispielsweise erkennbar, ob in einem Bundesland der Anteil der Kliniken im unteren Quartil höher oder niedriger ist als auf Bundesebene; auf Bundesebene liegt er – abgesehen von Rundungsfehlern, da nur ganze Klinikzahlen vorkommen können – definitionsgemäß bei 25%. Im nachfolgenden Beitrag (Günster et al. 2018; s. Kap. II.2) werden Fallzahlen und Indikatoren zusätzlich je Klinik dargestellt.

Versorgung von Frühgeborenen

Fallzahl: Angegeben ist die durchschnittliche jährliche Anzahl von Frühgeborenen, die in den Jahren 2011–2015 von Perinatalzentren der Level 1 und 2 entlassen wurden und bei ihrer Geburt weniger als 1.500 g wogen. Die Angabe wurde dem Internet-Portal www.perinatalzentren.org entnommen. Perinatalzentren mit Fallzahlen ≤ 3 werden im Portal nicht dargestellt und dementsprechend in diesem Beitrag nicht berichtet.

Versorgungsstufe des Perinatalzentrums: Angegeben ist die (aktuelle) Versorgungsstufe des Perinatalzentrums gemäß § 3 QFR-RL wie im Internet-Portal www.perinatalzentren.org dargestellt. Die QFR-RL sieht die Zuweisung von Schwangeren mit erwartetem Frühgeborenem in Perinatalzentren der Level 1 und 2 vor, wobei Level-1-Zentren (unter anderem) Frühgeborene < 1.250 g Geburtsgewicht und Level-2-Zentren Frühgeborene mit einem Geburtsgewicht von mindestens 1.250 g regelhaft behandeln dürfen.

Geburtshilfe

Fallzahl: Angegeben ist die Anzahl von Müttern mit mindestens einer Geburt eines Kindes ab der 24 + 0 Schwangerschaftswoche. Die Angabe wurde dem esQS-Leistungsbereich Geburtshilfe (Modul 16n1) für das Berichtsjahr 2015 entnommen. Ausgewertet wurde die Grundgesamtheit des Qualitätsindikators QI-ID 52243 (Kaiserschnittgeburten). Für acht Kliniken lag diese Information aus Datenschutzgründen nicht vor; bei diesen wurde keine Grundgesamtheit dokumentiert, da Grundgesamtheit oder die beobachteten Ereignisse (i.e. Kaiserschnittgeburten) auf weniger als vier Fällen basieren. Diese wurden von den Auswertungen ausgeschlossen. Weiterhin ausgeschlossen wurden drei Kliniken mit einer dokumentierten Grundgesamtheit von 0 Müttern.

Verhältnis der beobachteten zur erwarteten Rate (O/E) an Kaiserschnitten (QI-ID 52249): Bei dem Wert handelt es sich um eine risikoadjustierte Kaiserschnittrate. Der Indikator wird ebenfalls im esQS-Leistungsbereich Geburtshilfe für das Berichtsjahr 2015 berichtet. Der Zähler des Qualitätsindikators enthält die beobachtete (d.h. reale) Rate an Kaiserschnittgeburten in der entsprechenden Klinik. Der Nenner enthält die Rate an Kaiserschnittgeburten, die aufgrund dokumentierter Geburts- und Schwangerschaftsrisiken adjustiert nach logistischem Geburtshilfe-Score in der Klinik zu erwarten gewesen wäre. Geringere Ergebniswerte des Indikators kennzeichnen eine unterdurchschnittliche Rate an Kaiserschnitten. Im Bundesdurchschnitt lag das Ergebnis im Berichtsjahr 2015 bei 0,97 und der vom IQTIG definierte Toleranzbereich, berechnet als der Bereich unterhalb des 90. Perzentils des Indikatorwerts, umfasst Ergebniswerte ≤ 1,24 (IQTIG 2015).

Kaiserschnittrate (QI-ID 52243): Hierbei handelt es sich ebenfalls um einen esQS-Indikator. Die Rate wird als Anteil der Kaiserschnittgeburten bei Müttern, die mindestens eine Geburt eines Kindes ab der 24 + 0 Woche hatten, gebildet. Der Indikator wird nur klinikbezogen im Beitrag Günster et al. (2018; s. Kap. II.2) dargestellt.

Lungenkrebs

Fallzahl: Angegeben ist die Anzahl an stationär behandelten Fällen mit einer der folgenden ICD-Ziffern: C33 (Bösartige Neubildung der Trachea), C34 (Bösartige Neubildung der Bronchien und der Lunge), D02.1 (Carcinoma in situ des Mittelohres und des Atmungssystems – Trachea), D02.2 (Carcinoma in situ des Mittelohres und des Atmungssystems – Bronchus und Lunge). Die Angabe basiert auf der ICD-Statistik des Krankenhauses im strukturierten Qualitätsbericht für das Berichtsjahr 2015 (vgl. Kap. 1.2.1). Wurde aus Datenschutzgründen keine Fallzahl angegeben, dann wurde eine Anzahl von 3 angenommen.

Lungenresektionen

Fallzahl: Die Anzahl anatomischer Lungenresektionen pro Klinik wurde aus den OPS-Angaben der Krankenhäuser im strukturierten Qualitätsbericht für das Berichtsjahr 2015 ermittelt (vgl. Kap. 1.2.1). Berücksichtigt wurden Angaben zu den OPS-Codes 5-323 (Segmentresektion und Bisegmentresektion der Lunge), 5-324 (Einfache Lobektomie und Bilobektomie der Lunge), 5-325 (Erweiterte Lobektomie und Bilobektomie der Lunge), 5-327 (Einfache (Pleuro-)Pneum(on) ektomie) exkl. 5-327.8 (postmortale Resektion) und 5-328 (Erweiterte (Pleuro-) Pneum(on)ektomie).[3] Wurde aus Datenschutzgründen keine Fallzahl angegeben, dann wurde eine Anzahl von 2 angenommen.

Implantation einer Kniegelenks-Endoprothese

Fallzahl: Die Anzahl an Implantationen einer Kniegelenks-Endoprothese wurde aus den OPS-Angaben der Krankenhäuser im strukturierten Qualitätsbericht für das Berichtsjahr 2015 ermittelt (vgl. Kap. 1.2.1). Berücksichtigt wurden Angaben zum OPS 5-822 (Implantation einer Endoprothese am Kniegelenk) unter Ausschluss von OPS 5-822.8 (Patellaersatz).[4] Wurde aus Datenschutzgründen keine Fallzahl angegeben, dann wurde eine Anzahl von 1 angenommen.

Revisionsoperation: Dargestellt ist die in drei Kategorien eingeteilte risikoadjustierte Rate an Revisionsoperationen. Dieser Indikator wurde im Rahmen des QSR-Verfahrens für den Leistungsbereich „Implantation einer Kniegelenks-Endoprothese bei Gonarthrose“ entwickelt. Der Indikator berücksichtigt Prothesen- und Gelenkrevisionen bis zu 365 Tagen nach Implantation (WIdO 2017). Datengrundlage sind AOK-Abrechnungsdaten von Patienten der Jahre 2013–2015 mit Nachbeobachtung bis Ende 2016. Die Rate ist als Verhältnis aus der beobachteten und erwarteten Anzahl an Komplikationen je Klinik berechnet. Die beobachtete Anzahl ergibt sich dabei als Anzahl der Patienten der Klinik mit mindestens einem Indikatorereignis. Die erwartete Anzahl an Indikatorereignissen wird unter Berücksichtigung der Risikoprofile der Patienten der Klinik mittels eines logistischen Regressionsmodells auf Grundlage der Grundgesamtheit aller AOK-Patienten im Bund berechnet. Eine Rate von 1,00 bedeutet, dass die beobachtete Anzahl an Ereignissen genauso hoch ist wie im Bundesdurchschnitt für das Vergleichskollektiv. Ein Wert von 1,20 bedeutet, dass die tatsächliche Anzahl 20% höher ist als erwartet. Umgekehrt bedeutet ein Wert von 0,80, dass 20% weniger Ereignisse eingetreten sind als erwartet. Mit der in drei Kategorien eingeteilten Rate werden die Kliniken mit überdurchschnittlicher, durchschnittlicher und unterdurchschnittlicher Behandlungsqualität unterschieden. Für die Auswertungen auf Bundes- und Landesebene wurde der Anteil an Kliniken mit überdurchschnittlicher Behandlungsqualität an allen berichtsfähigen Kliniken mit QSR-Bewertung ermittelt. Aufgrund abweichender Datenquellen, Bezugszeiträume, Falldefinitionen und der für die QSR-Messung geforderten Mindestfallzahlen von 30 AOK-Fällen im Zeitraum 2013 bis 2015 liegt nicht für alle behandelnden Kliniken der entsprechende QSR-Qualitätsindikator vor und vice versa.

3 Eine ergänzende Analyse auf Basis AOK-Krankenhausabrechnungsdaten 2015 zeigt, dass je so definiertem Lungenresektions-Fall im Durchschnitt 1,046 dieser OPS-Ziffern dokumentiert werden.

4 Eine Analyse von Krankenhausabrechnungsdaten des Jahres 2015 bei AOK-Patienten zeigt, dass je Kniegelenkersatzoperation 1,0025 Prozeduren aus dem Abschnitt 5-822 (exkl. 5-822.8) dokumentiert wurden.

QSR-Gesamtindikator: Dargestellt ist die in drei Kategorien eingeteilte risikoadjustierte Rate intra- und postoperativer Komplikationen bei „Implantation einer Kniegelenks-Endoprothese bei Gonarthrose" gemäß QSR-Verfahren. Dieser Qualitätsindikator umfasst Revisionsoperationen innerhalb eines Jahres, chirurgische Komplikationen innerhalb von 90 bzw. 365 Tagen sowie Todesfälle innerhalb von 90 Tagen (WIdO 2017). Datengrundlage sind AOK-Abrechnungsdaten von Patienten der Jahre 2013–2015 mit Nachbeobachtung bis Ende 2016. Zur Berechnung und Interpretation des Indikators vgl. vorherigen Absatz.

Implantation einer Hüftgelenks-Endoprothese

Fallzahl: Die Anzahl an Implantationen einer Endoprothese am Hüftgelenk wurde aus den Angaben der Krankenhäuser in der externen, stationären Qualitätssicherung nach § 136b SGB V für das Berichtsjahr 2014 ermittelt.[5] Herangezogen wurde hierzu die größte Nennerangabe (d.h. Grundgesamtheit) aller Qualitätsindikatoren im Leistungsbereich Hüft-Endoprothesen-Erstimplantation, Modul 17/2 (AQUA 2015). Die Fallzahl umfasst alle Operationen bei Patienten ab einem Alter von 20 Jahren. Für 40 Kliniken lag diese Information aus Datenschutzgründen nicht vor; bei diesen wurde kein Nenner dokumentiert, da Nenner oder Zähler eines Indikators auf weniger als vier Fällen basieren. Diese Kliniken wurden von den Auswertungen ausgeschlossen.

Revisionsoperation: Dargestellt ist die in drei Kategorien eingeteilte, risikoadjustierte Rate an Revisionsoperationen. Dieser Qualitätsindikator wurde im Rahmen des QSR-Verfahrens für den Leistungsbereich „Implantation einer Hüftgelenks-Endoprothese bei Coxarthrose" entwickelt. Der Indikator erfasst Prothesen- und Gelenkrevisionen bis zu 365 Tagen nach Implantation ein (WIdO 2017). Datengrundlage sind AOK-Abrechnungsdaten von Patienten der Jahre 2013–2015 mit Nachbeobachtung bis Ende 2016. Die Berechnung, Auswertung und Interpretation des Indikators ist im Abschnitt „Revisionsoperation" unter „Implantation einer Kniegelenks-Endoprothese" beschrieben.

QSR-Gesamtindikator: Dargestellt ist die in drei Kategorien eingeteilte risikoadjustierte Rate intra- und postoperativer Komplikationen bei „Implantation einer Hüftgelenks-Endoprothese bei Coxarthrose" gemäß QSR-Verfahren. Dieser Qualitätsindikator umfasst Revisionsoperationen innerhalb eines Jahres, chirurgische Komplikationen innerhalb von 90 bzw. 365 Tagen, Femurfraktur innerhalb von 90 Tagen sowie Todesfälle innerhalb von 90 Tagen (WIdO 2017). Datengrundlage sind AOK-Abrechnungsdaten von Patienten der Jahre 2013–2015 mit Nachbeobachtung bis Ende 2016. Die Berechnung, Auswertung und Interpretation des Indikators ist im Abschnitt „Revisionsoperation" unter „Implantation einer Kniegelenks-Endoprothese" beschrieben.

5 Für das Berichtsjahr 2015 wurden die Qualitätsindikatoren des Leistungsbereiches ‚Hüft-Endoprothesenversorgung' vom G-BA nicht zur Veröffentlichung empfohlen, so dass die Fallzahl zur Hüft-Endoprothesen-Erstimplantation auf Qualitätsindikatoren der externen, stationären Qualitätssicherung des Berichtsjahres 2014 basieren.

1.3 Ergebnisse und Bewertung

1.3.1 Versorgung von Frühgeborenen

Ausgangslage

Der Nachweis von Beziehungen zwischen Mengen und Ergebnissen (volume/outcome) in einzelnen Ländern hängt grundsätzlich von der Struktur der Krankenhausversorgung ab. In Gesundheitssystemen mit bereits vorexistierender stärkerer Zentralisierung ist es naturgemäß schwieriger oder sogar unmöglich, Mengen/Ergebnis-Effekte nachzuweisen. Insofern sind länderspezifische Studien wünschenswert.

In den USA zeigen Studien deutliche Einflüsse auf die Krankenhaussterblichkeit von Frühgeborenen sowohl bezogen auf die jährlichen Behandlungsfallzahlen an Frühgeborenen als auch bezogen auf das Versorgungslevel des jeweiligen Krankenhauses. Beide Effekte lassen sich unabhängig voneinander nachweisen. Phibbs et al. (2007) zeigen dies für Neugeborene mit unter 1.500 g Geburtsgewicht für Kalifornien (Datenjahre 1991 bis 2000). Eine zweite Studie bestätigt dies (Chung et al. 2010; Datenjahre 1997 bis 2002). Jensen et al. (2015) zeigen es anhand von Daten aus Kalifornien, Missouri und Pennsylvania (Datenjahre 1999 bis 2009). Mindestmengen waren nicht Gegenstand dieser Untersuchungen. Die Studie von Phibbs deutet aber an, dass bei einem Schwellenwert von 25 und sogar von 50 noch weitere Verbesserungen erkennbar sind. Für Großbritannien zeigt sich ebenfalls ein Zusammenhang zwischen der Frühgeborenenfallzahl und der Sterblichkeit (Watson et al. 2014; für Gestationsalter < 33 und < 27 Wochen, Datenjahre 2009 bis 2011) sowie zwischen dortiger Versorgungsstufe des Perinatalzentrums und Sterblichkeit (Marlow et al. 2014).

Eine weitere Studie (Wehby et al. 2012) versucht, den Einfluss weiterer, gewöhnlich in der Risikoadjustierung nicht berücksichtigter, Faktoren auf die Krankenhaussterblichkeit besser zu berücksichtigen. Dazu gehört beispielsweise der Bias, der dadurch entsteht, dass Schwangere sich in Abhängigkeit von ihrem Zustand und ihrem Wohnort bevorzugt bestimmte Krankenhäuser aussuchen (self-selection bias). Die zusätzliche Berücksichtigung dieser Faktoren führt zu noch gravierenderen Ergebnissen im volume/outcome-Effekt.

Für Australien zeigte sich kein Zusammenhang zwischen Anzahl der Geburten (nicht der behandelten Frühgeborenen!) und der Neugeborenensterblichkeit (Tracy et al. 2006).

Für Deutschland konnten Heller et al. (2007, 2009, 2015 sowie Kap. I.6) in mehreren Untersuchungen einen Zusammenhang von 30-Tage-Neugeborenensterblichkeit und Anzahl der Geburten je Klinik nachweisen. Die Analyse der Daten (Heller et al. 2015) weist ferner darauf hin, dass die Sterblichkeit sowie auch der kombinierte Indikator „Sterblichkeit oder schwere Erkrankung" auch jenseits der derzeit in Deutschland gültigen Mindestmenge von 14 Frühgebo-

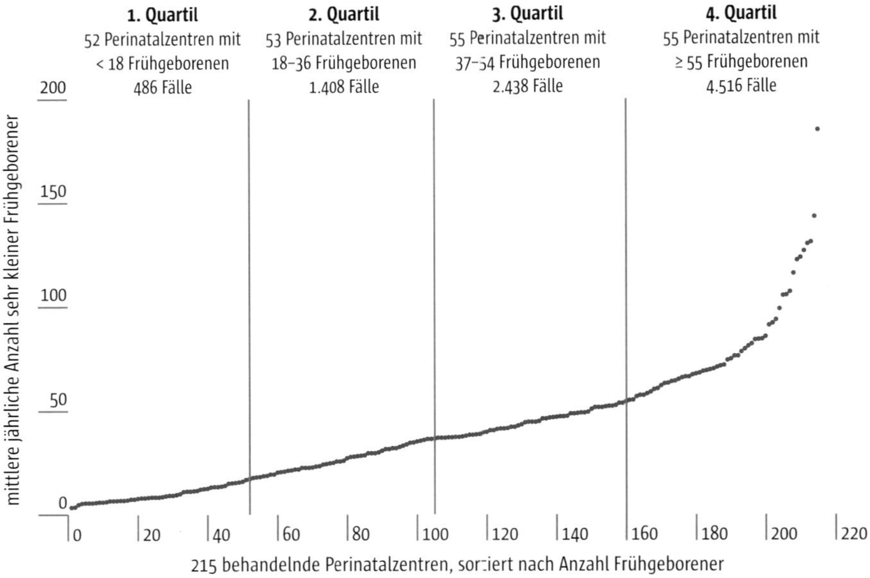

Abb. 1 Verteilung von Frühgeborenen < 1.500 g über Perinatalzentren, 2011–2015

renen unter 1.250 g weiter sinken, d.h. die derzeitige Mindestmenge ist auf jeden Fall gerechtfertigt.

Versorgungslage in Zahlen

Die vorliegende Auswertung basiert auf den unter Perinatalzentren.org veröffentlichten, krankenhausbezogen auswertbaren Daten. Hier sind die Daten von 215 Einheiten veröffentlicht, die in der Zeit von 2011–2015 pro Jahr im Durchschnitt 8.848 Neugeborene unter 1.500 g Geburtsgewicht behandelten. Die Zahl dieser Zentren ist wesentlich niedriger als die Zahl der in den DRG-Daten identifizierbaren Kliniken (nach Institutionskennzeichen). In den DRG-Daten finden sich für 2015 362 Einheiten, die insgesamt 10.134 Neugeborene unter 1.500 g behandelt haben (Mansky et al. 2017a).

Die Diskrepanz kann auf verschiedene Ursachen zurückzuführen sein. Einerseits könnte die Datenbasis in Perinatalzentren.org unvollständig sein. Dies gilt insbesondere für Kliniken mit sehr kleiner Fallzahl, wenn diese aus Datenschutzgründen nicht dargestellt werden (gerade diese Kliniken wären aber für die Qualitätssicherung von Interesse). Ferner könnten Verlegungen eine Rolle spielen, wenn zu kleine Frühgeborene z.B. in einer Klinik ohne Perinatalzentrum zur Welt kommen. Allerdings sollten diese Frühgeborenen unmittelbar nach der Geburt schon vom Kreißsaal aus verlegt werden. In diesem Fall darf in der abgebenden Klinik nach § 1 Abs. 5 FPV kein Fall angelegt werden. Es ist allerdings nicht auszuschließen, dass dies dennoch geschieht. Auch Rückverlegungen nach Erstbehandlung wären denkbar.

Tab. 1 Ergebnisse der Regionalauswertung: Versorgung von Frühgeborenen < 1.500 g, 2011–2015

Beschreibung	Bund	Brandenburg	Berlin	Baden-Württ.	Bayern	Bremen	Hessen	Hamburg	Meckl.-Vorp.	Niedersachsen	Nordrhein-Westf.	Rheinland-Pfalz	Schleswig-Holst.	Saarland	Sachsen	Sachsen-Anhalt	Thüringen
Gesamtpopulation																	
Kliniken	215	6	8	27	34	3	13	7	4	18	50	11	8	2	11	5	8
Sehr kleine Frühgeborene (n) [1]	8.848	139	522	1.236	1.290	122	662	321	151	747	2.235	386	204	115	369	173	176
Unteres bundesweites Klinikquartil																	
Kliniken mit < 18 Fällen (Anteil [2])	52 (24,2%)	3 (50,0%)	1 (12,5%)	4 (14,8%)	5 (14,7%)	0 (0%)	2 (15,4%)	2 (28,6%)	0 (0%)	6 (33,3%)	9 (18,0%)	2 (18,2%)	4 (50,0%)	0 (0%)	7 (63,6%)	2 (40,0%)	5 (62,5%)
Sehr kleine Frühgeborene (n) [1]	486	28	12	40	54	-	21	28	-	53	66	15	50	-	64	17	38
Zweites bundesweites Klinikquartil																	
Kliniken mit 18 bis < 37 Fällen (Anteil [2])	53 (24,7%)	2 (33,3%)	1 (12,5%)	10 (37,0%)	12 (35,3%)	2 (66,7%)	1 (7,7%)	1 (14,3%)	2 (50,0%)	4 (22,2%)	11 (22,0%)	2 (18,2%)	2 (25,0%)	0 (0%)	1 (9,1%)	1 (20,0%)	1 (12,5%)
Sehr kleine Frühgeborene (n) [1]	1.408	59	30	262	297	38	31	28	55	134	269	71	51	-	22	36	25
Drittes bundesweites Klinikquartil																	
Kliniken mit 37 bis < 55 Fällen (Anteil [2])	55 (25,6%)	1 (16,7%)	2 (25,0%)	6 (22,2%)	12 (35,3%)	0 (0%)	4 (30,8%)	1 (14,3%)	2 (50,0%)	2 (11,1%)	15 (30,0%)	7 (63,6%)	1 (12,5%)	1 (50,0%)	0 (0%)	0 (0%)	1 (12,5%)
Sehr kleine Frühgeborene (n) [1]	2.438	52	82	269	529	-	176	52	96	76	664	300	46	43	-	-	53
Oberes bundesweites Klinikquartil																	
Kliniken mit mind. 55 Fällen (Anteil [2])	55 (25,6%)	0 (0%)	4 (50,0%)	7 (25,9%)	5 (14,7%)	1 (33,3%)	6 (46,2%)	3 (42,9%)	0 (0%)	6 (33,3%)	15 (30,0%)	0 (0%)	1 (12,5%)	1 (50,0%)	3 (27,3%)	2 (40,0%)	1 (12,5%)
Sehr kleine Frühgeborene (n) [1]	4.516	-	398	665	410	84	434	213	-	484	1.236	-	57	72	283	120	60
Perinatalzentren Level 1																	
Kliniken mit Einstufung als Perinatalzentrum Level 1 (Anteil [2])	161 (74,9%)	4 (66,7%)	7 (87,5%)	21 (77,8%)	28 (82,4%)	1 (33,3%)	11 (84,6%)	5 (71,4%)	4 (100,0%)	13 (72,2%)	41 (82,0%)	9 (81,8%)	5 (62,5%)	2 (100,0%)	4 (36,4%)	3 (60,0%)	3 (37,5%)
Sehr kleine Frühgeborene (n) [1]	8.279	127	492	1.152	1.212	84	641	293	151	705	2.169	371	168	115	305	156	138
Perinatalzentren Level 2																	
Kliniken mit Einstufung als Perinatalzentrum Level 2 (Anteil [2])	54 (25,1%)	2 (33,3%)	1 (12,5%)	6 (22,2%)	6 (17,6%)	2 (66,7%)	2 (15,4%)	2 (28,6%)	0 (0%)	5 (27,8%)	9 (18,0%)	2 (18,2%)	3 (37,5%)	0 (0%)	7 (63,6%)	2 (40,0%)	5 (62,5%)
Sehr kleine Frühgeborene (n) [1]	569	12	30	84	78	38	21	28	-	42	66	15	36	-	64	17	38

[1] Mittlere jährliche Anzahl
[2] Anteil bezogen auf alle Kliniken mit Behandlungsfällen

Wir können die Diskrepanz hinsichtlich der dokumentierten Kliniken nicht abschließend klären. Dazu wäre ein Abgleich der Kliniken in Perinatalzentren.org mit denen in den DRG-Daten erforderlich. Dies ist hinsichtlich der DRG-Daten allerdings nicht möglich, da die Identifikation einzelner Kliniken hier zwar technisch möglich wäre, aber nicht zulässig ist.

Die weiteren Aussagen hier beziehen sich auf die 215 auswertbaren Perinatalzentren aus Perinatalzentren.org.

Es werden hier die Fallzahlen der Frühgeborenen unter 1.500 g Geburtsgewicht betrachtet (Perinatalzentren Level 1 und 2). Es sei angemerkt, dass die Mindestmengenregelung seit 2010 nur die Frühgeborenen unter 1.250 g mit mindestens 14 geforderten Fällen je Klinik betrifft. Es wurde bereits gezeigt, dass die Anzahl der Zentren, die diese Frühgeborenen versorgt, rückläufig war, und zwar auch schon vor der Einführung einer Mindestmenge (siehe dazu Peschke et al. 2014).

Derzeit finden sich mit dem Grenzwert 1.500 g Geburtsgewicht im unteren Quartil noch 52 Zentren mit weniger als 18 Fällen pro Jahr. Jeweils mehr als 3 finden sich in Baden-Württemberg, Bayern, Niedersachsen, Nordrhein-Westfalen, Schleswig-Holstein, Sachsen und Thüringen. Auch in den Stadtstaaten Berlin (1) und Hamburg (2) finden sich noch solche Zentren.

Die Versorgung der Frühgeborenen findet weit überwiegend in Level-1-Perinatalzentren statt: 93,6 Prozent aller Frühgeborenen < 1.500 g werden in Level-1-Zentren behandelt. Bei 74,9 Prozent aller Perinatalzentren handelt es sich um Level-1-Zentren. Deren Anteil an den ausgewiesenen Perinatalzentren variiert in den Flächenbundesländern zwischen 37,5 Prozent in Thüringen und 100 Prozent in Mecklenburg-Vorpommern.

Schlussfolgerungen

Die Perinatalzentren im unteren Quartil sind nicht nur wegen der Mindestmengenregelung, sondern wegen der hohen Vorhaltekosten in der Neonatologie auch aus wirtschaftlichen Gründen gefährdet. Insofern wäre es empfehlenswert, wenn die Krankenhausplanung die Notwendigkeit der Vorhaltung dieser Zentren prüfen würde. Dies gilt insbesondere für die genannten Stadtstaaten, in denen die Erreichbarkeit kaum eine Rolle spielen dürfte.

1.3.2 Geburtshilfe

Ausgangslage

Die geburtshilflichen Abteilungen stehen seit Längerem unter Druck. Einerseits spielt der von den 60er-Jahren bis 2011 anhaltende langfristige Geburtenrückgang, der durch die jüngsten kleineren Anstiege nur teilweise kompensiert wird, eine Rolle (von rund 1,25 Millionen in den 60ern auf 662.000 im Jahr 2011 und 738.000 im Jahr 2015). Andererseits gibt es weitere Ursachen. Die Kosten sind dabei ein wesentlicher Faktor (siehe als Beispiel Südkurier 2015 und Schleswig-Holsteinischer Landtag 2015). Die Vorhaltung einer hinreichenden Zahl an Ärzten und Hebammen verursacht Kosten, die sich im Sinne von Skaleneffekten erst ab einer gewissen Zahl an Geburten erwirtschaften lassen. Der Geburtenrückgang verschärft diese Problematik tendenziell. Das (Fixkosten-)Problem kann durch Belegärzte und Beleghebammen für das Krankenhaus zwar reduziert werden. Es löst sich dadurch aber nicht auf, da auch die selbständig tätigen Ärzte und Hebammen auf eine gewisse Mindestmenge an Fällen angewiesen sind. Neben den Kosten spielt die Frage der Verfügbarkeit von ärztlichem Personal und Hebammen eine Rolle, die aber wiederum zumindest teilweise von den zu erwartenden Verdienstmöglichkeiten abhängt und somit mittelbar wiederum mit den Geburtenzahlen zu tun hat. Auch die Präferenzen der Schwangeren spielen eine Rolle, wenn sie beispielsweise aus Sicherheitsgründen eine Geburtshilfe „mit Kinderklinik im Hintergrund" vorziehen (siehe z.B. Fuldaer Zeitung 2016). Hinzu kommen ggf. Vorgaben zu strukturellen Anforderungen an geburtshilfliche Abteilungen (Goudie et al. 2011). Diese führen dazu, dass die Geburtshilfe z.B. in England nicht als Versorgungsangebot der „Local hospitals" angesehen wird, sondern auf Ebene der „District hospitals" angesiedelt ist.

Das DKI hat basierend auf einer Umfrage bei 284 Krankenhäusern im Krankenhausbarometer 2014 Hintergründe der Probleme geburtshilflicher Abteilungen näher dargestellt (Blum et al. 2014; hier nur auszugsweise wiedergegeben). 58% der befragten Kliniken gaben Kostenprobleme an, wobei der Anteil erwartungsgemäß bei den kleineren Kliniken höher ist. Auch die Personalgewinnungsprobleme, vor allem im ländlichen Bereich, und weitere Schwierigkeiten werden dort erörtert. Ökonomische Modellierungen, ab welchen Behandlungsvolumina eine Geburtshilfe wirtschaftlich kostendeckend betrieben werden kann, können angesichts der Vielzahl der (sich ändernden) Einflussfaktoren und der verschiedenen möglichen Organisationsmodelle bestenfalls nur mit großem Unsicherheitsspielraum vorgenommen werden.

Es sei vor der Erörterung weiterer Kennzahlen zunächst angemerkt, dass es 2014 unter den im Krankenhaus erfolgten mehr als 700.000 Geburten unter Einschluss aller Risikogeburten, möglichen Notfälle und Kaiserschnitte nach den DRG-Daten insgesamt 37 mütterliche Todesfälle gab (Mansky et al. 2017a). Dies entspricht einer mütterlichen Sterblichkeit von 0,0052%. Geburten in einem deutschen Krankenhaus sind somit sehr sichere medizinische Ereignisse. Da in den DRG Daten keine Einzelfälle analysiert werden dürfen, lassen sich die Ursachen der 37 Todesfälle nicht weiter klären. Es sei dennoch die Anmerkung gestattet, dass die Geburt im historischen Vergleich ungleich risikobehafteter war als es die Geburt im Krankenhaus in Deutschland heute ist (BiB 2017). Die mütterliche Sterblichkeit liegt gegenwärtig in den Industriestaaten bei 0,01% und im weltweiten Mittel bei 0,5% (Save the Children 2015).

In diesem Kapitel wird – neben der Geburtenzahl – vorrangig auf die Kaiserschnittrate eingegangen. Diese ist ein hochgradig von persönlichen Präferenzen aufseiten der Schwangeren und der behandelnden Ärzte und Hebammen sowie von Emotionen geprägtes Thema. Es fällt allerdings auch medizinisch schwer, hier einen „richtigen" Wert festzulegen.

Mögliche Einflussfaktoren für die Entscheidung zum Kaiserschnitt

Absolute Indikationen

- Notfälle unter der Geburt mit Gefährdung von Mutter und/oder Kind
- präpartal erkennbare, schwerwiegende Risiken (z.B. Lage, Gestose, Placenta prävia usw.)
- Einschätzung weiterer möglicher Risiken für das Kind

Andere Gründe

- höheres Alter der Schwangeren
- höherer BMI der Schwangeren
- stattgehabter Kaiserschnitt bei früherer Geburt
- tendenziell zunehmendes durchschnittliches Geburtsgewicht der Neugeborenen
- Einschätzung möglicher Spätfolgen für die Mutter (z.B. Inkontinenz)
- Wunsch der Schwangeren
- Berufstätigkeit/Steuerbarkeit des Geburtstermins
- Organisationsfaktoren des Krankenhauses
- Präferenzen der behandelnden Ärzte/Hebammen
- präpartale Betreuung

Hinsichtlich der anderen Gründe sei z.B. auf ein mögliches Inkontinenzrisiko hingewiesen. Manche Arbeiten zeigen ein nach der vaginalen Geburt höheres späteres Inkontinenzrisiko (Rortveit et al. 2003, Cacciatore et al. 2010), welches in Internetforen diskutiert wird. Der Unterschied hängt allerdings auch vom Vorgehen bei der vaginalen Geburt ab (Tähtinen et al. 2016).

Die WHO (2015) vertritt die (eher expertenbasierte) Einschätzung, dass Kaiserschnittraten über 10% keinen Gewinn für Mutter oder Kind bringen würden. Das seitens der WHO angeführte deutlich höhere Risiko von Kaiserschnitten trifft allerdings aus der weltweiten Sicht der WHO eher auf die Versorgung außerhalb der entwickelten Staaten zu. Die Schlussfolgerung der WHO lautet:

> *"The effects of caesarean section rates on other outcomes, such as maternal and perinatal morbidity, paediatric outcomes, and psychological or social well-being are still unclear. More research is needed to understand the health effects of caesarean section on immediate and future outcomes."*

Es gibt viele Arbeiten, die verschiedene Nachteile eines Kaiserschnittes unter anderem hinsichtlich der Aufnahme des Stillens und der verlängerten Rekonvaleszenz nach Geburt sowie insbesondere bei weiteren, späteren Geburten diskutieren (Taylor et al. 2005; Ecker et al. 2007; Kok et al. 2014; Rossi et al. 2015; Hobbs et al. 2016; Mistry et al. 2016; Arora et al. 2017). Andererseits ist auch die natürliche vaginale Geburt mit Risiken behaftet, sodass in England Gerichte eine diesbezügliche Aufklärung verlangt haben (Wilson 2015). Quantitativ wenig greifbar, aber als möglicher Einflussfaktor nicht zu unterschätzen, ist die Angst der verantwortlichen Ärzte vor Regressforderungen bei möglichen ungünstigen Verläufen einer natürlichen Geburt. Steigende Versicherungsprämien für geburtshilflich tätige Ärzte und freiberufliche Hebammen sind ein Indiz für eine verschärfte juristische Sicht, die sich in den letzten Jahrzehnten entwickelt hat (Kohlschmidt 2014; Frauenärzte im Netz 2014). Dies beeinflusst tendenziell die Einschätzung möglicher Risikofaktoren und damit auch die Entscheidung für einen Kaiserschnitt.

Die umfangreiche Literatur zu möglichen oder nachgewiesenen Vor- und Nachteilen des Kaiserschnitts kann hier nicht im Detail erörtert werden. Fakt ist, dass die Unterschiede zwischen den Krankenhäusern erheblich sind (Mistry 2016). Die Warnung in einem Consumer Report („Your Biggest C-Section Risk May Be Your Hospital", Haelle 2017) könnte im Angesicht der komplexen Faktenlage je nach unterschiedlicher Interessenlage der betroffenen Schwangeren durchaus in unterschiedlicher Weise verstanden werden. Es sei aber darauf hingewiesen, dass es Programme zur Reduktion der Kaiserschnittrate gibt (siehe z.B. Chaillet et al. 2007; Main et al. 2011).

Die Rate an (höhergradigen) Dammrissen könnte eine nicht unwesentliche Zusatzinformation für die werdenden Mütter bei der Krankenhauswahl sein. Im Gegensatz zur Kaiserschnittrate wird aber diese Kennzahl von vielen Kliniken nicht publiziert, da der Zählerwert unter der Datenschutzschwelle liegt. Auf Bundesebene liegt die Information nur für 541 der 748 infrage kommenden Kliniken vor, d.h. sie fehlt für 28% der Häuser (im unteren Quartil wegen der niedrigeren Fallzahlen für über 55%). Aus diesem Grunde gehen wir hinsichtlich der Dammrissrate nur auf einige Bundesergebnisse ein.

Versorgungslage in Zahlen

Bundesweit wurden 732.574 Geburten in 748 Kliniken durchgeführt. 12 Kliniken versorgten bis zu 200 Geburten, 48 Kliniken bis zu 300 Geburten. Das untere Quartil auf Bundesebene umfasste 186 Kliniken mit weniger als 497 Geburten. Die mittlere Geburtenzahl pro Klinik lag bei 979, der Median bei 754.

In den Bundesländern findet sich der höchste Anteil an Kliniken mit weniger als 497 Fällen in Brandenburg (44,0%), Rheinland-Pfalz (42,9%) und Sachsen-Anhalt (40,0%). Der niedrigste Anteil findet sich in den Flächenstaaten Baden-Württemberg (12,4%), Nordrhein-Westfalen (18,7%) und Saarland (22,2%). In den Stadtstaaten Berlin, Bremen und Hamburg gibt es keine Kliniken im unteren (Bundes-)Quartil.

Tab. 2 Ergebnisse der Regionalauswertung: Geburtshilfe, 2015

Beschreibung	Bund	Brandenburg	Berlin	Baden-Württ.	Bayern	Bremen	Hessen	Hamburg	Meckl.-Vorp.	Niedersachsen	Nordrhein-Westf.	Rheinland-Pfalz	Schleswig-Holst.	Saarland	Sachsen	Sachsen-Anhalt	Thüringen
Gesamtpopulation																	
Kliniken	748	25	20	89	116	5	54	13	17	75	166	42	22	9	46	25	24
Geburten	732.574	16.257	43.064	99.400	119.064	8.943	55.430	25.144	12.716	62.182	157.637	34.012	20.150	8.030	37.325	16.691	16.529
Anteil Kaiserschnittgeburten	31,4%	29,0%	27,2%	31,7%	32,2%	30,7%	33,1%	32,0%	27,5%	32,3%	32,8%	32,8%	32,3%	37,7%	25,3%	30,4%	27,2%
Kliniken im Toleranzbereich der beobachteten zur erwarteten Rate (O/E) an Kaiserschnittgeburten (Anteil [1])*	675 (90,4%)#	23 (92,0%)	19 (100%)#	83 (93,3%)	93 (80,2%)	5 (100%)	43 (79,6%)	13 (100%)	16 (94,1%)	71 (94,7%)	150 (90,4%)	40 (95,2%)	19 (86,4%)	7 (77,8%)	45 (97,8%)	24 (96,0%)	24 (100%)
Unteres bundesweites Klinikquartil																	
Kliniken mit < 497 Geburten (Anteil [1])	186 (24,9%)	11 (44,0%)	0 (0%)	11 (12,4%)	30 (25,9%)	0 (0%)	13 (24,1%)	0 (0%)	6 (35,3%)	23 (30,7%)	31 (18,7%)	18 (42,9%)	5 (22,7%)	2 (22,2%)	18 (39,1%)	10 (40,0%)	8 (33,3%)
Geburten	66.390	3.773	-	4.077	10.079	-	5.022	-	2.139	8.753	11.780	5.587	1.552	598	6.468	3.708	2.854
Anteil Kaiserschnittgeburten	33,1%	33,0%	-	29,7%	34,9%	-	34,9%	-	30,3%	33,2%	36,9%	34,3%	33,9%	34,6%	26,1%	31,3%	30,1%
Kliniken im Toleranzbereich der beobachteten zur erwarteten Rate (O/E) an Kaiserschnittgeburten (Anteil [2])*	146 (78,5%)	9 (81,8%)	-	10 (90,9%)	20 (66,7%)	-	6 (46,2%)	-	5 (83,3%)	20 (87,0%)	20 (64,5%)	17 (94,4%)	3 (60,0%)	2 (100%)	17 (94,1%)	9 (90,0%)	8 (100%)
Zweites bundesweites Klinikquartil																	
Kliniken mit 497 bis < 754 Geburten (Anteil [1])	188 (25,1%)	6 (24,0%)	0 (0%)	25 (28,1%)	34 (29,3%)	1 (20,0%)	7 (13,0%)	2 (15,4%)	6 (35,3%)	19 (25,3%)	45 (27,1%)	9 (21,4%)	5 (22,7%)	1 (11,1%)	12 (26,1%)	8 (32,0%)	8 (33,3%)
Geburten	115.581	3.785	-	15.121	20.451	693	4.060	1.483	3.459	11.735	28.048	5.425	3.283	525	7.461	4.866	5.186
Anteil Kaiserschnittgeburten	30,2%	26,4%	-	30,2%	32,7%	36,9%	29,0%	31,4%	26,4%	32,1%	29,9%	31,3%	30,5%	40,8%	26,1%	28,4%	28,6%
Kliniken im Toleranzbereich der beobachteten zur erwarteten Rate (O/E) an Kaiserschnittgeburten (Anteil [2])*	176 (93,6%)	6 (100%)	-	24 (96,0%)	26 (76,5%)	1 (100%)	6 (85,7%)	2 (100%)	6 (100%)	19 (100%)	44 (97,8%)	9 (100%)	5 (100%)	0 (0%)	12 (100%)	8 (100%)	8 (100%)

Beschreibung	Bund	Brandenburg	Berlin	Baden-Württ.	Bayern	Bremen	Hessen	Hamburg	Meckl.-Vorp.	Niedersachsen	Nordrhein-Westf.	Rheinland-Pfalz	Schleswig-Holst.	Saarland	Sachsen	Sachsen-Anhalt	Thüringen
Drittes bundesweites Klinikquartil																	
Kliniken mit 754 bis < 1.286 Geburten (Anteil [1])	186 (24,9%)	7 (28,0%)	7 (35,0%)	22 (24,7%)	20 (17,2%)	0 (0%)	18 (33,3%)	2 (15,4%)	4 (23,5%)	21 (28,0%)	51 (30,7%)	5 (11,9%)	6 (27,3%)	4 (44,4%)	7 (15,2%)	6 (24,0%)	6 (25,0%)
Geburten	185.710	6.949	7.576	22.273	18.569	-	18.592	2.216	3.984	21.025	51.508	5.299	5.968	3.911	6.228	6.137	5.475
Anteil Kaiserschnittgeburten	30,3%	28,6%	25,0%	30,3%	31,6%	-	30,2%	27,1%	30,1%	31,2%	30,7%	33,3%	33,1%	35,2%	27,4%	31,4%	23,5%
Kliniken im Toleranzbereich der beobachteten zur erwarteten Rate (O/E) an Kaiserschnittgeburten (Anteil [1])*	175 (94,1%)	7 (100%)	7 (100%)	21 (95,5%)	15 (75,0%)	-	17 (94,4%)	2 (100%)	4 (100%)	20 (95,2%)	49 (96,1%)	5 (100%)	5 (83,3%)	4 (100%)	7 (100%)	6 (100%)	6 (100%)
Oberes bundesweites Klinikquartil																	
Kliniken mit mind. 1.286 Geburten (Anteil [1])	188 (25,1%)	1 (4%)	13 (65,0%)	31 (34,8%)	32 (27,6%)	4 (80,0%)	16 (29,6%)	9 (69,2%)	1 (5,9%)	12 (16,0%)	39 (23,5%)	10 (23,8%)	6 (27,3%)	2 (22,2%)	9 (19,6%)	1 (4%)	2 (8,3%)
Geburten	364.893	1.750	35.488	57.929	69.965	8.250	27.756	21.445	3.134	20.669	66.301	17.701	9.347	2.996	17.168	1.980	3.014
Anteil Kaiserschnittgeburten	32,1%	27,3%	27,7%	32,7%	31,8%	30,2%	35,2%	32,6%	23,4%	33,1%	34,8%	32,7%	32,1%	41,2%	24,0%	30,7%	28,8%
Kliniken im Toleranzbereich der beobachteten zur erwarteten Rate (O/E) an Kaiserschnittgeburten (Anteil [2])*	178 (95,2%)#	1 (100%)	12 (100%)#	28 (90,3%)	32 (100%)	4 (100%)	14 (87,5%)	9 (100%)	1 (100%)	12 (100%)	37 (94,9%)	9 (90,0%)	6 (100%)	1 (50,0%)	9 (100%)	1 (100%)	2 (100%)

* Der Toleranzbereich des Qualitätsindikators ist definiert als das Verhältnis der beobachteten zur erwarteten Rate (O/E) an Kaiserschnittgeburten ≤ 1,24 (90. Perzentil).

Von den Analysen wurde die Charité-Universitätsmedizin Berlin ausgeschlossen, da diesem Standort mehrere Auswertungseinheiten zugrunde liegen und der Qualitätsindikator somit nicht eindeutig ermittelbar ist.

[1] Anteil bezogen auf alle Kliniken mit Behandlungsfällen

[2] Anteil bezogen auf alle Kliniken mit Behandlungsfällen im jeweiligen Klinikquartil

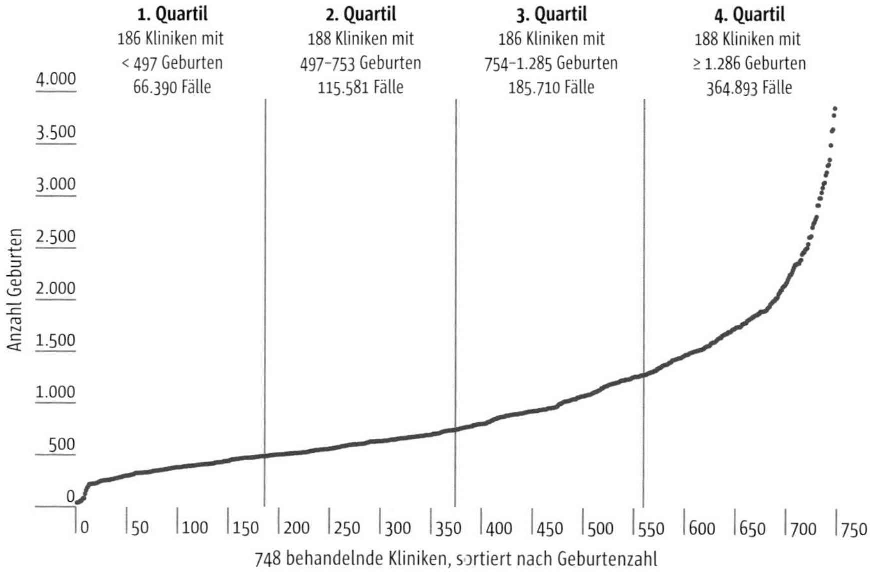

Für 8 Kliniken lagen aufgrund von Datenschutz-Bestimmungen keine Informationen zur Fahlzall vor.

Abb. 2 Verteilung der Geburten über Kliniken, 2015

Die rohe Kaiserschnittrate lag 2015 nach den DRG-Daten bei 31,4% (Mansky et al. 2017a). Die Auswertung der Qualitätsberichte ergibt bundesweit eine Rate von 33,1%. In der gesetzlichen Qualitätssicherung wird im Modul 16n1 das Verhältnis der beobachteten zur erwarteten Rate (O/E) an Kaiserschnittgeburten dargestellt, das ≤ 1,24 liegen sollte. Im oberen Fallzahlquartil liegen bundesweit 4,8% der Kliniken außerhalb dieses Toleranzbereichs, im unteren dagegen 21,5%. Zwar weichen die rohen Kaiserschnittraten nicht so stark voneinander ab. Es ist aber zu bedenken, dass gerade im oberen Quartil mehr risikobehaftete Geburten vorkommen, sodass die adjustierte Rate der bessere Maßstab ist.

Die Wahrscheinlichkeit einer Kaiserschnittgeburt ist demnach in kleinen geburtshilflichen Abteilungen wesentlich höher als in großen. Eine mögliche Ursache für die vergleichsweise niedrigere Rate in großen Einrichtungen mit mindestens 1.286 Geburten könnte darin bestehen, dass sie in der Regel rund um die Uhr besetzt sind. Hier kann insofern auch kein organisatorischer Zeitdruck entstehen. Dies könnte ein Aspekt (unter mehreren möglichen) sein, der Abweichungen erklären könnte.

Der höchste Anteil an Kliniken außerhalb des Toleranzbereichs findet sich im Saarland (22,2%), in Hessen (20,4%), in Bayern (19,8%) und in Schleswig-Holstein (13,6%). In den drei Stadtstaaten und auch in Thüringen liegt keine Klinik außerhalb des Toleranzbereiches. Betrachtet man die rohen Kaiserschnittraten, so zeigt sich im Saarland mit 37,7% die höchste Rate, während Berlin,

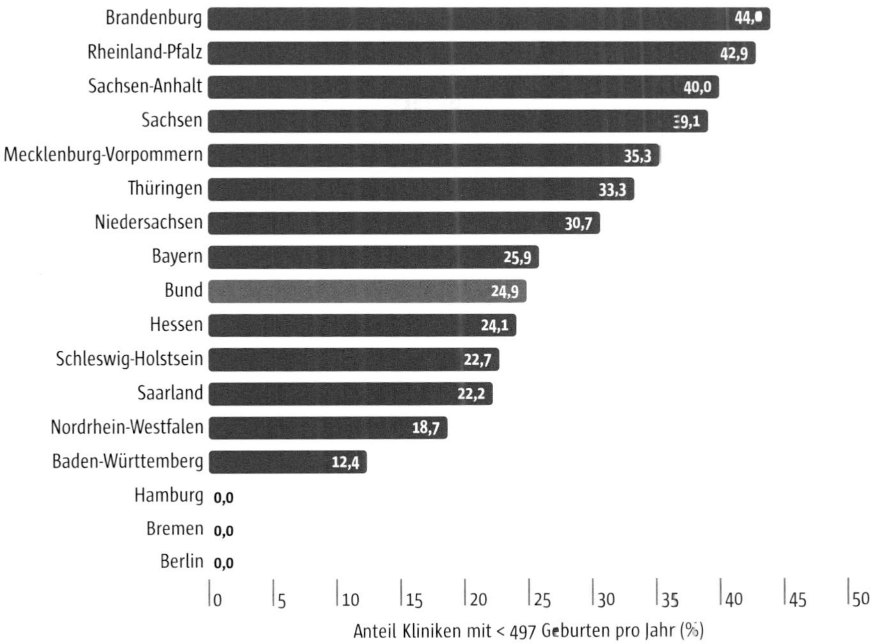

Abb. 3 Regionale Verteilung von Kliniken mit < 497 Geburten (unterstes Quartil), 2015

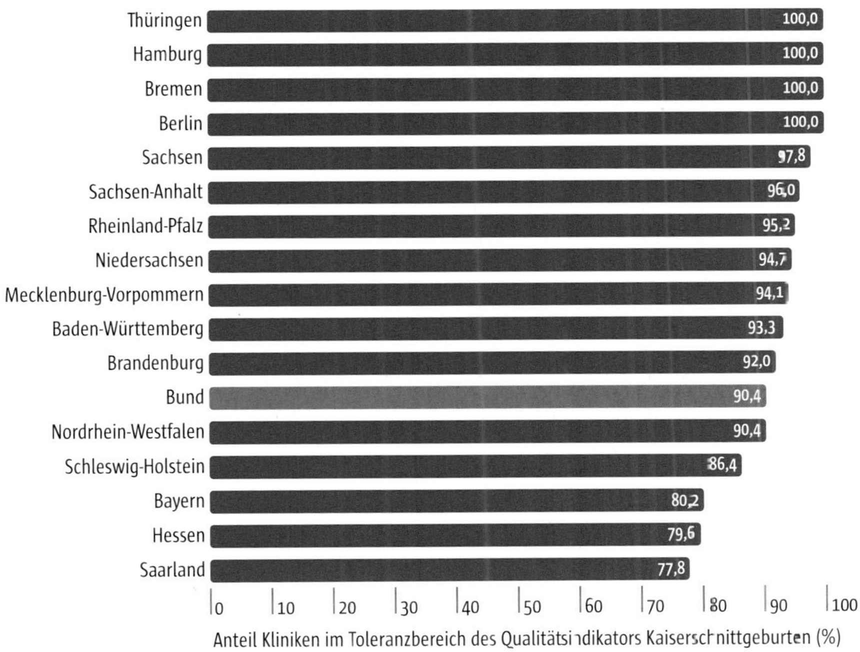

Der Toleranzbereich des Qualitätsindikators ist definiert als das Verhältnis der beobachteten zur erwarteten Rate (O/E) an Kaiserschnittgeburten ≤ 1,24 (90. bundesweites Perzentil).

Abb. 4 Regionale Verteilung von Kliniken im Toleranzbereich des Qualitätsindikators Kaiserschnittgeburten, 2015

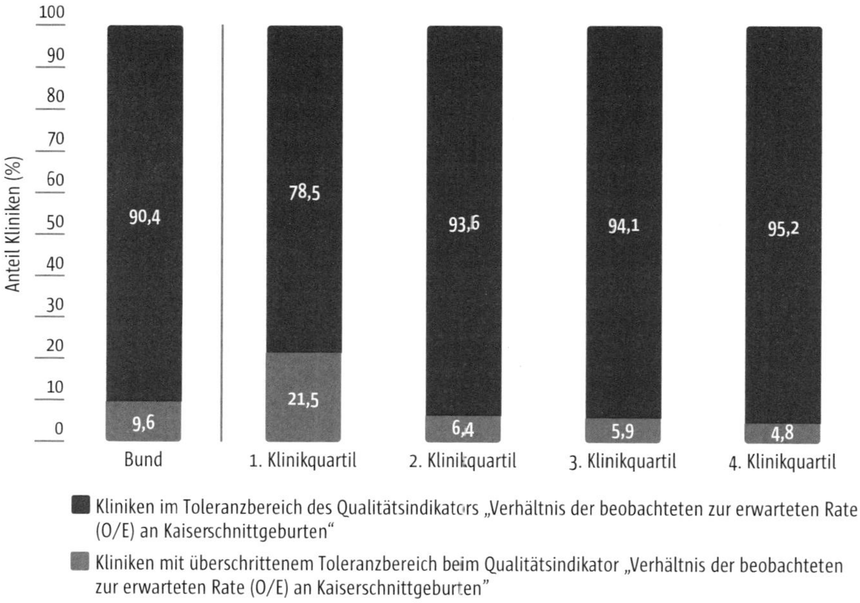

Der Toleranzbereich des Qualitätsindikators ist definiert als das Verhältnis der beobachteten zur erwarteten Rate (O/E) an Kaiserschnittgeburten ≤ 1,24 (90. bundesweites Perzentil).

Abb. 5 Qualitätsindikator Kaiserschnittgeburten: Überschreitung des Toleranzbereichs in Abhängigkeit von der Geburtenzahl, 2015

Mecklenburg-Vorpommern, Sachsen und Thüringen mit unter 28% am unteren Ende der Verteilung liegen.

Wie erwähnt, ist die Dammrissrate wegen des hohen Anteils fehlender Informationen gerade im unteren Quartil kaum interpretierbar. Soweit die Information vorliegt, könnte es auch hier eine Abhängigkeit von der Fallzahl geben. Im oberen Quartil liegt die risikoadjustierte Dammrissrate bei 2,2% der Kliniken außerhalb des Toleranzbereiches; im unteren Quartil bei 6,0%[6]. Gerade im unteren Quartil ergibt sich allerdings wegen der Datenschutzbestimmung ein Bias in Richtung höherer Werte, da gerade die in diesem Quartil für Kliniken mit niedriger Rate der Wert nicht angeführt werden darf.

Schlussfolgerungen

Es gibt deutschlandweit immer noch eine erhebliche Zahl an geburtshilflichen Abteilungen, deren Überleben aufgrund niedriger Geburtenzahlen zumindest gefährdet sein könnte. Hier ist es Aufgabe der Krankenhausplanung, sich frühzeitig mit der Bedarfsnotwendigkeit dieser Einrichtungen, die u.a.

6 Die risikoadjustierte Dammrissrate ist definiert als das Verhältnis der beobachteten zur erwarteten Rate (O/E) an Dammrissen Grad III oder IV bei spontanen Einlingsgeburten. Der vom IQTIG definierte Toleranzbereich, berechnet als der Bereich unterhalb des 95. Perzentils des Indikatorwerts, umfasst Ergebniswerte ≤ 2,29.

anhand der in diesem Buch veröffentlichten Klinikliste identifizierbar sind, zu befassen.

Die Kaiserschnittrate variiert stark. Die risikoadjustierte Rate ist insbesondere in Kliniken mit niedrigen Geburtenzahlen erhöht. Insofern kann sich das Problem hoher Kaiserschnittraten bei weiterer Zentralisierung der Geburtshilfe zumindest reduzieren.

Unabhängig davon wäre es aber insbesondere für die Bundesländer mit deutlich nach oben abweichenden Kaiserschnittraten sinnvoll, strukturierte Programme für eine Reduktion der Kaiserschnittraten umzusetzen.

Darüber hinaus ist die Publikation der Kaiserschnittraten seitens der Kliniken grundsätzlich zu fordern. Auch wenn die Interpretation schwierig sein mag, steht den Schwangeren auf jeden Fall das Recht auf Information bzw. auf eine informierte Entscheidung bezüglich der Klinikwahl zu.

1.3.3 Lungenkrebs

Ausgangslage

Bei der Behandlung von Patienten mit Lungenkrebs kann – anders als bei den nachfolgend diskutierten Lungenresektionen – nicht primär von einem Zusammenhang von Menge und Ergebnis ausgegangen werden. Ob ein Patient Lungenkrebs hat, ist bei der Erstbehandlung oft noch nicht klar. Die Einweisung kann zur Abklärung verdächtiger oder unklarer Symptome erfolgen. Insofern ist die Diagnosestellung in jedem Krankenhaus möglich, sodass auch sehr kleine Fallzahlen resultieren können.

International wird diskutiert (Mackillop et al. 2016; Bendzsak et al. 2017), ob eine Zentralisierung der Lungenkrebsbehandlung nach Erstdiagnose (d.h. Überweisung in ein Zentrum) unabhängig von einer chirurgischen Therapie auch wegen der zunehmend komplexeren medikamentösen Behandlungsprotokolle sinnvoll ist. Dies würde bedeuten, dass die nicht spezialisierten Kliniken die Patienten nach Erstdiagnose an ein Zentrum überweisen. Eine solche Sekundärbehandlung in einem Zentrum kann allerdings nicht auf einfache Weise anhand der Routinedaten überprüft werden.

Die Analyse der Behandlung von Patienten mit Lungenkrebs erfordert die Betrachtung des gesamten Behandlungsverlaufes inkl. des Verlegungsgeschehens. Nach Erstdiagnose kann die Verlegung oder Einweisung in ein spezialisiertes Zentrum erfolgen. Im Falle von Endstadien kann die wohnortnahe Versorgung im Vordergrund stehen. Ferner wird ein großer Teil der Patienten im Verlauf der Erkrankung insbesondere bei gutem Allgemeinzustand ambulant betreut (Ermächtigungen, Polikliniken der Universitäten, bzw. teilstationär zur Chemotherapie). Die tatsächliche Anzahl der Patienten (Personen) mit Lungenkrebs ist wegen der Wiederaufnahmen und Verlegungen niedriger als die Zahl stationärer Behandlungsfälle.

Tab. 3 Ergebnisse der Regionalauswertung: Lungenkrebs, 2015

Beschreibung	Bund	Brandenburg	Berlin	Baden-Württ.	Bayern	Bremen	Hessen	Hamburg	Meckl.-Vorp.	Niedersachsen	Nordrhein-Westf.	Rheinland-Pfalz	Schleswig-Holst.	Saarland	Sachsen	Sachsen-Anhalt	Thüringen
Gesamtpopulation																	
Kliniken	1.372	52	45	146	217	10	97	21	33	122	329	80	46	23	70	43	38
Lungenkrebs-Fälle (n)	208.100	6.502	12.338	22.713	28.064	3.093	12.859	3.183	4.614	14.551	58.745	7.127	6.513	3.110	9.871	7.019	7.798
Unteres bundesweites Klinikquartil																	
Kliniken mit < 16 Fällen (Anteil [1])	332 (24,2%)	14 (26,9%)	7 (15,6%)	46 (31,5%)	73 (33,6%)	0 (0%)	26 (26,8%)	3 (14,3%)	8 (24,2%)	29 (23,8%)	57 (17,3%)	19 (23,8%)	12 (26,1%)	6 (26,1%)	18 (25,7%)	7 (16,3%)	7 (18,4%)
Lungenkrebs-Fälle (n)	2.814	127	65	420	612		210	18	70	236	532	126	56	53	148	64	77
Zweites bundesweites Klinikquartil																	
Kliniken mit 16 bis < 37 Fällen (Anteil [1])	349 (25,4%)	20 (38,5%)	16 (35,6%)	34 (23,3%)	50 (23,0%)	1 (10,0%)	24 (24,7%)	4 (19,0%)	11 (33,3%)	31 (25,4%)	77 (23,4%)	23 (28,8%)	12 (26,1%)	5 (21,7%)	19 (27,1%)	12 (27,9%)	10 (26,3%)
Lungenkrebs-Fälle (n)	8.641	453	382	828	1.187	31	582	110	311	815	1.912	580	327	106	469	286	262
Drittes bundesweites Klinikquartil																	
Kliniken mit 37 bis < 135 Fällen (Anteil [1])	347 (25,3%)	8 (15,4%)	8 (17,8%)	39 (26,7%)	50 (23,0%)	2 (20,0%)	19 (19,6%)	9 (42,9%)	7 (21,2%)	36 (29,5%)	86 (26,1%)	26 (32,5%)	11 (23,9%)	8 (34,8%)	17 (24,3%)	12 (27,9%)	9 (23,7%)
Lungenkrebs-Fälle (n)	25.552	441	579	3.017	3.717	149	1.187	797	524	2.548	6.542	1.925	864	566	1.067	956	673
Oberes bundesweites Klinikquartil																	
Kliniken mit mind. 135 Fällen (Anteil [1])	344 (25,1%)	10 (19,2%)	14 (31,1%)	27 (18,5%)	44 (20,3%)	7 (70,0%)	28 (28,9%)	5 (23,8%)	7 (21,2%)	26 (21,3%)	109 (33,1%)	12 (15,0%)	11 (23,9%)	4 (17,4%)	16 (22,9%)	12 (27,9%)	12 (31,6%)
Lungenkrebs-Fälle (n)	171.093	5.481	11.312	18.448	22.548	2.913	10.880	2.258	3.709	10.952	49.759	4.496	5.266	2.385	8.187	5.713	6.786

[1] Anteil bezogen auf alle Kliniken mit Behandlungsfällen

Versorgungslage in Zahlen

Wichtig ist die Anzahl der behandelnden Kliniken. Die 208.100 Behandlungsfälle wurden in 1.372 Kliniken behandelt. 332 Kliniken behandelten weniger als 16 Fälle pro Jahr, kumulativ insgesamt 681 Kliniken weniger als 37 Fälle. In Bremen und Hamburg ist eine sehr starke Zentralisierung erkennbar.

Schlussfolgerungen

Für die 681 Krankenhäuser mit vergleichsweise kleinen Fallzahlen wäre es wünschenswert, dass diese die Patienten, die bei Erstdiagnose unter Berücksichtigung des Allgemeinzustandes für eine komplexere Tumortherapie infrage kommen, in einem Zentrum vorstellen, damit dort der weitere Behandlungsverlauf festgelegt werden kann. Inwieweit dies in der Praxis geschieht, lässt sich anhand der hier vorgestellten Daten nicht überprüfen.

Die Fallzahlen in der Klinikliste können trotz der o.g. Unsicherheiten vor allem den Patienten helfen, infrage kommende Zentren in ihrer Umgebung zu identifizieren, da das Behandlungsvolumen für eine solche Orientierung hinreichend genau genug abgebildet wird.

1.3.4 Resektionen der Lunge

Ausgangslage

Hinsichtlich der resezierenden Operationen der Lunge wegen Lungenkrebs (verschiedene Arten pulmonaler Resektionen) zeigt die Mehrzahl der Publikationen einen positiven Zusammenhang von Ergebnis und Fallzahl. So stellt ein Review aus dem Jahr 2015 einen positiven Zusammenhang fest (Al-Sahaf et al. 2015). Der Zusammenhang wird hier bis hin zu Fallzahlen um 150 Eingriffe pro Jahr gesehen. Eine ältere Studie (Bach et al. 2001) zeigt insbesondere auch für das Langzeitüberleben eine deutliche Abhängigkeit von der Fallzahl. Ferner gibt es Studien, die einen positiven Effekt spezialisierter Teams beschreiben (besseres Ergebnis von Thoraxchirurgen im Vergleich zu Allgemeinchirurgen; Farjah et al. 2009). Außerdem konnte für Kanada gezeigt werden, dass eine Zentralisierung (höherer Anteil an Patienten in high-volume-Zentren) insgesamt zu einer Reduktion der Krankenhaussterblichkeit geführt hat, auch wenn die Sterblichkeit in den high-volume-Zentren nicht weiter gesunken ist (Finley et al. 2010).

Andererseits gibt es auch verschiedentlich Bedenken hinsichtlich der Zentralisierung (siehe z.B. Mackillop et al. 2016). Die Autoren fordern hier beispielsweise eine weitere Ursachenklärung vor Zentralisierungsmaßnahmen.

Eine wesentlich ausführlichere Diskussion der Literatur bietet der Beitrag von Hoffmann et al. in diesem Band (s. Kap. I.7). Diese Arbeit stellt auch eine Auswertung der deutschen DRG-Statistik vor, die einen Zusammenhang von Fallzahl und Ergebnis belegt.

Parallel konnte für Deutschland in einer weiteren, kürzlich erschienenen Arbeit für partielle Lungenresektionen bei Lungenkrebs ein deutlicher Zusammenhang von Krankenhausfallzahl und Ergebnis nachgewiesen werden (Nimptsch et al. 2017). Die Pneumektomien, die nur einen kleinen Teil der Resektionen bei Lungenkrebs ausmachen (7,3%), wurden wegen der kleinen Fallzahl, der deutlich anderen Sterblichkeit und der anderen Indikation in dieser Analyse ausgeschlossen. Die Patienten wurden Quintilen mit annähernd jeweils gleicher Gesamtfallzahl zugeordnet (die Zahl der Krankenhäuser ist demnach bei dieser Unterteilung im niedrigsten Quintil höher als im höchsten). Vom niedrigsten Fallzahlquintil (260 Krankenhäuser mit einer medianen Fallzahl von 5) bis zum höchsten Quintil (9 Krankenhäuser mit einer medianen Fallzahl von 272) sank das risikoadjustierte Risiko für die Krankenhaussterblichkeit auf die Hälfte. Die Berechnung einer Mindestmenge unter den in dieser Arbeit getroffenen Vorgaben führte zu einem Wert von 108. Eine solche Mindestmenge hätte statistisch eine relative Absenkung der bundesweiten mittleren Sterblichkeit von rund 20% zur Folge (von 2,9% auf 2,3%). Jeweils einer von 168 operierten Patienten würde im Mittel zusätzlich überleben.

Die für die Lungenresektionen ermittelten bundesweiten Fallzahlen weichen in Abhängigkeit von den jeweils verwendeten Definitionen über verschiedene Publikationen leicht voneinander ab. Hoffmann et al. fanden für 2015 über alle Indikationen 34.833 Fälle, die Bundesauswertung der DRG-Statistik bei Mansky et al. (2017a) ergab bei konsequenter Vermeidung von Mehrfachzählungen 32.050 Fälle in 541 operierenden Krankenhäusern.

Für die Zahl aller Resektionen der Lunge bei Lungenkrebs (anatomische und atypische) ergab die Analyse bei Mansky et al. 14.655 Fälle, d.h. 46% aller Resektionen wurden bei dieser Indikation durchgeführt. Hoffmann et al. betrachten vor allem die noch enger gefassten anatomischen Resektionen bei Lungenkrebs, die 11.614 Fälle (im Jahr 2015) ausmachten. Dieser Eingriff wurde in 318 Kliniken durchgeführt. Wie bei Hoffmann näher erläutert, liegt diese, in der Regel als kurativ zu verstehende Eingriffsart der Definition „operativer Primärfall" in den Anforderungen für die Zertifizierung als Lungenkrebszentrum der Deutschen Krebsgesellschaft zugrunde. Für diese Eingriffsart wird für die Zertifizierung eine Mindestmenge von 75 gefordert.

Für die weitere Analyse der Versorgungslage betrachten wir daher diese Eingriffsart. Da aber die DRG-Daten, die der Auswertung von Hoffmann et al. und auch von Mansky et al. zugrunde lagen, nicht klinikbezogen ausgewertet werden dürfen, muss die nachfolgende Analyse die hausbezogen publizierten Qualitätsberichte verwenden. Diese stellen keine fallbezogenen Daten zur Verfügung, d.h. Prozeduren und Diagnosen können nicht kombiniert ausgewertet werden. Die Auswertung kann sich daher nur auf die Zahl der kodierten Prozeduren beziehen. Diese weicht vor allem aus zwei Gründen von der o.g.

Zahl der 11.614 Fälle ab: (1) die anatomischen Resektionen werden – wie bei Hoffmann et al. näher dargestellt – zu ca. 25% auch bei anderen Diagnosen durchgeführt, (2) Es können bei einer Lungenoperation auch mehrere Kodes verwendet werden, die in die Auswertungsdefinition fallen, d.h. es können Mehrfachzählungen vorkommen.

Die Auswertung der Qualitätsberichte ergab für die anatomischen Resektionen unabhängig vom Behandlungsanlass 17.858 Operationen in 406 Kliniken. In den Qualitätsberichten kann nicht auf den Behandlungsanlass Lungenkrebs eingeschränkt werden. Dies liegt an den in Deutschland unbefriedigenden Auswertungsmöglichkeiten. Einerseits können die klinikbezogen auswertbaren Qualitätsberichte in vielen Fällen nicht die zur Qualitätsbeurteilung erforderlichen Daten liefern. Andererseits dürfen die Falldaten, die diese Informationen liefern könnten, nicht klinikbezogen ausgewertet werden.

Die Auswertung der Qualitätsberichte schätzt also die Fallzahl der Häuser tendenziell zu hoch, d.h. wenn es um die Erreichung der o.g. Mindestmenge geht, liegt eine Fehlschätzung zugunsten der Kliniken vor. Aufgrund der nicht möglichen Einschränkung auf Lungenkrebsoperationen werden aber auch Kliniken mit einbezogen, die entsprechende Operationen aus anderen Gründen durchführen. Insofern sind die nachfolgenden Zahlen als „Aufgreifergebnisse“ zu verstehen, d.h. sie sollten Anlass sein, bei Anbietern mit sehr kleinen Fallzahlen im direkten Dialog mit den Kliniken die Hintergründe weiter zu klären.

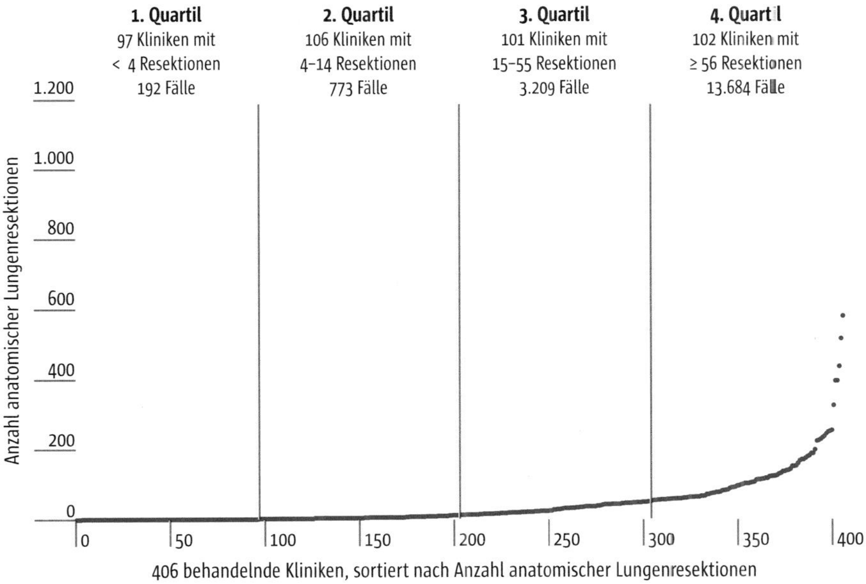

Abb. 6 Verteilung anatomischer Lungenresektionen über Kliniken, 2015

Tab. 4 Ergebnisse der Regionalauswertung: Anatomische Lungenresektionen, 2015

Beschreibung	Bund	Brandenburg	Berlin	Baden-Württ.	Bayern	Bremen	Hessen	Hamburg	Meckl.-Vorp.	Niedersachsen	Nordrhein-Westf.	Rheinland-Pfalz	Schleswig-Holst.	Saarland	Sachsen	Sachsen-Anhalt	Thüringen
Gesamtpopulation																	
Kliniken	406	10	12	36	68	7	31	8	12	35	106	20	17	5	17	10	12
Anatomische Lungenresektionen (n)	17.858	333	1.064	2.374	2.028	239	1.127	410	350	1.538	4.832	627	783	170	904	451	628
Unteres bundesweites Klinikquartil																	
Kliniken mit < 4 Lungenresektionen (Anteil [1])	97 (23,9%)	3 (30,0%)	4 (33,3%)	8 (22,2%)	17 (25,0%)	0 (0%)	12 (38,7%)	3 (37,5%)	2 (16,7%)	10 (28,6%)	27 (25,5%)	3 (15,0%)	3 (17,6%)	1 (20,0%)	2 (11,8%)	2 (20,0%)	0 (0%)
Anatomische Lungenresektionen (n)	192	6	8	16	33	-	23	6	4	20	54	6	6	2	4	4	
Zweites bundesweites Klinikquartil																	
Kliniken mit 4 bis < 15 Lungenresektionen (Anteil [1])	106 (26,1%)	0 (0%)	3 (25,0%)	6 (16,7%)	22 (32,4%)	5 (71,4%)	5 (16,1%)	1 (12,5%)	3 (25,0%)	5 (14,3%)	30 (28,3%)	9 (45,0%)	7 (41,2%)	1 (20,0%)	5 (29,4%)	1 (10,0%)	3 (25,0%)
Anatomische Lungenresektionen (n)	773	-	22	46	158	30	36	6	22	36	237	57	51	8	32	8	24
Drittes bundesweites Klinikquartil																	
Kliniken mit 15 bis < 56 Lungenresektionen (Anteil [1])	101 (24,9%)	6 (60,0%)	0 (0%)	10 (27,8%)	18 (26,5%)	1 (14,3%)	6 (19,4%)	0 (0%)	5 (41,7%)	11 (31,4%)	23 (21,7%)	3 (15,0%)	4 (23,5%)	2 (40,0%)	4 (23,5%)	4 (40,0%)	4 (33,3%)
Anatomische Lungenresektionen (n)	3.209	174	-	282	563	48	197	-	174	394	757	105	140	53	128	104	90
Oberes bundesweites Klinikquartil																	
Kliniken mit mind. 56 Lungenresektionen (Anteil [1])	102 (25,1%)	1 (10,0%)	5 (41,7%)	12 (33,3%)	11 (16,2%)	1 (14,3%)	8 (25,8%)	4 (50,0%)	2 (16,7%)	9 (25,7%)	26 (24,5%)	5 (25,0%)	3 (17,6%)	1 (20,0%)	6 (35,3%)	3 (30,0%)	5 (41,7%)
Anatomische Lungenresektionen (n)	13.684	153	1.034	2.030	1.274	161	871	398	150	1.088	3.784	459	586	107	740	335	514
Mindestens 75 Lungenresektionen																	
Kliniken mit mind. 75 Lungenresektionen (Anteil [1])	71 (17,5%)	1 (10,0%)	5 (41,7%)	8 (22,2%)	8 (11,8%)	1 (14,3%)	5 (16,1%)	2 (25,0%)	1 (8,3%)	6 (17,1%)	16 (15,1%)	4 (20,0%)	2 (11,8%)	1 (20,0%)	5 (29,4%)	2 (20,0%)	4 (33,3%)
Anatomische Lungenresektionen (n)	11.721	153	1.034	1.763	1.077	161	671	269	87	895	3.174	397	521	107	684	274	454

[1] Anteil bezogen auf alle Kliniken mit Behandlungsfällen

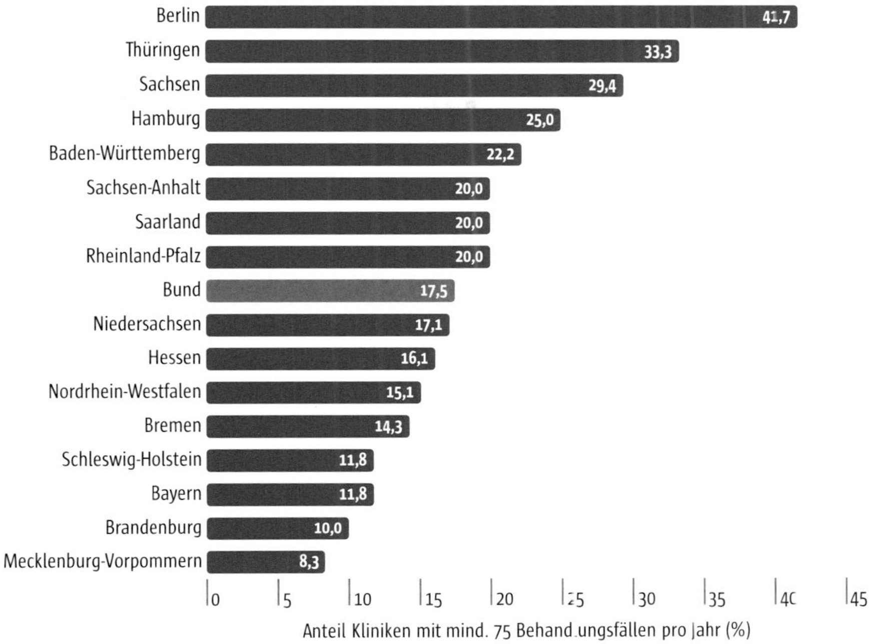

Abb. 7 Regionale Verteilung von Kliniken mit mindestens 75 anatomischen Lungenresektionen, 2015

Versorgungslage in Zahlen

Im Jahr 2015 führten 406 Krankenhäuser anatomische Lungenresektionen durch. Erwartungsgemäß beschränkt sich damit diese operative Behandlung auf eine wesentlich kleinere Zahl an Kliniken als die oben genannte diagnostische bzw. nichtoperative Behandlung von Lungenkrebspatienten insgesamt. Dennoch ist die Zahl der operierenden Kliniken hoch und die Fallzahlen pro Klinik sind zum Teil sehr niedrig. Ein Viertel der Krankenhäuser führte weniger als 4 derartige Operationen pro Jahr durch, die Hälfte weniger als 15 und dreiviertel weniger als 56.

In der Auswertung der Qualitätsberichte finden sich bundesweit 71 Kliniken, die bei den anatomischen Resektionen (allerdings über alle Indikationen) die Fallzahl von mindestens 75 erreichen (17,5% der Kliniken). Aus den genannten Gründen ist diese Zahl höher als die von Hoffmann et al. ermittelte von 47 Kliniken. Die Angaben können dennoch der Orientierung dienen.

Besonders niedrig ist der Anteil dieser Zentren mit unter 15% der Kliniken in Brandenburg, Bayern, Bremen, Mecklenburg-Vorpommern und Schleswig-Holstein. Besonders hoch (über 29%) ist er in Berlin, Sachsen und Thüringen.

Schlussfolgerungen

Auch wenn die ermittelten Zahlen wegen der stark eingeschränkten Auswertungsmöglichkeiten der Qualitätsberichte unbefriedigend sind, zeigen die Ergebnisse, dass es hinsichtlich der Zentralisierung der Lungenchirurgie Handlungsbedarf gibt. Insbesondere sollten auch die erheblichen Unterschiede zwischen den Bundesländern Anlass zur weiteren Überprüfung der Versorgungslage sein.

Die Operation bei Lungenkrebs ist ein elektiver Eingriff bei einer sehr schwerwiegenden Erkrankung. Wie Umfragen immer wieder zeigen, sind die Patienten bereit, bei diesen Erkrankungen längere Wege zugunsten einer besseren Behandlungsqualität in Kauf zu nehmen (Mansky 2013). Die Erreichbarkeit der operierenden Kliniken ist hier also nicht das primär zu diskutierende Problem.

Insgesamt sprechen die hier und im Artikel von Hoffmann et al. diskutierten wissenschaftlichen Ergebnisse dafür, in diesem Bereich eine Mindestmenge einzuführen, die geeignet ist, die Versorgung deutlich sinnvoller als bisher zu strukturieren. Es gäbe gute Gründe, die von der Deutschen Krebsgesellschaft geforderte Mindestmenge von 75 Eingriffen pro Jahr in der Mindestmengenregelung des Gemeinsamen Bundesausschusses verbindlich zu verankern.

1.3.5 Implantation einer Kniegelenks-Endoprothese

Ausgangslage

Für die Endoprothesenversorgung des Kniegelenks gilt in Deutschland seit 2006 eine Mindestmenge von 50 pro Jahr und Betriebsstätte. Die Auswertung der bundesweiten DRG-Statistik für das Jahr 2015 zeigt allerdings, dass 15,1% der operierenden Krankenhäuser (150 von 995) auch 10 Jahre nach Einführung der Mindestmenge diese noch nicht erfüllten (Mansky et al. 2017a). Da die Mindestmenge prinzipiell durch den Gemeinsamen Bundesausschuss beschlossen und begründet wurde, sei hier nur auf einige neuere Literaturstellen eingegangen.

Ein systematisches Review (Critchley et al. 2012) bestätigt einen Zusammenhang von Fallzahl und Ergebnis sowohl für die Fallzahl pro Operateur als auch für die Krankenhausfallzahl. Singh et al. (2012) finden für Pennsylvania eine höhere Sterblichkeit für Knietotalendoprotheseneingriffe in low-volume-Kliniken. Liddle et al. (2016) zeigen für England und Wales einen Zusammenhang von Fallzahl pro Operateur und Langzeit-Revisionsraten (bis zu 8 Jahre Nachverfolgung) insbesondere für unikondyläre Prothesen, aber etwas schwächer auch für Totalendoprothesen. Für die USA wurden ferner erhebliche Einsparmöglichkeiten hinsichtlich der Langzeitkosten bei Konzentration der Patienten aufgezeigt (HSS 2016).

Wilson et al. (2016) haben sinnvolle Schwellenwerte für Mengen-/Ergebnis-Beziehungen anhand von US-Daten untersucht. Es sei hier nicht auf die Zahlen pro Operateur eingegangen, da es als unwahrscheinlich erscheint, dass diese in Deutschland flächendeckend erhoben werden können. Das deutsche Datenschutzverständnis und auch mitbestimmungsrechtliche Regelungen stehen dem entgegen. Auch bezogen auf die Zahlen pro Klinik finden Wilson et al. einen Zusammenhang. Erst ab der Gruppe mit mindestens 236 Eingriffen pro Jahr findet sich kein weiterer Rückgang der Komplikationsraten. Hinsichtlich der Sterblichkeit gibt es bis zur Gruppe ≥ 645 Fälle noch einen Rückgang gegenüber den niedrigeren Fallzahlgruppen.

Für Deutschland haben Jeschke et al. (2016) Fallzahlquintile für die Totalendoprothesenimplantation des Kniegelenks untersucht. Sie finden signifikant höhere 2-Jahresrevisionsraten bis zum dritten Quintil (bis zu 144 Eingriffe/Jahr). Für unikondyläre Kniegelenkprothesen haben die Autoren eine ähnliche Studie mit Unterteilung in fünf Fallzahlgruppen vorgelegt (Jeschke et al. 2017). Hier finden sich für die 5-Jahres-Überlebensraten des Gelenkersatzes schlechtere Werte bis in die vierte Gruppe (d.h. bis < 105 Fälle). Nimptsch et al. haben anhand der deutschen DRG-Daten die Krankenhaussterblichkeit für Kniegelenks-Endoprotheseneingriffe untersucht. Auch hier findet sich bei Betrachtung fallzahlgleicher Quintile ein signifikanter Rückgang des risikoadjustierten Odds-ratio von 1,0 auf 0,45. Die Berechnung einer Mindestmenge unter Annahme der dort getroffenen Vorgaben ergibt eine Mindestmenge von 228 (siehe auch den Beitrag von Nimptsch et al. in diesem Band, s. Kap. I.4).

Versorgungslage in Zahlen

Bundesweit wurden gemäß Auswertung der Qualitätsberichte rund 154.000 Knie-Endoprothesen in 1.118 Kliniken implantiert. Die Zahl der Kliniken ist etwas höher als nach den DRG-Daten, da hier offenbar auch einzelne Standorte berichten. Nach den Qualitätsberichten erreichten 207 Kliniken (18,5%) die Mindestmenge von 50 nicht.

Der Anteil der Kliniken unter Mindestmenge ist besonders hoch in Brandenburg (40,0%), Bremen (37,5%) Schleswig-Holstein (32,3%) und Hamburg (22,7%). Nur im Saarland erreichen alle 16 Kliniken die Mindestmenge.

In der Unterteilung nach Quartilen erbringt ein Viertel der Kliniken weniger als 56 Eingriffe pro Jahr, die Hälfte weniger als 93 und ein Viertel 171 und mehr.

Betrachtet man die beiden QSR-Indikatoren für Revisionseingriffe innerhalb eines Jahres nach Operation sowie den Gesamtindikator, so fällt zunächst auf, dass im unteren Quartil nur 50,0% der Kliniken berichtsfähig sind. Die andere Hälfte entzieht sich wegen zu niedriger Fallzahlen einer Qualitätsbeurteilung mittels Indikatoren (im oberen Quartil 98,9% berichtsfähig).

Tab. 5 Ergebnisse der Regionalauswertung: Implantation einer Kniegelenks-Endoprothese, 2015

Beschreibung	Bund	Brandenburg	Berlin	Baden-Württ.	Bayern	Bremen	Hessen	Hamburg	Meckl.-Vorp.	Niedersachsen	Nordrhein-Westf.	Rheinland-Pfalz	Schleswig-Holst.	Saarland	Sachsen	Sachsen-Anhalt	Thüringen
Gesamtpopulation																	
Kliniken	1.118	30	36	128	190	8	89	22	24	106	249	66	31	16	55	35	33
Knie-Endoprothesen (n)	153.814	4.589	4.369	19.165	28.658	1.438	11.350	3.991	2.481	14.152	30.187	6.959	5.329	1.795	9.299	4.750	5.302
Berichtsfähige Kliniken mit QSR-Bewertung (Anteil [1])	947 (84,7%)	20 (66,7%)	32 (88,9%)	114 (89,1%)	176 (92,6%)	6 (75,0%)	75 (84,3%)	15 (68,2%)	20 (83,3%)	94 (88,7%)	190 (76,3%)	57 (86,4%)	20 (64,5%)	15 (93,8%)	48 (87,3%)	34 (97,1%)	31 (93,9%)
Kliniken mit überdurchschnittl. Qualität beim QSR-Indikator Revisions-OP (Anteil [3])	203 (21,4%)	5 (25,0%)	3 (9,4%)	38 (33,3%)	47 (26,7%)	2 (33,3%)	14 (18,7%)	2 (13,3%)	2 (10,0%)	20 (21,3%)	22 (11,6%)	10 (17,5%)	4 (20,0%)	4 (26,7%)	13 (27,1%)	6 (17,6%)	11 (35,5%)
Kliniken mit überdurchschnittl. Qualität beim QSR-Gesamtindikator (Anteil [3])	199 (21,0%)	3 (15,0%)	2 (6,3%)	34 (29,8%)	46 (26,1%)	3 (50,0%)	18 (24,0%)	2 (13,3%)	5 (25,0%)	14 (14,9%)	32 (16,8%)	9 (15,8%)	3 (15,0%)	4 (26,7%)	12 (25,0%)	4 (11,8%)	8 (25,8%)
Unteres bundesweites Klinikquartil																	
Kliniken mit < 56 endoprothet. Eingriffen (Anteil [1])	270 (24,2%)	13 (43,3%)	9 (25,0%)	32 (25,0%)	43 (22,6%)	3 (37,5%)	19 (21,3%)	6 (27,3%)	6 (25,0%)	22 (20,8%)	64 (25,7%)	19 (28,8%)	13 (41,9%)	1 (6,3%)	8 (14,5%)	5 (14,3%)	7 (21,2%)
Knie-Endoprothesen (n)	7.451	266	326	1.051	1.199	78	372	106	148	720	1.458	688	331	54	227	145	282
Berichtsfähige Kliniken mit QSR-Bewertung (Anteil [2])	135 (50,0%)	3 (23,1%)	6 (66,7%)	20 (62,5%)	30 (69,8%)	1 (33,3%)	10 (52,6%)	1 (16,7%)	2 (33,3%)	12 (54,5%)	21 (32,8%)	11 (57,9%)	3 (23,1%)	1 (100%)	2 (25,0%)	5 (100%)	7 (100%)
Kliniken mit überdurchschnittl. Qualität beim QSR-Indikator Revisions-OP (Anteil [4])	14 (10,4%)	0 (0%)	0 (0%)	5 (25,0%)	5 (16,7%)	0 (0%)	1 (10,0%)	0 (0%)	0 (0%)	0 (0%)	0 (0%)	2 (18,2%)	0 (0%)	0 (0%)	0 (0%)	0 (0%)	1 (14,3%)
Kliniken mit überdurchschnittl. Qualität beim QSR-Gesamtindikator (Anteil [4])	18 (13,3%)	0 (0%)	0 (0%)	4 (20,0%)	4 (13,3%)	1 (100%)	1 (10,0%)	1 (100%)	1 (50,0%)	1 (8,3%)	1 (4,8%)	2 (18,2%)	0 (0%)	0 (0%)	0 (0%)	0 (0%)	2 (28,6%)

[1] Anteil bezogen auf alle Kliniken mit Behandlungsfällen
[2] Anteil bezogen auf alle Kliniken mit Behandlungsfällen im jeweiligen Klinikquartil
[3] Anteil bezogen auf berichtsfähige Kliniken
[4] Anteil bezogen auf berichtsfähige Kliniken im jeweiligen Klinikquartil
[5] Anteil bezogen auf Kliniken mit mind. 50 endoprothet. Eingriffen
[6] Anteil bezogen auf berichtsfähige Kliniken mit mind. 50 endoprothet. Eingriffen

Beschreibung	Bund	Branden-burg	Berlin	Baden-Württ.	Bayern	Bremen	Hessen	Hamburg	Meckl.-Vorp.	Nieder-sachsen	Nordrhein-Westf.	Rheinland-Pfalz	Schleswig-Holst.	Saarland	Sachsen	Sachsen-Anhalt	Thüringen
Zweites bundesweites Klinikquartil																	
Kliniken mit 56 bis < 93 endoprothet. Eingriffen (Anteil [1])	287 (25,7%)	5 (16,7%)	9 (25,0%)	27 (21,1%)	52 (27,4%)	1 (12,5%)	27 (30,3%)	7 (31,8%)	9 (37,5%)	30 (28,3%)	68 (27,3%)	19 (28,8%)	4 (12,9%)	5 (31,3%)	11 (20,0%)	8 (22,9%)	5 (15,2%)
Knie-Endoprothesen (n)	20.553	363	667	1.967	3.734	58	1.921	470	664	2.075	4.963	1.363	268	353	780	578	329
Berichtsfähige Kliniken mit QSR-Bewertung (Anteil [2])	262 (91,3%)	5 (100%)	8 (88,9%)	25 (92,6%)	51 (98,1%)	1 (100%)	23 (85,2%)	7 (100%)	9 (100%)	28 (93,3%)	56 (82,4%)	18 (94,7%)	3 (75,0%)	5 (100%)	11 (100%)	7 (87,5%)	5 (100%)
Kliniken mit überdurchschnittl. Qualität beim QSR-Indikator Revisions-OP (Anteil [4])	30 (11,5%)	0 (0%)	2 (25,0%)	4 (16,0%)	11 (21,6%)	0 (0%)	2 (8,7%)	1 (14,3%)	0 (0%)	2 (7,1%)	2 (3,6%)	1 (5,6%)	0 (0%)	2 (40,0%)	2 (18,2%)	0 (0%)	1 (20,0%)
Kliniken mit überdurchschnittl. Qualität beim QSR-Gesamtindikator (Anteil [4])	28 (10,7%)	0 (0%)	2 (25,0%)	2 (8%)	8 (15,7%)	0 (0%)	3 (13,0%)	0 (0%)	1 (11,1%)	2 (7,1%)	3 (5,4%)	1 (5,6%)	0 (0%)	2 (40,0%)	3 (27,3%)	0 (0%)	1 (20,0%)
Drittes bundesweites Klinikquartil																	
Kliniken mit 93 bis < 171 endoprothet. Eingriffen (Anteil [1])	278 (24,9%)	2 (6,7%)	10 (27,8%)	39 (30,5%)	41 (21,6%)	0 (0%)	24 (27,0%)	4 (18,2%)	6 (25,0%)	27 (25,5%)	58 (23,3%)	15 (22,7%)	7 (22,6%)	9 (56,3%)	14 (25,5%)	13 (37,1%)	9 (27,3%)
Knie-Endoprothesen (n)	34.909	231	1.323	4.808	5.235	-	2.891	518	803	3.601	6.981	1.810	893	1.217	1.892	1.625	1.081
Berichtsfähige Kliniken mit QSR-Bewertung (Anteil [2])	270 (97,1%)	2 (100%)	10 (100%)	39 (100%)	41 (100%)	-	24 (100%)	2 (50,0%)	6 (100%)	27 (100%)	55 (94,8%)	15 (100%)	7 (100%)	8 (88,9%)	13 (92,9%)	13 (100%)	8 (88,9%)
Kliniken mit überdurchschnittl. Qualität beim QSR-Indikator Revisions-OP (Anteil [4])	51 (18,9%)	0 (0%)	1 (10,0%)	12 (30,8%)	6 (14,6%)	-	6 (25,0%)	0 (0%)	1 (16,7%)	6 (22,2%)	6 (10,9%)	2 (13,3%)	0 (0%)	2 (25,0%)	3 (23,1%)	3 (23,1%)	3 (37,5%)
Kliniken mit überdurchschnittl. Qualität beim QSR-Gesamtindikator (Anteil [4])	55 (20,4%)	0 (0%)	0 (0%)	13 (33,3%)	9 (22,0%)	-	8 (33,3%)	0 (0%)	2 (33,3%)	3 (11,1%)	12 (21,8%)	1 (6,7%)	0 (0%)	2 (25,0%)	1 (7,7%)	2 (15,4%)	2 (25,0%)

[1] Anteil bezogen auf alle Kliniken mit Behandlungsfällen
[2] Anteil bezogen auf alle Kliniken mit Behandlungsfällen im jeweiligen Klinikquartil
[3] Anteil bezogen auf berichtsfähige Kliniken
[4] Anteil bezogen auf berichtsfähige Kliniken im jeweiligen Klinikquartil
[5] Anteil bezogen auf Kliniken mit mind. 50 endoprothet. Eingriffen
[6] Anteil bezogen auf berichtsfähige Kliniken mit mind. 50 endoprothet. Eingriffen

Beschreibung	Bund	Brandenburg	Berlin	Baden-Württ.	Bayern	Bremen	Hessen	Hamburg	Meckl.-Vorp.	Niedersachsen	Nordrhein-Westf.	Rheinland-Pfalz	Schleswig-Holst.	Saarland	Sachsen	Sachsen-Anhalt	Thüringen
Oberes bundesweites Klinikquartil																	
Kliniken mit mind. 171 endoprothet. Eingriffen (Anteil [1])	283 (25,3%)	10 (33,3%)	8 (22,2%)	30 (23,4%)	54 (28,4%)	4 (50,0%)	19 (21,3%)	5 (22,7%)	3 (12,5%)	27 (25,5%)	59 (23,7%)	13 (19,7%)	7 (22,6%)	1 (6,3%)	22 (40,0%)	9 (25,7%)	12 (36,4%)
Knie-Endoprothesen (n)	90.901	3.729	2.053	11.339	18.490	1.302	6.166	2.897	866	7.756	16.785	3.098	3.837	171	6.400	2.402	3.610
Berichtsfähige Kliniken mit QSR-Bewertung (Anteil [2])	280 (98,9%)	10 (100%)	8 (100%)	30 (100%)	54 (100%)	4 (100%)	18 (94,7%)	5 (100%)	3 (100%)	27 (100%)	58 (98,3%)	13 (100%)	7 (100%)	1 (100%)	22 (100%)	9 (100%)	11 (91,7%)
Kliniken mit überdurchschnittl. Qualität beim QSR-Indikator Revisions-OP (Anteil [4])	108 (38,6%)	5 (50,0%)	0 (0%)	17 (56,7%)	25 (46,3%)	2 (50,0%)	5 (27,8%)	1 (20,0%)	1 (33,3%)	12 (44,4%)	14 (24,1%)	5 (38,5%)	4 (57,1%)	0 (0%)	8 (36,4%)	3 (33,3%)	6 (54,5%)
Kliniken mit überdurchschnittl. Qualität beim QSR-Gesamtindikator (Anteil [4])	98 (35,0%)	3 (30,0%)	0 (0%)	15 (50,0%)	25 (46,3%)	2 (50,0%)	6 (33,3%)	1 (20,0%)	1 (33,3%)	8 (29,6%)	16 (27,6%)	5 (38,5%)	3 (42,9%)	0 (0%)	8 (36,4%)	2 (22,2%)	3 (27,3%)
Kliniken mit erfüllter Mindestmenge																	
Kliniken mit mind. 50 endoprothet. Eingriffen (Anteil [1])	911 (81,5%)	18 (60,0%)	30 (83,3%)	107 (83,6%)	156 (82,1%)	5 (62,5%)	72 (80,9%)	17 (77,3%)	19 (79,2%)	89 (84,0%)	200 (80,3%)	54 (81,8%)	21 (67,7%)	16 (100%)	48 (87,3%)	31 (88,6%)	28 (84,8%)
Knie-Endoprothesen (n)	149.666	4.376	4.199	18.679	27.934	1.360	11.085	3.940	2.383	13.694	29.521	6.644	5.150	1.795	9.123	4.660	5.123
Berichtsfähige Kliniken mit QSR-Bewertung (Anteil [5])	863 (94,7%)	18 (100%)	29 (96,7%)	103 (96,3%)	154 (98,7%)	5 (100%)	67 (93,1%)	14 (82,4%)	19 (100%)	86 (96,6%)	180 (90,0%)	51 (94,4%)	19 (90,5%)	15 (93,8%)	47 (97,9%)	30 (96,8%)	26 (92,9%)
Kliniken mit überdurchschnittl. Qualität beim QSR-Indikator Revisions-OP (Anteil [6])	195 (22,6%)	5 (27,8%)	3 (10,3%)	35 (34,0%)	44 (28,6%)	2 (40,0%)	13 (19,4%)	2 (14,3%)	2 (10,5%)	20 (23,3%)	22 (12,2%)	10 (19,6%)	4 (21,1%)	4 (26,7%)	13 (27,7%)	6 (20,0%)	10 (38,5%)
Kliniken mit überdurchschnittl. Qualität beim QSR-Gesamtindikator (Anteil [6])	188 (21,8%)	3 (16,7%)	2 (6,9%)	31 (30,1%)	43 (27,9%)	2 (40,0%)	17 (25,4%)	1 (7,1%)	4 (21,1%)	14 (16,3%)	32 (17,8%)	9 (17,6%)	3 (15,8%)	4 (26,7%)	12 (25,5%)	4 (13,3%)	7 (26,9%)

[1] Anteil bezogen auf alle Kliniken mit Behandlungsfällen
[2] Anteil bezogen auf alle Kliniken mit Behandlungsfällen im jeweiligen Klinikquartil
[3] Anteil bezogen auf berichtsfähige Kliniken
[4] Anteil bezogen auf berichtsfähige Kliniken im jeweiligen Klinikquartil
[5] Anteil bezogen auf Kliniken mit mind. 50 endoprothet. Eingriffen
[6] Anteil bezogen auf berichtsfähige Kliniken mit mind. 50 endoprothet. Eingriffen

Der Anteil der Kliniken mit überdurchschnittlicher Qualität steigt von 10,4% bzw. 13,3% der Kliniken im unteren Quartil (soweit berichtsfähig) über 11,5%/10,7% im zweiten und 18,9%/20,4% im dritten auf 38,6% bzw. 35,0% im obersten Quartil.

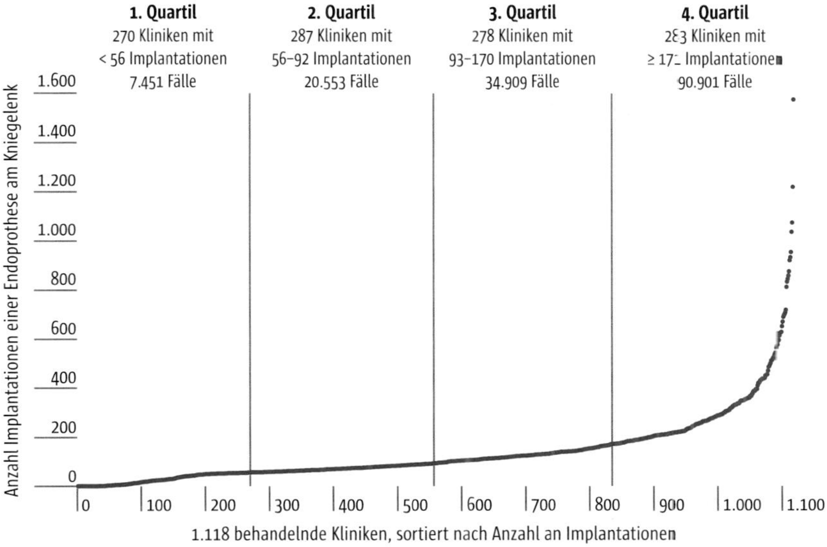

Abb. 8 Verteilung der Implantation von Kniegelenks-Endoprothesen über Kliniken, 2015

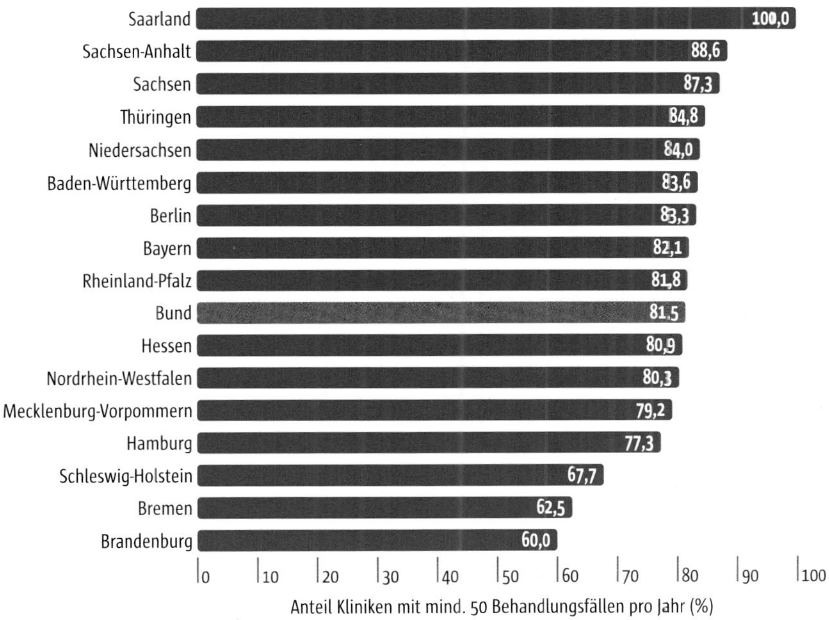

Abb. 9 Regionale Verteilung von Kliniken mit mindestens 50 Implantationen von Kniegelenks-Endoprothesen, 2015

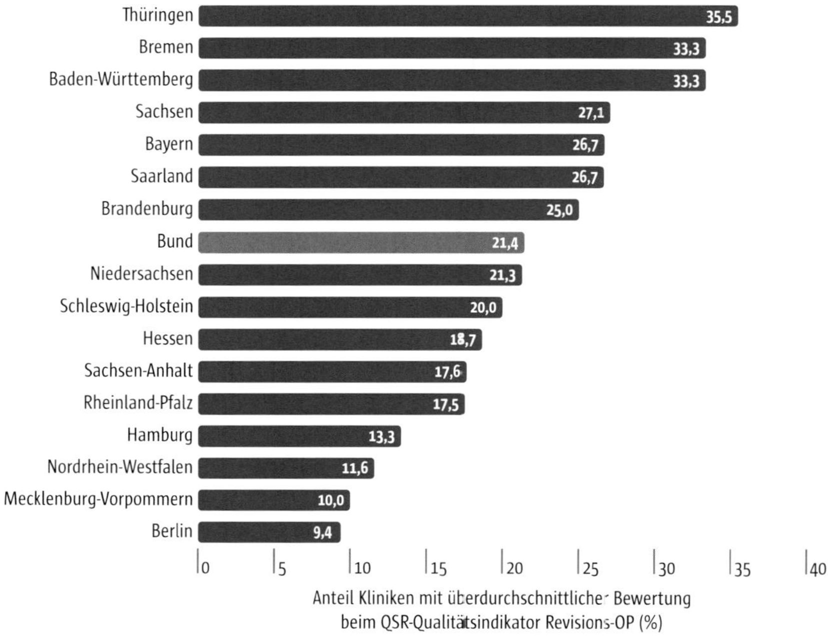

Abb. 10 Regionale Verteilung von Kliniken mit überdurchschnittlicher Qualität im QSR-Indikator Revisions-OP, 2013–2015

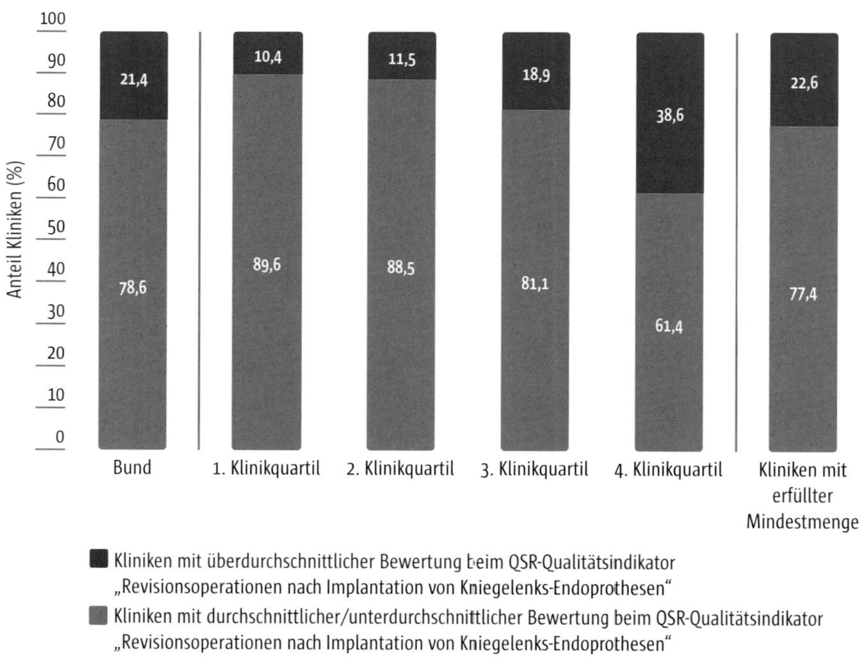

Abb. 11 Zusammenhang von QSR-Indikator Revisions-OP (2013–2015) und Fallzahl (2015) bei Implantationen von Kniegelenks-Endoprothesen

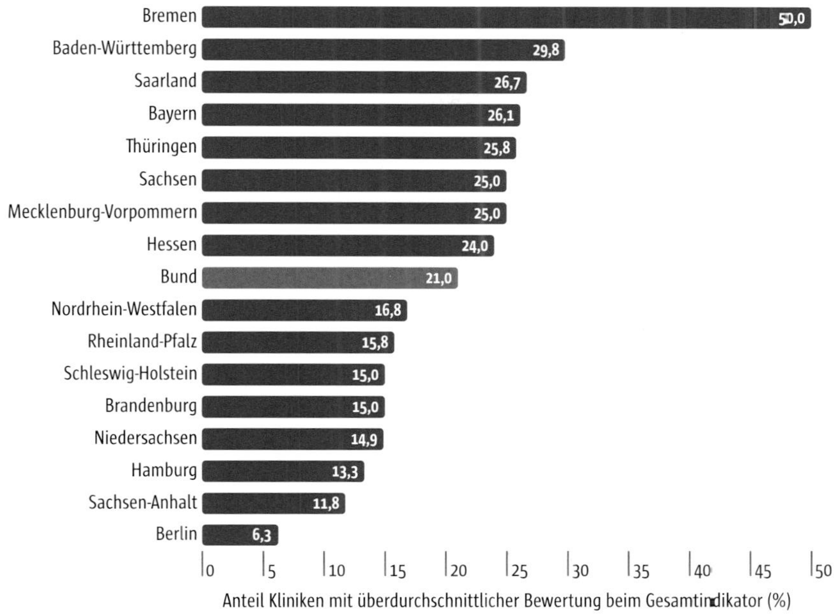

Abb. 12 Regionale Verteilung von Kliniken mit überdurchschnittlicher Qualität im QSR-Gesamtindikator, 2013–2015

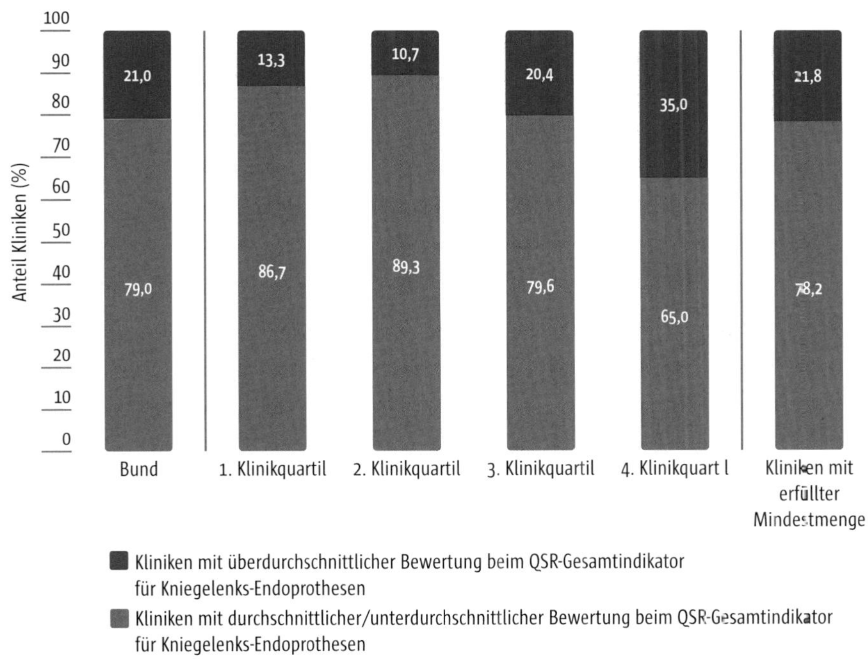

Abb. 13 Zusammenhang von QSR-Gesamtindikator (2013–2015) und Fallzahl (2015) bei Implantationen von Kniegelenks-Endoprothesen

Schlussfolgerungen

Die Nichteinhaltung der gesetzlich verpflichtenden Mindestmengen in einer großen Zahl von Kliniken zeigt zumindest noch für 2015 ein erhebliches Problem. In einzelnen, oben genannten Bundesländern gibt es hier erheblichen Handlungsbedarf. Es sei daran erinnert, dass die Mindestmengeneinhaltung in den Pflegesatzverhandlungen dokumentiert werden sollte. Die Krankenkassen müssen hier nach § 12 Abs. 3 SGB V sicherstellen, dass sie keine Leistungen zahlen, die den gesetzlichen Verpflichtungen nicht entsprechen. Aber auch die Aufsichtsbehörden der Länder müssen nach § 18 Abs. 5 KHG die Vereinbarungen genehmigen, „wenn sie den Vorschriften dieses Gesetzes und sonstigem Recht entsprechen". Die Aufsichtsbehörden der Länder trifft daher eine Mitverantwortung für die Nichteinhaltung der Mindestmengen, sofern es keine stichhaltige Begründung für die Nichteinhaltung gibt.

Die zitierten neueren Untersuchungen zeigen, dass die Mindestmenge von 50 Eingriffen eher niedrig ist. Die Ergebnisse der o.g. Studien würden eher eine Mindestmenge von 100 nahelegen. Wie auch beim Hüftgelenkersatz erwähnt, ist die Qualität der Kliniken im unteren Fallzahlbereich über Qualitätsindikatoren aus statistischen Gründen praktisch nicht ausreichend beurteilbar. Aus diesem Grunde sind Mindestmengen neben Qualitätsindikatoren eine notwendige komplementäre Maßnahme zur Sicherung der Versorgungsqualität.

1.3.6 Implantation einer Hüftgelenks-Endoprothese

Ausgangslage

Die Auswertung der Hüftgelenks-Endoprothesenversorgung beruht auf den Fallzahlangaben aus der gesetzlichen Qualitätssicherung und bezieht sich auf die elektiven Endoprothesen ohne Frakturen. Da die Indikatoren für das Datenjahr 2015 nicht berichtspflichtig waren, werden hier die Ergebnisse von 2014 herangezogen.

Eine ältere Arbeit von Katz et al. (2001; Medicare-Daten) zeigt eine signifikant niedrigere 90-Tage-Sterblichkeit für Krankenhäuser mit mehr als 100 Eingriffen pro Jahr versus unter 10 (0,7% vs. 1,3%). Auch die Raten an Dislokationen, Infektionen und Lungenembolien waren deutlich niedriger. Singh et al. (2012) finden ähnliche Ergebnisse auf Basis der Daten von Pennsylvania. Camberlin et al. (2011) zeigen für Belgien bezogen auf einen kombinierten Ergebnisindikator einen deutlichen Effekt der Fallzahl pro Operateur, während hier der Zusammenhang zur Krankenhausfallzahl nicht signifikant war. Paterson et al. (2010) finden für Ontario (Datenjahr 2000 bis 2004) keinen klaren Zusammenhang. Die Studie umfasst allerdings nur 68 Kliniken und die low-volume-Gruppe ist bereits mit 10 bis 110 Operationen definiert, sodass mögliche Unterschiede im unteren Bereich ausgemittelt werden. Für die USA zeigen Losina et al. (2004) einen Zusammenhang von Krankenhausfallzahl sowie Fallzahl pro Operateur und 4-Jahres-Revisionsrate (letztere zurückzuführen auf Unterschiede vor allem in den ersten 18 Monaten; Gruppeneinteilung in dieser Studie von < 25 bis > 100).

Für Deutschland finden Jeschke et al. (2014) bei Untersuchung der Klinikquintile (von < 45 Fälle pro Jahr bis > 200; Datenjahre 2008–2010, AOK-Daten) deutlich bessere Ergebnisse mit zunehmender Fallzahl. Dies gilt für 1-Jahres-Revisionen sowie 90-Tage-Werte der chirurgischen Komplikationen, Thrombosen/Lungenembolien, Femurfrakturen und Sterblichkeit. Nimptsch et al. (2017) haben die DRG-Daten 2009 bis 2014 untersucht. Bei Hüft-Endoprothesen nimmt die risikoadjustierte Krankenhaussterblichkeit vom niedrigsten Quintil (Median der Fallzahl 49) bis zum höchsten Quintil (Median der Fallzahl 619) um 59% ab. Es wurde dort auch eine Mindestmenge unter der Vorgabe berechnet, dass die erwartete Sterblichkeit unter dem derzeitigen Bundesmittelwert liegen sollte. Diese Vorgabe ergäbe eine Mindestmenge von 252 mit einer relativen Senkung der Sterblichkeit um 24% (siehe auch Nimptsch et al. in diesem Band, s. Kap. I.4).

Für Endoprothesen des Hüftgelenks gibt es in Deutschland bisher keine Mindestmenge. In den USA hat eine Initiative wichtiger Klinikgruppen unter Berücksichtigung der derzeitigen Evidenz eine Mindestmenge von 50 pro Klinik und 25 pro Operateur gefordert (Urbach 2015). In Deutschland hat die Deutsche Gesellschaft für Orthopädie und orthopädische Chirurgie als Anforderung für ein nach EndoCert-Norm zertifiziertes Endoprothetikzentrum eine Mindestanzahl von 100 endoprothetischen Versorgungen (einschl. Wechseloperationen) an Hüft- oder Kniegelenk angesetzt (EndoCert® 2017). Für ein Endoprothetikzentrum der Maximalversorgung liegt die notwendige Mindestanzahl bei 200 Operationen. Pro Hauptoperateur sind mindestens 50 Eingriffe gefordert, für Seniorhauptoperateure mindestens 100 Eingriffe.

Versorgungslage in Zahlen

Die rund 151.000 elektiven Hüft-Endoprothesenoperationen werden in 1.090 Krankenhäusern durchgeführt. Ein Viertel der Krankenhäuser führt weniger als 43 Eingriffe durch. Im oberen Quartil führen die Kliniken dagegen 160 und mehr Eingriffe durch.

Der Anteil der Kliniken mit weniger als 43 Eingriffen ist besonders hoch in Brandenburg (42,9%), Schleswig-Holstein (43,8%), aber auch in den Stadtstaaten Bremen (40,0%) und Hamburg (39,1%), wo beispielsweise die Erreichbarkeit der Klinik naturgemäß gar keine Rolle spielen kann. In Berlin (14,3%) sowie auch in den Flächenländern Niedersachsen (15,7%) und Rheinland-Pfalz (12,3%) ist der Anteil der Häuser mit kleiner Fallzahl besonders niedrig.

Tab. 6 Ergebnisse der Regionalauswertung: Implantation einer Hüftgelenks-Endoprothese, 2014

Beschreibung	Bund	Branden-burg	Berlin	Baden-Württ.	Bayern	Bremen	Hessen	Hamburg	Meckl.-Vorp.	Nieder-sachsen	Nordrhein-Westf.	Rheinland-Pfalz	Schleswig-Holst.	Saarland	Sachsen	Sachsen-Anhalt	Thüringen
Gesamtpopulation																	
Kliniken	1.090	28	35	114	177	10	81	23	23	108	255	65	32	17	56	33	33
Hüft-Endoprothesen (n)	150.603	4.510	5.225	17.527	24.304	1.732	10.478	4.077	2.806	14.676	32.573	8.144	5.594	1.878	8.867	3.659	4.553
Berichtsfähige Kliniken mit QSR-Bewertung (Anteil [1])	887 (81,4%)	17 (60,7%)	29 (82,9%)	104 (91,2%)	153 (86,4%)	7 (70,0%)	62 (76,5%)	11 (47,8%)	20 (87,0%)	98 (90,7%)	187 (73,3%)	55 (84,6%)	22 (68,8%)	13 (76,5%)	49 (87,5%)	32 (97,0%)	28 (84,8%)
Kliniken mit überdurchschnittl. Qualität beim QSR-Indikator Revisions-OP (Anteil [3])	181 (20,4%)	9 (52,9%)	5 (17,2%)	40 (38,5%)	39 (25,5%)	1 (14,3%)	10 (16,1%)	2 (18,2%)	8 (40,0%)	11 (11,2%)	23 (12,3%)	8 (14,5%)	6 (27,3%)	1 (7,7%)	8 (16,3%)	3 (9,4%)	7 (25,0%)
Kliniken mit überdurchschnittl. Qualität beim QSR-Gesamt-indikator (Anteil [3])	180 (20,3%)	9 (52,9%)	4 (13,8%)	31 (29,8%)	40 (26,1%)	1 (14,3%)	10 (16,1%)	2 (18,2%)	6 (30,0%)	12 (12,2%)	30 (16,0%)	7 (12,7%)	6 (27,3%)	0 (0%)	10 (20,4%)	4 (12,5%)	8 (28,6%)
Unteres bundesweites Klinikquartil																	
Kliniken mit < 43 endoprothet. Eingriffen (Anteil [1])	262 (24,0%)	12 (42,9%)	5 (14,3%)	23 (20,2%)	35 (19,8%)	4 (40,0%)	25 (30,9%)	9 (39,1%)	4 (17,4%)	17 (15,7%)	75 (29,4%)	8 (12,3%)	14 (43,8%)	4 (23,5%)	10 (17,9%)	7 (21,2%)	10 (30,3%)
Hüft-Endoprothesen (n)	5.835	213	121	646	786	74	539	242	90	460	1.503	152	296	53	166	214	280
Berichtsfähige Kliniken mit QSR-Bewertung (Anteil [2])	103 (39,3%)	2 (16,7%)	1 (20,0%)	14 (60,9%)	18 (51,4%)	1 (25,0%)	10 (40,0%)	1 (11,1%)	2 (50,0%)	8 (47,1%)	22 (29,3%)	4 (50,0%)	5 (35,7%)	0 (0%)	4 (40,0%)	6 (85,7%)	5 (50,0%)
Kliniken mit überdurchschnittl. Qualität beim QSR-Indikator Revisions-OP (Anteil [4])	6 (5,8%)	0 (0%)	0 (0%)	1 (7,1%)	3 (16,7%)	0 (0%)	0 (0%)	0 (0%)	0 (0%)	0 (0%)	0 (0%)	1 (25,0%)	1 (20,0%)	-	0 (0%)	0 (0%)	0 (0%)
Kliniken mit überdurchschnittl. Qualität beim QSR-Gesamt-indikator (Anteil [4])	7 (6,8%)	0 (0%)	0 (0%)	0 (0%)	3 (16,7%)	0 (0%)	0 (0%)	0 (0%)	0 (0%)	0 (0%)	1 (4,5%)	1 (25,0%)	1 (20,0%)	-	0 (0%)	0 (0%)	1 (20,0%)
Zweites bundesweites Klinikquartil																	
Kliniken mit 43 bis < 88 endo-prothet. Eingriffen (Anteil [1])	283 (26,0%)	3 (10,7%)	6 (17,1%)	28 (24,6%)	57 (32,2%)	2 (20,0%)	13 (16,0%)	7 (30,4%)	7 (30,4%)	33 (30,6%)	66 (25,9%)	22 (33,8%)	7 (21,9%)	4 (23,5%)	14 (25,0%)	9 (27,3%)	5 (15,2%)
Hüft-Endoprothesen (n)	17.875	200	358	1.784	3.537	115	832	414	455	2.133	4.117	1.363	435	300	884	607	341
Berichtsfähige Kliniken mit QSR-Bewertung (Anteil [2])	247 (87,3%)	3 (100%)	5 (83,3%)	27 (96,4%)	50 (87,7%)	2 (100%)	11 (84,6%)	3 (42,9%)	6 (85,7%)	32 (97,0%)	51 (77,3%)	19 (86,4%)	6 (85,7%)	4 (100%)	14 (100%)	9 (100%)	5 (100%)
Kliniken mit überdurchschnittl. Qualität beim QSR-Indikator Revisions-OP (Anteil [4])	31 (12,6%)	1 (33,3%)	1 (20,0%)	6 (22,2%)	13 (26,0%)	0 (0%)	1 (9,1%)	0 (0%)	2 (33,3%)	2 (6,3%)	2 (3,9%)	2 (10,5%)	0 (0%)	0 (0%)	1 (7,1%)	0 (0%)	0 (0%)

Beschreibung	Bund	Brandenburg	Berlin	Baden-Württ.	Bayern	Bremen	Hessen	Hamburg	Meckl.-Vorp.	Niedersachsen	Nordrhein-Westf.	Rheinland-Pfalz	Schleswig-Holst.	Saarland	Sachsen	Sachsen-Anhalt	Thüringen
Kliniken mit überdurchschnittl. Qualität beim QSR-Gesamtindikator (Anteil [4])	28 (11,3%)	1 (33,3%)	0 (0%)	3 (11,1%)	9 (18,0%)	0 (0%)	0 (0%)	0 (0%)	3 (50,0%)	2 (6,3%)	6 (11,8%)	1 (5,3%)	0 (0%)	0 (0%)	1 (7,1%)	2 (22,2%)	0 (0%)
Drittes bundesweites Klinikquartil																	
Kliniken mit 88 bis < 160 endoprothet. Eingriffen (Anteil [1])	270 (24,8%)	5 (17,9%)	9 (25,7%)	32 (28,1%)	45 (25,4%)	1 (10,0%)	25 (30,9%)	3 (13,0%)	7 (30,4%)	33 (30,6%)	55 (21,6%)	19 (29,2%)	2 (6,3%)	4 (23,5%)	11 (19,6%)	11 (33,3%)	8 (24,2%)
Hüft-Endoprothesen (n)	31.693	618	1.000	3.614	5.268	141	3.008	380	860	3.891	6.343	2.171	230	456	1.331	1.404	978
Berichtsfähige Kliniken mit QSR-Bewertung (Anteil [2])	265 (98,1%)	4 (80,0%)	9 (100%)	32 (100%)	45 (100%)	1 (100%)	23 (92,0%)	3 (100%)	7 (100%)	33 (100%)	55 (100%)	18 (94,7%)	2 (100%)	4 (100%)	10 (90,9%)	11 (100%)	8 (100%)
Kliniken mit überdurchschnittl. Qualität beim QSR-Indikator Revisions-OP (Anteil [4])	44 (16,6%)	1 (25,0%)	1 (11,1%)	13 (40,6%)	7 (15,6%)	0 (0%)	5 (21,7%)	0 (0%)	3 (42,9%)	2 (6,1%)	5 (9,1%)	2 (11,1%)	1 (50,0%)	0 (0%)	1 (10,0%)	1 (9,1%)	2 (25,0%)
Kliniken mit überdurchschnittl. Qualität beim QSR-Gesamtindikator (Anteil [4])	51 (19,2%)	1 (25,0%)	1 (11,1%)	11 (34,4%)	11 (24,4%)	0 (0%)	6 (26,1%)	0 (0%)	1 (14,3%)	4 (12,1%)	6 (10,9%)	3 (16,7%)	1 (50,0%)	0 (0%)	3 (30,0%)	1 (9,1%)	2 (25,0%)
Oberes bundesweites Klinikquartil																	
Kliniken mit mind. 160 endoprothet. Eingriffen (Anteil [1])	275 (25,2%)	8 (28,6%)	15 (42,9%)	31 (27,2%)	40 (22,6%)	3 (30,0%)	18 (22,2%)	4 (17,4%)	5 (21,7%)	25 (23,1%)	59 (23,1%)	16 (24,6%)	9 (28,1%)	5 (29,4%)	21 (37,5%)	6 (18,2%)	10 (30,3%)
Hüft-Endoprothesen (n)	95.200	3.479	3.746	11.483	14.713	1.402	6.099	3.041	1.401	8.192	20.610	4.458	4.633	1.069	6.486	1.434	2.954
Berichtsfähige Kliniken mit QSR-Bewertung (Anteil [2])	272 (98,9%)	8 (100%)	14 (93,3%)	31 (100%)	40 (100%)	3 (100%)	18 (100%)	4 (100%)	5 (100%)	25 (100%)	59 (100%)	14 (87,5%)	9 (100%)	5 (100%)	21 (100%)	6 (100%)	10 (100%)
Kliniken mit überdurchschnittl. Qualität beim QSR-Indikator Revisions-OP (Anteil [4])	100 (36,8%)	7 (87,5%)	3 (21,4%)	20 (64,5%)	16 (40,0%)	1 (33,3%)	4 (22,2%)	2 (50,0%)	3 (60,0%)	7 (28,0%)	16 (27,1%)	3 (21,4%)	4 (44,4%)	1 (20,0%)	6 (28,6%)	2 (33,3%)	5 (50,0%)
Kliniken mit überdurchschnittl. Qualität beim QSR-Gesamtindikator (Anteil [4])	94 (34,6%)	7 (87,5%)	3 (21,4%)	17 (54,8%)	17 (42,5%)	1 (33,3%)	4 (22,2%)	2 (50,0%)	2 (40,0%)	6 (24,0%)	17 (28,8%)	2 (14,3%)	4 (44,4%)	0 (0%)	6 (28,6%)	1 (16,7%)	5 (50,0%)

[1] Anteil bezogen auf alle Kliniken mit Behandlungsfällen
[2] Anteil bezogen auf alle Kliniken mit Behandlungsfällen im jeweiligen Klinikquartil
[3] Anteil bezogen auf berichtsfähige Kliniken
[4] Anteil bezogen auf berichtsfähige Kliniken im jeweiligen Klinikquartil

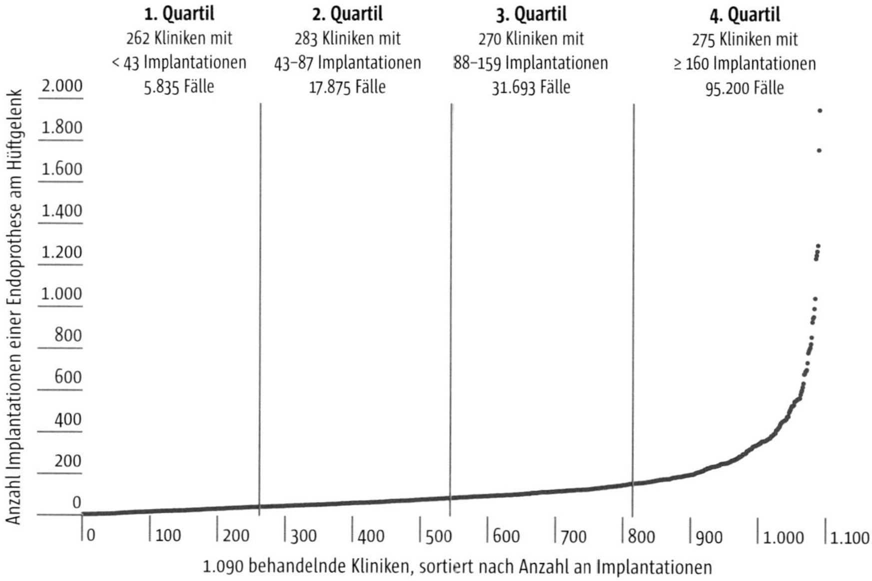

Für 40 Kliniken lagen aufgrund von Datenschutz-Bestimmungen keine Informationen zur Fallzahl vor.

Abb. 14 Verteilung der Implantation von Hüftgelenks-Endoprothesen über Kliniken, 2014

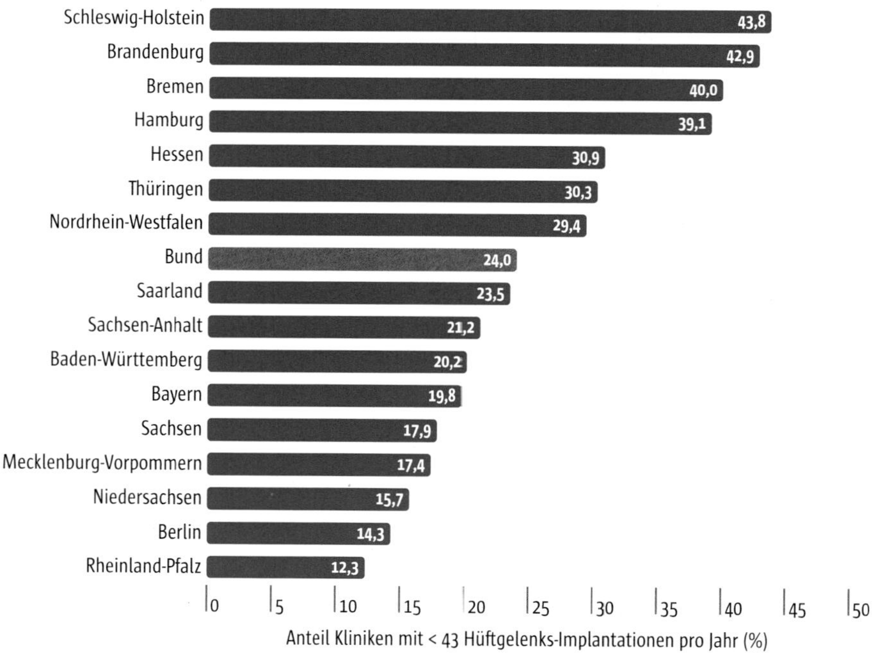

Abb. 15 Regionale Verteilung von Kliniken mit < 43 Implantationen von Hüftgelenks-Endoprothesen (unterstes Quartil), 2014

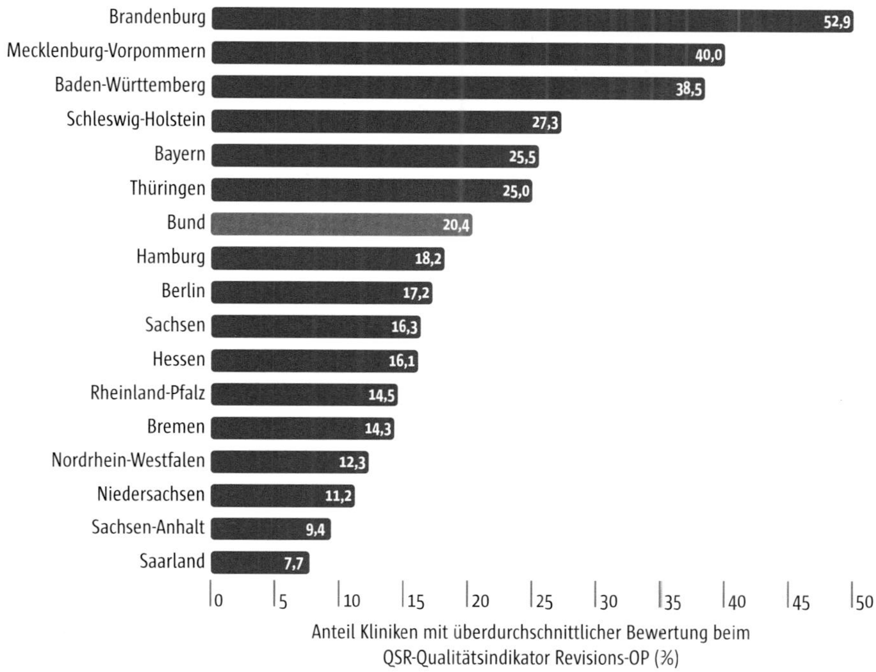

Abb. 16 Regionale Verteilung von Kliniken mit überdurchschnittlicher Qualität im QSR-Indikator Revisions-OP, 2013–2015

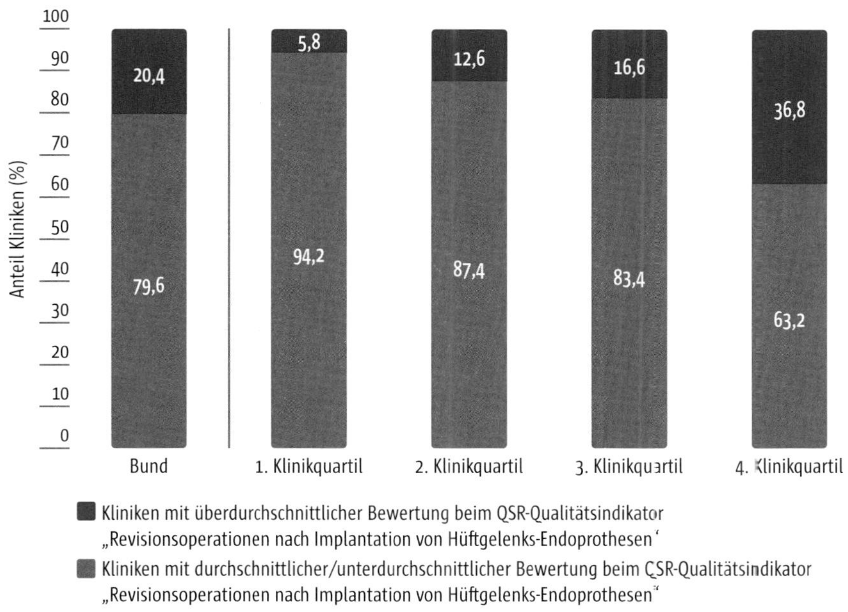

Abb. 17 Zusammenhang von QSR-Indikator Revisions-OP (2013–2015) und Fallzahl (2014) bei Implantationen von Hüftgelenks-Endoprothesen

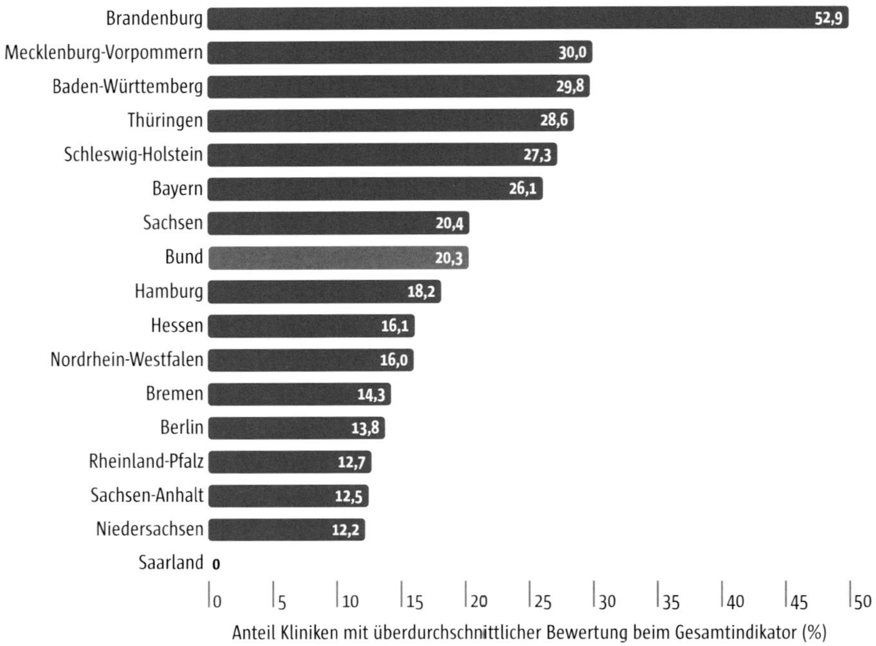

Abb. 18 Regionale Verteilung von Kliniken mit überdurchschnittlicher Qualität im QSR-Gesamtindikator, 2013–2015

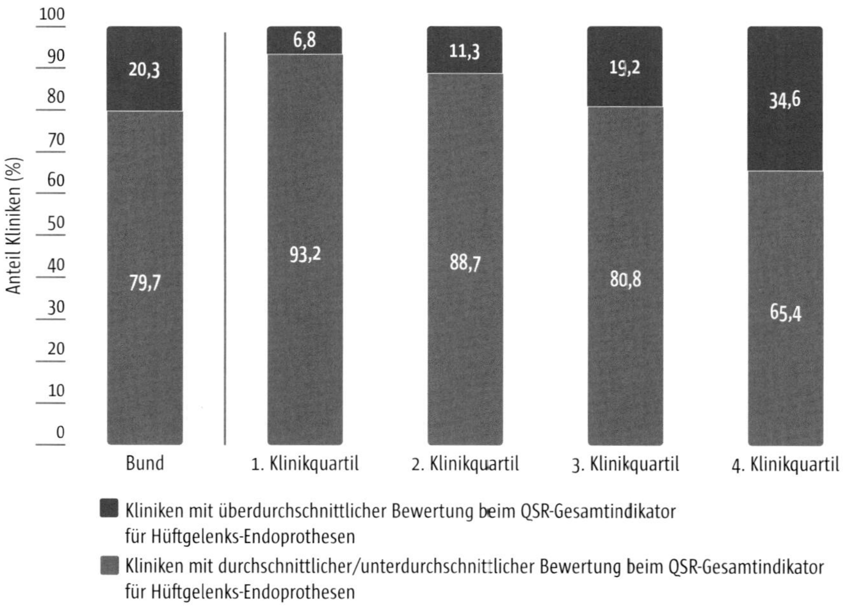

Abb. 19 Zusammenhang von QSR-Gesamtindikator (2013–2015) und Fallzahl (2014) bei Implantationen von Hüftgelenks-Endoprothesen

Die QSR-Qualitätsindikatoren (siehe Jeschke et al. 2015), die Kliniken mit überdurchschnittlicher Qualität bei Revisionsraten und Gesamtkomplikationsraten identifizieren, sind im unteren Quartil überwiegend, d.h. bei über 60,3% der Kliniken mit besonders kleinen Fallzahlen, nicht bewertbar. Dies verdeutlicht nochmals, dass Qualitätsindikatoren bei niedrigen Fallzahlen nicht zur Qualitätsbeurteilung geeignet sind (Mansky et al. 2017b). In den beiden oberen Quartilen sind die Qualitätsindikatoren bei mehr als 98% der Kliniken bewertbar.

Auf Bundesebene finden sich bedingt durch definitorische Setzung im QSR-Verfahren für 20,4% bzw. 20,3% der bewertbaren Kliniken überdurchschnittliche Ergebnisse je Indikator. Der Anteil der Kliniken mit überdurchschnittlicher Qualität steigt für beide Qualitätsindikatoren über die Quartile an. Auf Bundesebene finden sich im zweiten Quartil für 12,6% bzw. 11,3% der Kliniken überdurchschnittliche Ergebnisse, im oberen Quartil dagegen für 36,8% bzw. 34,6%. Unter den Bundesländern, in denen mehr als 80% der Kliniken bewertbar sind, finden sich in Baden-Württemberg und Mecklenburg-Vorpommern die höchsten Anteile an überdurchschnittlich bewerteten Kliniken.

Schlussfolgerungen

Sowohl international als auch für Deutschland gibt es hinreichend Belege für einen Zusammenhang von Klinikfallzahl und Ergebnis (gemessen anhand verschiedener Kennzahlen) bei elektiven Eingriffen zum Ersatz des Hüftgelenkes. Derzeit führt ein Viertel der Kliniken in Deutschland weniger als 43 Eingriffe durch. Setzte man wie für die Knie-Endoprothetik auch beim Hüftgelenkersatz eine Mindestmenge von 50 an, wäre mehr als ein Viertel der diesen Eingriff durchführenden Krankenhäuser betroffen. Zum Vergleich: Die Zertifizierungsanforderung der orthopädischen Fachgesellschaft für ein Endoprothetikzentrum der Maximalversorgung liegt bei 200 endoprothetischen Eingriffen an Hüft- oder Kniegelenk.

Klinikspezifisch gemessene Qualitätsindikatoren sind angesichts der statistischen Unsicherheiten gerade bei Kliniken mit kleinen Fallzahlen kein geeignetes Instrument, um unterdurchschnittliche Kliniken zu erkennen und ggf. von der Versorgung auszuschließen. Anders gesagt: Gerade die Kliniken, bei denen aufgrund wissenschaftlicher Untersuchungen am ehesten mit unterdurchschnittlichen Ergebnissen zu rechnen ist, entziehen sich aus statistischen Gründen der Beurteilbarkeit. Andererseits zeigen die Auswertungen, dass bei größeren Fallzahlen sehr wohl Zentren mit überdurchschnittlicher Qualität identifizierbar sind.

1.4 Fazit

Auch im diesjährigen Bericht werden Strukturprobleme in der stationären Versorgung deutlich erkennbar. Die Hauptursachen wurden bereits im Qualitätsmonitor 2017 ausführlich diskutiert. Unsere Auswertungen zeigen, dass es in Deutschland ein sehr dichtes Angebot im stationären Bereich gibt. Dies betrifft insbesondere kleinere, nicht spezialisierte Anbieter. Wie schon in der vorangegangenen Ausgabe zeigt sich auch bei den in diesem Jahr untersuchten Krankheitsbildern, dass die Probleme mit zu kleinen Versorgungsgrößen in der Untersuchung nach Bundesländern oft sogar die Stadtstaaten betreffen. Städtische Bereiche und Ballungsgebiete in den Flächenstaaten wurden hier zwar nicht untersucht. Die Probleme bestehen aber offensichtlich auch dort. Die in Deutschland geführte Diskussion um die Erreichbarkeit von Kliniken ist zwar wichtig, wird aber gelegentlich als Abwehrdiskussion missbraucht. Naturgemäß kann die Erreichbarkeit bei elektiven Leistungen in den städtischen Bereichen kein Problem darstellen. Wäre das Erreichbarkeitsproblem tatsächlich die Hauptursache für das Vorhandensein von Anbietern mit zu kleiner Fallzahl, dann dürfte es diese insbesondere in den Stadtstaaten und anderen städtischen Bereichen nicht mehr geben. Dem ist nicht so. Der erforderliche Strukturwandel könnte, wenn der politische Wille da wäre, in den städtischen Bereichen sofort eingeleitet werden. In ländlichen Bereichen sind – je nach Sachlage – ggf. differenzierte Planungen erforderlich.

Bei der Frühgeborenenversorgung gibt es eine Diskrepanz zwischen den dokumentierenden Kliniken auf Perinatalzentren.org und den abrechnenden Einheiten in den DRG-Daten. Die Ursache ist unklar; es wäre aber möglich, dass nicht alle Zentren ihrer Dokumentationspflicht nachkommen, was an anderer Stelle klärungsbedürftig wäre. Auch unter den dokumentierenden Zentren finden sich aber noch immer solche mit zu niedriger Fallzahl, und zwar sogar auch in zwei Stadtstaaten. In diesem sehr sensiblen Bereich ist es angesichts klarer Vorteile einer Zentralisierung nötig, die Versorgungsnotwendigkeit der einzelnen Zentren zu überprüfen.

In der Geburtshilfe zeigen sich in der Summe für Kliniken mit kleinerer Geburtenzahl höhere Kaiserschnittraten und – bei eingeschränkter Beurteilbarkeit der gesetzlichen Qualitätsberichte – vermutlich auch höhere Raten an Dammrissen. Die Beurteilbarkeit über Qualitätsindikatoren ist insbesondere bei Einzelkliniken bei niedrigen Fallzahlen sowohl aus statistischen Gründen als auch wegen der Nichtveröffentlichung von Qualitätskennzahlen aus Datenschutzgründen stark eingeschränkt.

Es findet sich immer noch eine nennenswerte Zahl an Kliniken mit sehr niedriger Geburtenzahl. Diese sind aus Gründen der Wirtschaftlichkeit prinzipiell in ihrer Existenz gefährdet. Hier stellt sich die Frage nach der Versorgungsnotwendigkeit solcher Standorte. Die erheblichen Unterschiede hinsichtlich des Anteils dieser Kliniken in den Flächenstaaten können als Hinweis darauf verstanden werden, dass insbesondere in den Staaten mit einem hohen Anteil an Kliniken mit kleiner Geburtenzahl eine weitere Zentralisierung möglich ist. Die hier vorgelegten Daten eignen sich als Benchmark, der im Vergleich passender Bundesländer entsprechende Handlungsoptionen aufzeigen kann.

Die Versorgung von Patienten mit Lungenkrebs findet zumindest in der gesetzlichen Qualitätssicherung angesichts der Bedeutung dieses Krankheitsbildes zu wenig Beachtung. Es handelt sich nach wie vor um die häufigste Krebstodesursache bei Männern (Tendenz fallend) und die zweithäufigste Krebstodesursache bei Frauen (Tendenz steigend). Unsere Auswertung zeigt auch hier Probleme der Auswertbarkeit der Qualitätsberichte. Unabhängig davon ist zu konstatieren, dass es im Falle der operativen Versorgung (Lungenresektionen) zu viele Kliniken mit zu kleinen Fallzahlen gibt. Aufgrund der wissenschaftlichen Erkenntnisse ist nach dem Stand der Literatur die Einführung einer Mindestmenge für die Lungenresektionen dringend zu fordern.

Bei der Endoprothesenversorgung des Kniegelenkes gibt es zwar eine Mindestmengenvorgabe. Deren Umsetzungsgrad ist aber unbefriedigend. Die Verantwortlichen sind hier insbesondere nach den jüngsten Präzisierungen der Gesetzeslage aufgefordert, die Umsetzung besser zu kontrollieren. Darüber hinaus wäre eine Erhöhung der derzeit geltenden Mindestmenge sinnvoll. Auch bei Kniegelenks-Endoprothesen zeigt unsere Untersuchung, dass eine Beurteilung von Einzelkliniken mit kleiner Fallzahl über Qualitätsindikatoren aus statistischen Gründen oft nicht möglich ist.

An der Versorgung mit (elektiven) Endoprothesen des Hüftgelenks sind zu viele Anbieter mit zu kleiner Fallzahl beteiligt. Letztere sind sicher nicht versorgungsnotwendig. Auch für diesen Bereich ist die Einführung einer verbindlichen Mindestfallzahl zu fordern.

Der vorliegende Bericht zeigt auch, dass Qualitätsindikatoren sich als alleiniges Beurteilungskriterium für die Strukturdiskussion kaum eignen. Gerade im niedrigen Fallzahlbereich ist für viele komplexere Krankheitsbilder eine im Vergleich zu höheren Fallzahlen schlechtere Qualität in nationalen Untersuchungen zweifelsfrei nachweisbar. Einzelkliniken mit niedriger Fallzahl entziehen sich aber aufgrund der statistischen Nachweisgrenzen jeder Qualitätsbeurteilung im positiven wie im negativen Sinne. Für die Sicherung der Versorgungsqualität sind daher Mindestmengen als komplementäre Maßnahme unverzichtbar. Darüber hinaus müssen auch strukturelle Überlegungen, wie sie im Ergebnisteil diskutiert wurden, berücksichtigt werden.

Unser Bericht verdeutlicht anhand verschiedener Beispiele weitere Grenzen der gesetzlichen Qualitätsberichte. Aus Datenschutzgründen werden gerade bei Kliniken mit kleiner Fallzahl viele Qualitätsindikatoren nicht veröffentlicht (siehe als Beispiel die Dammrissrate, die im unteren Quartil für 55% der Kliniken nicht dokumentiert wird). Dies bedeutet, dass die angestrebte Transparenz gerade dort, wo sie für den potenziellen Patienten/Patientin wichtig wäre, nicht erreicht wird. Es wäre daher umso wichtiger, auch in den Qualitätsberichten verpflichtend die jeweiligen Fallzahlen mit einer Einordnung nach Mengenquartilen zu veröffentlichen – analog zum Vorgehen in der in diesem Bericht veröffentlichten Klinikliste. Damit hätte der Verbraucher, respektive der potenzielle Patient, zumindest eine Basisinformation zu dem Leistungsbereich, die er nutzen kann. Dies würde die beabsichtigte Transparenz wesentlich verbessern.

Zu fordern ist ferner die Öffnung der DRG-Daten für klinikbezogene Auswertungen, die technisch schon jetzt möglich wären. Wie die vorliegende Untersuchung nochmals aufzeigt, sind komplexere Auswertungen der Qualitätsberichte nicht möglich, da die verschiedenen kodierten Sachverhalte (ICD, OPS und andere) in der summarischen Darstellung nicht fallbezogen verknüpfbar sind. Die DRG-Daten, die bezüglich ICD- und OPS-Schlüsseln die gleiche Information, aber fallbezogen, enthalten, würden solche Auswertungen erlauben, dürfen aber derzeit nicht klinikbezogen analysiert werden. Hier ist die Politik dringend gefordert, Qualitätstransparenz zu ermöglichen.

Unabhängig von der Diskussion möglicher methodischer Verbesserungen der Qualitätsmessung, zeigt der vorliegende Bericht für die in diesem Jahr untersuchten Krankheitsbilder erneut einen erheblichen Handlungsbedarf. Der Qualitätsmonitor eignet sich aufgrund der vorgelegten Zahlen und des Benchmarks zwischen den Bundesländern als sachlich fundierter „Instrumentenkasten für die Krankenhausplaner“. Die hier vorgeschlagenen Verbesserungen in der Struktur der Versorgung vereinen zwei Vorteile: Sie verbessern die medizinische Qualität und nützen damit den Patienten; sie verbessern aber auch die Wirtschaftlichkeit der Versorgung und nützen damit allen Versicherten.

Literatur

Al-Sahaf M, Lim E (2015) The association between surgical volume, survival and quality of care. J Thorac Dis 7 (Suppl. 2), S152-S155, doi: 10.3978/j.issn.2072-1439.2015.04.08

AQUA – Institut für angewandte Qualitätsförderung und Forschung im Gesundheitswesen GmbH (2015) Beschreibung der Qualitätsindikatoren für das Erfassungsjahr 2014. Hüft-Endoprothesen-Erstimplantation. Indikatoren 2014. Göttingen: AQUA Institut URL: https://sqg.de/downloads/QIDB/2014/AQUA_17n2_Indikatoren_2014.pdf2015 (abgerufen am 25.08.2017)

Arora A, Manohar N, Hayen A, Bhole S, Eastwood J, Levy S, Scott JA (2017) Determinants of breastfeeding initiation among mothers in Sydney, Australia: findings from a birth cohort study. Int Breastfeed J. Sep 15, S12–39, doi: 10.1186/s13006-017-0130-0

Bach PB, Cramer LD, Schrag D, Downey RJ, Gelfand SE, Begg CB (2001) The Influence of Hospital Volume on Survival after Resection for Lung Cancer. N Engl J Med 345, S181–8, doi: 10.1056/NEJM200107193450306

Bendzsak AM, Baxter NN, Darling GE, Austin PC, Urbach DR (2017) Regionalization and Outcomes of Lung Cancer Surgery in Ontario, Canada. J Clin Oncol. 35(24), S2772–2780, doi: 10.1200/JCO.2016.69.8076

Blum K, Löffert S, Offermanns M, Steffen P (2014) Krankenhausbarometer. Umfrage 2014. Deutsches Krankenhausinstitut e.V Düsseldorf

Bundesinstitut für Bevölkerungsforschung (BiB) (2017) Müttersterblichkeit. URL: http://www.bib-demografie.de/SharedDocs/Glossareintraege/DE/M/muettersterblichkeit.html (abgerufen am 24.10.2017)

Cacciatore A, Giordano R, Romano M, La Rosa B, Fonti I (2010) Putative protective effects of cesarean section on pelvic floor disorders. J Prenat Med, 4(1), S1–4

Camberlin C, Vrijens F, De Gauquier K, Devriese S, Van De Sande S (2011) Provider volume and shortterm complications after elective total hip replacement: an analysis of Belgian administrative data Acta Orthop Belg. Jun 77(3), S311–9

Chaillet N, Dumont A (2007) Evidence-based strategies for reducing cesarean section rates: a meta-analysis. Birth. 34(1), S53–64

Chung JH, Phibbs CS, Boscardin WJ, Kominski GF, Ortega AN, Needleman J (2010) The Effect of Neonatal Intensive Care Level and Hospital Volume on Mortality of Very Low Birth Weight Infants. Med Care 48, S635–644, doi: 10.1097/MLR.0b013e3181dbe887

Critchley RJ, Baker PN, Deehan DJ (2012) Does surgical volume affect outcome after primary and Revision knee arthroplasty? A systematic review of the literature. Knee 19(5), S513–8, doi: 10.1016/j.knee.2011.11.007

Ecker JL, Frigoletto FD (2007) Cesarean delivery and the risk-benefit calculus. N Engl J Med. 356(9) S885–8

EndoCert® (2017) URL: https://www.clarcert.com/systeme/endoprothetikzentrum/system/information.html (abgerufen am 25.08.2017)

Farjah F, Flum DR, Varghese TK Jr, Symons RG, Wood DE (2009) Surgeon specialty and long-term survival after pulmonary resection for lung cancer. Ann Thorac Surg. 87(4), S995–1004, discussion 1005–6, doi: 10.1016/j.athoracsur.2008.12.030

Finley CJ, Bendzsak A, Tomlinson G, Keshavjee S, Urbach DR, Darling GE (2010) The effect of regionalization on outcome in pulmonary lobectomy: A Canadian national study. J Thorac Cardiovasc Surg. 140(4), S757–63, doi: 10.1016/j.jtcvs.2010.06.040

Frauenärzte im Netz (2014) Steigende Versicherungsprämien gefährden die gesamte Geburtshilfe. URL: https://www.frauenaerzte-im-netz.de/de_news_652_1_1398_steigende-versicherungspr-mien-gef-hrden-die-gesamte-geburtshilfe.html (abgerufen am 25.08.2017)

Fuldaer Zeitung (2016) Landrat Manfred Görig rechtfertigt Schließung der Geburtshilfe in Alsfeld URL: http://www.fuldaerzeitung.de/regional/schlitz/landrat-manfred-gorig-rechtfertigt-schlieung-der-geburtshilfe-in-alsfeld-EB5672978 (abgerufen am 25.08.2017)

Gemeinsamer Bundesausschuss (2017) Richtlinie des Gemeinsamen Bundesausschusses über Maßnahmen zur Qualitätssicherung der Versorgung von Früh- und Reifgeborenen gemäß § 136 Absatz 1 Nummer 2 SGB V in Verbindung mit § 92 Abs. 1 Satz 2 Nr. 13 SGB V (Qualitätssicherungs-Richtlinie Früh- und Reifgeborene/QFR-RL) in der Fassung vom 20. September 2005, veröffentlicht im Bundesanzeiger 2005 S. 15 684, in Kraft getreten am 1. Januar 2006, zuletzt geändert am 16. Februar 2017, veröffentlicht im Bundesanzeiger BAnz AT vom 2. Mai 2017 B2, in Kraft getreten am 3. Mai 2017 URL: ttps://www.g-ba.de/informationen/richtlinien/41/2017 (abgerufen am 25.08.2017)

Ghaferi AA, Birkmeyer JD, Dimick JB (2011) Hospital Volume and Failure to Rescue With High-risk Surgery. Med Care 49(12), S. 1076–81, doi: 10.1097/MLR.0b013e3182329b97

Goudie R, Goddard M (2011) Review of Evidence on What Drives Economies of Scope and Scale in the Provision of NHS Services, Focusing on A & E and Associated Hospital Services. A report for the OHE Commission on Competition in the NHS. Centre for Health Economics. University of York. UHE London

Günster C, Drogan D (2018) Krankenhausmonitor 2018. In: Dormann F, Klauber J, Kuhlen R (Hrsg.) Qualitätsmonitor 2018. Medizinisch Wissenschaftliche Verlagsgesellschaft Berlin

Haelle T (2017) Your Biggest C-Section Risk May Be Your Hospital. Consumer Reports 16.05.2017. URL: https://www.consumerreports.org/c-section/your-biggest-c-section-risk-may-be-your-hospital/ (abgerufen am 25.08.2017)

Heller G, Günster C, Misselwitz B, Feller A, Schmidt S (2007) Jährliche Fallzahl pro Klinik und Überlebensrate sehr untergewichtiger Frühgeborener (VLBW) in Deutschland – Eine bundesweite Analyse mit Routinedaten. Z Geburtshilfe Neonatol 211(3), S123–131, doi: 10.1055/s-2007-960747

Heller G (2009) Auswirkungen der Einführung von Mindestmengen in der Behandlung von sehr untergewichtigen Früh- und Neugeborenen (VLBWs). Eine Simulation mit Echtdaten. In: Klauber J, Robra BP, Schellschmidt H, Hrsg. Krankenhaus-Report 2008/2009. Schwerpunkt: Versorgungszentren. Schattauer Stuttgart

Heller G, Konheiser S, Biermann A (2015) Erhebung der Versorgungsqualität von Früh- und Neugeborenen mit sehr niedrigem Geburtsgewicht auf der Basis von Routinedaten. In: Klauber J, Geraedts M, Friedrich J, Wasem J, Hrsg. Krankenhaus-Report. Schwerpunkt: Strukturwandel. Schattauer Stuttgart

Heller G (2018) Optionen der Regionalisierung der Frühgeborenenversorgung: Mindestmengen und Ergebnisqualität – Analysen zu Volume-Outcome-Zusammenhängen und zur Auswirkung einer Einführung von Mindestmengen im Vergleich zu einer Planung über Ergebnisqualität. In: Dormann F, Klauber J, Kuhlen R (Hrsg.) Qualitätsmonitor 2018. Medizinisch Wissenschaftliche Verlagsgesellschaft Berlin

Hobbs AJ, Mannion CA, McDonald SW, Brockway M, Tough SC (2016) The impact of caesarean section on breastfeeding initiation, duration and difficulties in the first four months postpartum. BMC Pregnancy Childbirth 16(1), S90, doi: 10.1186/s12884-016-0876-1

Hoffmann H, Passlick B, Ukena D, Wesselmann S (2018) Mindestmengen in der Thoraxchirurgie: Argumente aus der deutschen DRG-Statistik. In: Dormann F, Klauber J, Kuhlen R (Hrsg.) Qualitätsmonitor 2018. Medizinisch Wissenschaftliche Verlagsgesellschaft Berlin

HSS – Hospital for Special Surgery (2016) Guiding Knee Replacement Patients to High-Volume Hospitals Could Save up to $ 4 Billion Annually URL: https://www.hss.edu/newsroom_hss-study-high-volume-hospitals-impact-knee-replacement-outcomes.asp (abgerufen am 25.08.2017)

IQTIG (2015) Beschreibung der Qualitätsindikatoren für das Erfassungsjahr 2015. Geburtshilfe. Indikatoren 2015. URL: https://iqtig.org/downloads/ergebnisse/qidb/2015/2016-05-25/QIDB_2015_INDIREKT_PDF/QIDB_2015_indirekte_Leistungsbereiche/QIDB_mit_Rechenregeln/16n1_QIDB2015_Rechenregeln.pdf2016 (abgerufen am 25.08.2017)

Jensen EA, Lorch SA (2015) Effects of a Birth Hospital's Neonatal Intensive Care Unit Level and Annual Volume of Very Low-Birth-Weight Infant Deliveries on Morbidity and Mortality. JAMA Pediatr. 169(8), e151906, doi: 10.1001/jamapediatrics.2015.1906

Jeschke E, Günster C (2014) Zum Zusammenhang von Behandlungshäufigkeit und -ergebnis in der Hüftgelenkendoprothetik. In: Jeschke E, Geraedts M, Friedrich J, Wasem J, Hrsg. Krankenhaus-Report 2014. Schwerpunkt: Patientensicherheit. Schattauer Stuttgart

Jeschke E, Günster C (2015) QSR-Indikatoren für Hüft- und Kniegelenkersatz bei Arthrose. Orthopädie und Unfallchirurgie Mitteilungen und Nachrichten 04(06), S170–173, doi: 10.1055/s-0041-108813

Jeschke E, Günster C (2016) QSR-Indikatoren für Hüft-und Kniegelenkersatz bei Arthrose – 2016. Orthopädie und Unfallchirurgie Mitteilungen und Nachrichten 05(06), S608–609, doi: 10.1055/s-0042-120249

Jeschke E (2017) Follow-up-Qualitätsindikatoren für Hüft- und Kniegelenkersatz. In: Dormann F, Klauber J, Hrsg. Qualitätsmonitor 2017. Medizinisch Wissenschaftliche Verlagsgesellschaft Berlin

Katz JN, Losina E, Barrett J, Phillips CB, Mahomed NN, Lew RA, Guadagnoli E, Harris WH, Poss R, Baron JA (2001) Association between hospital and surgeon procedure volume and outcomes of total hip replacement in the United States medicare population. J Bone Joint Surg Am. 83-A(11), S1622–9

Kohlschmidt N (2014) Steigende Versicherungsprämien. Haftpflicht für alle!. Dtsch Arztebl 111(37)

Kok N, Ruiter L, Hof M, Ravelli A, Mol BW, Pajkrt E, Kazemier B (2014) Risk of maternal and neonatal complications in subsequent pregnancy after planned caesarean section in a first birth, compared with emergency caesarean section: a nationwide comparative cohort study. BJOG. 121(2), S216–23, doi: 10.1111/1471-0528.12483

Krautz C, Nimptsch U, Weber GF, Mansky T, Grützmann R (2017) Effect of Hospital Volume on In-hospital Morbidity and Mortality Following Pancreatic Surgery in Germany. Annals of Surgery. Publish Ahead of Print, doi: 10.1097/SLA.0000000000002248

Liddle AD, Pandit H, Judge A, Murray DW (2016) Effect of Surgical Caseload on Revision Rate Following Total and Unicompartmental Knee Replacement. J Bone Joint Surg Am. 98(1), S1–8, doi: 10.2106/JBJS.N.00487

Losina E, Barrett J, Mahomed NN, Baron JA, Katz JN (2004) Early failures of total hip replacement: Effect of surgeon volume. Arthritis Rheum. 50(4), S1338–43, doi: 10.1002/art.20148

Mackillop WJ, Booth CM (2016) Lung cancer: Stage III NSCLC – is it time to centralize care? Nat Rev Clin Oncol. 13(11), S657–658, doi:10.1038/nrclinonc.2016.160

Main E, Morton C, Hopkins D, Giuliani G, Melsop K, Gould J (2011) Cesarean Deliveries, Outcomes, and Opportunities for Change in California: Toward a Public Agenda for Maternity Care Safety and Quality. A CMQCC White Paper. California Maternal Quality Care Collaborative CMQCC. URL: https://www.cmqcc.org/resource/cesarean-deliveries-outcomes-and-opportunities-change-california-toward-public-agenda (abgerufen am 25.08.2017)

Mansky T (2013) Was erwarten die potenziellen Patienten vom Krankenhaus? In: Böcken J, Braun B, Repschläger U (Hrsg). Gesundheitsmonitor 2012 – Bürgerorientierung im Gesundheitswesen. Kooperationsprojekt der Bertelsmann Stiftung und der BARMER GEK. Bertelsmann Stiftung Gütersloh

Mansky T, Nimptsch U, Cools A, Hellerhoff F (2017a) G-IQI | German Inpatient Quality Indicators. Version 5.1. – Band 2: Definitionshandbuch für das Datenjahr 2017. Universitätsverlag der TU Berlin, http://dx.doi.org/10.14279/depositonce-6070

Mansky T, Nimptsch U, Grützmann R, Lorenz D (2017b) Zentrenbildung in der Pankreas- und Ösophaguschirurgie. In: Klauber J, Geraedts M, Friedrich J, Wasem J, Hrsg. Krankenhaus-Report 2017. Schattauer Stuttgart

Mansky T, Drogan D, Nimptsch U, Günster C (2017c) Eckdaten stationärer Versorgungsstrukturen für ausgewählte Krankheitsbilder in Deutschland. In: Dormann F, Klauber J, Hrsg. Qualitätsmonitor 2017. Medizinisch Wissenschaftliche Verlagsgesellschaft Berlin

Marlow N, Bennett C, Draper ES, Hennessy EM, Morgan AS, Costeloe KL (2014) Perinatal outcomes for extremely preterm babies in relation to place of birth in England: the EPICure 2 study. Arch Dis Child Fetal Neonatal Ed 99, F181–F188, doi: 10.1136/archdischild-2013-305555

Mistry K, Fingar KR, Elixhauser A (2016) Variation in the Rate of Cesarean Section Across U.S. Hospitals, 2013. HCUP 2016, Statistical Brief #211

Nimptsch U, Mansky T (2017) Hospital volume and mortality for 25 types of inpatient treatment in German hospitals: observational study using complete national data from 2009 to 2014. BMJ Open, 7:e016184, doi: 10.1136/bmjopen-2017-016184

Nimptsch U, Mansky T (2018) Volume-Outcome-Zusammenhänge in Deutschland. In: Dormann F, Klauber J, Kuhlen R (Hrsg.) Qualitätsmonitor 2018. Medizinisch Wissenschaftliche Verlagsgesellschaft Berlin

Paterson JM, Williams JI, Kreder HJ, Mahomed NN, Gunraj N, Wang X, Laupacis A (2010) Provider volumes and early outcomes of primary total joint replacement in Ontario. Can J Surg. 53(3), S175–183

Peschke D, Nimptsch U, Mansky T (2014) Achieving minimum caseload requirements: an analysis of hospital discharge data from 2005–2011. Dtsch Arztebl Int 111(33–34), S556–63, doi: 10.3238/arztebl.2014.0556

Phibbs CS, Baker LC, Caughey AB, Danielsen B, Schmitt SK, Phibbs RH (2007) Level and Volume of Neonatal Intensive Care and Mortality in Very-Low-Birth-Weight Infants. N Engl J Med 356, S2165–75, doi: 10.1056/NEJMsa065029

Rortveit G, Daltveit AK, Hannestad YS, Hunskaar S (2003) Urinary Incontinence after Vaginal Delivery or Cesarean Section. N Engl J Med 348, S900–7

Rossi AC, Prefumo F (2015) Pregnancy outcomes of induced labor in women with previous cesarean section: a systematic review and meta-analysis. Arch Gynecol Obstet. 291(2), S273-80, doi: 10.1007/s00404-014-3444-9

Save the Children Federation Inc. (2015) State of the World's Mothers 2015. Save the Children, Fairfield USA. URL: https://www.savethechildren.net/state-worlds-mothers-2015

Schleswig-Holsteinischer Landtag (2015) Bericht der Landesregierung: Versorgung von Schwangeren und Neugeborenen in Schleswig-Holstein – Derzeitige Situation und Zukunftsperspektiven – Drucksache 18/3338, 18. Wahlperiode 08. Aug. 2015.

Singh JA, Kwoh CK, Boudreau RM, Lee GC, Ibrahim SA (2012) Hospital volume and surgical outcomes after elective hip/knee arthroplasty: A risk adjusted analysis of a large regional database. Arthritis Rheum. 63(8), S2531–2539, doi:10.1002/art.30390

Südkurier (2016) Über 10.000 Unterschriften für die Geburtshilfe. URL: http://www.suedkurier.de/region/kreis-konstanz/radolfzell/UEber-10-000-Unterschriften-fuer-die-Geburtshilfe;art372455,9046958 (abgerufen am 25.08.2017)

Taylor LK, Simpson JM, Roberts CL, Olive EC, Henderson-Smart DJ (2005) Risk of complications in a second pregnancy following caesarean section in the first pregnancy: a population-based study. Med J Aust. 183(10), S515–9

Tähtinen RM, Cartwright R, Tsui JF, Aaltonen RL, Aoki Y, Cárdenas JL, El Dib R, Joronen KM, Al Juaid S, et al. (2016) Long-term Impact of Mode of Delivery on Stress Urinary Incontinence and Urgency Urinary Incontinence: A Systematic Review and Meta-analysis. Eur Urol. 70(1), S148–158, doi: 10.1016/j.eururo.2016.01.037

Tracy SK, Sullivan E, Dahlen H, Black D, Wang YA, Tracy MB (2006) Does size matter? A population-based study of birth in lower volume maternity hospitals for low risk women. BJOG 113(1), S86–96

Urbach DR (2015) Pledging to Eliminate Low-Volume Surgery. N Engl J Med, 373, S1388–1390, doi: 10.1056/NEJMp1508472

Watson SI, Arulampalam W, Petrou S, Marlow N, Morgan AS, Draper ES, Santhakumaran S, Modi N (2014) The effects of designation and volume of neonatal care on mortality and morbidity outcomes of very preterm infants in England: retrospective population-based cohort study. BMJ Open, 4:e004856, doi: 10.1136/bmjopen-2014-004856

Wehby GL, Ullrich F, Xie Y (2012) Very Low Birth Weight Hospital Volume and Mortality – An Instrumental Variables Approach. Med Care 50(8), S714–721, doi: 10.1097/MLR.0b013e31824e32cf

Weisse Liste. AOK-Krankenhausnavigator. Gütersloh: Weisse Liste gemeinnützige GmbH. URL: https://weisse-liste.krankenhaus.aok.de/ (abgerufen am 26.10.2017)

WIdO – Wissenschaftliches Institut der AOK (2017) QSR-Indikatorenhandbuch 2017 für Leistungsbereiche mit Berichterstattung im AOK-Krankenhausnavigator. URL:http://www.qualitaetssicherung-mit-routinedaten.de/methoden/indikatoren/index.html (abgerufen am 26.10.2017)

Wilson C (2015) Stop glossing over the risks of natural birth to cut caesareans. New Scientist. URL: https://www.newscientist.com/article/dn27929-stop-glossing-over-the-risks-of-natural-birth-to-cut-caesareans/ (abgerufen am 25.08.2017)

Wilson S, Marx RG, Pan TJ, Lyman S (2016) Meaningful Thresholds for the Volume-Outcome Relationship in Total Knee Arthroplasty. J Bone Joint Surg Am. 98(20), S1683–1690, doi: 10.2106/JBJS.15.01365

World Health Organization (2015) WHO Statement on Caesarean Section Rates. World Health Organization Genf

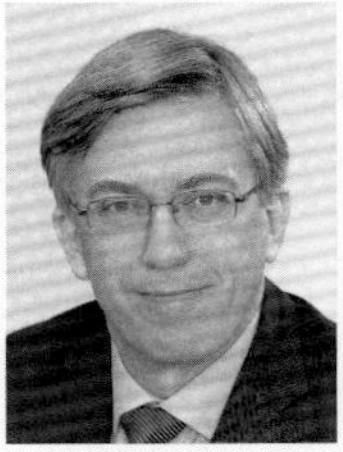

Prof. Dr. med. Thomas Mansky

Medizinstudium in Göttingen. Anschließend dreijährige Tätigkeit in der Grundlagenforschung auf dem Gebiet der Neuroendokrinologie am Göttinger Max-Planck-Institut für biophysikalische Chemie. Danach Ausbildung zum Facharzt für Innere Medizin an der Universität zu Lübeck bei Prof. Dr. P.C. Scriba. Im Rahmen einer weiteren Forschungstätigkeit in der Medizinischen Informatik in Lübeck Habilitation an der Technisch-Naturwissenschaftlichen Fakultät der Universität zu Lübeck. Von 1994 bis 1996 Leiter der Hauptabteilung für Medizinische Leistungsplanung und Dokumentation bei der Evangelischen Krankenhäuser im Siegerland gGmbH. 1996–2000 Berater bei 3M Health Information Systems, Beteiligung an den grundlegenden Vorbereitungen zur Einführung des DRG-Systems in Deutschland. 2000–2010 verantwortlich für den Bereich Medizinische Entwicklung bei den HELIOS Kliniken. 2010 Berufung an die Technische Universität Berlin, Leitung des Fachgebietes Strukturentwicklung und Qualitätsmanagement im Gesundheitswesen. Wichtiger Schwerpunkt: Weiterentwicklung der German Inpatient Quality Indicators (G-IQI).

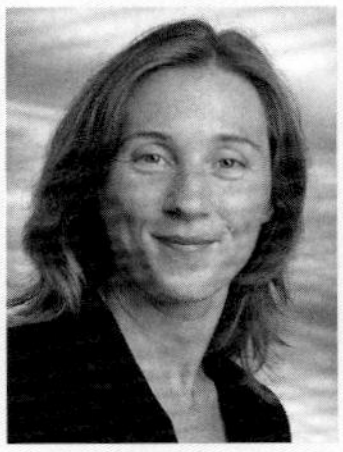

Dr. P.H. Dagmar Drogan

Studium der Ernährungswissenschaft an der Universität Potsdam und der Gesundheitswissenschaften an der Technischen Universität Berlin. 2009 Promotion zur Doktorin der Gesundheitswissenschaften/Public Health. Langjährige Tätigkeit als Epidemiologin am Deutschen Institut für Ernährungsforschung Potsdam-Rehbrücke. Seit Februar 2015 am Wissenschaftlichen Institut der AOK (WIdO) und dort Projektleiterin Risikoprädiktion im Forschungsbereich Qualitäts- und Versorgungsforschung.

Ulrike Nimptsch

Examinierte Krankenschwester. Studium des Pflegemanagements an der Fachhochschule Würzburg-Schweinfurt und der Gesundheitswissenschaften (Public Health) mit Schwerpunkt Epidemiologie an der Universität Bremen. 2004–2010 Tätigkeit in der Abteilung für Medizinische Entwicklung bei den HELIOS Kliniken. Seit 2010 Wissenschaftliche Mitarbeiterin an der Technischen Universität Berlin im Fachgebiet Strukturentwicklung und Qualitätsmanagement im Gesundheitswesen.

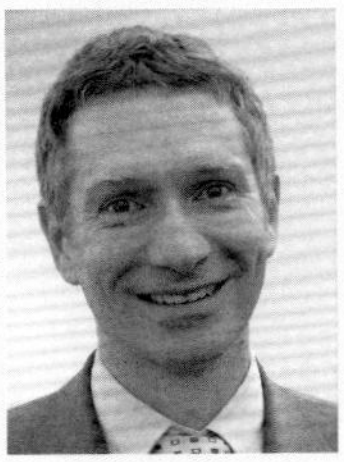

Dipl.-Math. Christian Günster

Studium der Mathematik und Philosophie in Bonn. Seit 1990 beim Wissenschaftlichen Institut der AOK (WIdO). Von 2002 bis 2008 Mitglied des Sachverständigenrates nach § 17b KHG des Bundesministeriums für Gesundheit. Leitung des Bereichs Qualitäts- und Versorgungsforschung. Mitherausgeber des Versorgungs-Reports. Arbeitsschwerpunkte sind Methoden der Qualitätsmessung und Versorgungsanalysen mittels Routinedaten.

2 Krankenhausmonitor 2018

Christian Günster und Dagmar Drogan

In diesem Beitrag werden für die folgenden Leistungsbereiche die Fall- und Qualitätskennzahlen deutscher Kliniken berichtet:

1. Versorgung von Frühgeborenen
2. Geburtshilfe
3. Lungenresektionen
4. Implantation einer Kniegelenks-Endoprothese
5. Implantation einer Hüftgelenks-Endoprothese

Aufgeführt sind alle 1.352 Krankenhäuser, in denen im Jahr 2015[7] Patienten mit einer dieser Behandlungsanlässe dokumentiert wurden. Die Kliniken sind in alphabetischer Reihenfolge nach Bundesland, Krankenhausort und -name aufgelistet. Für jede Klinik sind die Behandlungsfallzahlen angegeben, wie in Kapitel II.1.1.2 beschrieben. Zur besseren Lesbarkeit sind die Fallzahlen je Behandlungsanlass in Quartile mit gleicher Klinikanzahl unterteilt und eingefärbt:

7 Für das Berichtsjahr 2015 wurden die Qualitätsindikatoren des Leistungsbereiches „Hüftendoprothesenversorgung" vom G-BA nicht zur Veröffentlichung empfohlen, sodass die Fallzahl zur Hüft-Endoprothesen-Erstimplantation auf Qualitätsindikatoren der externen, stationären Qualitätssicherung des Berichtsjahres 2014 basieren.

Indikation	Fallzahlen			
	niedrig	durchschnittlich		hoch
	1. Quartil	2. Quartil	3. Quartil	4. Quartil
Geburten	1–496	497–753	754–1285	≥1.286
Frühgeborene	1–17	18–36	37–54	≥55
Anatomische Lungen-resektionen	1–3	4–14	15–55	≥56
Implantation einer Knie-gelenks-Endoprothese	1–55	56–92	93–170	≥171
Implantation einer Hüft-gelenks-Endoprothese	1–42	43–87	88–159	≥160

Bezüglich der Details zur Ermittlung der Fall- und Qualitätskennzahlen wird auf den vorangegangenen Beitrag Mansky et al. 2017 verwiesen. Die aufgeführten Kenngrößen müssen im Kontext der dort genannten Datenlimitationen interpretiert werden. Grundsätzlich ist zu berücksichtigen, dass in den strukturierten Qualitätsberichten relevante Kenngrößen (Diagnose- und Prozedurenzahlen, Zähler und Grundgesamtheit von Qualitätsindikatoren) aus Datenschutzgründen erst ab einer Fallzahl von 4 berichtet werden dürfen. Die Ableitung krankenhausspezifischer Fallzahlen bei Nennungen mit Datenschutzhinweis ist im vorangegangenen Beitrag beschrieben.

Mit der Datenauswahl ist kein Anspruch auf eine vollständige, geschweige denn abschließende Beurteilung der Versorgungsqualität der Klinik oder den ausgewählten Behandlungen verbunden.

Leseanleitung und Datenquellen

		Versorgung von Frühgeborenen		Geburtshilfe				Thoraxchirurgie	Knie-Endoprothetik			Hüft-Endoprothetik		
Klinik	Ort	Frühgeborene < 1.500 g	Level Perinatalzentrum	Geburten	Kaiserschnittrate	Kaiserschnitte (O/E)	Strukt. Dialog	Anatom. Lungenresektionen	Knie-Endoprothesen	QSR-Indikator Revisions-OP	QSR-Gesamtindikator	Hüft-Endoprothesen	QSR-Indikator Revisions-OP	QSR-Gesamtindikator
1	2	3	4	5	6	7	8	9	10	11	12	13	14	15
...	...	...	...	...	...	...	...	...	...	...	...	...	...	...

Spalte 1

Krankenhausname. Quelle: Strukturierter Qualitätsbericht nach § 136b SGB V, Berichtsjahr 2015. Wenn in einem Ort mehrere Kliniken mit identischem Krankenhausnamen existieren, wurde in Klammern das Institutskennzeichen mit Standortnummer ergänzt, um eine eindeutige Zuordnung der Leistungs- und Qualitätskennzahlen zum jeweiligen Standort zu gewährleisten.

Spalte 2

Ort des Krankenhauses. Quelle: Strukturierter Qualitätsbericht nach § 136b SGB V, Berichtsjahr 2015.

Spalte 3

Durchschnittliche Anzahl von Frühgeborenen < 1.500 g der Jahre 2011–2015. Quelle: Ergebnisqualitätsdaten der Perinatalzentren nach Qualitätssicherungs-Richtlinie Früh- und Reifgeborene des Gemeinsamen Bundesausschusses gemäß § 136 Abs. 1 Nummer 2 SGB V in Verbindung mit § 92 Abs. 1 Satz 2 Nr. 13 SGB V. Vergleiche Mansky et al. 2017, Abschnitt „Versorgung von Frühgeborenen“ in Kap. II.1.2.2.

Spalte 4

Versorgungsstufe des Perinatalzentrums. Quelle: Ergebnisqualitätsdaten der Perinatalzentren nach Qualitätssicherungs-Richtlinie Früh- und Reifgeborene des Gemeinsamen Bundesausschusses gemäß § 136 Abs. 1 Nummer 2 SGB V in Verbindung mit § 92 Abs. 1 Satz 2 Nr. 13 SGB V. Vgl. a.a.O., Abschnitt „Versorgung von Frühgeborenen“ in Kap. II.1.2.2.

Spalte 5

Anzahl der Geburten. Quelle: Strukturierter Qualitätsbericht nach § 136b SGB V, Berichtsjahr 2015, Abschnitt C-1 (Teilnahme an der externen vergleichenden Qualitätssicherung), Modul 16n1 (Geburtshilfe). Vgl. a.a.O., Abschnitt „Geburtshilfe“ in Kap. II.1.2.2. Wurden die Fallzahlen aufgrund von Datenschutzbestimmungen im Wertebereich 1 bis 3 nicht exakt angegeben, erfolgt die Angabe „> 0“.

Spalte 6

Anteil Kaiserschnittgeburten an allen Müttern mit einer Geburt eines Kindes ab der 24 + 0 Woche. Quelle: Strukturierter Qualitätsbericht nach § 136b SGB V, Berichtsjahr 2015, Abschnitt C-1 (Teilnahme an der externen vergleichenden Qualitätssicherung), Indikator-ID 52243. Vgl. a.a.O., Abschnitt „Geburtshilfe“ in Kap. II.1.2.2.

Spalte 7

Verhältnis der beobachteten zur erwarteten Rate (O/E) an Kaiserschnittgeburten. Quelle: Strukturierter Qualitätsbericht nach § 136b SGB V, Berichtsjahr 2015, Abschnitt C-1 (Teilnahme an der externen vergleichenden Qualitätssicherung), Indikator-ID 52249. Vgl. a.a.O., Abschnitt „Geburtshilfe“ in Kap. II.1.2.2.
Geringere Ergebniswerte des Indikators kennzeichnen eine unterdurchschnittliche Rate an Kaiserschnitten und der Toleranzbereich beträgt für diesen Indikator maximal 1,24.

* Indikator nicht eindeutig ermittelbar, da dem Standort mehrere Abrechnungseinheiten zugrunde liegen.

Spalte 8

Ergebnis des Strukturierten Dialogs nach rechnerischer Auffälligkeit in Bezug auf das Ergebnis des Qualitätsindikators. Quelle: Strukturierter Qualitätsbericht nach § 136b SGB V, Berichtsjahr 2015, Abschnitt C-1 (Teilnahme an der externen vergleichenden Qualitätssicherung). Indikator-ID 52249.

N: Bewertung nicht vorgesehen
R: Ergebnis liegt im Referenzbereich
H: Einrichtung auf rechnerisch auffälliges Ergebnis hingewiesen
U: Bewertung nach Strukturiertem Dialog als qualitativ auffällig
D: Bewertung nicht möglich wegen fehlerhafter Dokumentation
S: sonstiges
* Ergebnis des strukturierten Dialogs nicht eindeutig ermittelbar, da dem Standort mehrere Abrechnungseinheiten zugrunde liegen.

Spalte 9

Fälle mit den OPS-Codes 5-323, 5-324, 5-325, 5-327 und 5-328 (unter Ausschluss von 5-3278, postmortale Resektion). Quelle: Strukturierter Qualitätsbericht nach § 136b SGB V, Berichtsjahr 2015. Vgl. a.a.O., Abschnitt „Lungenkrebs und Lungenresektionen“ in Kap. II.1.2.2.

Spalte 10

Fälle mit dem OPS-Code 5-822 (exkl. 5-822.8). Quelle: Strukturierter Qualitätsbericht nach § 136b SGB V, Berichtsjahr 2015. Vgl. a.a.O., Abschnitt „Implantation einer Kniegelenks-Endoprothese“ in Kap. II.1.2.2.

Spalte 11

Ergebnis des QSR-Qualitätsindikators Revisionsoperationen des Leistungsbereiches „Implantation einer Kniegelenks-Endoprothese bei Gonarthrose“. Quelle: AOK-Krankenhausnavigator (https://weisse-liste.krankenhaus.aok.

de/), Stand November 2017, Berichtszeitraum 2013 bis 2015. Vgl. a.a.O., Abschnitt „Implantation einer Kniegelenks-Endoprothese" in Kap. II.1.2.2.

- ●●●: Standort mit überdurchschnittlicher Behandlungsqualität (Klinik gehört zu den 20% der Kliniken mit einer geringen Wahrscheinlichkeit für unerwünschte Ereignisse)
- ●●: Standort mit durchschnittlicher Behandlungsqualität (Klinik gehört zu den 60% aller Kliniken mit einer mittleren Wahrscheinlichkeit für unerwünschte Ereignisse)
- ●: Standort mit unterdurchschnittlicher Behandlungsqualität (Klinik gehört zu den 20% aller Kliniken mit einer höheren Wahrscheinlichkeit für unerwünschte Ereignisse)
- #: Angabe bezieht sich auf mehrere Standorte mit gleichem Abrechnungs-Institutionskennzeichen

Spalte 12

Ergebnis des QSR-Gesamtindikators des Leistungsbereiches „Implantation einer Kniegelenks-Endoprothese bei Gonarthrose". Quelle: AOK-Krankenhausnavigator (https://weisse-liste.krankenhaus.aok.de/), Stand November 2017, Berichtszeitraum 2013 bis 2015. Vgl. a.a.O., Abschnitt „Implantation einer Kniegelenks-Endoprothese" in Kap. II.1.2.2.

- ●●●: Standort mit überdurchschnittlicher Behandlungsqualität (Klinik gehört zu den 20% der Kliniken mit einer geringen Wahrscheinlichkeit für unerwünschte Ereignisse)
- ●●: Standort mit durchschnittlicher Behandlungsqualität (Klinik gehört zu den 60% aller Kliniken mit einer mittleren Wahrscheinlichkeit für unerwünschte Ereignisse)
- ●: Standort mit unterdurchschnittlicher Behandlungsqualität (Klinik gehört zu den 20% aller Kliniken mit einer höheren Wahrscheinlichkeit für unerwünschte Ereignisse)
- #: Angabe bezieht sich auf mehrere Standorte mit gleichem Abrechnungs-Institutionskennzeichen

Spalte 13

Anzahl an Hüft-Endoprothesen-Erstimplantationen. Quelle: Strukturierter Qualitätsbericht nach § 136b SGB V, Berichtsjahr 2014, Abschnitt C-1 (Teilnahme an der externen vergleichenden Qualitätssicherung), Modul 17n2-HÜFT-TEP (Hüft-Endoprothesen-Erstimplantation). Vgl. a.a.O., Abschnitt „Implantation einer Hüftgelenks-Endoprothese" in Kap. II.1.2.2. Wurden die Fallzahlen aufgrund von Datenschutzbestimmungen im Wertebereich 1 bis 3 nicht exakt angegeben, erfolgt die Angabe „> 0".

Spalte 14

Ergebnis des QSR-Qualitätsindikators Revisionsoperationen des Leistungsbereiches „Implantation einer Hüftgelenks-Endoprothese bei Coxarthrose". Quelle: AOK-Krankenhausnavigator (https://weisse-liste.krankenhaus.aok.de/), Stand November 2017, Berichtszeitraum 2013 bis 2015. Vgl. a.a.O., Abschnitt „Implantation einer Hüftgelenks-Endoprothese" in Kap. II.1.2.2.

●●●: Standort mit überdurchschnittlicher Behandlungsqualität (Klinik gehört zu den 20% der Kliniken mit einer geringen Wahrscheinlichkeit für unerwünschte Ereignisse)

●●: Standort mit durchschnittlicher Behandlungsqualität (Klinik gehört zu den 60% aller Kliniken mit einer mittleren Wahrscheinlichkeit für unerwünschte Ereignisse)

●: Standort mit unterdurchschnittlicher Behandlungsqualität (Klinik gehört zu den 20% aller Kliniken mit einer höheren Wahrscheinlichkeit für unerwünschte Ereignisse)

#: Angabe bezieht sich auf mehrere Standorte mit gleichem Abrechnungs-Institutionskennzeichen

Spalte 15

Ergebnis des QSR-Gesamtindikators des Leistungsbereiches „Implantation einer Hüftgelenks-Endoprothese bei Coxarthrose". Quelle: AOK-Krankenhausnavigator (https://weisse-liste.krankenhaus.aok.de/), Stand November 2017, Berichtszeitraum 2013 bis 2015. Vgl. a.a.O., Abschnitt „Implantation einer Hüftgelenks-Endoprothese" in Kap. II.1.2.2.

●●●: Standort mit überdurchschnittlicher Behandlungsqualität (Klinik gehört zu den 20% der Kliniken mit einer geringen Wahrscheinlichkeit für unerwünschte Ereignisse)

●●: Standort mit durchschnittlicher Behandlungsqualität (Klinik gehört zu den 60% aller Kliniken mit einer mittleren Wahrscheinlichkeit für unerwünschte Ereignisse)

●: Standort mit unterdurchschnittlicher Behandlungsqualität (Klinik gehört zu den 20% aller Kliniken mit einer höheren Wahrscheinlichkeit für unerwünschte Ereignisse)

#: Angabe bezieht sich auf mehrere Standorte mit gleichem Abrechnungs-Institutionskennzeichen

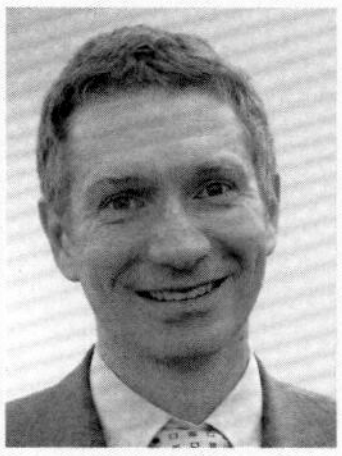

Dipl.-Math. Christian Günster

Studium der Mathematik und Philosophie in Bonn. Seit 1990 beim Wissenschaftlichen Institut der AOK (WIdO). Von 2002 bis 2008 Mitglied des Sachverständigenrates nach § 17b KHG des Bundesministeriums für Gesundheit. Leitung des Bereichs Qualitäts- und Versorgungsforschung. Mitherausgeber des Versorgungs-Reports. Arbeitsschwerpunkte sind Methoden der Qualitätsmessung und Versorgungsanalysen mittels Routinedaten.

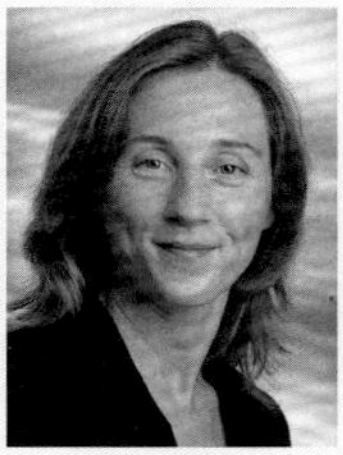

Dr. P.H. Dagmar Drogan

Studium der Ernährungswissenschaft an der Universität Potsdam und der Gesundheitswissenschaften an der Technischen Universität Berlin. 2009 Promotion zur Doktorin der Gesundheitswissenschaften/Public Health. Langjährige Tätigkeit als Epidemiologin am Deutschen Institut für Ernährungsforschung Potsdam-Rehbrücke. Seit Februar 2015 am Wissenschaftlichen Institut der AOK (WIdO) und dort Projektleiterin Risikoprädiktion im Forschungsbereich Qualitäts- und Versorgungsforschung.

Klinik	Ort	Versorgung von Frühgeborenen: Frühgeborene < 1.500 g	Versorgung von Frühgeborenen: Level Perinatalzentrum	Geburtshilfe: Geburten	Geburtshilfe: Kaiserschnittrate	Geburtshilfe: Kaiserschnitte (O/E)	Geburtshilfe: Strukt. Dialog	Thoraxchirurgie: Anatom. Lungenresektionen	Knie-Endoprothetik: Knie-Endoprothesen	Knie-Endoprothetik: QSR-Indikator Revisions-OP	Knie-Endoprothetik: QSR-Gesamtindikator	Hüft-Endoprothetik: Hüft-Endoprothesen	Hüft-Endoprothetik: QSR-Indikator Revisions-OP	Hüft-Endoprothetik: QSR-Gesamtindikator
Baden-Württemberg														
Ostalb-Klinikum Aalen	Aalen	21	2	1.312	30,49%	0,86%	R	2	100	●●	●●	103	●	●
Ortenau Klinikum Achern-Oberkirch, Standort Achern	Achern			903	33,89%	1,15%	R		158	●●●#	●●●#		●●#	●#
ACURA Kliniken Albstadt GmbH	Albstadt								221	●●	●●	216	●●●	●●●
Zollernalb Klinikum Albstadt	Albstadt			519	34,87%	1,12%	R	2				>0		
SLK-Kliniken GmbH – Klinikum am Plattenwald	Bad Friedrichshall			240	20,83%	0,80%	R		176	●●●#	●●●#	52	●●#	●#
Klinik Dr. Becker GmbH	Bad Krozingen								87	●●	●	87	●●	●●
Caritas-Krankenhaus Bad Mergentheim	Bad Mergentheim			1.031	24,93%	0,82%	R		146	●●●	●●●	184	●●●	●●●
Vulpius Klinik GmbH	Bad Rappenau								798	●●●	●●●	739	●●●	●●●
Spital Bad Säckingen	Bad Säckingen								88	●●	●●	55	●●	●
SRH Krankenhaus Bad Saulgau	Bad Saulgau			476	26,68%	0,86%	R		50	●#	●#		●#	●#
Ermstalklinik Bad Urach	Bad Urach								78	●●#	●●#	89	●●#	●●●#
Krankenhaus Bad Waldsee	Bad Waldsee								251	●●	●	391	●	●
Sana Kliniken Bad Wildbad GmbH	Bad Wildbad								229	●●	●●●	221	●●	●●
Klinikum Mittelbaden Baden-Baden Balg	Baden-Baden	12	2	1.100	37,27%	1,11%	R	67	131	●●●	●●●		●●	●●
Klinikum Mittelbaden Baden-Baden Annaberg	Baden-Baden								81					
Zollernalb Klinikum Balingen	Balingen			260	33,46%	1,06%	R		72	●●●	●●●	91	●●	●●
Sana Klinikum Biberach	Biberach			703	26,74%	0,96%	R	16	46	●●●#	●●●#	82	●●●#	●●#
Krankenhaus Bietigheim	Bietigheim-Bissingen			1.528	28,01%	0,97%	R		71	●●	●●	78	●	●●
Alb-Donau Klinikum Standort Blaubeuren	Blaubeuren			394	33,25%	1,05%	R		80	●●●#	●#	149	●●●#	●●●#
Kliniken Böblingen	Böblingen	49	1	2.364	33,80%	0,88%	R							
SLK-Kliniken Heilbronn GmbH – Krankenhaus Brackenheim	Brackenheim											23		

Für Leseanleitung und Datenquellen siehe S. 226–230.

		Versorgung von Frühgeborenen		Geburtshilfe				Thoraxchirurgie	Knie-Endoprothetik			Hüft-Endoprothetik		
Klinik	Ort	Frühgeborene < 1.500 g	Level Perinatalzentrum	Geburten	Kaiserschnittrate	Kaiserschnitte (O/E)	Strukt. Dialog	Anatom. Lungenresektionen	Knie-Endoprothesen	QSR-Indikator Revisions-OP	QSR-Gesamtindikator	Hüft-Endoprothesen	QSR-Indikator Revisions-OP	QSR-Gesamtindikator
HELIOS Rosmann Klinik Breisach	Breisach am Rhein								200	•••	••	193	••	•
Rechbergklinik Bretten	Bretten								88	••	••		••	•
Fürst-Stirum-Klinik Bruchsal	Bruchsal			616	31,98%	1,20%	R		116	••	••		•	•
Neckar-Odenwald-Kliniken gGmbH	Buchen			421	28,03%	0,97%	R					48	••	••
Klinikum Mittelbaden Bühl	Bühl			400	29,50%	0,97%	R		50			3[illegible]	••	••
Kliniken Calw	Calw			504	26,98%	0,87%	R		117	••	••	125	•	••
Landkreis Schwäbisch Hall Klinikum gGmbH	Crailsheim			503	34,19%	1,13%	R		169	••	•••	117	•••	•••
Schwarzwald-Baar Klinikum Villingen-Schwenningen GmbH	Donaueschingen							62	305	•#	•#	280	•#	•#
GRN Gesundheitszentren Rhein-Neckar gGmbH Kreiskrankenhaus Eberbach	Eberbach								116	••	••	129	•••	•••
Alb-Donau Klinikum Standort Ehingen	Ehingen			657	20,70%	0,72%	R		153	•••#	•#	153	•••#	•••#
St. Anna-Virngrund-Klinik	Ellwangen			519	32,37%	1,04%	R		141	•••	•••	52	••	••
Kreiskrankenhaus Emmendingen	Emmendingen			701	33,95%	1,14%	R		105	••	••	97	•••	••
Klinikum Esslingen GmbH	Esslingen am Neckar	32	1	1.749	30,99%	0,91%	R	172	111	••	•	161	•••	•••
Ortenau Klinikum Lahr-Ettenheim Standort Ettenheim	Ettenheim								90	•••#	••#		••#	•••#
Die Filderklinik gGmbH	Filderstadt	10	2	1.867	15,91%	0,46%	R	2	56	••	••	23		
Klinikum Mittelbaden Forbach	Forbach								8			33		
Evangelisches Diakoniekrankenhaus Freiburg	Freiburg			1.511	21,44%	0,66%	R		104	•••	•••	140	••	•••
Loretto-Krankenhaus (RkK) Freiburg	Freiburg								326	••	•••	642	•••	•••
St Josefskrankenhaus (RkK) Freiburg	Freiburg	6	2	1.710	36,49%	1,19%	R		58			37		
Universitätsklinikum Freiburg	Freiburg	76	1	1.558	43,77%	1,43%	D	227	126	••	••	139	••	•
Krankenhaus Freudenstadt	Freudenstadt			1.154	34,84%	1,04%	R		103	•••	•••	107	•	••

Für Leseanleitung und Datenquellen siehe S. 226–230.

		Versorgung von Frühgeborenen		Geburtshilfe				Thoraxchirurgie	Knie-Endoprothetik			Hüft-Endoprothetik		
Klinik	Ort	Frühgeborene < 1.500 g	Level Perinatalzentrum	Geburten	Kaiserschnittrate	Kaiserschnitte (O/E)	Strukt. Dialog	Anatom. Lungenresektionen	Knie-Endoprothesen	QSR-Indikator Revisions-OP	QSR-Gesamtindikator	Hüft-Endoprothesen	QSR-Indikator Revisions-OP	QSR-Gesamtindikator
Klinikum Friedrichshafen GmbH	Friedrichshafen	12	2	1.065	33,33%	1,00%	R		108	●	●	306	●●●	●●
Helfensteinklinik	Geislingen								119	●●#	●●#	129	●●●#	●●#
Ortenau Klinikum Offenburg-Gengenbach Standort Gengenbach	Gengenbach								362	●●●#	●●●#		●●●#	●●●#
Klinik Schillerhöhe	Gerlingen							256				>0		
Klinik am Eichert	Göppingen	23	2	1.518	35,24%	1,17%	R	15	112	●●#	●●#	169	●●●#	●●#
Krankenhaus Hardheim	Hardheim								165	●●	●●	18		
Klinik Sankt Elisabeth gGmbH	Heidelberg			1.430	36,22%	1,19%	R							
Krankenhaus Salem gGmbH	Heidelberg			1.194	27,89%	0,95%	R		18					
St. Josefskrankenhaus Heidelberg GmbH	Heidelberg			560	34,46%	1,12%	R		295	●	●●	69	●●	●●
Thoraxklinik Heidelberg gGmbH, Universitätsklinikum Heidelberg	Heidelberg							582						
Universitätsklinikum Heidelberg	Heidelberg	105	1	2.005	44,29%	1,18%	R	6	403	●●●	●●●	452	●●●	●●●
Kliniken Landkreis Heidenheim gGmbH	Heidenheim			899	29,70%	0,91%	R	16	66	●●●	●●●	122	●●	●●
Klinikum am Gesundbrunnen	Heilbronn	52	1	2.514	25,70%	0,84%	R		16	●	●	33	●	●●
Krankenhaus Herrenberg	Herrenberg			1.153	20,73%	0,73%	R		61	●●	●●	70	●●●	●●●
SRH Klinikum Karlsbad-Langensteinbach GmbH	Karlsbad								50	●●	●●	95	●	●
Diakonissenkrankenhaus Karlsruhe-Rüppurr	Karlsruhe			1.779	24,90%	0,80%	R	2	50	●●	●●	74	●●	●●
Paracelsus-Klinik Karlsruhe	Karlsruhe								141	●●	●●	119	●●	●●
St. Vincentius-Kliniken gAG	Karlsruhe			1.602	35,52%	1,16%	R	154	378	●●●#	●●●#		●●●#	●●●#
St. Vincentius-Kliniken gAG St. Marien-Klinik	Karlsruhe			1.602	35,52%	1,16%	R			●●●#	●●●#		●●●#	●●●#
Städtisches Klinikum Karlsruhe	Karlsruhe	76	1	2.231	36,80%	1,07%	R	25	56	●●	●	61	●●●	●●

Für Leseanleitung und Datenquellen siehe S. 226–230.

		Versorgung von Frühgeborenen		Geburtshilfe				Thoraxchirurgie	Knie-Endoprothetik			Hüft-Endoprothetik		
Klinik	Ort	Frühgeborene < 1.500 g	Level Perinatalzentrum	Geburten	Kaiserschnittrate	Kaiserschnitte (O/E)	Strukt. Dialog	Anatom. Lungenresektionen	Knie-Endoprothesen	QSR-Indikator Revisions-OP	QSR-Gesamtindikator	Hüft-Endoprothesen	QSR-Indikator Revisions-OP	QSR-Gesamtindikator
Ortenau Klinikum Kehl	Kehl								62	●●	●●	43	●●	●●
Klinik Kirchheim	Kirchheim								61	●●#	●#	70	●●●#	●●●#
Klinikum Konstanz	Konstanz			758	27,70%	0,89%	R	34	4			21		
Vincentius Krankenhaus	Konstanz								555	●●●	●●	701	●●●	●●●
Hohenloher Krankenhaus Künzelsau	Künzelsau								13			22	●●#	●●#
Ortenau Klinikum Lahr-Ettenheim Standort Lahr	Lahr			693	22,66%	0,79%	R	6	29	●●●#	●●#		●●#	●●●#
Alb-Donau Klinikum – Standort Langenau	Langenau			269	18,96%	0,77%	R		215	●●●#	●#	216	●●●#	●●●#
Sana Klinik Laupheim	Laupheim								162	●●●#	●●●#	122	●●●#	●●#
Krankenhaus Leonberg	Leonberg			638	29,78%	1,04%	R		51	●●	●●	35	●●	●●
KLINIKEN DES LANDKREISES LÖRRACH GMBH – Kreiskrankenhaus Lörrach	Lörrach								29			49		
St. Elisabethen-Krankenhaus gGmbH	Lörrach	28	1	2.084	32,15%	0,98%	R							
Klinik Löwenstein gGmbH	Löwenstein							200						
Klinikum Ludwigsburg	Ludwigsburg	47	1	2.257	33,94%	1,08%	R	34	6			33	●●	●●
Diakonissenkrankenhaus Mannheim	Mannheim			1.315	37,95%	1,25%	U		171	●●	●	245	●●	●●
Klinikum Mannheim GmbH, Universitätsklinikum	Mannheim	67	1	1.605	40,75%	1,04%	R	35	129	●●	●●	198	●●●	●
St. Hedwig-Klinik	Mannheim			902	32,48%	1,08%	R							
Theresienkrankenhaus Mannheim	Mannheim			902	32,48%	1,08%	R		289	●●●	●●		●●●	●●●
Krankenhaus Marbach	Marbach								95	●	●	48	●●	●●
Orthopädische Klinik Markgröningen gGmbH	Markgröningen								679	●●●	●●●	565	●●●	●●●
SLK-Kliniken Heilbronn GmbH – Krankenhaus Möckmühl	Möckmühl								250	●●●#	●●●#	201	●●#	●#

Für Leseanleitung und Datenquellen siehe S. 226–230.

Klinik	Ort	Versorgung von Frühgeborenen: Frühgeborene < 1.500 g	Versorgung von Frühgeborenen: Level Perinatalzentrum	Geburtshilfe: Geburten	Geburtshilfe: Kaiserschnittrate	Geburtshilfe: Kaiserschnitte (O/E)	Geburtshilfe: Strukt. Dialog	Thoraxchirurgie: Anatom. Lungenresektionen	Knie-Endoprothetik: Knie-Endoprothesen	Knie-Endoprothetik: QSR-Indikator Revisions-OP	Knie-Endoprothetik: QSR-Gesamtindikator	Hüft-Endoprothetik: Hüft-Endoprothesen	Hüft-Endoprothetik: QSR-Indikator Revisions-OP	Hüft-Endoprothetik: QSR-Gesamtindikator
Neckar-Odenwald-Kliniken gGmbH	Mosbach			612	29,90%	0,95%	R		127	●	●	117	●●	●●
Enzkreis-Kliniken gGmbH – Krankenhaus Mühlacker	Mühlacker			593	32,72%	1,15%	R		106	●●	●●	143	●	●
HELIOS Klinik Müllheim	Müllheim			433	32,10%	1,10%	R		7			8		
Albklinik Münsingen	Münsingen			418	28,23%	1,07%	R		73	●●	●●	109	●●●	●●●
Stauferklinikum Schwäbisch-Gmünd	Mutlangen	26	1	1.406	26,67%	0,87%	R	10	130	●●	●●	182	●	●
Krankenhaus Neuenbürg	Neuenbürg								12	●●	●●	33	●●	●●
Klinik Nürtingen	Nürtingen			1.355	16,97%	0,64%	R		212	●●#	●#	237	●●●#	●●●#
Ortenau Klinikum Achern-Oberkirch, Standort Oberkirch	Oberkirch			0	0,00%	0,00%	N		53	●●●#	●●●#		●●#	●#
SRH Krankenhaus Oberndorf a.N.	Oberndorf a.N.								124	●	●	97	●●●	●
Ortenau Klinikum Offenburg-Gengenbach Standort Ebertplatz	Offenburg	37	1	1.972	35,34%	1,09%	R	94		●●●#	●●●#		●●●#	●●●#
Ortenau Klinikum Offenburg-Gengenbach Standort St. Josefsklinik	Offenburg									●●●#	●●●#		●●●#	●●●#
Hohenloher Krankenhaus GmbH Öhringen	Öhringen			1.072	21,74%	0,81%	R					>0	●●#	●●#
Kreiskliniken Esslingen gGmbH, Paracelsus-Krankenhaus Ruit	Ostfildern			782	21,36%	0,74%	R	2	141	●●	●●●	163	●●●	●●●
ARCUS Klinik	Pforzheim								1.018	●●●	●●●	538	●●	●●●
HELIOS Klinikum Pforzheim GmbH	Pforzheim	31	1	1.324	23,11%	0,67%	R	19	50	●●●	●●	45	●●	●
Siloah St. Trudpert Klinikum	Pforzheim			1.200	25,00%	0,91%	R	39	50			33	●●	●
SRH Krankenhaus Pfullendorf	Pfullendorf									●#	●#		●#	●#
Hegau-Bodensee-Klinikum Radolfzell	Radolfzell			512	36,13%	1,26%	D							
Klinikum Mittelbaden Rastatt	Rastatt			533	29,64%	0,97%	R		92	●●	●●	88	●●●	●●

Für Leseanleitung und Datenquellen siehe S. 226–230.

Klinik	Ort	Versorgung von Frühgeborenen: Frühgeborene < 1.500 g	Versorgung von Frühgeborenen: Level Perinatalzentrum	Geburtshilfe: Geburten	Geburtshilfe: Kaiserschnittrate	Geburtshilfe: Kaiserschnitte (O/E)	Geburtshilfe: Strukt. Dialog	Thoraxchirurgie: Anatom. Lungenresektionen	Knie-Endoprothetik: Knie-Endoprothesen	Knie-Endoprothetik: QSR-Indikator Revisions-OP	Knie-Endoprothetik: QSR-Gesamtindikator	Hüft-Endoprothetik: Hüft-Endoprothesen	Hüft-Endoprothetik: QSR-Indikator Revisions-OP	Hüft-Endoprothetik: QSR-Gesamtindikator
Krankenhaus St. Elisabeth	Ravensburg	37	1	1.062	39,74%	1,16%	R		68	●●	●●	90	●●	●●
Chirurgische Klinik Dr. Kübel/ Dr. Albrecht	Reutlingen								31	●●	●●			
Klinikum am Steinenberg	Reutlingen	29	1	1.949	29,86%	0,98%	R	2	51	●●#	●●#	89	●●#	●●●#
Kreiskrankenhaus Rheinfelden	Rheinfelden								235	●●	●●	240	●	●
Sana Klinik Riedlingen	Riedlingen								40	●●●#	●●●#	20	●●●#	●●#
Winghofer Medicum GbR	Rottenburg a.N.								171	●●●	●●●			
HELIOS Klinik Rottweil	Rottweil			797	27,23%	0,96%	R		58	●●	●●	32	●	●●
Kreiskrankenhaus Schopfheim	Schopfheim											>0		
Rems-Murr-Klinik Schorndorf	Schorndorf			672	36,46%	1,19%	R		23			63	●●●	●●
Diakonie-Klinikum Schwäbisch Hall gGmbH	Schwäbisch Hall	18	1	1.210	24,46%	0,83%	R	2	80	●●	●●	81	●	●
GRN-Klinik Schwetzingen	Schwetzingen			560	32,50%	1,11%	R		109	●●●	●●●	93	●●●	●●●
SRH Krankenhaus Sigmaringen	Sigmaringen			605	27,11%	0,77%	R		112	●#	●#		●#	●#
Kliniken Sindelfingen	Sindelfingen			0	0,00%	0,00%	N		383	●	●●	554	●●●	●●●
Hegau-Bodensee-Klinikum	Singen	32	1	1.280	33,28%	1,04%	R	2				6		
GRN-Klinik Sinsheim	Sinsheim			928	24,35%	0,83%	R		48	●●	●●	65	●●	●●
Gesundheitszentrum Spaichingen	Spaichingen								1			>0		
Krankenhaus Stockach	Stockach								72	●●	●●	41	●●	●●
AGAPLESION BETHESDA KRANKENHAUS STUTTGART gGmbH	Stuttgart								108	●●	●●	80	●●	●●
Diakonie-Klinikum Stuttgart	Stuttgart								843	●●●	●●●	1.236	●●●	●
Karl-Olga-Krankenhaus GmbH	Stuttgart								860	●●●	●●●	1.016	●●●	●●●
Klinik Charlottenhaus	Stuttgart			1.004	39,04%	1,20%	R							

Für Leseanleitung und Datenquellen siehe S. 226–230.

		Versorgung von Frühgeborenen		Geburtshilfe				Thoraxchirurgie	Knie-Endoprothetik			Hüft-Endoprothetik		
Klinik	Ort	Frühgeborene < 1.500 g	Level Perinatalzentrum	Geburten	Kaiserschnittrate	Kaiserschnitte (O/E)	Strukt. Dialog	Anatom. Lungenresektionen	Knie-Endoprothesen	QSR-Indikator Revisions-OP	QSR-Gesamtindikator	Hüft-Endoprothesen	QSR-Indikator Revisions-OP	QSR-Gesamtindikator
Klinikum Stuttgart – Katharinenhospital (KH) und Olgahospital/ Frauenklinik (OH)	Stuttgart	93	1	3.240	39,72%	1,25%	U	49	42	●#	●#	43	●●#	●●#
Klinikum Stuttgart – Krankenhaus Bad Cannstatt	Stuttgart								133	●#	●#	81	●●#	●●#
Marienhospital Stuttgart	Stuttgart			997	32,80%	0,99%	R	6	55	●●	●●	87	●●	●●
Robert-Bosch-Krankenhaus	Stuttgart			1.901	31,83%	1,09%	R		82	●●	●●	38	●●	●●
Sportklinik Stuttgart GmbH	Stuttgart								321	●●	●●	67	●●●	●●●
St. Anna-Klinik	Stuttgart			880	42,16%	1,26%	A							
Krankenhaus Tauberbischofsheim	Tauberbischofsheim								114	●	●	126	●●●	●●●
Klinik Tettnang GmbH	Tettnang			606	28,71%	0,96%	R		29	●●	●●	126	●●	●●
HELIOS Klinik Titisee-Neustadt	Titisee-Neustadt			526	35,36%	1,11%	R		94	●●	●●	96	●●●	●●
BG Klinik Tübingen	Tübingen								316	●●	●●	295	●●●	●
Universitätsklinikum Tübingen	Tübingen	126	1	2.992	38,14%	1,03%	R	74	126	●●●	●●●	173	●●	●●●
Gesundheitszentrum Tuttlingen	Tuttlingen			750	29,87%	1,18%	R		121	●●	●	162	●●	●●
HELIOS Spital Überlingen GmbH	Überlingen			402	31,09%	1,12%	R		55	●●	●●	27	●●	●●
Bundeswehrkrankenhaus Ulm	Ulm							8	83	●	●	63	●●	●●
RKU – Universitäts- und Rehabilitationskliniken Ulm gGmbH	Ulm								341	●●●	●●●	395	●●●	●●●
Universitätsklinikum Ulm	Ulm	122	1	2.618	29,18%	0,82%	R	64	27			26		
Schwarzwald-Baar Klinikum Villingen-Schwenningen GmbH	Villingen-Schwenningen	47	1	2.183	35,59%	1,04%	R		77	●#	●#	103	●#	●#
Waiblinger Zentralklinik	Waiblingen								182	●	●	63	●●	●●
Bruder-Klaus-Krankenhaus (RkK) Waldkirch	Waldkirch								116	●●●	●●●	110	●●	●
Spital Waldshut	Waldshut-Tiengen			658	25,08%	0,77%	R	10	9	●●	●●	63	●●	●●
Fachkliniken Wangen	Wangen							78						

Für Leseanleitung und Datenquellen siehe S. 226–230.

		Versorgung von Frühgeborenen		Geburtshilfe				Thoraxchirurgie	Knie-Endoprothetik			Hüft-Endoprothetik		
Klinik	Ort	Frühgeborene < 1.500 g	Level Perinatalzentrum	Geburten	Kaiserschnittrate	Kaiserschnitte (O/E)	Strukt. Dialog	Anatom. Lungenresektionen	Knie-Endoprothesen	QSR-Indikator Revisions-OP	QSR-Gesamtindikator	Hüft-Endoprothesen	QSR-Indikator Revisions-OP	QSR-Gesamtindikator
Klinikum Westallgäu	Wangen			640	30,94%	1,09%	R		60	●●	●●	27	●●	●●
Krankenhaus 14 Nothelfer GmbH	Weingarten			583	32,76%	1,03%	R		354	●●●	●●●	182	●●●	●●●
GRN-Klinik Weinheim	Weinheim			658	23,56%	0,88%	R		97	●●	●●	113	●●	●●
Rotkreuzklinik Wertheim	Wertheim			364	40,66%	1,42%	A		48	●●	●●●	45	●●	●●
Rems-Murr-Klinikum Winnenden	Winnenden	22	1	1.448	36,74%	1,14%	R		67	●●	●●	41	●●	●●
ORTENAU KLINIKUM Wolfach	Wolfach								123	●●●	●●●	88	●●	●●●

Für Leseanleitung und Datenquellen siehe S. 226–230.

Klinik	Ort	Versorgung von Frühgeborenen: Frühgeborene < 1.500 g	Versorgung von Frühgeborenen: Level Perinatalzentrum	Geburtshilfe: Geburten	Geburtshilfe: Kaiserschnittrate	Geburtshilfe: Kaiserschnitte (O/E)	Geburtshilfe: Strukt. Dialog	Thoraxchirurgie: Anatom. Lungenresektionen	Knie-Endoprothetik: Knie-Endoprothesen	Knie-Endoprothetik: QSR-Indikator Revisions-OP	Knie-Endoprothetik: QSR-Gesamtindikator	Hüft-Endoprothetik: Hüft-Endoprothesen	Hüft-Endoprothetik: QSR-Indikator Revisions-OP	Hüft-Endoprothetik: QSR-Gesamtindikator
Bayern														
Krankenhaus Aichach	Aichach			257	33,85%	1,12%	R		93	••	••	89	••	••
Kreiskliniken Altötting-Burghausen Standort Altötting	Altötting	15	2	1.268	36,44%	1,25%	H	18	188	•••#	••#	179	•#	•#
Klinikum Aschaffenburg-Alzenau	Alzenau-Wasserlos								78	••	••	66	•	•
Klinikum St. Marien Amberg	Amberg	24	1	1.354	37,67%	1,09%	R	8	173	•••	•••	162	••	••
ANregiomed Klinikum Ansbach	Ansbach			960	31,77%	1,08%	R	26	204	••	•••		•••	•••
Capio Hofgartenklinik	Aschaffenburg								223	••	••	161	••	••
Klinik am Ziegelberg	Aschaffenburg			578	33,74%	1,25%	H							
Klinikum Aschaffenburg-Alzenau	Aschaffenburg	46	1	1.912	32,95%	0,90%	R		71	••	••	51	•	•
die stadtklinik im diako	Augsburg								1					
JOSEFINUM Frauenklinik – Krankenhaus für Kinder und Jugendliche – Klinik für Kinder- und Jugendpsychiatrie und Psychotherapie	Augsburg	36	1	3.046	29,68%	0,83%	R							
Klinik Vincentinum Augsburg gemeinnützige GmbH	Augsburg								533	•	••	468	•••	•••
Klinikum Augsburg mit Kliniken für Kinder und Jugendliche	Augsburg	51	1	2.004	41,42%	1,13%	R	128	26			44		
Orthopädische Fachkliniken der Hessing Stiftung	Augsburg								446	•••	•••	526	•••	•••
Asklepios Klinikum Bad Abbach GmbH	Bad Abbach								430	••	•	569	•••	•••
RoMed Klinik Bad Aibling	Bad Aibling			638	40,13%	1,24%	R		102	••	••	64	••	••
Schön Klinik Harthausen	Bad Aibling								301	••	••	320	•••	•••
Capio Franz von Prümmer Klinik	Bad Brückenau								49	••	••	49	••	••
HELIOS St. Elisabeth-Krankenhaus	Bad Kissingen			45	35,56%	1,39%	H		25	•#	•#	40	••#	••#

Für Leseanleitung und Datenquellen siehe S. 226–230.

		Versorgung von Frühgeborenen		Geburtshilfe				Thoraxchirurgie	Knie-Endoprothetik			Hüft-Endoprothetik		
Klinik	Ort	Frühgeborene < 1.500 g	Level Perinatalzentrum	Geburten	Kaiserschnittrate	Kaiserschnitte (O/E)	Strukt. Dialog	Anatom. Lungenresektionen	Knie-Endoprothesen	QSR-Indikator Revisions-OP	QSR-Gesamtindikator	Hüft-Endoprothesen	QSR-Indikator Revisions-OP	QSR-Gesamtindikator
RHÖN-Kreisklinik GmbH (bis 31.12.15 Kreisklinik gGmbH Bad Neustadt a.d.Saale)	Bad Neustadt			385	26,23%	0,89%	R		135	●●	●●	143	●●	●
Kreisklinik Bad Reichenhall	Bad Reichenhall			525	26,10%	0,93%	R	36		●	●●	16	●●●	●●●
Asklepios Stadtklinik Bad Toelz	Bad Tölz			547	30,35%	1,06%	R	6	37	●	●	64	●●●	●●●
Klinik Bad Windsheim	Bad Windsheim								284	●●	●●	203	●●●#	●●●#
Klinikum Bamberg – Betriebsstätte am Bruderwald	Bamberg	37	1	1.900	27,00%	0,81%	R	8	76	●●●#	●●#		●●#	●●#
Klinikum Bamberg – Betriebsstätte am Heinrichsdamm	Bamberg			1.900	27,00%	0,81%	R		247	●●●#	●●#		●●#	●●#
Klinikum Bamberg – Betriebsstätte am Michelsberg	Bamberg			1.900	27,00%	0,81%	R							
Klinik Hohe Warte	Bayreuth								70	●●#	●●#	84	●●●#	●●#
Klinikum Bayreuth	Bayreuth	21	1	1.088	29,14%	0,92%	R	46	57	●●#	●●#	84	●●●#	●●#
Kreisklinik Berchtesgaden	Berchtesgaden								213	●	●●	219	●●●	●●●
Wertachklinik Bobingen	Bobingen			253	44,27%	1,46%	U		176	●●	●●	101	●●	●●
Klinik Bogen	Bogen								93	●●	●●	197	●●	●●
Klinik St. Josef Buchloe	Buchloe								108	●●	●●●	119	●●	●●
Steigerwaldklinik Burgebrach	Burgebrach								24	●●#	●●#	40	●●#	●#
Kreisklinik Burghausen	Burghausen								29	●●●#	●●#	23	●#	●#
Asklepios Klinik Burglengenfeld	Burglengenfeld							2				>0		
Sana Kliniken des Landkreises Cham – Krankenhaus Cham	Cham			768	33,72%	1,16%	R	2	1	●●#	●●#	>0	●#	●●#
Klinikum Coburg GmbH	Coburg	19	1	1.049	34,41%	1,04%	R	2	2			15		
HELIOS Amper-Klinikum Dachau	Dachau			877	36,83%	1,25%	H	42	153	●●#	●●●#	124	●●#	●●#
DONAUISAR Klinikum Deggendorf	Deggendorf	39	1	1.701	32,75%	0,93%	R	45	91	●●●	●●●	85	●	●
Kreisklinik St. Elisabeth	Dillingen a. d. Donau			450	44,67%	1,45%	U	41	162	●●●	●●●	150	●	●●

Für Leseanleitung und Datenquellen siehe S. 226–230.

Klinik	Ort	Versorgung von Frühgeborenen		Geburtshilfe				Thoraxchirurgie	Knie-Endoprothetik			Hüft-Endoprothetik		
		Frühgeborene < 1.500 g	Level Perinatalzentrum	Geburten	Kaiserschnittrate	Kaiserschnitte (O/F)	Strukt. Dialog	Anatom. Lungenresektionen	Knie-Endoprothesen	QSR-Indikator Revisions-OP	QSR-Gesamtindikator	Hüft-Endoprothesen	QSR-Indikator Revisions-OP	QSR-Gesamtindikator
DONAUISAR Klinikum Dingolfing	Dingolfing			303	39,27%	1,22%	R		5	●●	●●	26	●●	●●
ANregiomed Klinik Dinkelsbühl	Dinkelsbühl			533	31,52%	1,05%	R		143	●●	●●●		●	●●
Donau-Ries Klinik Donauwörth	Donauwörth			512	30,86%	1,07%	R		172	●	●		●	●
Bezirksklinikum Obermain	Ebensfeld							67	217	●●●	●●●	265	●●●	●●
Haßberg-Kliniken Haus Ebern	Ebern								65	●●#	●●#	41	●#	●●#
Kreisklinik Ebersberg	Ebersberg			562	27,40%	0,94%	R		113	●	●●	97	●	●
Rottal-Inn Kliniken Kommunalunternehmen (KU)	Eggenfelden			665	37,59%	1,18%	R		1	●●●#	●●●#	8	●●●#	●●●#
Klinik Eichstätt	Eichstätt			357	42,30%	1,30%	H		92	●#	●●#	99	●●●#	●●#
Klinikum Landkreis Erding	Erding			573	24,08%	0,83%	R	10	61	●●	●●	56	●●●	●●
Universitätsklinikum Erlangen	Erlangen	47	1	2.475	34,14%	1,15%	R	91	51			47		
Waldkrankenhaus St. Marien gGmbH	Erlangen								478	●●●	●●●	435	●●●	●●●
HELIOS Klinik Erlenbach	Erlenbach am Main			698	22,06%	0,75%	R		107	●●●	●●●	120	●●	●●●
Klinikum Forchheim der Vereinigten Pfründnerstiftungen	Forchheim			701	28,67%	0,87%	R		96	●●	●●	65	●●	●●
Klinikum Freising GmbH	Freising			931	27,18%	0,90%	R	11	81	●●	●●●	105	●●●	●●●
Krankenhaus Freyung	Freyung			468	35,04%	1,19%	R		67	●●●#	●●●#	57	●●#	●●●#
Krankenhaus Friedberg	Friedberg			609	31,20%	1,08%	R		219	●●●	●●●	125	●●	●●
Klinikum Fürstenfeldbruck	Fürstenfeldbruck			569	25,83%	0,86%	R	2	61	●●	●●	53	●●	●●
Klinikum Fürth	Fürth	21	1	2.166	30,52%	1,03%	R	64	73	●●●	●●●	85	●●●	●●
Schön Klinik Nürnberg Fürth GmbH & Co. KG	Fürth								281	●●●	●●●	158	●●	●●
Kliniken Ostallgäu-Kaufbeuren – Klinik Füssen	Füssen			329	37,08%	1,38%	H		9	●●	●●	22		
Klinikum Garmisch-Partenkirchen	Garmisch-Partenkirchen	9	2	755	32,85%	0,92%	R	10	916	●●●	●●●	1.271	●●●	●●●
Asklepios Fachkliniken München-Gauting	Gauting							235						

Für Leseanleitung und Datenquellen siehe S. 226–230.

Klinik	Ort	Versorgung von Frühgeborenen: Frühgeborene < 1.500 g	Level Perinatalzentrum	Geburtshilfe: Geburten	Kaiserschnittrate	Kaiserschnitte (O/E)	Strukt. Dialog	Thoraxchirurgie: Anatom. Lungenresektionen	Knie-Endoprothetik: Knie-Endoprothesen	QSR-Indikator Revisions-OP	QSR-Gesamtindikator	Hüft-Endoprothetik: Hüft-Endoprothesen	QSR-Indikator Revisions-OP	QSR-Gesamtindikator
Geomed-Kreisklinik	Gerolzhofen								33	●●	●●	37	●●	●●
WolfartKlinik	Gräfelfing			679	41,38%	1,31%	H		349	●●	●●	561	●	●
Kliniken Am Goldenen Steig gGmbH, Krankenhaus Grafenau	Grafenau									●●●#	●●●#		●●#	●●●#
Kreiskliniken Günzburg-Krumbach, Klinik Günzburg	Günzburg			528	31,63%	1,06%	R		88	●●	●●	69	●●	●●
Klinikum Altmühlfranken Gunzenhausen	Gunzenhausen								194	●●	●●●	182	●●	●●●
HELIOS OrthoClinic Hammelburg	Hammelburg								103	●#	●#	104	●●#	●●#
Haßberg-Kliniken Haus Haßfurt	Haßfurt			354	24,01%	0,91%	R		48	●●#	●●#	43	●#	●●#
Krankenhaus Agatharied GmbH	Hausham			898	27,51%	0,94%	R		187	●●●	●●●	94	●●	●●●
Krankenhäuser Nürnberger Land – Krankenhaus Hersbruck	Hersbruck								58	●●●#	●●●#	24	●●#	●●#
Sana Klinikum Hof	Hof	6	2	747	40,03%	1,31%	H	4	56	●●	●●	68	●●	●●
Kreisspitalstiftung Weißenhorn Illertalklinik Illertissen	Illertissen			686	31,63%	1,17%	R							
Klinik Immenstadt	Immenstadt			497	44,27%	1,62%	U	2	5	●●●#	●●●#		●●●#	●●●#
Klinik Dr. Maul Ingolstadt GmbH	Ingolstadt								45			12		
Klinikum Ingolstadt GmbH	Ingolstadt			2.401	36,32%	1,14%	R	48	182	●●	●●	257	●●●	●●●
Krankenhaus Karlstadt	Karlstadt								23	●#	●●#		●#	●#
Kliniken Ostallgäu-Kaufbeuren, Klinikum Kaufbeuren	Kaufbeuren			815	28,96%	0,94%	R	9	88	●●	●●	150	●●	●●
Goldberg-Klinik Kelheim GmbH	Kelheim			564	27,66%	1,00%	R		65	●●●	●●●	46	●●	●●
Krankenhaus Kemnath	Kemnath								259	●●●	●●●	211	●●	●●
Klinikverbund Kempten-Oberallgäu gGmbH – Klinikum Kempten	Kempten	23	1	1.729	26,95%	0,89%	R	39	142	●●	●●	159	●●	●●
Klinik Kitzinger Land	Kitzingen			420	29,29%	1,05%	R	10	54	●●	●●	75	●●	●●

Für Leseanleitung und Datenquellen siehe S. 226–230.

		Versorgung von Frühgeborenen		Geburtshilfe				Thoraxchirurgie	Knie-Endoprothetik			Hüft-Endoprothetik		
Klinik	Ort	Frühgeborene < 1.500 g	Level Perinatalzentrum	Geburten	Kaiserschnittrate	Kaiserschnitte (O/E)	Strukt. Dialog	Anatom. Lungenresektionen	Knie-Endoprothesen	QSR-Indikator Revisions-OP	QSR-Gesamtindikator	Hüft-Endoprothesen	QSR-Indikator Revisions-OP	QSR-Gesamtindikator
Kliniken im Naturpark Altmühltal, Klinik Kösching	Kösching			637	46,62%	1,45%	U		128	●#	●●#	67	●●●#	●●#
HELIOS Frankenwaldklinik Kronach GmbH	Kronach			536	36,01%	1,07%	R		59	●●●	●●●	66	●●	●●
Kreiskliniken Günzburg-Krumbach/ Klinik Krumbach	Krumbach			330	36,36%	1,13%	R		124	●●●	●●●	79	●●●	●●
Klinikum Kulmbach	Kulmbach			643	27,37%	0,83%	R	20	170	●	●		●●	●
DONAUISAR Klinikum Landau	Landau a.d. Isar								70	●●	●●	12		
Klinikum Landsberg am Lech	Landsberg am Lech			810	29,88%	1,08%	R		76	●●	●●	41	●	●●
Kinderkrankenhaus St. Marien gGmbH	Landshut	43	1											
Klinikum Landshut gemeinnützige GmbH	Landshut			779	33,12%	1,04%	R	23	104	●●	●●	119	●●	●●●
Krankenhaus Landshut-Achdorf	Landshut			2.040	33,82%	0,96%	R	16	70	●●	●●	50	●●	●●
Krankenhäuser Nürnberger Land GmbH – KH Lauf	Lauf			576	44,44%	1,48%	U		100	●●●#	●●●#	122	●●#	●●#
Helmut-G.-Walther-Klinikum Lichtenfels GmbH	Lichtenfels			545	36,15%	1,20%	R		101	●●	●●	105	●	●●
Asklepios Klinik Lindau	Lindau			430	31,16%	0,99%	R		110	●●	●●	132	●●	●●
Rotkreuzklinik Lindenberg gemeinnützige GmbH	Lindenberg							2	59	●●	●●	48	●●	●●
Krankenhaus Lohr	Lohr am Main								68	●#	●●#	57	●#	●#
Krankenhaus Mainburg	Mainburg								85	●●●#	●●#	56	●●●#	●●●#
Klinik Mallersdorf	Mallersdorf-Pfaffenberg							2	65	●	●	153	●●●	●●●
HELIOS Amper-Klinik Indersdorf	Markt Indersdorf								1	●●#	●●●#	>0	●●#	●●#
Krankenhaus Marktheidenfeld	Marktheidenfeld								29	●#	●●#	30	●#	●#
Klinikum Fichtelgebirge gGmbH	Marktredwitz			393	33,84%	1,11%	R	2				>0	●●#	●●#
Klinikum Memmingen	Memmingen	28	1	1.625	25,54%	0,78%	R	8	61	●●	●●	131	●●	●●●
Kreisklinik Mindelheim	Mindelheim			359	30,08%	1,02%	R		78	●	●	49	●●●	●●●

Für Leseanleitung und Datenquellen siehe S. 226–230.

Klinik	Ort	Versorgung von Frühgeborenen: Frühgeborene < 1.500 g	Versorgung von Frühgeborenen: Level Perinatalzentrum	Geburtshilfe: Geburten	Geburtshilfe: Kaiserschnittrate	Geburtshilfe: Kaiserschnitte (O/E)	Geburtshilfe: Strukt. Dialog	Thoraxchirurgie: Anatom. Lungenresektionen	Knie-Endoprothetik: Knie-Endoprothesen	Knie-Endoprothetik: QSR-Indikator Revisions-OP	Knie-Endoprothetik: QSR-Gesamtindikator	Hüft-Endoprothetik: Hüft-Endoprothesen	Hüft-Endoprothetik: QSR-Indikator Revisions-OP	Hüft-Endoprothetik: QSR-Gesamtindikator
Kliniken Kreis Mühldorf a. Inn – Klinik Mühldorf	Mühldorf			654	40,21%	1,13%	R	35	89	●●	●●	44	●●	●●
Kliniken Hoch-Franken – Klinik Münchberg	Münchberg								517	●●●#	●●●#	375	●●#	●●●#
Arabella-Klinik GmbH	München								87	●●	●●	20		
Chirurgische Klinik München-Bogenhausen	München								215	●●	●●	85	●●	●●
Chirurgisches Klinikum München Süd GmbH & Co. KG	München							4	128	●●	●●	25		
Clinic Dr. Decker GmbH	München								208	●●	●●●	194	●●	●●
Diakoniewerk München-Maxvorstadt	München											4		
Frauenklinik Dr. Geisenhofer GmbH	München			2.454	41,69%	1,21%	R							
Frauenklinik München West GmbH u. Co. KG	München			765	48,10%	1,57%	U							
HELIOS Klinik München Perlach	München								53	●●	●	51	●●	●●
HELIOS Klinikum München West	München			647	29,52%	0,93%	R	6	32	●●	●●	43		
Isar Kliniken GmbH	München							2	284	●	●	241	●●	●
Klinik Dr. Schreiber GmbH	München								53	●●	●●		●●	●●
Klinik Josephinum gAG	München								89	●●●	●●	87	●●	●●
Klinikum der Universität München	München	131	1	3.635	28,23%	0,77%	R	120	131	●	●	136	●●	●●●
Klinikum Dritter Orden	München	67	1	2.617	41,42%	1,17%	R	8	70	●●	●●	98	●●	●●●
Klinikum rechts der Isar der Technischen Universität München	München	37	1	1.790	35,92%	1,06%	R		253	●●	●●	223	●	●●
Krankenhaus Barmherzige Brüder München	München								819	●●●	●●●	1.299	●●●	●●●
Krankenhaus Martha-Maria München	München							35						

Für Leseanleitung und Datenquellen siehe S. 226–230.

		Versorgung von Frühgeborenen		Geburtshilfe				Thoraxchirurgie	Knie-Endoprothetik			Hüft-Endoprothetik		
Klinik	Ort	Frühgeborene < 1.500 g	Level Perinatalzentrum	Geburten	Kaiserschnittrate	Kaiserschnitte (O/E)	Strukt. Dialog	Anatom. Lungenresektionen	Knie-Endoprothesen	QSR-Indikator Revisions-OP	QSR-Gesamtindikator	Hüft-Endoprothesen	QSR-Indikator Revisions-OP	QSR-Gesamtindikator
Rotkreuzklinikum München	München	24	2					2	70	●	●	103	●●	●
Rotkreuzklinikum München – Frauenklinik	München			3.784	38,45%	1,06%	R							
Sana Klinik Solln	München								568	●●●#	●●●#		●#	●#
Schön Klinik München Harlaching	München								217	●	●●	159	●	●
Sendling	München								617	●●●#	●●●#		●#	●#
Städtisches Klinikum München GmbH, Klinikum Bogenhausen	München							116	122	●	●●	113	●●	●●
Städtisches Klinikum München GmbH, Klinikum Harlaching	München	47	1	2.255	29,58%	0,92%	R		19			22		
Städtisches Klinikum München GmbH, Klinikum Neuperlach	München			1.285	17,04%	0,58%	R		8			19		
Städtisches Klinikum München GmbH, Klinikum Schwabing	München	49	1	2.276	25,75%	0,81%	R	16				7		
STARMED KLINIK GmbH	München								27					
Berufsgenossenschaftliche Unfallklinik Murnau	Murnau								75			51		
Kliniken HochFranken – Klinik Naila	Naila			186	62,37%	1,77%	U		54	●●●#	●●●#	45	●●#	●●●#
Kreisspitalstiftung Weißenhorn Donauklinik Neu-Ulm	Neu-Ulm			946	18,18%	0,73%	R		16			13		
Kliniken St. Elisabeth	Neuburg/Donau	44	1	779	47,11%	1,29%	H	8	58	●●	●●	52	●●●	●●●
Clinic Neuendettelsau	Neuendettelsau			373	28,95%	1,04%	R		80	●	●	16		
Kliniken des Landkreises Neumarkt i.d.OPf./Klinikum Neumarkt	Neumarkt i.d.OPf.			860	42,44%	1,46%	U	14	140	●●	●	200	●●	●●●
Klinik Neustadt a. d. Aisch	Neustadt a. d. Aisch			533	31,71%	1,03%	R	2	2			>0	●●●#	●●●#
Krankenhaus Neustadt a. d. Waldnaab	Neustadt a. d. Waldnaab											56		
Klinik Neustadt GmbH	Neustadt bei Coburg								57	●	●	189	●●●	●●●

Für Leseanleitung und Datenquellen siehe S. 226–230.

Klinik	Ort	Versorgung von Frühgeborenen: Frühgeborene < 1.500 g	Level Perinatalzentrum	Geburtshilfe: Geburten	Kaiserschnittrate	Kaiserschnitte (O/E)	Strukt. Dialog	Thoraxchirurgie: Anatom. Lungenresektionen	Knie-Endoprothetik: Knie-Endoprothesen	QSR-Indikator Revisions-OP	QSR-Gesamtindikator	Hüft-Endoprothetik: Hüft-Endoprothesen	QSR-Indikator Revisions-OP	QSR-Gesamtindikator
Stiftungskrankenhaus Nördlingen	Nördlingen			462	28,79%	1,03%	R		66	●●	●●		●●	●●
310KLINIK GmbH	Nürnberg											>0		
Cnopf'sche Kinderklinik	Nürnberg	51	1					1						
Klinik Hallerwiese	Nürnberg			3.316	24,73%	0,81%	R		115	●●	●●	117	●●	●●
Kliniken Dr. Erler gGmbH	Nürnberg								619	●●●	●●●	805	●●●	●●●
Klinikum Nürnberg Nord	Nürnberg			>0			R	183				>0		
Klinikum Nürnberg Süd	Nürnberg	63	1	2.992	23,70%	0,71%	R		53	●●	●	54	●	●
Krankenhaus Martha-Maria Nürnberg	Nürnberg								431	●●●	●●	427	●●	●●
Sana-Klinik Nürnberg GmbH	Nürnberg								184	●●●	●●	87	●●	●●
St. Theresien-Krankenhaus Nürnberg gGmbH	Nürnberg			387	30,75%	1,14%	R		53	●●	●●	37	●●	●●
Klinik Oberammergau	Oberammergau								74	●	●			
Klinik Oberstdorf	Oberstdorf								417	●●●#	●●●#		●●●#	●●●#
Main-Klinik Ochsenfurt	Ochsenfurt								59	●●	●●	36	●●	●●
Kreisklinik Ottobeuren	Ottobeuren								130	●	●	89	●●●	●●●
Kliniken Dritter Orden gGmbH Standort Kinderklinik Dritter Orden Passau	Passau	38	1					2						
Klinikum Passau	Passau			1.677	26,77%	0,90%	R	2[illegible]	154	●●	●●	235	●●	●
Sana Klinik Pegnitz	Pegnitz			345	44,93%	1,68%	U		165	●●●	●●●	106	●	●●
Klinikum Penzberg	Penzberg								22			35		
Ilmtalklinik GmbH Pfaffenhofen	Pfaffenhofen			642	28,97%	1,04%	R		68	●●●#	●●#	46	●●●#	●●●#
Rottal-Inn Kliniken Kommunalunternehmen (KU)	Pfarrkirchen								253	●●●#	●●●#	204	●●●#	●●●#
St. Vinzenz Klinik Pfronten im Allgäu GmbH	Pfronten								203	●●	●●	150	●●●	●●
RoMed Klinik Prien a. Chiemsee	Prien a. Chiemsee								218	●	●	122	●●	●
Caritas-Krankenhaus St. Josef	Regensburg			1.453	28,36%	0,97%	R	6	39	●	●	8		

Für Leseanleitung und Datenquellen siehe S. 226–230.

		Versorgung von Frühgeborenen		Geburtshilfe				Thoraxchirurgie	Knie-Endoprothetik			Hüft-Endoprothetik		
Klinik	Ort	Frühgeborene < 1.500 g	Level Perinatalzentrum	Geburten	Kaiserschnittrate	Kaiserschnitte (O/E)	Strukt. Dialog	Anatom. Lungenresektionen	Knie-Endoprothesen	QSR-Indikator Revisions-OP	QSR-Gesamtindikator	Hüft-Endoprothesen	QSR-Indikator Revisions-OP	QSR-Gesamtindikator
Evangelisches Krankenhaus gGmbH	Regensburg											51		
Krankenhaus Barmherzige Brüder Regensburg	Regensburg	78	1	2.789	30,69%	0,88%	R	84	182	●●	●	228	●	●
Universitätsklinikum Regensburg	Regensburg							66	6			36		
Sana Kliniken des Landkreises Cham – Krankenhaus Roding	Roding								262	●●#	●●#	153	●#	●●#
RoMed Klinikum Rosenheim	Rosenheim	27	1	1.395	44,23%	1,20%	R	39	87	●	●	79	●●	●
Kreisklinik Roth	Roth			598	32,61%	1,20%	R	4	114	●	●●	89	●●●	●●
ANregiomed Klinik Rothenburg o.d.T.	Rothenburg o.d.T.			358	29,33%	0,93%	R		42	●●	●		●●	●●
Schlossklinik Rottenburg	Rottenburg											50		
Krankenhaus Rotthalmünster	Rotthalmünster			394	34,77%	1,31%	H	6	105	●#	●●#	110	●●●#	●●#
Klinikum des Landkreises Bamberg – Betriebsstätte Juraklinik Scheßlitz	Scheßlitz								38	●●#	●●#	54	●●#	●#
Krankenhaus Schongau	Schongau			405	28,15%	1,04%	R		53	●●	●●	96	●●	●●
Kreiskrankenhaus Schrobenhausen GmbH	Schrobenhausen			288	30,21%	1,08%	R		69	●●	●●	53	●●	●●
Stadtkrankenhaus Schwabach gGmbH	Schwabach								92	●●●	●●●	73	●●	●
Wertachklinik Schwabmünchen	Schwabmünchen			362	35,91%	1,12%	R							
Asklepios Orthopädische Klinik Lindenlohe	Schwandorf								444	●●●	●●●	257	●●●	●●●
Krankenhaus St. Barbara Schwandorf	Schwandorf			647	21,64%	0,74%	R	2	139	●	●●	102	●●	●●●
Orthopädische Fachklinik Schwarzach	Schwarzach								536	●●●	●●●	242	●●	●●
Krankenhaus Rummelsberg	Schwarzenbruck								381	●	●	404	●	●
Krankenhaus St. Josef	Schweinfurt			856	30,61%	1,06%	R		47	●●	●●	60	●●	●●

Für Leseanleitung und Datenquellen siehe S. 226–230.

Klinik	Ort	Versorgung von Frühgeborenen: Frühgeborene < 1.500 g	Versorgung von Frühgeborenen: Level Perinatalzentrum	Geburtshilfe: Geburten	Geburtshilfe: Kaiserschnittrate	Geburtshilfe: Kaiserschnitte (O/E)	Geburtshilfe: Strukt. Dialog	Thoraxchirurgie: Anatom. Lungenresektionen	Knie-Endoprothetik: Knie-Endoprothesen	Knie-Endoprothetik: QSR-Indikator Revisions-OP	Knie-Endoprothetik: QSR-Gesamtindikator	Hüft-Endoprothetik: Hüft-Endoprothesen	Hüft-Endoprothetik: QSR-Indikator Revisions-OP	Hüft-Endoprothetik: QSR-Gesamtindikator
Leopoldina-Krankenhaus der Stadt Schweinfurt GmbH	Schweinfurt	29	1	1.451	34,32%	1,03%	R	2	65	●●	●●	64	●●●	●●
Chirurgische Klinik Seefeld	Seefeld-Oberalting								155	●	●	122	●	●
Klinikum Fichtelgebirge gGmbH	Selb								90	●●	●●	98	●●#	●●#
Klinik Sonthofen	Sonthofen									●●●#	●●●#		●●●#	●●●#
Fachklinik Stadtsteinach	Stadtsteinach			643	27,37%	0,83%	R	4						
Klinikum Starnberg	Starnberg	15	2	2.553	33,25%	1,00%	R		123	●●	●●	202	●●●	●●
Klinikum St. Elisabeth Straubing GmbH	Straubing			808	31,93%	1,13%	R		327	●	●	93	●●	●●
St. Anna Krankenhaus	Sulzbach-Rosenberg			553	36,89%	1,37%	H		140	●●	●●	120	●●	●●
Kliniken Nordoberpfalz AG – Tirschenreuth	Tirschenreuth			348	52,30%	1,61%	U		139	●●#	●●#	64	●#	●#
Klinikum Traunstein	Traunstein	22	1	1.566	33,59%	0,93%	R	4	3			36	●	●
Kreisklinik Trostberg	Trostberg								273	●	●●	344	●●	●●
Benedictus Krankenhaus Tutzing GmbH & Co. KG	Tutzing							6	131	●●	●●	95	●●	●
Arberlandklinik Viechtach	Viechtach											5		
Krankenhaus Vilsbiburg	Vilsbiburg			246	29,27%	1,10%	R	2	234	●●●	●●●	196	●●	●●
Krankenhaus Vilshofen	Vilshofen an der Donau								111	●#	●●#	82	●●●#	●●#
Schön Klinik Vogtareuth	Vogtareuth								427	●●●	●●●	385	●	●●
HELIOS Klinik Volkach	Volkach								64	●●	●●	64	●●	●●
Krankenhaus Waldkirchen	Waldkirchen								137	●●●#	●●●#	75	●●#	●●●#
Krankenhaus Waldsassen	Waldsassen								7	●●#	●●#	6	●#	●#
RoMed Klinik Wasserburg	Wasserburg am Inn			666	28,83%	0,83%	R		51	●●●	●●	20	●●	●
Krankenhaus Wegscheid	Wegscheid								56	●#	●●#	28	●●●#	●●#
Klinikum Weiden	Weiden i. d. OPf.	23	1	1.272	27,67%	0,90%	R	2	165	●●	●●	87	●●	●●
Krankenhaus Weilheim	Weilheim			332	33,13%	1,10%	R		206	●●●	●●●	161	●●	●●

Für Leseanleitung und Datenquellen siehe S. 226–230.

		Versorgung von Frühgeborenen		Geburtshilfe				Thoraxchirurgie	Knie-Endoprothetik			Hüft-Endoprothetik		
Klinik	Ort	Frühgeborene < 1.500 g	Level Perinatalzentrum	Geburten	Kaiserschnittrate	Kaiserschnitte (O/E)	Strukt. Dialog	Anatom. Lungenresektionen	Knie-Endoprothesen	QSR-Indikator Revisions-OP	QSR-Gesamtindikator	Hüft-Endoprothesen	QSR-Indikator Revisions-OP	QSR-Gesamtindikator
Klinikum Altmühlfranken Weißenburg	Weißenburg			520	37,31%	1,27%	H	2						
Stiftungsklinik Weißenhorn	Weißenhorn								75	••	••	58	••	••
Krankenhaus Markt Werneck	Werneck								219	••	••			
Orthopädisches Krankenhaus Schloss Werneck	Werneck								937	•	••	952	•	•
Kreisklinik Wertingen	Wertingen								219	••	••	113	•	••
Kreisklinik Wolfratshausen gGmbH	Wolfratshausen			233	45,92%	1,58%	U		78	•	•	73	••	••
Kreisklinik Wörth an der Donau	Wörth an der Donau								361	••	•••	193	••	••
Krankenhaus der Stiftung Juliusspital	Würzburg								56	•	•	91	••	•••
Missionsärztliche Klinik	Würzburg	9	2	1.903	27,54%	0,89%	R	17	23	•	•	19	••	•••
Orthopädische Klinik König-Ludwig-Haus	Würzburg								587	•	•	571	•	•
Rotkreuzklinik Würzburg gGmbH Kapuzinerstraße 2 97070 Würzburg	Würzburg								164	••	•	94	•	•
Theresienklinik Würzburg	Würzburg								71	••	••	59	••	•••
Universitätsklinikum Würzburg	Würzburg	71	1	1.906	29,54%	0,87%	R	120				7		
Arberlandklinik Zwiesel	Zwiesel			227	31,28%	1,13%	R		140	••	••	63	••	••

Für Leseanleitung und Datenquellen siehe S. 226–230.

Klinik	Ort	Versorgung von Frühgeborenen: Frühgeborene < 1.500 g	Level Perinatalzentrum	Geburtshilfe: Geburten	Kaiserschnittrate	Kaiserschnitte (O/E)	Strukt. Dialog	Thoraxchirurgie: Anatom. Lungenresektionen	Knie-Endoprothetik: Knie-Endoprothesen	QSR-Indikator Revisions-OP	QSR-Gesamtindikator	Hüft-Endoprothetik: Hüft-Endoprothesen	QSR-Indikator Revisions-OP	QSR-Gesamtindikator
Berlin														
Alexianer Krankenhaus Hedwigshöhe	Berlin								273	●●#	●●#	30[illegible]	●●	●●
BG-Unfallklinik – Unfallkrankenhaus Berlin gGmbH	Berlin							2	65			28		
Bundeswehrkrankenhaus Berlin	Berlin							4	28	●●	●●	182	●●	●●
Charité – Universitätsmedizin Berlin	Berlin	185	1	4.905	35,80%	*	*	189	381	●●	●●	484	●●	●●
Deutsches Herzzentrum Berlin, Stiftung des bürgerlichen Rechts	Berlin			0	0,00%	0,00%	U	2						
Dominikus-Krankenhaus Berlin-Hermsdorf GmbH	Berlin								53	●	●	55	●●	●●
DRK Kliniken Berlin Köpenick	Berlin			965	22,30%	0,80%	R	2	99	●●	●●	100	●●●	●●
DRK Kliniken Berlin Mitte	Berlin							139						
DRK Kliniken Berlin Westend	Berlin	12	1	2.497	29,20%	0,80%	R		87	●●	●●	184	●●	●●
Ev. Waldkrankenhaus Spandau	Berlin	37	1	2.105	21,60%	0,70%	R		371	●	●	589	●●●	●●●
Evangelische Elisabeth Klinik	Berlin								86	●●●	●●●	45		
Evangelische Lungenklinik Berlin	Berlin							225						
Evangelisches Krankenhaus Hubertus Krankenhausbetriebs gGmbH	Berlin								76	●	●	146	●●	●●
Evangelisches Krankenhaus Königin Elisabeth Herzberge gGmbH	Berlin								38			16[illegible]		
Gemeinschaftskrankenhaus Havelhöhe	Berlin			1.280	20,70%	0,60%	R							
Havelklinik GmbH & Co. KG	Berlin								270	●●	●●	25[illegible]	●●●	●●●
HELIOS Klinikum Berlin-Buch	Berlin	59	1	2.762	30,20%	0,90%	R	12	177	●●	●●	164	●●	●●
HELIOS Klinikum Emil von Behring GmbH	Berlin							251	51	●●	●●	96	●●	●●

Für Leseanleitung und Datenquellen siehe S. 226–230.

		Versorgung von Frühgeborenen		Geburtshilfe				Thoraxchirurgie	Knie-Endoprothetik			Hüft-Endoprothetik		
Klinik	Ort	Frühgeborene < 1.500 g	Level Perinatalzentrum	Geburten	Kaiserschnittrate	Kaiserschnitte (O/E)	Strukt. Dialog	Anatom. Lungenresektionen	Knie-Endoprothesen	QSR-Indikator Revisions-OP	QSR-Gesamtindikator	Hüft-Endoprothesen	QSR-Indikator Revisions-OP	QSR-Gesamtindikator
Immanuel Krankenhaus Berlin – Standort Berlin Wannsee	Berlin								141	••	••	179	••	••
Immanuel Krankenhaus Berlin – Standort Buch	Berlin											179		
Jüdisches Krankenhaus Berlin – Stiftung des bürgerlichen Rechts	Berlin								74	•	••	33	••	••
Krankenhaus Bethel berlin gGmbH	Berlin								164	••	••	163	••	••
Krankenhaus Waldfriede e.V.	Berlin			934	31,30%	1,00%	R		7					
Maria Heimsuchung Caritas-Klinik Pankow	Berlin			1.861	15,30%	0,50%	R		111	••	••	64	••	••
Martin-Luther-Krankenhaus, Berlin	Berlin			1.524	28,90%	1,10%	R		207	•	•	162	••	••
Park-Klinik Weißensee GmbH	Berlin								194	•	•	274	•••	•••
Sana Klinikum Lichtenberg	Berlin	30	2	3.501	23,70%	0,70%	R	6	149	•••	••	101	••	•••
Sankt Gertrauden-Krankenhaus GmbH	Berlin			896	30,10%	1,00%	R		63	••	••	60	••	••
Schlosspark-Klinik	Berlin								52	••	••	91	••	•
St. Joseph Krankenhaus Berlin-Tempelhof GmbH	Berlin	45	1	3.849	28,00%	0,70%	R		146	•	•	189	••	•
St. Marien-Krankenhaus Berlin	Berlin								114	••	••	74	•••	••
Vivantes Auguste-Viktoria-Klinikum	Berlin			1.504	25,90%	0,90%	R	2	180	••	•	237	•	••
Vivantes Humboldt-Klinikum	Berlin			1.261	22,80%	0,80%	R		81	•••	•••	60	•	•
Vivantes Klinikum Am Urban	Berlin			1.481	16,50%	0,60%	R		47	••	••	16		
Vivantes Klinikum Hellersdorf	Berlin			1.120	25,10%	0,80%	R		74	••	••	204	••	••
Vivantes Klinikum Hellersdorf – öB Mehrower Allee Marzahn	Berlin			1.120	25,10%	0,80%	R							
Vivantes Klinikum im Friedrichshain	Berlin	55	1	2.924	29,20%	0,80%	R		44	•	•	130	••	••

Für Leseanleitung und Datenquellen siehe S. 226–230.

		Versorgung von Frühgeborenen		Geburtshilfe				Thoraxchirurgie	Knie-Endoprothetik			Hüft-Endoprothetik		
Klinik	Ort	Frühgeborene < 1.500 g	Level Perinatalzentrum	Geburten	Kaiserschnittrate	Kaiserschnitte (O/E)	Strukt. Dialog	Anatom. Lungenresektionen	Knie-Endoprothesen	QSR-Indikator Revisions-OP	QSR-Gesamtindikator	Hüft-Endoprothesen	QSR-Indikator Revisions-OP	QSR-Gesamtindikator
Vivantes Klinikum im Friedrichshain – öB Fröbelstraße Prenzlauer Berg	Berlin			2.924	29,20%	0,80%	R		6					
Vivantes Klinikum Neukölln	Berlin	99	1	3.651	29,80%	0,90%	R	230	61	••	••	28		
Vivantes Klinikum Spandau	Berlin								158	••	••	110	••	••
Vivantes Wenckebach-Klinikum	Berlin								117	••	••	106	••	•
Westklinik Dahlem Betriebsgesellschaft mbH	Berlin								124	••	••	120	•	••

Für Leseanleitung und Datenquellen siehe S. 226–230.

		Versorgung von Frühgeborenen		Geburtshilfe				Thoraxchirurgie	Knie-Endoprothetik			Hüft-Endoprothetik		
Klinik	Ort	Frühgeborene < 1.500 g	Level Perinatalzentrum	Geburten	Kaiserschnittrate	Kaiserschnitte (O/E)	Strukt. Dialog	Anatom. Lungenresektionen	Knie-Endoprothesen	QSR-Indikator Revisions-OP	QSR-Gesamtindikator	Hüft-Endoprothesen	QSR-Indikator Revisions-OP	QSR-Gesamtindikator
Brandenburg														
HELIOS Klinikum Bad Saarow	Bad Saarow			511	36,79%	1,15%	R	26	173	●●●	●●	175	●●●	●●●
Oder-Spree Krankenhaus GmbH	Beeskow								6			6		
Klinik Ernst von Bergmann Bad Belzig gGmbH	Belzig			>0			R							
Immanuel Klinikum Bernau Herzzentrum Brandenburg	Bernau			422	26,54%	0,94%	R	2						
Asklepios Klinik Birkenwerder	Birkenwerder								260	●●	●●●	272	●●●	●●●
Klinikum Westbrandenburg – Standort Brandenburg	Brandenburg	25	1											
Städtisches Klinikum Brandenburg GmbH	Brandenburg an der Havel			936	25,00%	0,31%	R	2	207	●●●	●●	172	●●●	●●●
Carl-Thiem-Klinikum Cottbus gGmbH	Cottbus	34	1	1.043	34,32%	1,01%	R	36	272	●●●	●●	229	●●●	●●●
Sana-Herzzentrum Cottbus GmbH	Cottbus							2						
Klinikum Barnim GmbH, Werner Forßmann Krankenhaus	Eberswalde	7	2	652	24,54%	0,76%	R	16	79	●●	●	56	●●	●●
Städtisches Krankenhaus Eisenhüttenstadt GmbH	Eisenhüttenstadt			303	38,28%	1,24%	R					>0		
Elbe-Elster Klinikum GmbH Krankenhaus Elsterwerda	Elsterwerda								183	●●#	●●#	132	●#	●#
Elbe-Elster Klinikum GmbH Krankenhaus Finsterwalde	Finsterwalde								2			21		
Lausitz Klinik Forst GmbH	Forst (Lausitz)			409	28,36%	0,94%	R		1			24		
Klinikum Frankfurt (Oder) GmbH	Frankfurt (Oder)	16	1	813	44,16%	1,20%	R	24	53	●●	●●	76	●	●●
Naemi-Wilke-Stift	Guben								206	●●	●●	261	●●	●
Oberhavel Kliniken GmbH/Klinik Hennigsdorf	Hennigsdorf											>0		
Elbe-Elster Klinikum GmbH Krankenhaus Herzberg	Herzberg			521	19,58%	0,65%	R		37	●●#	●●#	22	●#	●#

Für Leseanleitung und Datenquellen siehe S. 226–230.

		Versorgung von Frühgeborenen		Geburtshilfe				Thoraxchirurgie	Knie-Endoprothetik			Hüft-Endoprothetik		
Klinik	Ort	Frühgeborene < 1.500 g	Level Perinatalzentrum	Geburten	Kaiserschnittrate	Kaiserschnitte (O/E)	Strukt. Dialog	Anatom. Lungenresektionen	Knie-Endoprothesen	QSR-Indikator Revisions-OP	QSR-Gesamtindikator	Hüft-Endoprothesen	QSR-Indikator Revisions-OP	QSR-Gesamtindikator
Klinikum Dahme Spreewald GmbH Achenbach Krankenhaus Königs Wusterhausen	Königs Wusterhausen			1.239	22,20%	0,84%	R		36	●●#	●●#		●●#	●●#
Sana Kliniken Sommerfeld	Kremmen								1.198	●●●	●●●	1.252	●●●	●●●
KMG Klinikum Mitte GmbH Klinikum Kyritz	Kyritz								130	●#	●●#	137	●●●#	●●●#
Klinikum Niederlausitz GmbH	Lauchhammer			642	22,43%	0,79%	R					8		
Klinikum Dahme Spreewald GmbH Spreewaldklinik Lübben	Lübben			1.239	22,20%	0,84%	R		101	●●#	●●#		●●#	●●#
Evangelisches Krankenhaus Luckau gGmbH	Luckau											>0		
DRK Krankenhaus Luckenwalde	Luckenwalde			401	28,18%	0,86%	R		2			12		
Evangelisches Krankenhaus Ludwigsfelde Teltow	Ludwigsfelde			424	29,01%	0,99%	R		41			22		
Havelland Kliniken GmbH Standort Nauen	Nauen			340	30,88%	0,96%	R					5		
Ruppiner Kliniken	Neuruppin	5	2	744	33,60%	1,08%	R	26	23				●●	●
Oberhavel-Kliniken GmbH/Klinik Oranienburg	Oranienburg			810	33,21%	1,08%	R					>0		
KKH Prignitz gGmbH	Perleberg			303	36,96%	1,17%	R		2			19		
Klinikum Ernst von Bergmann gemeinnützige GmbH	Potsdam			1.750	27,26%	0,85%	R	46	77	●●	●●	129	●●	●●
Klinikum Westbrandenburg Standort Potsdam	Potsdam	52	1											
Oberlinklinik Orthopädische Fachklinik	Potsdam								690	●●●	●●●	861	●●●	●●●
St. Josefs-Krankenhaus Potsdam-Sanssouci	Potsdam			715	21,68%	0,75%	R							
MSZ Uckermark gGmbH, Kreiskrankenhaus Prenzlau	Prenzlau								13			4		

Für Leseanleitung und Datenquellen siehe S. 226–230.

		Versorgung von Frühgeborenen		Geburtshilfe				Thoraxchirurgie	Knie-Endoprothetik			Hüft-Endoprothetik		
Klinik	Ort	Frühgeborene < 1.500 g	Level Perinatalzentrum	Geburten	Kaiserschnittrate	Kaiserschnitte (O/E)	Strukt. Dialog	Anatom. Lungenresektionen	Knie-Endoprothesen	QSR-Indikator Revisions-OP	QSR-Gesamtindikator	Hüft-Endoprothesen	QSR-Indikator Revisions-OP	QSR-Gesamtindikator
KMG Klinikum Pritzwalk	Pritzwalk								74	●#	●●#	68	●●●#	●●●#
Havelland Kliniken GmbH, Klinik Rathenow	Rathenow			300	29,33%	1,03%	R		1			30	●●	●●
Immanuel Klinik Rüdersdorf	Rüdersdorf			869	24,97%	0,82%	R		49				●●	●●
Asklepios Klinikum Uckermark	Schwedt			341	47,80%	1,51%	A		68	●●	●●	92	●●	●
Klinikum Niederlausitz GmbH	Senftenberg								65	●●	●●	40		
Krankenhaus Spremberg	Spremberg			>0			R					128		
Krankenhaus Märkisch-Oderland, Standort Strausberg	Strausberg			299	35,12%	1,22%	R						●●●#	●●●#
Sana Krankenhaus Templin	Templin			231	39,83%	1,28%	A							
Johanniter-Krankenhaus im Fläming Treuenbrietzen GmbH	Treuenbrietzen							153	197	●●	●●		●●	●●
Krankenhaus Märkisch-Oderland GmbH; Standort Wriezen	Wriezen								343	●●#	●●#	257	●●●#	●●●#

Für Leseanleitung und Datenquellen siehe S. 226–230.

Klinik	Ort	Versorgung von Frühgeborenen		Geburtshilfe				Thoraxchirurgie	Knie-Endoprothetik			Hüft-Endoprothetik		
		Frühgeborene < 1.500 g	Level Perinatalzentrum	Geburten	Kaiserschnittrate	Kaiserschnitte (O/E)	Strukt. Dialog	Anatom. Lungenresektionen	Knie-Endoprothesen	QSR-Indikator Revisions-OP	QSR-Gesamtindikator	Hüft-Endoprothesen	QSR-Indikator Revisions-OP	QSR-Gesamtindikator
Bremen														
DIAKO Ev. Diakonie-Krankenhaus gemeinnützige GmbH	Bremen			693	36,94%	1,10%	R	8	262	•	•	569	•	•
Klinikum Bremen-Mitte	Bremen			>0			H	4	41			54	••	•
Klinikum Bremen-Nord	Bremen	18	2	1.810	27,79%	0,84%	R	8	36	••	•••	41	••	••
Klinikum Bremen-Ost	Bremen							161	1			22		
Klinikum Links der Weser	Bremen	84	1	2.711	34,23%	0,93%	R	4				5		
Krankenhaus St. Joseph-Stift Bremen GmbH	Bremen			2.027	26,15%	0,90%	R							
Paracelsus-Klinik Bremen	Bremen								504	••	••	368	•	•
Roland Klinik gGmbH	Bremen								349	•••	•••	465	•••	•••
Rotes Kreuz Krankenhaus Bremen gGmbH	Bremen								187	•••	•••	141	••	••
AMEOS Klinikum Am Bürgerpark Bremerhaven	Bremerhaven	20	2					48						
AMEOS Klinikum St. Joseph Bremerhaven	Bremerhaven											6		
Klinikum Bremerhaven Reinkenheide gGmbH	Bremerhaven			1.702	31,20%	1,02%	R	6	58	••	••	61	••	••

Für Leseanleitung und Datenquellen siehe S. 226–230.

Klinik	Ort	Versorgung von Frühgeborenen		Geburtshilfe				Thoraxchirurgie	Knie-Endoprothetik			Hüft-Endoprothetik		
		Frühgeborene < 1.500 g	Level Perinatalzentrum	Geburten	Kaiserschnittrate	Kaiserschnitte (O/E)	Strukt. Dialog	Anatom. Lungenresektionen	Knie-Endoprothesen	QSR-Indikator Revisions-OP	QSR-Gesamtindikator	Hüft-Endoprothesen	QSR-Indikator Revisions-OP	QSR-Gesamtindikator
Hamburg														
AGAPLESION DIAKONIEKLINIKUM HAMBURG	Hamburg			1.435	31,78%	1,09%	R							
AKK Altonaer Kinderkrankenhaus gGmbH	Hamburg							2						
Albertinen-Haus	Hamburg			1.750	32,11%	0,91%	R							
Albertinen-Krankenhaus (260200171-01)	Hamburg			2.472	27,02%	0,82%	R		345	•	•		•	•
Albertinen-Krankenhaus (260200193-02)	Hamburg	17	2											
Asklepios Klinik Altona (260200068-00)	Hamburg			3.092	35,41%	1,01%	R		4			24		
Asklepios Klinik Altona (260200193-01)	Hamburg	81	1											
Asklepios Klinik Barmbek	Hamburg	62	1	2.814	41,03%	1,23%	R	59	1			21		
Asklepios Klinik Nord, Heidberg	Hamburg	28	1	1.750	32,11%	0,91%	R					48		
Asklepios Klinik St. Georg	Hamburg								81	••	•	26		
Asklepios Klinik Wandsbek	Hamburg			934	34,37%	1,21%	R		10			34		
Asklepios Klinikum Harburg	Hamburg			737	34,74%	1,18%	R	189	55			40		
Asklepios Westklinikum Hamburg GmbH	Hamburg								275	••	••	292	•••	•••
Bethesda Krankenhaus Bergedorf gemeinnützige GmbH	Hamburg			746	28,20%	0,93%	R		56	••	••	24		
BG Klinikum Hamburg gGmbH	Hamburg								106			59		
Bundeswehrkrankenhaus Hamburg	Hamburg											7		
Ev. Amalie Sieveking-Krankenhaus	Hamburg			1.282	21,76%	0,78%	R	2	19	••	•••	66	••	••
Evangelisches Krankenhaus Alsterdorf gemeinnützige GmbH	Hamburg								56	••	••	158	••	••

Für Leseanleitung und Datenquellen siehe S. 226–230.

Klinik	Ort	Versorgung von Frühgeborenen		Geburtshilfe				Thoraxchirurgie	Knie-Endoprothetik			Hüft-Endoprothetik		
		Frühgeborene < 1.500 g	Level Perinatalzentrum	Geburten	Kaiserschnittrate	Kaiserschnitte (O/E)	Strukt. Dialog	Anatom. Lungenresektionen	Knie-Endoprothesen	QSR-Indikator Revisions-OP	QSR-Gesamtindikator	Hüft-Endoprothesen	QSR-Indikator Revisions-OP	QSR-Gesamtindikator
Facharztklinik Hamburg	Hamburg								156	•	•	115	•	•
HELIOS ENDO-Klinik Hamburg	Hamburg								1.545	•••	•••	1.753	•••	•••
HELIOS Mariahilf Klinik Hamburg	Hamburg	11	2	1.686	27,22%	0,87%	R		70	•	•	47		
Israelitisches Krankenhaus in Hamburg	Hamburg							6						
Kath. Marienkrankenhaus gemeinnützige GmbH	Hamburg			3.305	35,01%	0,98%	R	70	68	••	••	85	••	••
Katholisches Kinderkrankenhaus Wilhelmstift gGmbH	Hamburg	52	1											
KLINIK DR. GUTH der Klinikgruppe Dr. Guth GmbH & Co. KG	Hamburg								115	••	••	107	••	••
Klinik Fleetinsel Hamburg GmbH & Co. KG	Hamburg								141			61		
Krankenhaus Tabea	Hamburg								302	••	••	292	••	••
Praxis-Klinik Bergedorf	Hamburg								65	••	••	42	••	••
Schön Klinik Hamburg Eilbek	Hamburg								430	•	•	699	•	••
Universitäres Herzzentrum Hamburg GmbH	Hamburg							2						
Universitätsklinikum Hamburg-Eppendorf	Hamburg	70	1	3.141	27,83%	0,76%	R	80	17			24		
Wilhelmsburger Krankenhaus Groß-Sand	Hamburg								74	•••	••	48	••	••

Für Leseanleitung und Datenquellen siehe S. 226–230.

Klinik	Ort	Versorgung von Frühgeborenen: Frühgeborene < 1.500 g	Versorgung von Frühgeborenen: Level Perinatalzentrum	Geburtshilfe: Geburten	Geburtshilfe: Kaiserschnittrate	Geburtshilfe: Kaiserschnitte (O/E)	Geburtshilfe: Strukt. Dialog	Thoraxchirurgie: Anatom. Lungenresektionen	Knie-Endoprothetik: Knie-Endoprothesen	Knie-Endoprothetik: QSR-Indikator Revisions-OP	Knie-Endoprothetik: QSR-Gesamtindikator	Hüft-Endoprothetik: Hüft-Endoprothesen	Hüft-Endoprothetik: QSR-Indikator Revisions-OP	Hüft-Endoprothetik: QSR-Gesamtindikator
Hessen														
Kreiskrankenhaus des Vogelsbergkreises in Alsfeld GmbH	Alsfeld			329	37,39%	1,25%	A	1	59	●●	●●	45	●●	●●
Krankenhaus Bad Arolsen GmbH	Bad Arolsen								93	●●	●●	100	●●	●●
Klinikum Bad Hersfeld	Bad Hersfeld	8	2	940	32,77%	1,02%	R		3					
Orthopädie Bad Hersfeld GmbH	Bad Hersfeld								447	●●●	●●●	344	●●	●●
Hochtaunus Kliniken gGmbH Standort Bad Homburg	Bad Homburg			1.530	25,56%	0,81%	R		112	●●#	●#	74	●●#	●●#
Hochwaldkrankenhaus Bad Nauheim	Bad Nauheim								59	●●#	●●#	19	●●#	●●#
Kerckhoff-Klinik GmbH	Bad Nauheim							103						
HELIOS Klinik Bad Schwalbach	Bad Schwalbach								1	●●	●●	31	●●	●
Kliniken des Main-Taunus Kreises GmbH – Krankenhaus Bad Soden	Bad Soden am Taunus			1.244	33,28%	1,08%	R	8	58	●●#	●●#	112	●●#	●●#
Asklepios Stadtklinik Bad Wildungen	Bad Wildungen							2	125	●●●	●●●	178	●●	●●
Heilig Geist Hospital Bensheim	Bensheim			563	38,01%	1,19%	R		20	●●	●●	46	●●	●
DRK Krankenhaus Biedenkopf	Biedenkopf											4		
Orthopädische Klinik Braunfels/ Endoprothesen- und Wirbelsäulenzentrum Mittelhessen	Braunfels								515	●●●	●●●	534	●●●	●●●
Capio Mathilden-Hospital Büdingen	Büdingen								56	●●	●	74	●●	●●
AGAPLESION ELISABETHENSTIFT EVANGELISCHES KRANKENHAUS	Darmstadt								82	●●	●●	75	●●	●●
Alice-Hospital	Darmstadt			1.076	36,99%	1,25%	A							
Darmstädter Kinderkliniken Prinzessin Margaret	Darmstadt	69	1											
Klinikum Darmstadt GmbH	Darmstadt			1.467	48,40%	1,22%	R	62	24			20		

Für Leseanleitung und Datenquellen siehe S. 226–230.

Klinik	Ort	Versorgung von Frühgeborenen: Frühgeborene < 1.500 g	Versorgung von Frühgeborenen: Level Perinatalzentrum	Geburtshilfe: Geburten	Geburtshilfe: Kaiserschnittrate	Geburtshilfe: Kaiserschnitte (O/E)	Geburtshilfe: Strukt. Dialog	Thoraxchirurgie: Anatom. Lungenresektionen	Knie-Endoprothetik: Knie-Endoprothesen	Knie-Endoprothetik: QSR-Indikator Revisions-OP	Knie-Endoprothetik: QSR-Gesamtindikator	Hüft-Endoprothetik: Hüft-Endoprothesen	Hüft-Endoprothetik: QSR-Indikator Revisions-OP	Hüft-Endoprothetik: QSR-Gesamtindikator
Marienhospital Darmstadt gGmbH	Darmstadt			1.326	34,77%	1,08%	R		53	●●	●●	41		
St.-Rochus Krankenhaus gGmbH	Dieburg								172			24		
Dill Kliniken	Dillenburg			481	38,25%	1,16%	R	2	72	●●	●●	42	●●	●●
Kaiserin-Auguste-Victoria Krankenhaus	Ehringshausen			399	33,58%	1,26%	A							
Gesundheitszentrum Odenwaldkreis GmbH	Erbach im Odenwald			445	37,53%	1,34%	A		103	●●	●●	147	●●●	●●●
Klinikum Werra Meißner GmbH/ Standort Eschwege	Eschwege			336	27,38%	0,90%	R		71	●●	●		●●#	●●#
Marienkrankenhaus g GmbH	Flörsheim								61			51		
Kreiskrankenhaus Frankenberg	Frankenberg			437	37,99%	1,26%	A	2	123	●●	●	144	●●●	●
Klinik Maingau vom Roten Kreuz	Frankfurt								313	●#	●#		●#	●#
Klinik Rotes Kreuz	Frankfurt							2	480	●#	●#		●#	●#
Krankenhaus Sachsenhausen	Frankfurt			961	27,99%	0,90%	R					4		
Sankt Katharinen-Krankenhaus GmbH (260610100-01)	Frankfurt								35			57	●●	●●
Sankt Katharinen-Krankenhauses GmbH (260610100-02)	Frankfurt											>0		
Bürgerhospital und Clementine Kinderhospital gGmbH Standort: Bürgerhospital Frankfurt	Frankfurt a.M.			3.214	32,58%	0,90%	R		60	●●	●●●	36	●●#	●●#
AGAPLESION BETHANIEN KRANKENHAUS	Frankfurt am Main							2	30	●●●#	●●●#	14	●●#	●●#
AGAPLESION DIAKONISSEN KRANKENHAUS	Frankfurt am Main											20		
AGAPLESION MARKUS KRANKENHAUS	Frankfurt am Main			771	30,35%	1,04%	R	2	131	●●●#	●●●#	213	●●#	●●#
Berufsgenossenschaftliche Unfallklinik gGmbH	Frankfurt am Main								260	●	●●	207	●●	●●
Bürgerhospital und Clementine Kinderhospital gemeinnützige GmbH	Frankfurt am Main	66	1										●●#	●●#

Für Leseanleitung und Datenquellen siehe S. 226–230.

Klinik	Ort	Versorgung von Frühgeborenen: Frühgeborene < 1.500 g	Versorgung von Frühgeborenen: Level Perinatalzentrum	Geburtshilfe: Geburten	Geburtshilfe: Kaiserschnittrate	Geburtshilfe: Kaiserschnitte (O/E)	Geburtshilfe: Strukt. Dialog	Thoraxchirurgie: Anatom. Lungenresektionen	Knie-Endoprothetik: Knie-Endoprothesen	Knie-Endoprothetik: QSR-Indikator Revisions-OP	Knie-Endoprothetik: QSR-Gesamtindikator	Hüft-Endoprothetik: Hüft-Endoprothesen	Hüft-Endoprothetik: QSR-Indikator Revisions-OP	Hüft-Endoprothetik: QSR-Gesamtindikator
Hospital zum Heiligen Geist	Frankfurt am Main			951	26,81%	0,88%	R	4	63	●	●	82	●●	●●
Klinikum Frankfurt Höchst GmbH	Frankfurt am Main	44	1	2.110	32,89%	1,00%	R	25	206	●●	●●	259	●●	●●
Krankenhaus Nordwest	Frankfurt am Main			514	28,99%	1,31%	R	69	22			27		
Orthopädische Universitätsklinik Friedrichsheim gGmbH	Frankfurt am Main								205	●●	●●	265	●●	●●
St. Elisabethen-Krankenhaus	Frankfurt am Main			1.269	31,21%	1,05%	R	109	122	●●●#	●●●#		●●#	●●#
St. Marienkrankenhaus	Frankfurt am Main			1.269	31,21%	1,05%	R		111	●●●#	●●●#		●●#	●●#
Universitätsklinikum Frankfurt	Frankfurt am Main	85	1	1.786	30,96%	0,74%	R	115	4			15		
Bürgerhospital Friedberg	Friedberg									●●#	●●#		●●#	●●#
Klinik für Psychiatrie und Psychotherapie	Friedberg			890	32,47%	1,08%	R		76			105		
Hospital zum Heiligen Geist gemeinnützige GmbH	Fritzlar			560	31,25%	1,13%	R		86	●●	●●	40		
Dalberg Klinik Fulda	Fulda								76	●	●			
Herz-Jesu-Krankenhaus	Fulda			740	19,59%	0,71%	R		122	●●	●●	189	●●	●●
Klinikum Fulda gAG	Fulda	46	1	1.343	41,62%	1,23%	R	52	123	●●	●●	113	●●	●
Krankenhaus Gelnhausen	Gelnhausen	13	2	1.541	32,90%	1,08%	R		131	●●	●●●	109	●	●●
AGAPLESION Evangelisches Krankenhaus Mittelhessen	Gießen							2	120	●●	●●●	96	●●●	●●●
St. Josefs Krankenhaus Balserische Stiftung	Gießen			1.232	27,84%	0,97%	R		150	●●	●●	113	●	●
Universitätsklinikum Gießen und Marburg, Standort Gießen	Gießen	74	1	1.515	50,76%	1,25%	A	98	125	●	●	149	●●	●●●
Kreisklinik Groß-Gerau GmbH	Groß-Gerau			459	37,69%	1,16%	R		84	●●	●●	104	●●	●●
Kreisklinik Groß-Umstadt	Groß-Umstadt			385	34,03%	1,07%	R		22	●●#	●●#	42	●●#	●●#
Klinikum Hanau GmbH	Hanau	38	1	1.293	36,19%	1,05%	R	2	72	●●	●●	86	●●●	●●

Für Leseanleitung und Datenquellen siehe S. 226–230.

Klinik	Ort	Versorgung von Frühgeborenen: Frühgeborene < 1.500 g	Versorgung von Frühgeborenen: Level Perinatalzentrum	Geburtshilfe: Geburten	Geburtshilfe: Kaiserschnittrate	Geburtshilfe: Kaiserschnitte (O/E)	Geburtshilfe: Strukt. Dialog	Thoraxchirurgie: Anatom. Lungenresektionen	Knie-Endoprothetik: Knie-Endoprothesen	Knie-Endoprothetik: QSR-Indikator Revisions-OP	Knie-Endoprothetik: QSR-Gesamtindikator	Hüft-Endoprothetik: Hüft-Endoprothesen	Hüft-Endoprothetik: QSR-Indikator Revisions-OP	Hüft-Endoprothetik: QSR-Gesamtindikator
St. Vinzenz Krankenhaus Hanau, Haupthaus	Hanau			1.078	23,38%	0,83%	R		103	●#	●#		●●●#	●●#
St. Vinzenz-Krankenhaus Hanau/Martin-Luther-Stiftung	Hanau			1.078	23,38%	0,83%	R			●#	●#		●●●#	●●#
Kreiskrankenhaus Bergstraße	Heppenheim			483	30,02%	1,11%	R		122	●●	●●	129	●●	●●
Orthopädische Klinik Hessisch Lichtenau gGmbH	Hessisch Lichtenau								423	●●	●●●	510	●	●●●
Kreisklinik Hofgeismar	Hofgeismar			261	37,55%	1,32%	A		3			11		
Kliniken des Main-Taunus Kreises GmbH – Krankenhaus Hofheim	Hofheim									●●#	●●#		●●#	●●#
HELIOS St. Elisabeth Klinik Hünfeld	Hünfeld			560	17,14%	0,59%	R		61	●●	●●	25	●●	●●
HELIOS Klinik Idstein	Idstein								87			32		
AGAPLESION DIAKONIE KLINIKEN KASSEL/Diakonissen-krankenhaus	Kassel								72	●●	●●	8		
AGAPLESION DIAKONIE KLINIKEN KASSEL/Frauenklinik Dr. Koch	Kassel			1.930	28,70%	0,93%	R							
Elisabeth-Krankenhaus Kassel gGmbH	Kassel								59			9		
Klinikum Kassel GmbH	Kassel	65	1	2.026	29,96%	0,88%	R	69	15			73		
Rotes Kreuz Krankenhaus Kassel GGmbH	Kassel								66	●●	●●	92	●●	●●
Vitos Orthopädische Klinik Kassel gemeinnützige GmbH	Kassel								686	●●●	●●●	516	●●●	●●●
St. Josef Krankenhaus-Betriebs GmbH	Königstein im Taunus								97	●●	●●	12		
Hessenklinik Stadtkrankenhaus Korbach gGmbH	Korbach			267	37,08%	1,25%	A		47	●●	●●	58	●●	●●
Asklepios Klinik Langen	Langen			917	32,93%	1,13%	R	14	126	●●●	●●	100	●●	●●
Krankenhaus Eichhof Lauterbach	Lauterbach								142	●●	●●	122	●●	●

Für Leseanleitung und Datenquellen siehe S. 226–230.

		Versorgung von Frühgeborenen		Geburtshilfe				Thoraxchirurgie	Knie-Endoprothetik			Hüft-Endoprothetik		
Klinik	Ort	Frühgeborene < 1.500 g	Level Perinatalzentrum	Geburten	Kaiserschnittrate	Kaiserschnitte (O/E)	Strukt. Dialog	Anatom. Lungenresektionen	Knie-Endoprothesen	QSR-Indikator Revisions-OP	QSR-Gesamtindikator	Hüft-Endoprothesen	QSR-Indikator Revisions-OP	QSR-Gesamtindikator
Asklepios Klinik Lich GmbH	Lich			943	25,66%	0,90%	R	2	220	●●	●	176	●●	●●
St. Vincenz-Krankenhaus Limburg	Limburg			1.107	32,25%	1,09%	R		76	●●	●●	117	●●	●●
Schön Klinik Lorsch GmbH & Co. KG	Lorsch								389	●●●	●●●	482	●	●●
Universitätsklinikum Gießen und Marburg GmbH, Standort Marburg	Marburg	48	1	1.432	43,85%	1,30%	A	51	88	●●	●●	108	●	●●
Diakonie-Krankenhaus Wehrda	Marburg-Wehrda			541	31,24%	0,95%	R		171	●●	●●	163	●●	●●
Asklepios Schwalm-Eder-Kliniken GmbH, Klinikum Melsungen	Melsungen								75	●●●#	●●●#	14	●●#	●●#
Ketteler Krankenhaus gGmbH	Offenbach			798	31,83%	1,09%	R	20	6	●●	●●	5		
Sana Klinikum Offenbach GmbH	Offenbach	31	1	1.412	39,31%	1,11%	R	4	74	●●	●	62	●●	●●
Kreiskrankenhaus Rotenburg	Rotenburg							2	133	●	●●	115		
SCIVIAS Krankenhaus St. Josef, Rüdesheim	Rüdesheim								119	●●	●●	138	●●	●●
GPR Klinikum Rüsselsheim	Rüsselsheim			1.041	33,05%	1,03%	R	16	294	●	●●	374	●	●
Krankenhaus Schlüchtern	Schlüchtern								121	●●	●●	117	●●	●●
Kreiskrankenhaus Schotten	Schotten								133	●●	●●●	131	●●●	●●●
Asklepios Schwalm-Eder-Kliniken GmbH, Klinikum Schwalmstadt	Schwalmstadt			414	40,58%	1,36%	A		68	●●●#	●●●#	119	●●#	●●#
Kreisklinik Jugenheim	Seeheim-Jugenheim								276	●●#	●●#	258	●●#	●●#
Asklepios Klinik Seligenstadt	Seligenstadt							2	26	●●	●●	37	●●	●
Emma-Klinik, Klinik für operative Medizin	Seligenstadt								5					
Hochtaunus Kliniken gGmbH Standort Usingen	Usingen								1	●●#	●#	6	●●#	●●#
St. Josef-Krankenhaus Viernheim	Viernheim								72	●●	●●	136	●●	●●
St. Elisabeth Krankenhaus	Volkmarsen			326	21,78%	0,73%	R							

Für Leseanleitung und Datenquellen siehe S. 226–230.

		Versorgung von Frühgeborenen		Geburtshilfe				Thoraxchirurgie	Knie-Endoprothetik			Hüft-Endoprothetik		
Klinik	Ort	Frühgeborene < 1.500 g	Level Perinatalzentrum	Geburten	Kaiserschnittrate	Kaiserschnitte (O/E)	Strukt. Dialog	Anatom. Lungenresektionen	Knie-Endoprothesen	QSR-Indikator Revisions-OP	QSR-Gesamtindikator	Hüft-Endoprothesen	QSR-Indikator Revisions-OP	QSR-Gesamtindikator
Klinik und Rehabilitationszentrum Lippoldsberg gGmbH	Wahlsburg								104	●●●	●●●	147	●●	●●●
Kreiskrankenhaus Weilburg gGmbH	Weilburg								171	●●●	●●●	145	●●●	●●●
Klinikum Wetzlar-Braunfels	Wetzlar			582	39,35%	1,29%	A		88	●●	●●	49	●●	●
Asklepios Paulinen Klinik	Wiesbaden			1.027	30,87%	1,10%	R		209	●●	●●	181	●	●
DKD HELIOS Klinik Wiesbaden	Wiesbaden							33						
HELIOS Aukamm-Klinik Wiesbaden GmbH	Wiesbaden								286	●●	●●	232	●●●	●●●
HELIOS Dr. Horst-Schmidt-Kliniken Wiesbaden (260610393-01)	Wiesbaden	75	1	2.152	35,13%	0,98%	R	246	54	●●#	●●#		●●#	●●#
HELIOS Dr. Horst-Schmidt-Kliniken Wiesbaden (260610393-02)	Wiesbaden									●●#	●●#		●●#	●●#
St. Josefs-Hospital Wiesbaden GmbH	Wiesbaden			1.679	30,91%	1,05%	R	6	443	●●	●	958	●●●	●●
Klinikum Werra Meißner GmbH/ Standort Witzenhausen	Witzenhausen								1				●●#	●●#

Für Leseanleitung und Datenquellen siehe S. 226–230.

		Versorgung von Frühgeborenen		Geburtshilfe				Thoraxchirurgie	Knie-Endoprothetik			Hüft-Endoprothetik		
Klinik	Ort	Frühgeborene < 1.500 g	Level Perinatalzentrum	Geburten	Kaiserschnittrate	Kaiserschnitte (O/E)	Strukt. Dialog	Anatom. Lungenresektionen	Knie-Endoprothesen	QSR-Indikator Revisions-OP	QSR-Gesamtindikator	Hüft-Endoprothesen	QSR-Indikator Revisions-OP	QSR-Gesamtindikator
Mecklenburg-Vorpommern														
Dietrich-Bonhoeffer-Klinikum Standort: Altentreptow	Altentreptow								488	●#	●●●#	459	●●●#	●●●#
AMEOS Klinikum Anklam	Anklam			279	41,22%	1,22%	R					64		
Sana-Krankenhaus Rügen GmbH – Akademisches Lehrkrankenhaus der Ernst-Moritz-Arndt-Universität Greifswald	Bergen			419	37,47%	1,29%	A		25			37	●●	●●
KMG Klinik Boizenburg GmbH	Boizenburg								1			12		
Warnow-Klinik Bützow	Bützow								17			25	●●	●●
MediClin Krankenhaus am Crivitzer See	Crivitz			391	23,79%	0,74%	R		136	●●●	●●●	135	●●●	●●
Kreiskrankenhaus Demmin GmbH	Demmin			525	31,62%	0,94%	R					>0		
Universitätsmedizin Greifswald – Körperschaft des öffentlichen Rechts	Greifswald			963	38,42%	1,15%	R	53	174	●●●	●●	249	●●	●
Universitätsmedizin Greifswald – Tagesklinik Psychiatrie	Greifswald	36	1											
DRK-Krankenhaus Grevesmühlen gGmbH	Grevesmühlen								97	●●	●●●	65	●●	●
KMG Klinikum Güstrow	Güstrow			610	29,51%	1,04%	R	18	170	●●	●●	256	●●●	●●●
Westmecklenburg Klinikum Helene von Bülow	Hagenow			632	20,57%	0,61%	R		56	●●#	●●#	43	●●	●●
Krankenhaus Bad Doberan	Hohenfelde								82	●●	●●	104	●●	●●
KLINIKUM KARLSBURG der Klinikgruppe Dr. Guth GmbH & Co. KG	Karlsburg							2						
Dietrich-Bonhoeffer-Klinikum Standort: Malchin	Malchin								47	●#	●●●#	82	●●●#	●●●#

Für Leseanleitung und Datenquellen siehe S. 226–230.

		Versorgung von Frühgeborenen		Geburtshilfe				Thoraxchirurgie	Knie-Endoprothetik			Hüft-Endoprothetik		
Klinik	Ort	Frühgeborene < 1.500 g	Level Perinatalzentrum	Geburten	Kaiserschnittrate	Kaiserschnitte (O/E)	Strukt. Dialog	Anatom. Lungenresektionen	Knie-Endoprothesen	QSR-Indikator Revisions-OP	QSR-Gesamtindikator	Hüft-Endoprothesen	QSR-Indikator Revisions-OP	QSR-Gesamtindikator
Dietrich-Bonhoeffer-Klinikum Standort: Neubrandenburg	Neubrandenburg	19	1	880	24,55%	0,83%	R	51	8			16		
DRK-Krankenhaus Mecklenburg-Strelitz gGmbH	Neustrelitz			289	20,07%	0,78%	R	4	50	●●	●●	68	●●	●●
AKG Klinik Parchim GmbH	Parchim			512	18,75%	0,72%	R	2	73	●●	●●	69	●●●	●●●
Asklepios Klinik Pasewalk	Pasewalk			573	25,48%	0,92%	R		83	●●	●●●	145	●●●	●●●
MediClin Krankenhaus Plau am See	Plau am See								81	●●	●●	96	●●	●●
Bodden-Kliniken Ribnitz-Damgarten GmbH	Ribnitz-Damgarten								151	●●	●●	147	●●	●●
Klinikum Südstadt Rostock	Rostock	52	1	3.134	23,36%	0,85%	R	6	60	●	●	130	●	●
Universitätsmedizin Rostock – Teilkörperschaft der Universität Rostock	Rostock							63	139	●●	●		●●●	●●●
HELIOS Kliniken Schwerin	Schwerin	44	1	1.232	24,76%	0,75%	R	87	204	●●	●●	253	●●	●●
HELIOS Hanseklinikum Stralsund	Stralsund			909	33,88%	1,15%	R	34	110	●	●●	173	●●●	●●
DRK Krankenhaus Grimmen GmbH	Süderholz								86	●●	●●	103	●●●	●●
AMEOS Klinikum Ueckermünde	Ueckermünde								61	●●#	●●#	62	●●	●●●
MediClin Müritz-Klinikum	Waren			479	32,99%	1,18%	R	18						
Sana HANSE-Klinikum Wismar GmbH	Wismar			607	32,29%	1,11%	R	12	82	●●	●●		●●	●●
Kreiskrankenhaus Wolgast gGmbH	Wolgast			282	24,11%	0,90%	R							

Für Leseanleitung und Datenquellen siehe S. 226–230.

		Versorgung von Frühgeborenen		Geburtshilfe				Thoraxchirurgie	Knie-Endoprothetik			Hüft-Endoprothetik		
Klinik	Ort	Frühgeborene < 1.500 g	Level Perinatalzentrum	Geburten	Kaiserschnittrate	Kaiserschnitte (O/E)	Strukt. Dialog	Anatom. Lungenresektionen	Knie-Endoprothesen	QSR-Indikator Revisions-OP	QSR-Gesamtindikator	Hüft-Endoprothesen	QSR-Indikator Revisions-OP	QSR-Gesamtindikator
Niedersachsen														
Aller-Weser-Klinik gGmbH, Krankenhaus Achim	Achim								154	••	••	95	••	•
AMEOS Klinikum Alfeld	Alfeld								56	••	••	70	••	••
Niels-Stensen-Kliniken Marienhospital Ankum-Bersenbrück GmbH	Ankum			786	27,35%	0,96%	R		80	••	••	43	••	•
Ubbo-Emmius-Klinik gGmbH Ostfriesisches Krankenhaus, Klinik Aurich	Aurich	11	2	1.159	35,29%	0,96%	R	50	209	•••	•••	204	•••	•
Paulinenkrankenhaus Bad Bentheim	Bad Bentheim								283	•••	••	326	•••	••
Herz- und Gefäßzentrum Bad Bevensen	Bad Bevensen							2						
HELIOS Klinik Bad Gandersheim	Bad Gandersheim			225	26,67%	0,91%	R		148	••	••	137	•	••
Asklepios Harzklinik Bad Harzburg	Bad Harzburg								697	•••	•••	503	•••	•••
AGAPLESION EV. BATHILDISKRANKENHAUS gemeinnützige GmbH	Bad Pyrmont								71	•	•	160	••	•
Schüchtermann-Klinik	Bad Rothenfelde							4						
St. Bernhard-Hospital	Brake								83	••	••	97	••	••
Niels-Stensen-Kliniken Bramsche GmbH	Bramsche											38		
Herzogin Elisabeth Hospital	Braunschweig								660	•	•	933	•••	•••
Krankenhaus Marienstift gGmbH	Braunschweig			901	26,75%	0,94%	R							
Krankenhaus St. Vinzenz	Braunschweig			297	69,02%	1,80%	U							
Städtisches Klinikum Braunschweig gGmbH	Braunschweig	57	1	2.072	32,00%	0,91%	R	141	62			22		
OsteMed Klinik Bremervörde	Bremervörde			410	25,61%	0,94%	R		1			43	••	•••
Krankenhaus Buchholz	Buchholz in der Nordheide			678	25,96%	0,93%	R		85	••	••	240	••	•

Für Leseanleitung und Datenquellen siehe S. 226–230.

		Versorgung von Frühgeborenen		Geburtshilfe				Thoraxchirurgie	Knie-Endoprothetik			Hüft-Endoprothetik		
Klinik	Ort	Frühgeborene < 1.500 g	Level Perinatalzentrum	Geburten	Kaiserschnittrate	Kaiserschnitte (O/E)	Strukt. Dialog	Anatom. Lungenresektionen	Knie-Endoprothesen	QSR-Indikator Revisions-OP	QSR-Gesamtindikator	Hüft-Endoprothesen	QSR-Indikator Revisions-OP	QSR-Gesamtindikator
AGAPLESION EV. KRANKENHAUS BETHEL Bückeburg gGmbH	Bückeburg			556	26,62%	0,93%	R		172	●●	●●	177	●●	●●●
KRH Klinikum Großburgwedel	Burgwedel			672	36,16%	1,04%	R		116	●●	●●	39	●●	●●
Elbe Klinikum Buxtehude	Buxtehude			830	20,36%	0,71%	R		254	●●●	●●●	167	●●	●●
ALLGEMEINES KRANKENHAUS CELLE	Celle	33	1	1.439	31,06%	0,91%	R	39	142	●	●●	277	●	●
St. Josefs-Hospital gemeinnützige GmbH	Cloppenburg			649	38,67%	1,17%	R		208	●●	●●	130	●●	●●●
Helios Klinik Cuxhaven GmbH	Cuxhaven			523	37,09%	1,15%	R	2	56	●●	●●	50	●●●	●●
HELIOS Seehospital Sahlenburg	Cuxhaven								88	●	●	105	●●	●●
Krankenhaus St. Elisabeth gGmbH	Damme			446	36,32%	1,09%	R		142	●●●	●●	285	●	●
Capio Elbe-Jeetzel-Klinik Dannenberg	Dannenberg			316	33,23%	1,19%	R	2	37			19	●	●
Alexianer Kliniken Landkreis Diepholz GmbH, Klinik Diepholz	Diepholz								40	●●	●	87	●●	●●
St. Martini Krankenhaus Duderstadt	Duderstadt			331	34,44%	1,13%	R		85	●●	●●	74	●●	●●
Einbecker Bürger-Spital GmbH	Einbeck								51	●●	●●●	49	●●	●●
Klinikum Emden – Hans-Susemihl-Krankenhaus gGmbH	Emden			675	37,04%	1,09%	R		65	●	●●	82	●●	●●
St. Marien Hospital gGmbH	Friesoythe			483	29,61%	0,99%	R		54	●●	●●	62	●●	●●
STENUM Ortho GmbH	Ganderkesee								114	●●	●●	130	●	●●
AMEOS Klinikum Seepark Geestland	Geestland								343	●●	●●●		●●●	●●●
KRH Klinikum Robert Koch Gehrden	Gehrden			1.029	19,14%	0,62%	R		129	●●	●●	127	●●	●●
Niels-Stensen-Kliniken Franziskus-Hospital Harderberg	Georgsmarienhütte			936	33,44%	1,03%	R		264	●	●●	341	●●	●●
HELIOS Klinikum Gifhorn GmbH	Gifhorn			1.169	26,86%	0,81%	R		91	●	●	67	●●	●●
Asklepios Harzklinik Goslar	Goslar			484	28,51%	0,93%	R	8				5		

Für Leseanleitung und Datenquellen siehe S. 226–230.

Klinik	Ort	Versorgung von Frühgeborenen		Geburtshilfe				Thoraxchirurgie	Knie-Endoprothetik			Hüft-Endoprothetik		
		Frühgeborene < 1.500 g	Level Perinatalzentrum	Geburten	Kaiserschnittrate	Kaiserschnitte (O/E)	Strukt. Dialog	Anatom. Lungenresektionen	Knie-Endoprothesen	QSR-Indikator Revisions-OP	QSR-Gesamtindikator	Hüft-Endoprothesen	QSR-Indikator Revisions-OP	QSR-Gesamtindikator
AGAPLESION KRANKENHAUS NEU BETHLEHEM gGmbH	Göttingen			984	27,95%	0,91%	R							
Evangelisches Krankenhaus Göttingen-Weende gGmbH	Göttingen							46	114	●●	●●	124	●●	●●
Krankenhaus Neu-Mariahilf gGmbH	Göttingen			567	37,39%	1,13%	R		361	●●●	●●●	380	●●●	●●●
Universitätsmedizin Göttingen	Göttingen	69	1	780	47,69%	1,19%	R	180	64	●●	●●	45	●●	●●
Johanniter-Krankenhaus Gronau GmbH	Gronau								141	●	●●	140	●●	●●●
Gesundheitseinrichtungen Hameln-Pyrmont GmbH – Sana Klinikum Hameln-Pyrmont	Hameln	7	2	1.267	28,57%	1,07%	R	37	156	●●	●●	130	●	●●
Krankenhaus Hann. Münden	Hann. Münden								39	●●	●●	40	●●	●●
Nephrologisches Zentrum Niedersachsen	Hann. Münden									●●	●●		●●	●●
DIAKOVERE Annastift gGmbH – Orthopädische Klinik der MHH	Hannover								605	●	●	797	●●	●
DIAKOVERE Friederikenstift gGmbH	Hannover			1.868	19,22%	0,69%	R		104	●●●	●●●	129	●●	●●
DIAKOVERE Henriettenstift	Hannover			2.146	31,17%	0,95%	R		83	●	●	29		
DRK-Krankenhaus Clementinenhaus	Hannover								351	●●●	●●●	108	●●	●●
Kinder- und Jugendkrankenhaus AUF DER BULT	Hannover	84	1											
KRH Klinikum Nordstadt	Hannover			284	21,48%	0,86%	R	4	51	●●	●●	53	●●	●●
KRH Klinikum Siloah Oststadt Heidehaus	Hannover							176						
Medizinische Hochschule Hannover	Hannover	92	1	2.628	34,02%	0,99%	R	108	56			43	●●	●
Sophien-Klinik Hannover	Hannover								183	●	●●	101	●●●	●●●
Sophien-Klinik Vahrenwald	Hannover								1					

Für Leseanleitung und Datenquellen siehe S. 226–230.

		Versorgung von Frühgeborenen		Geburtshilfe				Thoraxchirurgie	Knie-Endoprothetik			Hüft-Endoprothetik		
Klinik	Ort	Frühgeborene < 1.500 g	Level Perinatalzentrum	Geburten	Kaiserschnittrate	Kaiserschnitte (O/E)	Strukt. Dialog	Anatom. Lungenresektionen	Knie-Endoprothesen	QSR-Indikator Revisions-OP	QSR-Gesamtindikator	Hüft-Endoprothesen	QSR-Indikator Revisions-OP	QSR-Gesamtindikator
Vinzenzkrankenhaus Hannover gGmbH	Hannover			1.240	21,69%	0,67%	R		144	•••	••	484	•	••
HELIOS St. Marienberg Klinik Helmstedt	Helmstedt			353	31,44%	1,23%	R		101	•	•	94	••	••
HELIOS Klinik Herzberg/Osterode	Herzberg am Harz			504	13,49%	0,52%	R	22	66	•	•	63	••	••
HELIOS Klinikum Hildesheim GmbH	Hildesheim	31	1	1.304	33,82%	0,94%	R	74	250	•••	•••	286	•••	••
St. Bernward Krankenhaus	Hildesheim	35	1	1.382	35,46%	1,05%	R	59	124	••	••	149	•	•
AGAPLESION EVANGELISCHES KRANKENHAUS HOLZMINDEN	Holzminden			389	20,05%	0,62%	R		71	•••	•••	102	••	••
KRH Klinikum Agnes Karll Laatzen	Laatzen								157	•	•	210	•	•
Paracelsus-Klinik am Silbersee	Langenhagen								213	•••	••	259	•	•
Borromäus Hospital Leer gGmbH	Leer			761	30,35%	1,00%	R		131	••	•	170	••	••
Klinikum Leer gGmbH	Leer	8	2	694	39,91%	1,15%	R	2	102	•	•	133	••	••
KRH Klinikum Lehrte	Lehrte								128	•••	•••	99	••	••
Klinik Lilienthal GmbH	Lilienthal								41			32	••	••
Bonifatius Hospital Lingen	Lingen	11	1	1.092	40,93%	1,20%	R		209	•••	••	165	••	••
St. Franziskus-Hospital	Lohne			418	41,39%	1,43%	U		56	••	••	95	••	••
St. Anna Klinik	Löningen								1			23		
Städtisches Klinikum Lüneburg gemeinnützige GmbH	Lüneburg	37	1	1.596	36,47%	1,00%	R	60	66	••	••	60	••	••
Orthoklinik Lüneburg GmbH	Lüneburg								262	••	••	243	••	••
Niels-Stensen-Klinikum Christliches Klinikum Melle	Melle			627	30,78%	1,04%	R		368	••	••	396	••	•••
Krankenhaus Ludmillenstift	Meppen			853	34,35%	1,06%	R	32	69	••	••	90	••	••
KRH Klinikum Neustadt am Rübenberge	Neustadt am Rübenberge			910	28,68%	0,91%	R		69	••	••	95	•	••
Helios Kliniken Mittelweser	Nienburg			557	31,60%	1,00%	R		134	••	••	77	••	••

Für Leseanleitung und Datenquellen siehe S. 226–230.

		Versorgung von Frühgeborenen		Geburtshilfe				Thoraxchirurgie	Knie-Endoprothetik			Hüft-Endoprothetik		
Klinik	Ort	Frühgeborene < 1.500 g	Level Perinatalzentrum	Geburten	Kaiserschnittrate	Kaiserschnitte (O/E)	Strukt. Dialog	Anatom. Lungenresektionen	Knie-Endoprothesen	QSR-Indikator Revisions-OP	QSR-Gesamtindikator	Hüft-Endoprothesen	QSR-Indikator Revisions-OP	QSR-Gesamtindikator
Ubbo-Emmius-Klinik gGmbH, Ostfriesisches Krankenhaus, Klinik Norden	Norden								46	••	••	73	••	••
Helios Klinik Wesermarsch	Nordenham			276	31,16%	1,04%	R		56	••	••	69	••	••
Euregio-Klinik Albert-Schweitzer-Straße GmbH	Nordhorn	11	2	926	41,14%	1,31%	U		46	••	••	65	••	••
HELIOS Albert-Schweitzer-Klinik Northeim	Northeim			360	31,11%	1,07%	R		187	••	••	72	••	••
Evangelisches Krankenhaus Oldenburg	Oldenburg			1.213	29,10%	0,89%	R		15	••	••	53	••	••
Klinikum Oldenburg AöR	Oldenburg	116	1	1.648	41,93%	1,09%	R	2	36	••	••	67	••	••
Pius-Hospital Oldenburg, Medizinischer Campus Universität Oldenburg	Oldenburg			306	43,14%	1,39%	U	118	221	•	•	379	••	•••
Christliches Kinderhospital Osnabrück GmbH	Osnabrück	66	1					2						
Klinikum Osnabrück GmbH	Osnabrück			1.371	39,10%	1,09%	R	12	190	•••	•••	117	••	••
Niels-Stensen-Kliniken Marienhospital Osnabrück	Osnabrück			1.567	39,44%	1,07%	R		2			11		
Paracelsus-Klinik Osnabrück	Osnabrück								206	••	••	91	••	••
Niels-Stensen-Kliniken Krankenhaus St. Raphael Ostercappeln	Ostercappeln							172						
Kreiskrankenhaus Osterholz	Osterholz-Scharmbeck			496	28,83%	0,99%	R		63	••	••	73	•••	•••
Capio Krankenhaus Land Hadeln	Otterndorf								186	••	••	141	••	•
Marien Hospital Papenburg Aschendorf gGmbH	Papenburg			581	23,92%	0,73%	R	2	54	•	••	41	••	••
Klinikum Peine gGmbH	Peine			379	19,00%	0,71%	R	8	64	••	•	79	••	••
Christliches Krankenhaus Quakenbrück GmbH	Quakenbrück								65	•	•	31	••	••

Für Leseanleitung und Datenquellen siehe S. 226–230.

		Versorgung von Frühgeborenen		Geburtshilfe				Thoraxchirurgie	Knie-Endoprothetik			Hüft-Endoprothetik		
Klinik	Ort	Frühgeborene < 1.500 g	Level Perinatalzentrum	Geburten	Kaiserschnittrate	Kaiserschnitte (O/E)	Strukt. Dialog	Anatom. Lungenresektionen	Knie-Endoprothesen	QSR-Indikator Revisions-OP	QSR-Gesamtindikator	Hüft-Endoprothesen	QSR-Indikator Revisions-OP	QSR-Gesamtindikator
Klinikum Schaumburg, Kreiskrankenhaus Rinteln	Rinteln								45			16		
AGAPLESION DIAKONIEKLINIKUM ROTENBURG gemeinnützige GmbH	Rotenburg (Wümme)			1.092	37,18%	1,11%	R	49	64	•••	•••	121	••	••
HELIOS Klinikum Salzgitter GmbH	Salzgitter			617	29,17%	0,90%	R		208	•	•	140	••	••
St. Elisabeth-Krankenhaus Salzgitter gGmbH	Salzgitter			342	37,43%	1,12%	R		26	••	••	55	••	••
Nordwest-Krankenhaus Sanderbusch gGmbH	Sande							46	139	••	••	1[illegible]7	•	•
Asklepios Kliniken Schildautal	Seesen								6			32		
Hümmling Hospital Sögel gGmbH	Sögel			462	41,99%	1,12%	R		152	•••	••	103	••	••
Heidekreis-Klinikum GmbH Krankenhaus Soltau	Soltau								65	••	••	83	••	••
Elbe Klinikum Stade	Stade			1.051	31,49%	1,01%	R	30	75	••	••	114	••	•••
Klinikum Schaumburg, Kreiskrankenhaus Stadthagen	Stadthagen			351	27,92%	0,96%	R		27			[illegible]9	••	••
Alexianer Kliniken Landkreis Diepholz GmbH, Klinik Sulingen	Sulingen								136	•••	•••	219	••	••
Elisabeth-Krankenhaus Thuine	Thuine								152	••	••	[illegible]8	••	••
Helios Klinikum Uelzen GmbH	Uelzen			627	35,25%	1,04%	R	2	57	•	•	84	••	••
Klinik Veerßen GmbH	Uelzen								158	••	••	72	••	••
St. Johannes-Hospital gemeinnützige GmbH	Varel			603	27,03%	0,89%	R		111	••	••	100	••	••
St. Marienhospital Vechta	Vechta	39	1	1.218	35,14%	1,01%	R		83	••	••	46	••	••
Aller-Weser-Klinik gGmbH, Krankenhaus Verden	Verden (Aller)			486	30,86%	1,13%	R					32	••	••
Heidekreis-Klinikum GmbH Krankenhaus Walsrode	Walsrode			828	35,39%	1,02%	R		61	••	•	72	••	••

Für Leseanleitung und Datenquellen siehe S. 226–230.

Klinik	Ort	Versorgung von Frühgeborenen: Frühgeborene < 1.500 g	Versorgung von Frühgeborenen: Level Perinatalzentrum	Geburtshilfe: Geburten	Geburtshilfe: Kaiserschnittrate	Geburtshilfe: Kaiserschnitte (O/E)	Geburtshilfe: Strukt. Dialog	Thoraxchirurgie: Anatom. Lungenresektionen	Knie-Endoprothetik: Knie-Endoprothesen	Knie-Endoprothetik: QSR-Indikator Revisions-OP	Knie-Endoprothetik: QSR-Gesamtindikator	Hüft-Endoprothetik: Hüft-Endoprothesen	Hüft-Endoprothetik: QSR-Indikator Revisions-OP	Hüft-Endoprothetik: QSR-Gesamtindikator
Krankenhaus Rheiderland	Weener											10		
Ammerland-Klinik GmbH	Westerstede			608	33,72%	1,22%	R	24						
Bundeswehrkrankenhaus Westerstede	Westerstede								153	••	••	130	•	•
Krankenhaus Johanneum	Wildeshausen			447	37,14%	1,13%	R		119	••	•	158	••	••
Klinikum Wilhelmshaven gGmbH (ehem. RNK Städtische Kliniken gGmbH)	Wilhelmshaven	5	2	646	37,31%	1,18%	R	2	49	••	••	50	••	••
Krankenhaus Winsen (Luhe)	Winsen (Luhe)			669	28,85%	0,94%	R	19	220	•••	••	319	•••	•
Krankenhaus Wittmund gGmbH	Wittmund			412	40,29%	1,24%	R		263	•••	••	272	•	••
Städtisches Klinikum Wolfenbüttel gGmbH	Wolfenbüttel			682	34,31%	1,11%	R		183	••	••	129	•••	••
Klinikum Wolfsburg	Wolfsburg	35	1	1.648	27,37%	1,04%	R	2	52			74		

Für Leseanleitung und Datenquellen siehe S. 226–230.

Klinik	Ort	Versorgung von Frühgeborenen		Geburtshilfe				Thoraxchirurgie	Knie-Endoprothetik			Hüft-Endoprothetik		
		Frühgeborene < 1.500 g	Level Perinatalzentrum	Geburten	Kaiserschnittrate	Kaiserschnitte (O/E)	Strukt. Dialog	Anatom. Lungenresektionen	Knie-Endoprothesen	QSR-Indikator Revisions-OP	QSR-Gesamtindikator	Hüft-Endoprothesen	QSR-Indikator Revisions-OP	QSR-Gesamtindikator
Nordrhein-Westfalen														
Franziskushospital Aachen GmbH	Aachen								286	●●	●●●	114	●●	●●
Luisenhospital Aachen	Aachen			1.076	27,97%	0,99%	R	61	65	●●	●●	52		
Marienhospital Aachen	Aachen			593	29,51%	1,05%	R	11	74	●●	●●	181	●●	●●
Uniklinik RWTH Aachen	Aachen	71	1	1.192	38,59%	1,05%	R	59	73	●	●	105	●●	●●
Klinikum Westmünsterland St. Marien-Krankenhaus Ahaus	Ahaus			407	38,57%	1,15%	R		147	●●	●●●	160	●●	●●
St. Franziskus-Hospital Ahlen	Ahlen			949	32,45%	1,01%	R	6	51	●●	●●●	72	●●	●●
Marienhospital Arnsberg	Arnsberg								2			46	●●#	●●#
Karolinen-Hospital Hüsten	Arnsberg-Hüsten			1.203	24,69%	0,85%	R						●●#	●●#
HELIOS Klinik Attendorn	Attendorn			472	38,35%	1,13%	R		126	●●	●●	109	●●	●●
HELIOS Klinik Bad Berleburg	Bad Berleburg			257	39,30%	1,23%	R		83	●	●	11	●●	●●
CURA Kath. Krankenhaus im Siebengebirge	Bad Honnef			399	29,07%	1,04%	R		2				●●	●●
Herz- und Diabeteszentrum NRW	Bad Oeynhausen			>0			H	45						
MKK Auguste Viktoria Klinik	Bad Oeynhausen								199	●	●	370	●	●
MKK Krankenhaus Bad Oeynhausen	Bad Oeynhausen			554	24,19%	0,85%	R		29			36	●●	●●
St. Elisabeth-Hospital Beckum GmbH	Beckum								120	●●	●●	80	●●	●●
St. Hubertus-Stift GmbH	Bedburg								82	●●	●●●	89	●●	●●●
Maria-Hilf-Krankenhaus	Bergheim			521	32,63%	1,20%	R		113	●	●	125	●●	●●
Evangelisches Krankenhaus Bergisch Gladbach gGmbH	Bergisch Gladbach			641	40,25%	1,16%	R		62			52		
Marien-Krankenhaus	Bergisch Gladbach								163	●●●	●●●	272	●●	●●
Vinzenz Pallotti Hospital GmbH	Bergisch-Gladbach Bensberg			1.823	25,07%	0,68%	R		88	●●	●●	52	●●	●●

Für Leseanleitung und Datenquellen siehe S. 226–230.

		Versorgung von Frühgeborenen		Geburtshilfe				Thoraxchirurgie	Knie-Endoprothetik			Hüft-Endoprothetik		
Klinik	Ort	Frühgeborene < 1.500 g	Level Perinatalzentrum	Geburten	Kaiserschnittrate	Kaiserschnitte (O/E)	Strukt. Dialog	Anatom. Lungenresektionen	Knie-Endoprothesen	QSR-Indikator Revisions-OP	QSR-Gesamtindikator	Hüft-Endoprothesen	QSR-Indikator Revisions-OP	QSR-Gesamtindikator
Ev. Krankenhaus Bielefeld gGmbH Standort Bethel	Bielefeld	82	1	1.538	34,39%	0,78%	R	66	107	●●	●●	129	●#	●●#
Evangelisches Krankenhaus Bielefeld gGmbH – Standort Johannesstift	Bielefeld			85	23,53%	0,80%	R					5	●#	●●#
Franziskus Hospital Bielefeld	Bielefeld			836	29,90%	1,02%	R	6	130	●●#	●●●#	144	●#	●●#
Klinik Dr. Hartog	Bielefeld			289	39,79%	1,31%	H							
Klinikum Bielefeld, Standort Mitte	Bielefeld			1.134	28,48%	0,93%	R	57	186	●●#	●●#	261	●●#	●#
Klinikum Bielefeld, Standort Rosenhöhe	Bielefeld								106	●●#	●●#	17	●●#	●#
St. Agnes-Hospital Bocholt	Bocholt	8	2	873	34,59%	1,03%	R		113	●	●	141	●●	●●
Augusa-Kranken-Anstalt gGmbH; Bochum-Mitte	Bochum			731	29,68%	0,99%	R	6						
Berufsgenossenschaftliches Universitätsklinikum Bergmannsheil gGmbH	Bochum							22	91			57		
Marien-Hospital Wattenscheid	Bochum								1					
Martin-Luther-Krankenhaus, Voedestr.	Bochum								75	●●	●●		●●	●●●
St. Elisabeth-Hospital	Bochum			1.186	40,22%	1,12%	R		231	●●#	●●#	242	●●#	●●#
St. Josef-Hospital	Bochum	40	1						59	●●#	●●#	76	●●#	●●#
St. Maria-Hilf-Krankenhaus	Bochum								1					
Universitätsklinikum Knappschaftskrankenhaus Bochum	Bochum							2	99	●●	●●	118	●●	●●
Gemeinschaftskrankenhaus Haus St. Elisabeth	Bonn			598	25,59%	0,83%	R					13		
Gemeinschaftskrankenhaus Haus St. Petrus	Bonn								493	●●●	●●●	812	●●●	●●
GFO Kliniken Bonn – Betriebstätte St. Marien	Bonn	47	1	2.208	22,78%	0,61%	R	6						

Für Leseanleitung und Datenquellen siehe S. 226–230.

Klinik	Ort	Versorgung von Frühgeborenen		Geburtshilfe				Thoraxchirurgie	Knie-Endoprothetik			Hüft-Endoprothetik		
		Frühgeborene < 1.500 g	Level Perinatalzentrum	Geburten	Kaiserschnittrate	Kaiserschnitte (O/E)	Strukt. Dialog	Anatom. Lungenresektionen	Knie-Endoprothesen	QSR-Indikator Revisions-OP	QSR-Gesamtindikator	Hüft-Endoprothesen	QSR-Indikator Revisions-OP	QSR-Gesamtindikator
GFO Kliniken Bonn, Betriebstätte St. Josef	Bonn								284	●●	●●●	244	●●	●●
Johanniter GmbH – Johanniter Krankenhaus Bonn	Bonn			640	34,06%	1,06%	R	2						
Johanniter GmbH – Waldkrankenhaus Bonn	Bonn								90	●●	●●	70		
Malteser Krankenhaus Seliger Gerhard Bonn/Rhein-Sieg	Bonn			490	23,67%	0,82%	R	126	34			14		
Universitätsklinikum Bonn	Bonn	91	1	1.701	38,57%	1,08%	R	37	96			166	●●●	●●
Klinikum Westmünsterland St. Marien-Hospital Borken	Borken			511	31,90%	1,04%	R		175	●●●	●●●	231	●	●●
Knappschaftskrankenhaus Bottrop GmbH	Bottrop											1		
Marienhospital Bottrop gGmbH	Bottrop	18	1						124	●	●	123	●●	●●
St. Vincenz Hospital Brakel	Brakel								327	●	●●	342	●●	●●
Städt. Krankenhaus Maria-Hilf Brilon gGmbH	Brilon			535	30,84%	1,05%	R		74	●●	●●	65	●●	●●
Marienhospital Brühl	Brühl			590	28,64%	0,91%	R		87	●	●	82	●	●●
Lukas-Krankenhaus Bünde	Bünde								250	●	●	367	●●●	●●
St. Rochus-Hospital	Castrop-Rauxel			692	37,86%	1,21%	R		9	●●#	●●#	22	●●#	●●#
Ev. Krankenhaus Castrop-Rauxel	Castrop-Rauxel			277	44,76%	1,51%	H		78	●●	●●	12		
Christophorus-Kliniken Standort Coesfeld	Coesfeld	49	1	1.565	20,13%	0,53%	R		85	●●	●●	76	●●	●●
St. Vincenz-Krankenhaus	Datteln			1.830	36,12%	0,96%	R		88	●●	●●	96	●●	●●
Vestische Kinder- und Jugendklinik Datteln – Universität Witten/Herdecke	Datteln	84	1											
Klinikum Lippe Detmold	Detmold	28	1	1.880	23,94%	0,78%	R		23	●	●●	68	●#	●●#

Für Leseanleitung und Datenquellen siehe S. 226–230.

Klinik	Ort	Versorgung von Frühgeborenen: Frühgeborene < 1.500 g	Level Perinatalzentrum	Geburtshilfe: Geburten	Kaiserschnittrate	Kaiserschnitte (O/E)	Strukt. Dialog	Thoraxchirurgie: Anatom. Lungenresektionen	Knie-Endoprothetik: Knie-Endoprothesen	QSR-Indikator Revisions-OP	QSR-Gesamtindikator	Hüft-Endoprothetik: Hüft-Endoprothesen	QSR-Indikator Revisions-OP	QSR-Gesamtindikator
Evangelisches Krankenhaus Dinslaken	Dinslaken								209	●#	●#	140	●●#	●●#
St. Vinzenz-Hospital	Dinslaken			971	31,31%	0,95%	R	2	102	●●	●●	117	●●	●●
Kreiskrankenhaus Dormagen	Dormagen			615	31,54%	1,02%	R		188	●●	●●	193	●●	●●
St. Elisabeth-Krankenhaus Dorsten	Dorsten			494	43,12%	1,48%	H		54	●●#	●●#	33	●●#	●●#
Katholisches Krankenhaus Dortmund-West	Dortmund							2	303	●●#	●●#	243	●●#	●●#
Klinikum Dortmund gGmbH – Klinikzentrum Nord	Dortmund			1.846	58,02%	1,31%	H		4				●●#	●#
Klinikum Dortmund gGmbH Klinikzentrum Mitte	Dortmund	130	1	1.846	58,02%	1,31%	H	8	279	●●	●●		●●#	●#
Knappschaftskrankenhaus Dortmund, Klinikum Westfalen GmbH	Dortmund			752	21,14%	0,68%	R	52	331	●●#	●●#	73	●●#	●●#
Knappschaftskrankenhaus Lütgendortmund, Klinikum Westfalen GmbH	Dortmund								42			57		
Ortho-Klinik Dortmund	Dortmund								147	●●	●●		●●	●●
St. Josefs-Hospital	Dortmund			701	28,24%	1,14%	R	2	43			10		
St.-Johannes-Hospital Dortmund	Dortmund			1.375	35,34%	1,10%	R							
BETHESDA Krankenhaus	Duisburg			1.127	31,23%	0,94%	R	39	234	●●	●●	304	●●	●●●
BG Klinikum Duisburg gGmbH	Duisburg								66			33		
Evangelisches Krankenhaus Duisburg-Nord	Duisburg							105	41	●#	●#	99	●●#	●●#
HELIOS St. Johannes Klinik	Duisburg	18	1	826	35,47%	1,12%	R	2	58			35		
HELIOS St. Marien Klinik	Duisburg			>0			H					>0		
Johanniter-Krankenhaus Rheinhausen GmbH	Duisburg								91	●●	●●	70	●●	●●
Malteser Krankenhaus St. Anna	Duisburg			531	37,85%	1,17%	R	11	1	●#	●#	>0	●●#	●●#

Für Leseanleitung und Datenquellen siehe S. 226–230.

		Versorgung von Frühgeborenen		Geburtshilfe				Thoraxchirurgie	Knie-Endoprothetik			Hüft-Endoprothetik		
Klinik	Ort	Frühgeborene < 1.500 g	Level Perinatalzentrum	Geburten	Kaiserschnittrate	Kaiserschnitte (O/E)	Strukt. Dialog	Anatom. Lungenresektionen	Knie-Endoprothesen	QSR-Indikator Revisions-OP	QSR-Gesamtindikator	Hüft-Endoprothesen	QSR-Indikator Revisions-OP	QSR-Gesamtindikator
Malteser Krankenhaus St. Johannes-Stift	Duisburg							4	208	●#	●#	92	●●#	●●#
Sana Kliniken Duisburg – Wedau Kliniken	Duisburg	79	1	1.480	43,72%	1,24%	R	10	8			12		
Krankenhaus Düren gem. GmbH	Düren			678	34,96%	1,06%	R	18	87	●●	●●	107	●●●	●●
St. Augustinus Krankenhaus gGmbH	Düren							2	118	●●	●●	168	●●	●●
St. Marien-Hospital gGmbH	Düren-Birkesdorf	25	1	1.202	37,44%	1,04%	R	10						
Augusta-Krankenhaus	Düsseldorf							2	1					
Dominikus-Krankenhaus Düsseldorf-Heerdt	Düsseldorf								72	●●	●●	43		
Evangelisches Krankenhaus Düsseldorf	Düsseldorf	20	1	1.724	33,87%	0,96%	R		52	●●	●●	46	●●	●
Florence-Nightingale-Krankenhaus	Düsseldorf	49	1	1.993	39,84%	1,13%	R	85	59			97	●●	●●
Krankenhaus Mörsenbroich-Rath GmbH/ Marienkankenhaus Kaiserswerth	Düsseldorf								301	●●●	●●●	401	●●	●●
Luisenkrankenhaus GmbH	Düsseldorf											[illegible]		
Marien Hospital Düsseldorf GmbH	Düsseldorf			1.017	12,49%	0,47%	R					[illegible]		
Sana Kliniken Düsseldorf GmbH, Standort Benrath	Düsseldorf			669	27,95%	1,00%	R		53	●	●	72	●●	●●
Sana Krankenhaus Gerresheim	Düsseldorf			527	23,72%	0,86%	R	45	107	●●	●●	49	●●	●●
St. Martinus-Krankenhaus Düsseldorf	Düsseldorf								90	●●	●●	36	●●	●
St. Vinzenz-Krankenhaus	Düsseldorf								191	●●	●●	263	●●●	●●●
Universitätsklinikum Düsseldorf	Düsseldorf	66	1	1.881	42,16%	1,21%	R	51	70	●●	●●	101	●	●●
St. Franziskus Krankenhaus	Eitorf								79	●●	●●	72	●●	●●
St. Willibrord-Spital Emmerich-Rees gGmbH	Emmerich am Rhein			474	36,71%	1,16%	R	25	192	●●	●●	199	●●	●●

Für Leseanleitung und Datenquellen siehe S. 226–230.

		Versorgung von Frühgeborenen		Geburtshilfe				Thoraxchirurgie	Knie-Endoprothetik			Hüft-Endoprothetik		
Klinik	Ort	Frühgeborene < 1.500 g	Level Perinatalzentrum	Geburten	Kaiserschnittrate	Kaiserschnitte (O/E)	Strukt. Dialog	Anatom. Lungenresektionen	Knie-Endoprothesen	QSR-Indikator Revisions-OP	QSR-Gesamtindikator	Hüft-Endoprothesen	QSR-Indikator Revisions-OP	QSR-Gesamtindikator
Katholische Kliniken Oberberg gGmbH	Engelskirchen								254	●●	●●	364	●●	●●
Marien-Hospital Erftstadt-Frauenthal	Erftstadt											41	●●	●●
Hermann-Josef-Krankenhaus	Erkelenz			910	32,09%	1,03%	R							
Marien-Hospital	Erwitte								120	●●	●●	163	●●#	●●●#
St.-Antonius-Hospital	Eschweiler			569	32,51%	1,19%	R		93	●●	●●	107	●●	●●
Alfried Krupp Krankenhaus Rüttenscheid	Essen			958	28,91%	0,93%	R		222	●●	●●	345	●●	●●●
Alfried Krupp Krankenhaus Steele	Essen								111	●●	●●	224	●●	●
Elisabeth-Krankenhaus Essen	Essen	38	1	2.364	40,52%	1,20%	R	2				8		
Evangelisches Krankenhaus Essen-Werden gGmbH	Essen								204	●●	●●	351	●●●	●●●
Katholische Kliniken Ruhrhalbinsel (St. Josef Krankenhaus Kupferdreh)	Essen								243	●●	●●	176	●	●●
Katholisches Klinikum Essen – Betriebsteil Philippusstift	Essen								51	●#	●●#		●●#	●●#
Katholisches Klinikum Essen – Marienhospital Altenessen	Essen			670	31,04%	0,96%	R					>0		
Katholisches Klinikum Essen – St. Vincenz Krankenhaus	Essen								138	●#	●●#	131	●●#	●●#
Ruhrlandklinik Westdeutsches Lungenzentrum am Universitätsklinikum Essen gGmbH	Essen							517						
St. Josef Krankenhaus Essen-Werden GmbH	Essen								1			>0		
Universitätsklinikum Essen	Essen	64	1	1.474	43,08%	1,13%	R	12	11			14		
Marien-Hospital Euskirchen	Euskirchen			687	21,11%	0,71%	R		32			18		

Für Leseanleitung und Datenquellen siehe S. 226–230.

		Versorgung von Frühgeborenen		Geburtshilfe				Thoraxchirurgie	Knie-Endoprothetik			Hüft-Endoprothetik		
Klinik	Ort	Frühgeborene < 1.500 g	Level Perinatalzentrum	Geburten	Kaiserschnittrate	Kaiserschnitte (O/E)	Strukt. Dialog	Anatom. Lungenresektionen	Knie-Endoprothesen	QSR Indikator Revisions-OP	QSR-Gesamtindikator	Hüft Endoprothesen	QSR-Indikator Revisions-OP	QSR-Gesamtindikator
St.-Katharinen-Hospital GmbH	Frechen			479	41,75%	1,31%	H					23		
Diakonie Klinikum Krankenhaus Bethesda	Freudenberg							2	212	●●	●	123	●●	●●
St. Elisabeth-Krankenhaus Geilenkirchen gemeinnützige Gesellschaft mbH	Geilenkirchen								343	●●●	●●●	280	●●	●●
St.-Clemens-Hospital Geldern	Geldern			1.012	35,67%	1,18%	R							
Bergmannsheil und Kinderklinik Buer GmbH	Gelsenkirchen	6	2						81	●●	●●	136	●●	●
Evangelische Kliniken Gelsenkirchen GmbH	Gelsenkirchen			640	29,22%	0,89%	R	6	53			15		
Marienhospital Gelsenkirchen GmbH	Gelsenkirchen	42	1	1.240	34,03%	1,07%	R	46	50			53	●●	●●
Sankt Marien-Hospital Buer GmbH	Gelsenkirchen			888	33,22%	1,03%	R		171	●	●	32		
St. Josef-Hospital	Gelsenkirchen							58	65	●●●#	●●●#	33	●●#	●●#
St. Barbara-Hospital	Gladbeck			510	34,31%	1,02%	R		139	●●●#	●●●#	123	●●#	●●#
Wilhelm Anton Hospital	Goch							76						
Kreiskrankenhaus Grevenbroich St. Elisabeth	Grevenbroich			507	20,91%	0,79%	R					[illegible]0		
St. Antonius-Hospital Gronau GmbH	Gronau			638	25,86%	0,83%	R		64	●●	●●	78	●●	●●
Kreiskrankenhaus Gummersbach	Gummersbach			962	30,46%	0,87%	R	16	61	●●	●●	48	●●#	●●#
Klinikum Gütersloh	Gütersloh			587	34,75%	1,04%	R		97	●●	●●	138	●●	●●
Sankt Elisabeth Hospital GmbH	Gütersloh			1.210	21,32%	0,73%	R	58	105	●●	●	113	●●	●●
St. Josef Krankenhaus Haan	Haan								104	●●	●●	53	●●	●●
Allgemeines Krankenhaus Hagen gem. GmbH	Hagen	28	1	1.117	33,75%	1,06%	R		106	●●	●●	50	●●	●●
Ev. Krankenhaus Elsey in Hohenlimburg gGmbH	Hagen								9			22		
Evangelisches Krankenhaus Hagen-Haspe	Hagen			555	29,55%	1,16%	R		145	●	●	153	●●	●●●

Für Leseanleitung und Datenquellen siehe S. 226–230.

		Versorgung von Frühgeborenen		Geburtshilfe				Thoraxchirurgie	Knie-Endoprothetik			Hüft-Endoprothetik		
Klinik	Ort	Frühgeborene < 1.500 g	Level Perinatalzentrum	Geburten	Kaiserschnittrate	Kaiserschnitte (O/E)	Strukt. Dialog	Anatom. Lungenresektionen	Knie-Endoprothesen	QSR-Indikator Revisions-OP	QSR-Gesamtindikator	Hüft-Endoprothesen	QSR-Indikator Revisions-OP	QSR-Gesamtindikator
Katholisches Krankenhaus Hagen gem. GmbH St. Josefs-Hospital	Hagen								19	●●	●●	68		
Katholisches Krankenhaus Hagen gem. GmbH St. Marien-Hospital	Hagen											6		
Klinikum Bielefeld, Standort Halle/Westf.	Halle/Westfalen			415	38,31%	1,39%	H		65	●●#	●●#	78	●●#	●#
St. Sixtus Hospital Haltern	Haltern am See			395	38,73%	1,24%	R		122	●●#	●●#	116	●●#	●●#
Evangelisches Krankenhaus Hamm	Hamm	53	1	1.312	39,86%	1,12%	R	6	75			67	●●	●●
St. Barbara-Klinik Hamm-Heessen	Hamm			739	27,60%	0,99%	R	2	104	●●	●●	87	●●#	●●#
St. Marien-Hospital Hamm gGmbH	Hamm							39	93	●	●	130	●	●●
St. Josef-Krankenhaus Hamm Bockum-Hövel	Hamm-Bockum-Hövel								21			18	●●#	●●#
Sankt Lucia Hospital	Harsewinkel											7		
EvK Hattingen	Hattingen							2	69			106	●●	●●
Katholische Kliniken Ruhrhalbinsel (St. Elisabeth Krankenhaus Niederwenigern)	Hattingen											>0		
Klinik Blankenstein	Hattingen								6			23		
Städtisches Krankenhaus Heinsberg GmbH	Heinsberg			688	31,98%	1,06%	R	2	64	●●	●●	62	●●	●●
Lungenklinik Hemer	Hemer							397						
Paracelsus-Klinik Hemer	Hemer								233	●●●	●●	193	●●	●●
Gemeinschaftskrankenhaus Herdecke gemeinnützige GmbH	Herdecke	6	2	1.326	30,09%	0,89%	R	2	1			10		
Klinikum Herford	Herford	25	1	1.516	36,61%	1,21%	R	22	40	●●	●●	50	●●	●●
Mathilden Hospital	Herford			666	32,43%	1,11%	R		208	●●#	●●●#	32	●#	●●#
Evangelisches Krankenhaus Herne – Standort Eickel	Herne							239						

Für Leseanleitung und Datenquellen siehe S. 226–230.

Klinik	Ort	Versorgung von Frühgeborenen		Geburtshilfe				Thoraxchirurgie	Knie-Endoprothetik			Hüft-Endoprothetik		
		Frühgeborene < 1.500 g	Level Perinatalzentrum	Geburten	Kaiserschnittrate	Kaiserschnitte (O/E)	Strukt. Dialog	Anatom. Lungenresektionen	Knie-Endoprothesen	QSR Indikator Revisions-OP	QSR-Gesamtindikator	Hüft-Endoprothesen	QSR-Indikator Revisions-OP	QSR-Gesamtindikator
Evangelisches Krankenhaus Herne – Standort Herne-Mitte	Herne								129	●●	●●		●●	●
Marien Hospital Herne, Klinikum der Ruhr-Univ. Bochum, Klinik f. Kinderchirurgie	Herne			434	39,40%	1,09%	R							
Marien Hospital Herne, Klinikum der Ruhr-Universität Bochum	Herne			434	39,40%	1,09%	R	6	1					
St. Anna Hospital	Herne			808	25,99%	0,86%	R		462	●●●	●●	609	●●	●●
Gertrudis-Hospital Westerholt	Herten											6	●●#	●●#
St. Elisabeth-Hospital Herten	Herten								425	●●	●●	685	●●●	●●
St. Josefs Krankenhaus Hilden	Hilden			508	28,94%	1,07%	R		128	●●	●●	46	●●	●
St. Ansgar Krankenhaus	Höxter			933	27,54%	0,81%	R					17		
Sana-Krankenhaus Hürth GmbH	Hürth								86	●	●	107	●●●	●●●
St. Elisabeth-Krankenhaus	Ibbenbüren			527	34,34%	1,18%	R	328	124	●●	●●●	74	●●	●●●
von Bodelschwingh-Krankenhaus	Ibbenbüren							3						
Evangelisches Krankenhaus Bethanien Iserlohn gGmbH	Iserlohn	22	1	1.027	49,66%	1,40%	H							
Kath. Kliniken im Märkischen Kreis gem.GmbH/ St. Elisabeth Hospital	Iserlohn								26	●●#	●●#	33	●#	●#
St. Elisabeth-Krankenhaus Jülich	Jülich							12				35		
Hellmig-Krankenhaus Kamen, Klinikum Westfalen GmbH	Kamen								103	●●#	●●#	57	●●#	●●#
St. Bernhard-Hospital Kamp-Lintfort GmbH	Kamp-Lintfort							2	221	●●	●●	471	●●●	●●
Hospital zum Heiligen Geist Kempen GmbH & Co. KG	Kempen			670	30,90%	0,97%	R		47	●	●●	32		

Für Leseanleitung und Datenquellen siehe S. 226–230.

		Versorgung von Frühgeborenen		Geburtshilfe				Thoraxchirurgie	Knie-Endoprothetik			Hüft-Endoprothetik		
Klinik	Ort	Frühgeborene < 1.500 g	Level Perinatalzentrum	Geburten	Kaiserschnittrate	Kaiserschnitte (O/E)	Strukt. Dialog	Anatom. Lungenresektionen	Knie-Endoprothesen	QSR-Indikator Revisions-OP	QSR-Gesamtindikator	Hüft-Endoprothesen	QSR-Indikator Revisions-OP	QSR-Gesamtindikator
Katholisches Karl-Leisner Klinikum gGmbH Standort Marienhospital Kevelaer	Kevelaer								1			44		
Katholisches-Karl-Leisner-Klinikum gGmbH Standort St.-Antonius-Hospital	Kleve			890	29,55%	0,88%	R		65	••	••	80	••	•••
Dreifaltigkeits-Krankenhaus Köln-Braunsfeld	Köln								353	•	••	340	••	••
Eduardus-Krankenhaus	Köln								584	••	•	829	•	••
Evangelisches Krankenhaus Kalk gGmbH	Köln			1.036	26,64%	0,92%	R	2				>0		
Evangelisches Krankenhaus Köln-Weyertal gGmbH	Köln			1.446	24,14%	0,86%	R		61			39		
Heilig Geist-Krankenhaus	Köln			949	22,97%	0,72%	R					4		
Kliniken der Stadt Köln gGmbH – Krankenhaus Holweide	Köln			1.835	45,23%	1,07%	R	11						
Kliniken der Stadt Köln gGmbH – Krankenhaus Merheim	Köln							438	231	•••	•••	115	••	••
Kliniken Köln gGmbH – Kinderkrankenhaus Amsterdamerstraße	Köln	107	1					4						
Krankenhaus der Augustinerinnen	Köln			1.738	28,83%	0,99%	R	6	113	•••	•••	462	•	•
Krankenhaus Porz am Rhein gGmbH	Köln			1.461	25,12%	0,68%	R					17		
Malteser Krankenhaus St. Hildegardis	Köln							49				58		
St. Antonius Krankenhaus, Köln	Köln								64	••	••	45		
St. Elisabeth-Krankenhaus Köln GmbH	Köln			1.616	26,49%	0,87%	R	1				>0		
St. Vinzenz-Hospital	Köln			1.140	21,05%	0,81%	R	30	2			11		
Universitätsklinikum Köln	Köln	143	1	1.759	47,30%	1,18%	R	138	79			105	••	••
St. Franziskus-Hospital	Köln Ehrenfeld								141	••	••	173	•	••

Für Leseanleitung und Datenquellen siehe S. 226–230.

Klinik	Ort	Versorgung von Frühgeborenen		Geburtshilfe				Thoraxchirurgie	Knie-Endoprothetik			Hüft-Endoprothetik		
		Frühgeborene < 1.500 g	Level Perinatalzentrum	Geburten	Kaiserschnittrate	Kaiserschnitte (O/E)	Strukt. Dialog	Anatom. Lungenresektionen	Knie-Endoprothesen	QSR-Indikator Revisions-OP	QSR-Gesamtindikator	Hüft-Endoprothesen	QSR-Indikator Revisions-OP	QSR-Gesamtindikator
Alexianer Krefeld GmbH – Krankenhaus Maria-Hilf	Krefeld							2	118	●●	●●●	64	●●	●●
HELIOS Klinikum Krefeld	Krefeld	54	1	1.670	37,78%	1,00%	R	101	64	●	●	88	●	●
Malteser Krankenhaus St. Josefshospital Uerdingen	Krefeld								87	●●	●●	76	●●	●●●
Helios-Klinik-Hüls	Krefeld-Hüls								21			45		
Diakonie Klinikum Ev. Krankenhaus Kredenbach	Kreuztal								1					
Marienhospital Steinfurt/Abteilung für Psychosomatik und Psychotherapie	Laer											7		
St. Martinus Krankenhaus	Langenfeld			465	34,84%	1,16%	R					15		
Klinikum Lippe Lemgo	Lemgo							66	217			318	●#	●●#
HELIOS Klinik Lengerich	Lengerich								202	●●	●●	162	●	●●
St. Josefs-Hospital, Lennestadt	Lennestadt			373	35,39%	1,17%	R		54	●●	●●	57	●●#	●●#
Klinikum Leverkusen gGmbH	Leverkusen	64	1	1.553	39,34%	1,10%	R	18	54	●●	●●	58	●●	●●●
St. Josef Krankenhaus Wiesdorf	Leverkusen							2	1			20		
St. Remigius Krankenhaus Opladen	Leverkusen			547	25,41%	0,89%	R	31	197	●●	●●	235	●●	●●
Herz-Jesu-Krankenhaus	Lindlar								6			11		
St. Josef-Krankenhaus	Linnich								110	●●	●●	53	●●	●●
Dreifaltigkeits-Hospital	Lippstadt							8	11			14	●●#	●●●#
Evangelisches Krankenhaus Lippstadt	Lippstadt	34	1	1.109	31,74%	0,88%	R					38		
Krankenhaus Lübbecke-Rahden	Lübbecke			717	19,80%	0,77%	R		74	●●	●	101	●#	●#
Berglandklinik	Lüdenscheid			495	44,65%	1,27%	H							
Klinikum Lüdenscheid, Märkische Kliniken GmbH	Lüdenscheid			890	21,57%	0,67%	R	57	1			22		
Sportklinik Hellersen	Lüdenscheid								278	●●	●●	347	●●	●●●

Für Leseanleitung und Datenquellen siehe S. 226–230.

		Versorgung von Frühgeborenen		Geburtshilfe				Thoraxchirurgie	Knie-Endoprothetik			Hüft-Endoprothetik		
Klinik	Ort	Frühgeborene < 1.500 g	Level Perinatalzentrum	Geburten	Kaiserschnittrate	Kaiserschnitte (O/E)	Strukt. Dialog	Anatom. Lungenresektionen	Knie-Endoprothesen	QSR-Indikator Revisions-OP	QSR-Gesamtindikator	Hüft-Endoprothesen	QSR-Indikator Revisions-OP	QSR-Gesamtindikator
St. Marien-Hospital Lüdinghausen GmbH	Lüdinghausen								139	●●	●●	95	●●	●●
Klinik am Park Lünen, Klinikum Westfalen GmbH	Lünen								112	●●#	●●#	390	●●#	●●#
Klinikum Lünen St.-Marien-Hospital GmbH	Lünen			804	34,70%	1,09%	R	21	5			54		
Klinikum Vest GmbH, Paracelsus-Klinik Marl	Marl			445	40,45%	1,21%	R		181	●●	●●	194	●●	●●
Marien-Hospital Marl	Marl											16	●●#	●●#
St.-Marien-Hospital Marsberg	Marsberg								95	●●	●●	101	●●●	●●●
Kreiskrankenhaus Mechernich	Mechernich			683	31,19%	0,90%	R		107	●●	●●	145	●●●	●●
St. Elisabeth-Hospital Meerbusch-Lank	Meerbusch								292	●●●	●●●	356	●●●	●●●
Katholische Kliniken im Märkischen Kreis/St. Vincenz Krankenhaus	Menden			499	29,06%	0,99%	R		82	●●#	●●#	80	●#	●#
St. Walburga-Krankenhaus Meschede GmbH	Meschede			410	39,76%	1,32%	H	2	56	●●	●●	21		
Evangelisches Krankenhaus Mettmann GmbH	Mettmann			368	38,59%	1,29%	H		78	●●	●●	85	●●	●●
Chirurgische Innenstadtklinik Minden GmbH & CO.KG	Minden								91	●●●	●●●	83	●●	●●
Johannes Wesling Klinikum Minden	Minden	41	1	1.666	33,79%	0,83%	R	61	79	●●	●●	103	●	●
Krankenhaus Bethanien für die Grafschaft Moers	Moers	22	1	1.171	43,47%	1,27%	H	153	90	●●	●●	25		
St. Josef Krankenhaus GmbH Moers – Betriebsstätte St. Josef Krankenhaus Moers	Moers			809	31,03%	1,03%	R		137	●●	●●	129	●●●	●●●
Johanniter GmbH – Ev. Krankenhaus Bethesda Mönchengladbach	Mönchengladbach			398	27,89%	1,09%	R							

Für Leseanleitung und Datenquellen siehe S. 226–230.

Klinik	Ort	Versorgung von Frühgeborenen: Frühgeborene < 1.500 g	Versorgung von Frühgeborenen: Level Perinatalzentrum	Geburtshilfe: Geburten	Geburtshilfe: Kaiserschnittrate	Geburtshilfe: Kaiserschnitte (O/E)	Geburtshilfe: Strukt. Dialog	Thoraxchirurgie: Anatom. Lungenresektionen	Knie-Endoprothetik: Knie-Endoprothesen	Knie-Endoprothetik: QSR-Indikator Revisions-OP	Knie-Endoprothetik: QSR-Gesamtindikator	Hüft-Endoprothetik: Hüft-Endoprothesen	Hüft-Endoprothetik: QSR-Indikator Revisions-OP	Hüft-Endoprothetik: QSR-Gesamtindikator
Krankenhaus Maria Hilf	Mönchengladbach							67	54			21		
Krankenhaus Neuwerk „Maria von den Aposteln" gGmbH	Mönchengladbach			1.047	29,32%	0,97%	R		179	••	••	274	••	•••
Krankenhaus St. Franziskus	Mönchengladbach											20		
Städtische Kliniken Mönchengladbach GmbH	Mönchengladbach	60	1	2.367	25,01%	0,76%	R	4	53	••	••	45		
Evangelisches Krankenhaus Mülheim an der Ruhr GmbH	Mülheim an der Ruhr			755	25,30%	0,84%	R	15	60	••	••	74	••	••
St. Marien-Hospital Mülheim an der Ruhr	Mülheim an der Ruhr								215	••	••		•••	•••
Clemenshospital GmbH	Münster			1.262	24,25%	0,76%	R	134						
Evangelisches Krankenhaus Johannisstift Münster gGmbH	Münster								84	••	••	56	••	••
Herz-Jesu-Krankenhaus Hiltrup GmbH	Münster			716	26,67%	0,86%	R		57	••	••	30		
Raphaelsklinik Münster GmbH	Münster								111	••	••	156	••	••
St. Franziskus-Hospital GmbH Münster	Münster	37	1	2.328	29,34%	0,87%	R		343	••	•••	559	•••	••
Universitätsklinikum Münster	Münster	58	1	1.304	34,89%	1,01%	R	93	151			92	••	••
Städtisches Krankenhaus Nettetal GmbH	Nettetal								272	•	•	92	••	••
Johanna-Etienne-Krankenhaus	Neuss			713	33,24%	1,08%	R	23	59	•	•	103	•	•
Rheintor Klinik Städtische Kliniken Neuss – Lukaskrankenhaus GmbH	Neuss								200	••	••	624	•••	•••
Städtische Kliniken Neuss – Lukaskrankenhaus GmbH	Neuss	29	1	1.574	29,73%	0,85%	R	14	58			17		
Christophorus-Kliniken Standort Nottuln	Nottuln											7		
Evangelisches Krankenhaus Oberhausen GmbH	Oberhausen	51	1	1.427	35,04%	0,98%	R	2	197	••	••	149	••	••

Für Leseanleitung und Datenquellen siehe S. 226–230.

		Versorgung von Frühgeborenen		Geburtshilfe				Thoraxchirurgie	Knie-Endoprothetik			Hüft-Endoprothetik		
Klinik	Ort	Frühgeborene < 1.500 g	Level Perinatalzentrum	Geburten	Kaiserschnittrate	Kaiserschnitte (O/E)	Strukt. Dialog	Anatom. Lungenresektionen	Knie-Endoprothesen	QSR-Indikator Revisions-OP	QSR-Gesamtindikator	Hüft-Endoprothesen	QSR-Indikator Revisions-OP	QSR-Gesamtindikator
HELIOS St. Elisabeth Klinik Oberhausen	Oberhausen							8	122			31		
Katholisches Klinikum Oberhausen GmbH – Standort St. Clemens-Hospital	Oberhausen	3	2	1.226	34,67%	1,05%	R		81	●●#	●●#		●#	●●#
Katholisches Klinikum Oberhausen, Betriebsteil St. Josef-Hospital	Oberhausen												●#	●●#
Katholisches Klinikum Oberhausen, Betriebsteil St. Marien-Hospital	Oberhausen								77	●●#	●●#		●#	●●#
Sankt Elisabeth Hospital GmbH/ Marienhospital Oelde	Oelde			610	21,31%	0,81%	R		4			31		
St. Martinus-Hospital, Olpe	Olpe			659	34,29%	1,19%	R		6			5	●●#	●●#
Elisabeth-Klinik gGmbH	Olsberg								508	●●●	●●●	465	●●●	●●●
Brüderkrankenhaus St. Josef Paderborn	Paderborn							145	164	●●	●●	230	●●	●●
St. Johannisstift Ev. Krankenhaus Paderborn	Paderborn			965	24,77%	0,85%	R							
St. Vincenz-Krankenhaus	Paderborn	40	1	2.134	27,69%	0,85%	R		106	●●●#	●●●#	61	●●#	●●#
Krankenhaus Plettenberg gGmbH	Plettenberg								84	●●	●●	72	●●●	●●●
Sana Krankenhaus Radevormwald gGmbH	Radevormwald								74	●●	●●	92	●●	●●
Krankenhaus Lübbecke-Rahden, Standort Rahden	Rahden								19			31	●#	●#
Fachklinik 360° – Die Klinik für Orthopädie und Rheumatologie der Med 360° Gruppe (ab 01.01.2016)	Ratingen								203	●●●	●●●	330	●●	●●
Sankt Marien Krankenhaus	Ratingen			479	30,27%	1,07%	R					8		
Elisabeth Krankenhaus Recklinghausen	Recklinghausen								193	●●	●●	97	●●	●●

Für Leseanleitung und Datenquellen siehe S. 226–230.

Klinik	Ort	Versorgung von Frühgeborenen		Geburtshilfe				Thoraxchirurgie	Knie-Endoprothetik			Hüft-Endoprothetik		
		Frühgeborene < 1.500 g	Level Perinatalzentrum	Geburten	Kaiserschnittrate	Kaiserschnitte (O/E)	Strukt. Dialog	Anatom. Lungenresektionen	Knie-Endoprothesen	QSR-Indikator Revisions-OP	QSR-Gesamtindikator	Hüft-Endoprothesen	QSR-Indikator Revisions-OP	QSR-Gesamtindikator
Klinikum Vest GmbH, Knappschaftskrankenhaus Recklinghausen	Recklinghausen			>0			H							
Prosper-Hospital gGmbH	Recklinghausen			745	30,47%	0,98%	R	11						
Fabricius-Klinik Remscheid GmbH	Remscheid								326	•	••	324	•••	•••
Sana-Klinikum Remscheid GmbH	Remscheid			1.004	30,78%	0,97%	R	2	53			27		
Sankt Vinzenz Hospital Rheda-Wiedenbrück	Rheda Wiedenbrück							4	101	••#	•••#	127	•#	••#
Mathias-Spital Rheine/Gesundheitszentrum Rheine	Rheine	38	1	1.787	27,42%	0,84%	R		1			16		
St. Josefs-Krankenhaus	Salzkotten			858	21,79%	0,87%	R		135	•••#	•••#	214	••#	••#
Asklepios Klinik Sankt Augustin GmbH	Sankt Augustin	44	1	1.048	46,56%	1,18%	R	2						
St. Antonius Krankenhaus Schleiden	Schleiden											28		
HELIOS Klinikum Schwelm	Schwelm			718	40,67%	1,28%	H	2	153	••	•••	117	••	••
Marienkrankenhaus Schwerte	Schwerte			801	40,82%	1,24%	R	2	107	••	••	97	••	••
St. Josef-Stift Sendenhorst	Sendenhorst								904	•••	•••	397	•	•••
HELIOS Klinikum Siegburg	Siegburg								55	••	••	44	••	•
Diakonie Klinikum Ev. Jung-Stilling-Krankenhaus	Siegen			1.254	45,21%	1,18%	R	13	2			6		
DRK-Kinderklinik Siegen gGmbH	Siegen	69	1											
Kreisklinikum Siegen GmbH	Siegen							15	71	••	••	50	••	••
St. Marien-Krankenhaus Siegen gGmbH	Siegen			1.067	22,96%	0,78%	R		433	••	••	602	•••	•••
Eifelklinik St. Brigida GmbH & Co. KG	Simmerath			261	55,94%	1,45%	H		348	•••	•••	297	••	••
KlinikumStadtSoest gGmbH	Soest			638	33,70%	1,01%	R		122	•	•	91	••	••
Marienkrankenhaus gGmbH	Soest							99	130	•	•	134	••	•••

Für Leseanleitung und Datenquellen siehe S. 226–230.

		Versorgung von Frühgeborenen		Geburtshilfe				Thoraxchirurgie	Knie-Endoprothetik			Hüft-Endoprothetik		
Klinik	Ort	Frühgeborene < 1.500 g	Level Perinatalzentrum	Geburten	Kaiserschnittrate	Kaiserschnitte (O/E)	Strukt. Dialog	Anatom. Lungenresektionen	Knie-Endoprothesen	QSR-Indikator Revisions-OP	QSR-Gesamtindikator	Hüft-Endoprothesen	QSR-Indikator Revisions-OP	QSR-Gesamtindikator
St. Lukas Klinik	Solingen			336	33,33%	1,22%	R					22		
Städtisches Klinikum Solingen gemeinnützige GmbH	Solingen	13	2	1.176	32,57%	1,03%	R	6	63	••	••	110	••	••
Krankenhaus und MVZ Maria-Hilf Stadtlohn GmbH	Stadtlohn			468	29,49%	0,95%	R	2	164	••	••	41	••	••
Marienhospital Steinfurt	Steinfurt			69	36,23%	1,11%	R		73			7	••	••
St. Rochus Krankenhaus – Steinheim	Steinheim											5		
Bethlehem Gesundheitszentrum Stolberg gGmbH	Stolberg (Rheinl.)	13	2	1.286	33,90%	0,81%	R	7	86	••	••	99	••	••
St. Johannes Krankenhaus	Troisdorf			1.094	18,10%	0,66%	R							
St. Josef-Hospital	Troisdorf			904	21,13%	0,77%	R		219	••	••	351	•••	•••
Evangelisches Krankenhaus Unna	Unna								178	•••	•••	403	•••	•••
Katharinen-Hospital – gGmbH	Unna			976	28,28%	0,88%	R					7		
Klinikum Niederberg gGmbH	Velbert	5	2	1.385	36,17%	1,19%	R		53	••	•	43	••	••
Allgemeines Krankenhaus Viersen GmbH	Viersen	7	2	895	34,86%	1,11%	R		1	••	••		••	••
LVR-Klinik für Orthopädie Viersen	Viersen								430	•••	•••	557	•••	•••
St. Cornelius Hospital Dülken	Viersen-Dülken								77			43		
Kreiskrankenhaus Waldbröl	Waldbröl								18			27	••#	••#
HELIOS Klinikum Warburg GmbH	Warburg								56	••	••	54	••	••
Josephs-Hospital Warendorf	Warendorf								60	••	••	66	••	••
Krankenhaus Maria Hilf GmbH	Warstein			258	29,84%	0,96%	R		44			38	••	••
Orthopädische Klinik Volmarstein	Weetter								526	••	••	455	••	••
Sankt Antonius Klinik GmbH	Wegberg								12			10		
Stadtklinik Werdohl, Märkische Kliniken GmbH	Werdohl								17			18		

Für Leseanleitung und Datenquellen siehe S. 226–230.

		Versorgung von Frühgeborenen		Geburtshilfe				Thoraxchirurgie	Knie-Endoprothetik			Hüft-Endoprothetik		
Klinik	Ort	Frühgeborene < 1.500 g	Level Perinatalzentrum	Geburten	Kaiserschnittrate	Kaiserschnitte (O/E)	Strukt. Dialog	Anatom. Lungenresektionen	Knie-Endoprothesen	QSR-Indikator Revisions-OP	QSR-Gesamtindikator	Hüft-Endoprothesen	QSR-Indikator Revisions-OP	QSR-Gesamtindikator
Mariannen-Hospital	Werl								10			29		
Krankenhaus Wermelskirchen GmbH	Wermelskirchen			271	44,28%	1,71%	H		58	••	•	39	••	••
St. Christophorus-Krankenhaus Werne	Werne								232	••	•	130	••	••
Ev. Krankenhaus Wesel GmbH	Wesel								62	••	••	77	••	••
Marien-Hospital Wesel gGmbH	Wesel	5	2	914	33,81%	1,07%	R		69	••	••	47	••	••
Dreifaltigkeits-Krankenhaus	Wesseling							4				15		
St. Franziskus-Hospital gGmbH	Winterberg								68	•	•	154	••	•
HELIOS Klinik Wipperfürth	Wipperfürth			563	24,16%	0,82%	R		24	••	•	33	••	•
Ev. Krankenhaus Witten gGmbH	Witten								117	••	••	30	••	••
Marien Hospital Witten	Witten	41	1	1.940	39,23%	1,19%	R		52	••	••	53		
AGAPLESION BETHESDA KRANKENHAUS WUPPERTAL gemeinnützige GmbH	Wuppertal			807	22,80%	0,82%	R	7	60	••	•	16		
HELIOS Klinikum Wuppertal GmbH	Wuppertal	68	1					10	109	••	••	122	••	••
HELIOS St. Anna Klinik Wuppertal	Wuppertal			1.343	31,35%	0,92%	R							
Krankenhaus St. Josef	Wuppertal								279	••	••	461	••	•••
Petrus-Krankenhaus	Wuppertal							53	4			13		
St. Anna-Klinik	Wuppertal			479	29,23%	0,88%	R							
Medizinisches Zentrum StädteRegion Aachen GmbH	Würselen			404	41,34%	1,30%	H	45	121	•••	•••	191	•	•
Sankt Josef-Hospital GmbH	Xanten								117	••	••	73	•••	•••

Für Leseanleitung und Datenquellen siehe S. 226–230.

		Versorgung von Frühgeborenen		Geburtshilfe				Thoraxchirurgie	Knie-Endoprothetik			Hüft-Endoprothetik		
Klinik	Ort	Frühgeborene < 1.500 g	Level Perinatalzentrum	Geburten	Kaiserschnittrate	Kaiserschnitte (O/E)	Strukt. Dialog	Anatom. Lungenresektionen	Knie-Endoprothesen	QSR-Indikator Revisions-OP	QSR-Gesamtindikator	Hüft-Endoprothesen	QSR-Indikator Revisions-OP	QSR-Gesamtindikator
Rheinland-Pfalz														
St. Josef Krankenhaus	Adenau								49	●#	●#	40	●●#	●●#
DRK Krankenhaus Altenkirchen-Hachenburg (AK)	Altenkirchen								54	●●●	●●●	60	●●#	●●#
DRK Krankenhaus Alzey	Alzey								101	●●	●●	44		
St. Nikolaus-Stifts-hospital GmbH Andernach	Andernach			570	33,68%	1,00%	R		103	●●	●●	92	●●	●●
Klinikum Landau-Südliche Weinstraße – Klinik Annweiler	Annweiler									●●#	●●#	126	●#	●#
Klinikum Landau-Südliche Weinstraße – Klinik Bad Bergzabern	Bad Bergzabern								54	●●#	●●#	126	●#	●#
Evangelisches Krankenhaus	Bad Dürkheim								182	●●	●●	169	●●	●●
Paracelsus-Klinik Bad Ems	Bad Ems								77	●●	●●	50	●●	●●
Diakonie Kranken-haus kreuznacher diakonie	Bad Kreuznach	37	1	1.175	41,79%	1,16%	R		149	●	●	198	●●●#	●●#
Krankenhaus St. Marienwörth	Bad Kreuznach			439	34,62%	1,18%	R	4	63	●●	●●	57	●●	●●
Krankenhaus Maria Hilf	Bad Neuenahr-Ahrweiler			374	31,02%	0,95%	R		112	●#	●#	161	●●#	●●#
Marienhaus Klinikum St. Josef Bendorf	Bendorf								296	●●	●●	422	●●	●
Cusanus Kranken-haus Bernkastel-Kues	Bernkastel-Kues									●●#	●●#		●●#	●●#
Heilig-Geist-Hospital Bingen gGmbH	Bingen			382	30,63%	1,15%	R		81	●●	●●	48	●●	●
DRK-Elisabeth-Krankenhaus	Birkenfeld/Nahe			219	32,88%	1,08%	R		1			4		
Marienhaus Klini-kum Eifel Standort Bitburg	Bitburg			494	36,23%	1,08%	R	10	58	●●●	●●	94	●●●#	●●●#
Gemeinschaftskli-nikum Mittelrhein, Heilig Geist	Boppard								14			21	●●#	●#
Marienkrankenhaus Cochem	Cochem								54	●●	●●	52	●●	●●

Für Leseanleitung und Datenquellen siehe S. 226–230.

Klinik	Ort	Versorgung von Frühgeborenen: Frühgeborene < 1.500 g	Versorgung von Frühgeborenen: Level Perinatalzentrum	Geburtshilfe: Geburten	Geburtshilfe: Kaiserschnittrate	Geburtshilfe: Kaiserschnitte (O/E)	Geburtshilfe: Strukt. Dialog	Thoraxchirurgie: Anatom. Lungenresektionen	Knie-Endoprothetik: Knie-Endoprothesen	Knie-Endoprothetik: QSR-Indikator Revisions-OP	Knie-Endoprothetik: QSR-Gesamtindikator	Hüft-Endoprothetik: Hüft-Endoprothesen	Hüft-Endoprothetik: QSR-Indikator Revisions-OP	Hüft-Endoprothetik: QSR-Gesamtindikator
Krankenhaus Maria Hilf GmbH	Daun			385	38,96%	1,23%	R		193	●●●	●●●	132	●●	●●●
Herz-Jesu-Krankenhaus	Dernbach			448	36,83%	1,14%	R		89	●●	●●	80	●	●●
Evangelisches Krankenhaus Dierdorf/Selters	Dierdorf								96	●●	●●		●●	●●
St. Vincenz-Krankenhaus Diez	Diez			223	23,77%	0,81%	R		184	●●●	●●●	117	●●	●●
Stadtklinik Frankenthal	Frankenthal			422	31,99%	1,14%	R	2	109	●●●	●●	91	●●	●●
Asklepios Südpfalzklinik Germersheim	Germersheim			657	25,57%	0,86%	R		114	●●#	●●#	37	●●●#	●●#
Marienhaus Klinikum Eifel Standort St. Elisabeth Gerolstein	Gerolstein							4	28			33	●●●#	●●●#
Kreiskrankenhaus Grünstadt	Grünstadt			525	35,81%	1,18%	R		167	●	●	127	●●	●●
DRK Krankenhaus Altenkirchen-Hachenburg (HB)	Hachenburg			734	23,71%	0,84%	R		25			50	●●#	●●#
St. Josef-Krankenhaus Hermeskeil	Hermeskeil								95	●●	●●	74	●●●	●●
Klinikum Idar-Oberstein GmbH	Idar-Oberstein	6	2	471	31,63%	0,92%	R	4	89	●●	●●	123	●	●
AGAPLESION DIAKONIEKRANKENHAUS INGELHEIM	Ingelheim								238	●●●	●●●	155	●●	●●●
Lutrina Klinik Kaiserslautern	Kaiserslautern								71	●●	●●			
Westpfalz-Klinikum GmbH – Standort I Kaiserslautern	Kaiserslautern	36	1	1.246	29,61%	0,91%	R	62	59	●#	●#	65	●●#	●●#
Asklepios Südpfalzkliniken Kandel	Kandel			253	34,39%	1,13%	R		63	●●#	●●#	53	●●●#	●●#
DRK Krankenhaus Kirchen	Kirchen			969	27,97%	0,95%	R		53	●●	●●	55	●●	●●
Westpfalz-Klinikum GmbH – Standort III Kirchheimbolanden	Kirchheimbolanden			353	39,94%	1,23%	R		130	●●●	●●●	186	●	●●
Diakonie Krankenhaus Standort Kirn	Kirn												●●●#	●●#
BundeswehrZentralkrankenhaus Koblenz	Koblenz							31	53			54		

Für Leseanleitung und Datenquellen siehe S. 226–230.

Klinik	Ort	Versorgung von Frühgeborenen: Frühgeborene < 1.500 g	Level Perinatalzentrum	Geburtshilfe: Geburten	Kaiserschnittrate	Kaiserschnitte (O/E)	Strukt. Dialog	Thoraxchirurgie: Anatom. Lungenresektionen	Knie-Endoprothetik: Knie-Endoprothesen	QSR-Indikator Revisions-OP	QSR-Gesamtindikator	Hüft-Endoprothetik: Hüft-Endoprothesen	QSR-Indikator Revisions-OP	QSR-Gesamtindikator
Gemeinschafts-klinikum Mittelrhein gGmbH – Ev. Stift. St. Martin	Koblenz								62	●●	●●	94	●●#	●#
Gemeinschaftsklinikum Mittelrhein, Kemperhof	Koblenz	35	1	1.286	34,91%	1,02%	R		62	●	●		●	●●
Katholisches Klinikum Koblenz-Montabaur – Brüderhaus Koblenz	Koblenz								266	●●●#	●●●#	365	●●#	●●#
Katholisches Klinikum Koblenz-Montabaur – Marienhof Koblenz	Koblenz			1.299	27,17%	0,87%	R	80		●●●#	●●●#	365		
Westpfalz-Klinikum GmbH – Standort II Kusel	Kusel								336	●#	●#	256	●●#	●●#
St. Elisabeth Krankenhaus Lahnstein	Lahnstein			128	39,84%	1,21%	R		4			18		
Klinikum Landau-Südliche Weinstraße – Klinik Landau	Landau								52			126		
Vinzentius-Krankenhaus Landau	Landau	9	2	1.032	29,46%	0,96%	R		64	●●	●●	63	●●	●●
Nardini Klinikum St. Johannis	Landstuhl			684	32,89%	1,02%	R		217	●●#	●●#	306	●●#	●●#
Franziskuskrankenhaus Linz	Linz								242	●#	●#		●●#	●●#
BG Klinik Ludwigshafen	Ludwigshafen									●●	●●	61		
Klinikum der Stadt Ludwigshafen am Rhein gGmbH	Ludwigshafen			503	27,04%	0,91%	R	105						
St. Marien- und St. Annastiftskrankenhaus	Ludwigshafen	42	1	1.636	29,77%	0,84%	R		389	●●●	●●●	535	●●●	●●●
Katholisches Klinikum Mainz, Standort: St. Hildegardis Krankenhaus	Mainz			2.354	23,11%	0,76%	R					250		
Katholisches Klinikum Mainz, Standort: St. Vincenz und Elisabeth Hospital An der Goldgrube 11	Mainz			2.354	23,11%	0,76%	R	117	136	●●	●●	250	●●	●●

Für Leseanleitung und Datenquellen siehe S. 226–230.

		Versorgung von Frühgeborenen		Geburtshilfe				Thoraxchirurgie	Knie-Endoprothetik			Hüft-Endoprothetik		
Klinik	Ort	Frühgeborene < 1.500 g	Level Perinatalzentrum	Geburten	Kaiserschnittrate	Kaiserschnitte (O/E)	Strukt. Dialog	Anatom. Lungenresektionen	Knie-Endoprothesen	QSR-Indikator Revisions-OP	QSR-Gesamtindikator	Hüft-Endoprothesen	QSR-Indikator Revisions-OP	QSR-Gesamtindikator
Universitätsmedizin der Johannes Gutenberg-Universität Mainz	Mainz	48	1	1.641	36,50%	1,14%	R	50	112	••	••	110	••	••
Gemeinschaftsklinikum Mittelrhein, St. Elisabeth Mayen	Mayen			593	36,93%	1,03%	R		76					
Gesundheitszentrum Glantal	Meisenheim											>0		
Katholisches Klinikum Koblenz-Montabaur – Brüderkrankenhaus Montabaur	Montabaur								53	•••#	•••#	365	••#	••#
Gemeinschaftsklinikum Mittelrhein, Paulinenstift	Nastätten								20			27	••#	•#
Krankenhaus Hetzelstift	Neustadt an der Weinstraße			521	31,29%	0,96%	R	2	26	••	••	72	•	•
DRK Krankenhaus Neuwied	Neuwied			385	27,27%	0,94%	R	11	49	••	••	63	•	••
Marienhaus Klinikum St. Elisabeth Neuwied	Neuwied	40	1	1.523	44,12%	1,13%	R	6				4		
Loreley-Kliniken Oberwesel	Oberwesel								85	••	••	88	••	••
Städtisches Krankenhaus Pirmasens gGmbH	Pirmasens			638	36,21%	1,06%	R	2	58	••	••	61	•	•
St. Joseph Krankenhaus Prüm	Prüm			85	43,53%	1,25%	A		83	••	•	56	••	••
Krankenhaus Maria Stern	Remagen								19	•#	•#		••#	••#
Westpfalz-Klinikum GmbH – Standort IV Rockenhausen	Rockenhausen											5		
St. Elisabeth-Krankenhaus Rodalben	Rodalben								161	••	••	131	••	••
Kreiskrankenhaus St. Franziskus Saarburg	Saarburg								31	••	••	82	••	••
Hunsrück Klinik kreuznacher diakonie	Simmern			414	41,55%	1,15%	R		49	••	••	85	••	••
Diakonissen-Stiftungs-Krankenhaus Speyer	Speyer	41	1	2.392	38,50%	0,99%	R	8	173	•	•	118	••	•••
Sankt Vincentius Krankenhaus	Speyer								70	••	•	78	••	•••

Für Leseanleitung und Datenquellen siehe S. 226–230.

		Versorgung von Frühgeborenen		Geburtshilfe				Thoraxchirurgie	Knie-Endoprothetik			Hüft-Endoprothetik		
Klinik	Ort	Frühgeborene < 1.500 g	Level Perinatalzentrum	Geburten	Kaiserschnittrate	Kaiserschnitte (O/E)	Strukt. Dialog	Anatom. Lungenresektionen	Knie-Endoprothesen	QSR-Indikator Revisions-OP	QSR-Gesamtindikator	Hüft-Endoprothesen	QSR-Indikator Revisions-OP	QSR-Gesamtindikator
Anna-Henrietten-Stift	Traben-Trarbach			56	33,93%	0,97%	R			●●#	●●●#		●●#	●●#
Klinikum Mutterhaus der Borromäerinnen	Trier	51	1	1.487	40,82%	1,25%	U	24	192	●●	●●	181	●●	●
Krankenhaus der Barmherzigen Brüder Trier	Trier							95	190	●●	●●	267	●●●	●●
St. Elisabeth Krankenhaus Wittlich	Wittlich			877	37,63%	1,19%	R	4	100	●●#	●●#	125	●●#	●●#
Klinikum Worms gGmbH	Worms	41	1	1.729	35,57%	1,01%	R	6	125	●●	●●	133	●	●●
St. Josef-Krankenhaus	Zell/Mosel			56	33,93%	0,97%	R		63	●●#	●●●#		●●#	●●#
Nardini Klinikum St. Elisabeth Zweibrücken	Zweibrücken								90	●●#	●●#	98	●●#	●●#

Für Leseanleitung und Datenquellen siehe S. 226–230.

Klinik	Ort	Versorgung von Frühgeborenen		Geburtshilfe				Thoraxchirurgie	Knie-Endoprothetik			Hüft-Endoprothetik		
		Frühgeborene < 1.500 g	Level Perinatalzentrum	Geburten	Kaiserschnittrate	Kaiserschnitte (O/E)	Strukt. Dialog	Anatom. Lungenresektionen	Knie-Endoprothesen	QSR-Indikator Revisions-OP	QSR-Gesamtindikator	Hüft-Endoprothesen	QSR-Indikator Revisions-OP	QSR-Gesamtindikator
Saarland														
Marienhaus Klinikum Saarlouis – Dillingen; Standort Dillingen	Dillingen											>0		
Universitätsklinikum des Saarlandes	Homburg	72	1	1.499	46,50%	1,37%	H	107	146	●●	●●	200	●●	●●
Caritas-Krankenhaus Lebach	Lebach								132	●●●	●●●	102	●●	●●
KKH-MZG	Merzig			525	40,76%	1,31%	H		115	●●	●●	147	●	●
Diakonie Klinikum Neunkirchen gemeinnützige GmbH	Neunkirchen							2	59	●●	●●	75	●●	●●
Marienhausklinik St. Josef Kohlhof	Neunkirchen			1.497	35,80%	1,00%	R							
Marienhausklinik Ottweiler	Ottweiler								166	●●	●●	165	●●	●
Knappschaftsklinikum Saar GmbH, Krankenhaus Püttlingen	Püttlingen								171	●●	●●	[illegible]28	●	●●
SHG-Klinik Quierschied	Quierschied								54	●●	●●	6		
CaritasKlinikum Saarbrücken, Standort St. Josef	Saarbrücken			163	33,13%	1,03%	R		143	●●#	●●#	76	●●#	●●#
CaritasKlinikum Saarbrücken, Standort St. Theresia	Saarbrücken			1.229	30,68%	1,02%	R	27	79	●●#	●●#	102	●●#	●●#
Klinikum Saarbrücken	Saarbrücken	43	1	842	39,90%	1,17%	R	8	56	●●●	●●●	105	●●	●●
Saarland Kliniken Saarbrücken	Saarbrücken								144	●●	●●	81	●●	●●
Krankenhaus Saarlouis vom DRK	Saarlouis			919	34,28%	1,09%	R		70	●	●●	6		
Marienhaus Klinikum Saarlouis – Dillingen, Standort Saarlouis	Saarlouis			921	37,68%	1,10%	R		137	●●	●	181	●●	●●
Kreiskrankenhaus St. Ingbert GmbH	St. Ingbert								139	●●●	●●●	195	●●●	●●
Marienkrankenhaus St. Wendel	St. Wendel			435	35,17%	1,05%	R					4		

Für Leseanleitung und Datenquellen siehe S. 226–230.

		Versorgung von Frühgeborenen		Geburtshilfe				Thoraxchirurgie	Knie-Endoprothetik			Hüft-Endoprothetik		
Klinik	Ort	Frühgeborene < 1.500 g	Level Perinatalzentrum	Geburten	Kaiserschnittrate	Kaiserschnitte (O/E)	Strukt. Dialog	Anatom. Lungenresektionen	Knie-Endoprothesen	QSR-Indikator Revisions-OP	QSR-Gesamtindikator	Hüft-Endoprothesen	QSR-Indikator Revisions-OP	QSR-Gesamtindikator
Knappschaftsklinikum Saar GmbH, Krankenhaus Sulzbach	Sulzbach								95			37		
SHG-Kliniken Völklingen	Völklingen							26						
Marienhausklinik St. Elisabeth Wadern	Wadern								89	•••	•••	68	••	••

Für Leseanleitung und Datenquellen siehe S. 226–230.

Klinik	Ort	Versorgung von Frühgeborenen: Frühgeborene < 1.500 g	Level Perinatalzentrum	Geburtshilfe: Geburten	Kaiserschnittrate	Kaiserschnitte (O/E)	Strukt. Dialog	Thoraxchirurgie: Anatom. Lungenresektionen	Knie-Endoprothetik: Knie-Endoprothesen	QSR-Indikator Revisions-OP	QSR-Gesamtindikator	Hüft-Endoprothetik: Hüft-Endoprothesen	QSR-Indikator Revisions-OP	QSR-Gesamtindikator
Sachsen														
Paracelsus-Klinik Adorf	Adorf								353	●●●#	●●●#	199	●#	●#
EKA Erzgebirgsklinikum Annaberg gGmbH	Annaberg-Buchholz			515	26,02%	0,81%	R		51	●●	●●	45	●●	●●
HELIOS Klinikum Aue	Aue	8	2	613	33,12%	0,99%	R	18	66	●●●	●●●	52	●●	●●
MediClin Waldkrankenhaus Bad Düben	Bad Düben								306	●●	●	445	●●●	●
Oberlausitz-Kliniken gGmbH/Krankenhaus Bautzen	Bautzen			745	29,53%	0,89%	R	4				5		
Oberlausitz-Kliniken gGmbH/Krankenhaus Bischofswerda	Bischofswerda			402	21,64%	0,77%	R		227	●	●	129	●●●	●●●
Sana Klinikum Borna	Borna	5	2	1.085	29,59%	0,97%	R	6	129	●●	●●		●●	●●
Kliniken Erlabrunn gGmbH	Breitenbrunn			416	30,29%	0,94%	R		353	●	●	420	●●●	●●
Deutsches Rotes Kreuz Krankenhaus Chemnitz-Rabenstein	Chemnitz	8	2	1.816	24,01%	0,78%	R							
Klinikum Chemnitz gGmbH	Chemnitz	55	1	1.361	24,10%	0,71%	R	253	61	●●#	●●#	55	●●#	●●●#
Zeisigwaldkliniken Bethanien Chemnitz	Chemnitz								245	●	●	328	●	●
Fachkrankenhaus Coswig	Coswig							142						
Kreiskrankenhaus Delitzsch GmbH Klinik Delitzsch	Delitzsch								56	●●	●●●	52	●●#	●●#
HELIOS Weißeritztal-Kliniken, Klinik Dippoldiswalde	Dippoldiswalde											8		
Klinikum Döbeln	Döbeln							2	211	●●	●●	217	●●●	●
Diakonissenkrankenhaus Dresden	Dresden			1.381	15,50%	0,53%	R		68	●●	●●			
Krankenhaus Dresden-Friedrichstadt, Städtisches Klinikum	Dresden			601	18,80%	0,68%	R	56	321	●●	●●	377	●●	●●●
Krankenhaus St. Joseph-Stift Dresden GmbH	Dresden			1.593	17,58%	0,57%	R		289	●●●	●●●	350	●●●	●●●
Städtisches Klinikum Dresden-Neustadt	Dresden	17	2	1.775	18,31%	0,57%	R		57	●●	●●	25	●●	●●

Für Leseanleitung und Datenquellen siehe S. 226–230.

		Versorgung von Frühgeborenen		Geburtshilfe				Thoraxchirurgie	Knie-Endoprothetik			Hüft-Endoprothetik		
Klinik	Ort	Frühgeborene < 1.500 g	Level Perinatalzentrum	Geburten	Kaiserschnittrate	Kaiserschnitte (O/E)	Strukt. Dialog	Anatom. Lungenresektionen	Knie-Endoprothesen	QSR-Indikator Revisions-OP	QSR-Gesamtindikator	Hüft-Endoprothesen	QSR-Indikator Revisions-OP	QSR-Gesamtindikator
Universitätsklinikum Carl Gustav Carus Dresden an der Technischen Universität Dresden, Anstalt des öffentlichen Rechts des Freistaates Sachsen	Dresden	123	1	2.506	34,92%	0,69%	R	77	225	●●	●●	431	●	●
Klinikum Oberlausitzer Bergland gemeinnützige GmbH	Ebersbach-Neugersdorf			430	25,12%	0,85%	R					>0		
Kreiskrankenhaus Delitzsch GmbH Klinik Eilenburg	Eilenburg			334	16,17%	0,57%	R						●●#	●●#
Kreiskrankenhaus Freiberg gGmbH	Freiberg			806	21,96%	0,67%	R		142	●	●	95	●●	●●
HELIOS Weißeritztal Kliniken, Klinikum Freital	Freital			488	20,90%	0,75%	R		315	●●●	●●●	214	●	●
Rudolf Virchow Klinikum Glauchau	Glauchau			456	26,10%	0,90%	R		191	●●	●●	179	●●	●
Malteser Krankenhaus St. Carolus	Görlitz							12						
Städtisches Klinikum Görlitz gGmbH	Görlitz			764	26,44%	0,83%	R		43			80	●●	●●
muldentalkliniken GmbH, gemeinnützige Gesellschaft	Grimma			224	39,73%	1,23%	R					>0	●#	●#
DIAKOMED – Diakoniekrankenhaus Chemnitzer Land gGmbH	Hartmannsdorf			261	22,22%	0,80%	R		163	●●	●●●	175	●●	●●
Lausitzer Seenland Klinikum GmbH	Hoyerswerda			624	24,52%	0,74%	R	6	186	●	●	221	●	●●
Malteser Krankenhaus St. Johannes	Kamenz			507	9,66%	0,35%	R					>0		
Heinrich-Braun-Klinikum gemeinnützige GmbH, Standort Kirchberg	Kirchberg								39			27	●●#	●#
Ev. Diakonissenkrankenhaus Leipzig gemeinnützige GmbH	Leipzig								138	●●	●●	45	●●	●
HELIOS Park-Klinikum Leipzig	Leipzig							49	331	●	●	567	●●●	●●

Für Leseanleitung und Datenquellen siehe S. 226–230.

		Versorgung von Frühgeborenen		Geburtshilfe				Thoraxchirurgie	Knie-Endoprothetik			Hüft-Endoprothetik		
Klinik	Ort	Frühgeborene < 1.500 g	Level Perinatalzentrum	Geburten	Kaiserschnittrate	Kaiserschnitte (O/E)	Strukt. Dialog	Anatom. Lungenresektionen	Knie-Endoprothesen	QSR-Indikator Revisions OP	QSR-Gesamtindikator	Hüft Endoprothesen	QSR-Indikator Revisions-OP	QSR-Gesamtindikator
Klinikum St. Georg gGmbH	Leipzig	22	1	1.686	28,05%	0,85%	R	126	82	•	•	157	••	•
St. Elisabeth-Krankenhaus Leipzig	Leipzig			2.303	17,80%	0,69%	R		388	••	•••	160	••	•••
Universitätsklinikum Leipzig Anstalt öffentlichen Rechts	Leipzig	105	1	2.747	28,14%	0,76%	R	38	105	•••	••	168	•	•
HELIOS Klinik Leisnig	Leisnig	3	2	517	30,75%	0,92%	R	4	78	•	••	24		
Deutsches Rotes Kreuz Krankenhaus Lichtenstein Gemeinnützige GmbH	Lichtenstein			480	24,17%	0,87%	R		166	•	••	75	••	••
ELBLANDKLINIKEN Stiftung & Co. KG, ELBLANDKLINIKUM Meißen	Meißen			713	24,68%	0,80%	R		163	••	•	138	••	•••
KH Mittweida	Mittweida			476	27,52%	1,00%	R			••	•		••	••
Asklepios Orthopädische Klinik Hohwald	Neustadt								642	•••	•••	687	•••	•••
Klinikum Mittleres Erzgebirge gGmbH, Haus Olbernhau	Olbernhau								73	••	••	57	••	••
COLLM KLINIK OSCHATZ GmbH	Oschatz			226	28,32%	0,97%	R		312	•••	•••	311	•	•••
HELIOS Klinikum Pirna	Pirna			786	25,45%	0,74%	R	23	120	••	•	101	••	•••
HELIOS Vogtland-Klinikum Plauen	Plauen	8	2	930	32,26%	0,91%	R	2	49	••	••	53	•	••
Asklepios-ASB Klinik Radeberg	Radeberg								106	•	•	56	••	••
ELBLANDKLINIKEN Stiftung & Co. KG, ELBLANDKLINIKUM Radebeul	Radebeul								213	••	••	113	••	••
Paracelsus-Klinik Reichenbach GmbH	Reichenbach								154	••	••	149	•	••
ELBLANDKLINIKEN Stiftung & Co. KG, ELBLANDKLINIKUM Riesa	Riesa			538	19,89%	0,63%	R		24			25	••	••
KH Rochlitz	Rochlitz								133			139		
Klinikum Obergöltzsch Rodewisch	Rodewisch			692	22,25%	0,82%	R		140	•••	•	121	••	•
Orthopädisches Zentrum Martin-Ulbrich-Haus Rothenburg gGmbH	Rothenburg								413	•••	•••	356	•	•

Für Leseanleitung und Datenquellen siehe S. 226–230.

Klinik	Ort	Versorgung von Frühgeborenen		Geburtshilfe				Thoraxchirurgie	Knie-Endoprothetik			Hüft-Endoprothetik		
		Frühgeborene < 1.500 g	Level Perinatalzentrum	Geburten	Kaiserschnittrate	Kaiserschnitte (O/E)	Strukt. Dialog	Anatom. Lungenresektionen	Knie-Endoprothesen	QSR-Indikator Revisions-OP	QSR-Gesamtindikator	Hüft-Endoprothesen	QSR-Indikator Revisions-OP	QSR-Gesamtindikator
HELIOS Klinik Schkeuditz GmbH	Schkeuditz			772	23,83%	0,81%	R		196	●●●	●●●	117	●●	●●
Bergarbeiter-Krankenhaus Schneeberg gGmbH	Schneeberg								213	●●#	●●#	118	●●#	●●●#
Paracelsus-Klinik Schöneck	Schöneck								69	●●●#	●●●#	59	●#	●#
Sächsische Schweiz Klinik Sebnitz	Sebnitz			48	41,67%	1,33%	S		13			20	●●	●●
Kreiskrankenhaus Stollberg gGmbH	Stollberg			333	30,93%	1,09%	R		114	●●	●●	87	●●	●●
Kreiskrankenhaus Torgau „Johann Kentmann" gGmbH	Torgau			378	19,84%	0,68%	R					17		
Kreiskrankenhaus Weißwasser gGmbH	Weißwasser			336	32,44%	0,97%	R		7			11		
Pleißental-Klinik GmbH	Werdau			722	29,22%	0,90%	R		119	●●●	●●	84	●●●	●●
Muldentalkliniken GmbH, Gemeinnützige Gesellschaft	Wurzen			350	29,14%	0,90%	R		78	●●	●●	64	●#	●#
Klinikum Oberlausitzer Bergland gemeinnützige GmbH	Zittau			337	28,49%	0,92%	R		1			4		
Klinikum Mittleres Erzgebirge gGmbH Haus Zschopau	Zschopau			493	25,56%	1,01%	R		209	●●●	●	235	●●	●
Sana Klinik Zwenkau	Zwenkau			1.085	29,59%	0,97%	R							
Heinrich-Braun-Klinikum gemeinnützige GmbH, Standort Zwickau	Zwickau	15	2	674	40,06%	1,22%	R	86	261	●●#	●●#	258	●●#	●#
Paracelsus Klinik Zwickau	Zwickau								92	●●	●●	52	●●	●●

Für Leseanleitung und Datenquellen siehe S. 226–230.

		Versorgung von Frühgeborenen		Geburtshilfe				Thoraxchirurgie	Knie-Endoprothetik			Hüft-Endoprothetik		
Klinik	Ort	Frühgeborene < 1.500 g	Level Perinatalzentrum	Geburten	Kaiserschnittrate	Kaiserschnitte (O/E)	Strukt. Dialog	Anatom. Lungenresektionen	Knie-Endoprothesen	QSR-Indikator Revisions-OP	QSR-Gesamtindikator	Hüft-Endoprothesen	QSR-Indikator Revisions-OP	QSR-Gesamtindikator
Sachsen-Anhalt														
AMEOS Klinikum Aschersleben	Aschersleben			545	26,97%	0,86%	R		116	•••	•••	38	••	•
AMEOS Klinikum Bernburg	Bernburg								106	••	••	76	••	••
Gesundheitszentrum Bitterfeld/Wolfen gGmbH	Bitterfeld-Wolfen			467	25,70%	0,90%	R		74	••	••		••	••
HELIOS Klinik Jerichower Land	Burg			368	36,68%	1,25%	H		59	••	••	31	••	••
Städtisches Klinikum Dessau	Dessau-Roßlau	9	2	874	29,75%	1,08%	R	41	150	••	•	134	••	•
Altmark-Klinikum gGmbH – Krankenhaus Gardelegen	Gardelegen			329	26,14%	0,76%	R		124	••#	••#	51	••#	•••#
AMEOS Klinikum Halberstadt	Halberstadt			613	40,95%	1,18%	R		95	••	••	164	•	•
AMEOS Klinikum Haldensleben	Haldensleben			247	27,13%	0,81%	R		55	••	••	60	•	•
Diakoniekrankenhaus Halle	Halle							27	80					
BG Klinikum Bergmannstrost Halle (Saale)	Halle (Saale)								74	••	••	58	•	•
Krankenhaus Martha-Maria Halle-Dölau	Halle (Saale)							169	269	••	••	285	••	•
Krankenhaus St. Elisabeth und St. Barbara Halle (Saale) GmbH	Halle (Saale)	36	1	1.980	30,66%	0,91%	R	2						
Universitätsklinikum Halle (Saale)	Halle (Saale)	57	1	1.023	37,63%	1,01%	R	8	176	••	••	172	••	•
KMG Klinikum Havelberg GmbH	Havelberg								4	••	••	16		
HELIOS Klinik Hettstedt	Hettstedt								126	••#	••#	101	••#	•#
HELIOS Klinik Köthen GmbH	Köthen (Anhalt)			417	27,82%	0,90%	R		187	••	••	192	•••	•••
Lungenklinik Lostau gGmbH	Lostau							105						
Evangelisches Krankenhaus Paul Gerhardt Stift	Luth. Wittenberg			608	21,88%	0,74%	R		129	••	••	99	••	••
HELIOS Klinik Lutherstadt Eisleben	Lutherstadt Eisleben								59	••#	••#	57	••#	•#

Für Leseanleitung und Datenquellen siehe S. 226–230.

Klinik	Ort	Versorgung von Frühgeborenen: Frühgeborene < 1.500 g	Level Perinatalzentrum	Geburtshilfe: Geburten	Kaiserschnittrate	Kaiserschnitte (O/E)	Strukt. Dialog	Thoraxchirurgie: Anatom. Lungenresektionen	Knie-Endoprothetik: Knie-Endoprothesen	QSR-Indikator Revisions-OP	QSR-Gesamtindikator	Hüft-Endoprothetik: Hüft-Endoprothesen	QSR-Indikator Revisions-OP	QSR-Gesamtindikator
Klinikum in den Pfeifferschen Stiftungen GmbH	Magdeburg								505	●●●	●●●	417	●●●	●
KLINIKUM MAGDEBURG gemeinnützige GmbH	Magdeburg	8	2	1.232	31,74%	0,97%	R	19	136	●●	●●	153	●	●
Krankenhaus St. Marienstift Magdeburg GmbH	Magdeburg			943	23,65%	0,78%	R		88	●●	●●	35	●●	●●
Universitätsklinikum Magdeburg A. ö. R.	Magdeburg	63	1	1.268	34,54%	1,02%	R	61	194	●●	●●	204	●	●
Carl-von-Basedow-Klinikum Saalekreis gGmbH	Merseburg			686	28,86%	0,91%	R		240	●●●	●●	146	●●	●●
Klinikum Burgenlandkreis GmbH/ Saale-Unstrut-Klinikum Naumburg	Naumburg			387	35,66%	1,14%	R		158	●#	●#	136	●●#	●●#
HELIOS Bördeklinik	Oschersleben/ OT Neindorf								324	●●●	●●●	117	●●	●●
Harzklinikum Dorothea Christiane Erxleben, Standort Quedlinburg	Quedlinburg			497	20,72%	0,71%	R		175	●#	●#	113	●●#	●●#
Carl-von-Basedow-Klinikum Saalekreis gGmbH	Querfurt							2				>0		
Altmark-Klinikum gGmbH – Krankenhaus Salzwedel	Salzwedel			436	27,06%	0,96%	R		42	●●#	●●#	70	●●#	●●●#
HELIOS Klinik Sangerhausen	Sangerhausen			703	24,89%	0,74%	R		43	●●#	●●#	29	●●#	●#
AMEOS Klinikum Schönebeck	Schönebeck			513	25,54%	0,88%	R		113	●●●	●●●	80	●●	●●
AGAPLESION DIAKONIEKRANKENHAUS SEEHAUSEN	Seehausen/ Altmark								60	●	●	42	●●	●●
Johanniter-Krankenhaus Genthin-Stendal GmbH	Stendal			797	28,86%	0,95%	R		116	●	●	145	●●	●●
HELIOS Fachklinik Vogelsang – Gommern	Vogelsang-Gommern								332	●●	●	159	●●●	●●●
Asklepios Klinik Weißenfels	Weißenfels			477	37,74%	1,20%	R	17	84	●●	●●	62	●	●●

Für Leseanleitung und Datenquellen siehe S. 226–230.

		Versorgung von Frühgeborenen		Geburtshilfe				Thoraxchirurgie	Knie-Endoprothetik			Hüft-Endoprothetik		
Klinik	Ort	Frühgeborene < 1.500 g	Level Perinatalzentrum	Geburten	Kaiserschnittrate	Kaiserschnitte (O/E)	Strukt. Dialog	Anatom. Lungenresektionen	Knie-Endoprothesen	QSR-Indikator Revisions-OP	QSR-Gesamtindikator	Hüft-Endoprothesen	QSR-Indikator Revisions-OP	QSR-Gesamtindikator
Harzklinikum Dorothea Christiane Erxleben, Standort Wernigerode	Wernigerode			701	34,66%	0,99%	R		1	●#	●#	23	●●#	●●#
Klinikum Burgenlandkreis/Georgius-Agricola Klinikum Zeitz	Zeitz			382	34,29%	1,12%	R		129	●#	●#	83	●●#	●●#
HELIOS Klinik Zerbst/Anhalt	Zerbst			198	34,85%	1,06%	R		127	●●●	●●	101	●●	●●

Für Leseanleitung und Datenquellen siehe S. 226–230.

Klinik	Ort	Versorgung von Frühgeborenen		Geburtshilfe				Thoraxchirurgie	Knie-Endoprothetik			Hüft-Endoprothetik		
		Frühgeborene < 1.500 g	Level Perinatalzentrum	Geburten	Kaiserschnittrate	Kaiserschnitte (O/E)	Strukt. Dialog	Anatom. Lungenresektionen	Knie-Endoprothesen	QSR-Indikator Revisions-OP	QSR-Gesamtindikator	Hüft-Endoprothesen	QSR-Indikator Revisions-OP	QSR-Gesamtindikator
Schleswig-Holstein														
Klinikum Bad Bramstedt	Bad Bramstedt								241	●●●	●●	335	●●●	●●●
Asklepios Klinik Bad Oldesloe	Bad Oldesloe											17		
HELIOS Agnes Karll Krankenhaus Bad Schwartau	Bad Schwartau								198	●●	●●	182	●●	●●
AK SEGEBERGER KLINIKEN GMBH	Bad Segeberg			657	29,98%	0,98%	R		28			20		
Westküstenklinikum Brunsbüttel	Brunsbüttel							2	51	●●#	●#	55	●●#	●#
HELIOS Ostseeklinik Damp	Damp								565	●●●	●	706	●●●	●●●
imland Klinik Eckernförde	Eckernförde			681	31,57%	0,76%	R		332	●●	●●●	367	●●●#	●●●#
Regio Kliniken GmbH – Klinikum Elmshorn	Elmshorn							2	13			82	●#	●#
Sana Klinik Eutin – Sana Kliniken Ostholstein GmbH	Eutin			1.133	30,54%	0,93%	R		2			9		
Diakonissenkrankenhaus	Flensburg	32	1	1.748	27,06%	0,82%	R		134	●●	●●	187	●●	●●
Malteser Krankenhaus St. Franziskus-Hospital	Flensburg							44						
Johanniter-Krankenhaus Geesthacht GmbH	Geesthacht			615	29,11%	0,97%	R	4	49			23		
LungenClinic Grosshansdorf GmbH	Großhansdorf							397						
Park-Klinik Manhagen	Großhansdorf								1.055	●●●	●●●	535	●●	●●
Westküstenklinikum Heide	Heide	14	1	924	40,80%	1,33%	U	52	67	●●#	●#	172	●●#	●#
Paracelsus-Klinik Henstedt-Ulzburg	Henstedt-Ulzburg			712	30,34%	0,91%	R	4	82	●●	●●	27		
Klinik Dr. Winkler	Husum								102	●●	●●			
Klinikum Nordfriesland gGmbH, Klinik Husum	Husum			618	31,55%	1,02%	R			●●#	●●#	5	●#	●#
Klinikum Itzehoe	Itzehoe	19	1	1.387	35,62%	1,15%	R	4	101	●●	●●	134	●●●	●●●
Margarethen Klinik gGmbH	Kappeln											>0		
HELIOS Klinik Kiel	Kiel								169	●	●●	78	●●	●●

Für Leseanleitung und Datenquellen siehe S. 226–230.

Klinik	Ort	Versorgung von Frühgeborenen: Frühgeborene < 1.500 g	Versorgung von Frühgeborenen: Level Perinatalzentrum	Geburtshilfe: Geburten	Geburtshilfe: Kaiserschnittrate	Geburtshilfe: Kaiserschnitte (O/E)	Geburtshilfe: Strukt. Dialog	Thoraxchirurgie: Anatom. Lungenresektionen	Knie-Endoprothetik: Knie-Endoprothesen	Knie-Endoprothetik: QSR-Indikator Revisions-OP	Knie-Endoprothetik: QSR-Gesamtindikator	Hüft-Endoprothetik: Hüft-Endoprothesen	Hüft-Endoprothetik: QSR-Indikator Revisions-OP	Hüft-Endoprothetik: QSR-Gesamtindikator
Lubinus Clinicum	Kiel								616	●●	●●		●●●	●●●
Sankt Elisabeth Krankenhaus Kiel	Kiel								155	●●	●●		●●●	●●●
Städtisches Krankenhaus Kiel GmbH	Kiel	15	2	1.858	27,61%	1,00%	R	4				>0		
UNIVERSITÄTSKLINIKUM Schleswig-Holstein, Campus Kiel	Kiel	46	1	1.405	35,66%	1,08%	R	65	125	●●	●●	201	●●	●●
Kath. Marien-Krankenhaus Lübeck gemeinnützige GmbH	Lübeck			1.506	29,88%	1,03%	R							
Sana Kliniken Lübeck GmbH	Lübeck							24	107	●	●●	54	●●	●●
UNIVERSITÄTSKLINIKUM Schleswig-Holstein, Campus Lübeck	Lübeck	57	1	1.443	39,29%	1,12%	R	124	62			96	●	●
FEK – Friedrich-Ebert-Krankenhaus Neumünster GmbH	Neumünster	13	2	949	33,40%	1,02%	R	13	50	●●	●●	42	●●	●●
Schön Klinik Neustadt	Neustadt in Holstein							2	830	●●●	●●●	1.348	●●●	●●●
Klinikum Nordfriesland gGmbH, Klinik Niebüll	Niebüll			222	36,49%	1,27%	S		10	●●#	●●#	14	●#	●#
Sana Klinik Oldenburg – Sana Kliniken Ostholstein GmbH	Oldenburg								14			5		
Regio Kliniken GmbH – Klinikum Pinneberg	Pinneberg			1.189	32,13%	1,00%	R		57	●●	●●	23	●#	●#
Klinik Preetz	Plön			480	29,79%	0,98%	R		25			23		
DRK-Krankenhaus Mölln-Ratzeburg gGmbH	Ratzeburg			311	32,15%	1,15%	R		51			30	●●	●
Krankenhaus Reinbek St. Adolf-Stift GmbH	Reinbek			844	31,04%	1,02%	R	14	13			67	●●	●
imland Klinik Rendsburg	Rendsburg	8	2	929	31,32%	1,01%	R	8				26	●●●#	●●●#
HELIOS Klinik Schleswig GmbH	Schleswig			496	36,69%	1,10%	R	20				24		
Asklepios Nordseeklinik Westerland/Sylt	Sylt/OT Westerland			>0			R		14			22		

Für Leseanleitung und Datenquellen siehe S. 226–230.

		Versorgung von Früh-geborenen		Geburtshilfe				Thorax-chirur-gie	Knie-Endoprothetik			Hüft-Endoprothetik		
Klinik	Ort	Frühgeborene < 1.500 g	Level Perinatalzentrum	Geburten	Kaiserschnittrate	Kaiserschnitte (O/E)	Strukt. Dialog	Anatom. Lungenresektionen	Knie-Endoprothesen	QSR-Indikator Revisions-OP	QSR-Gesamtindikator	Hüft-Endoprothesen	QSR-Indikator Revisions-OP	QSR-Gesamtindikator
Regio Kliniken GmbH – Klinikum Wedel	Wedel								11			55		
Klinikum Nordfries-land gGmbH, Insel-klinik Föhr-Amrum	Wyk			43	46,51%	1,52%	S					>0		

Für Leseanleitung und Datenquellen siehe S. 226–230.

Klinik	Ort	Versorgung von Frühgeborenen: Frühgeborene < 1.500 g	Versorgung von Frühgeborenen: Level Perinatalzentrum	Geburtshilfe: Geburten	Geburtshilfe: Kaiserschnittrate	Geburtshilfe: Kaiserschnitte (O/E)	Geburtshilfe: Strukt. Dialog	Thoraxchirurgie: Anatom. Lungenresektionen	Knie-Endoprothetik: Knie-Endoprothesen	Knie-Endoprothetik: QSR Indikator Revisions-OP	Knie-Endoprothetik: QSR-Gesamtindikator	Hüft-Endoprothetik: Hüft-Endoprothesen	Hüft-Endoprothetik: QSR-Indikator Revisions-OP	Hüft-Endoprothetik: QSR-Gesamtindikator
Thüringen														
Klinikum Altenburger Land GmbH	Altenburg			464	30,82%	1,10%	R	22	84	●●	●●	54	●●	●
Robert Koch Krankenhaus Apolda GmbH	Apolda			552	24,09%	0,76%	R		248	●	●	127	●●	●
Ilm-Kreis-Kliniken – Arnstadt-Ilmenau gGmbH	Arnstadt			741	27,40%	0,95%	R		344	●●●#	●●●#			
Marienstift Arnstadt – Orthopädische Klinik	Arnstadt								302	●	●	303	●●	●
Zentralklinik Bad Berka GmbH	Bad Berka							132	97	●●	●	118	●●	●
DRK-Manniske-Krankenhaus Bad Frankenhausen	Bad Frankenhausen							8	25	●●#	●●#	21	●●#	●●#
Hufeland Klinikum GmbH, Standort Bad Langensalza	Bad Langensalza								105	●●#	●●#	110	●●●#	●●●#
Klinikum Bad Salzungen GmbH	Bad Salzungen			564	17,91%	0,61%	R		56	●●	●●	60	●●	●
HELIOS Klinik Blankenhain	Blankenhain								198	●●●	●●	190	●	●
HELIOS Klinik Bleicherode	Bleicherode								413	●●●	●●●	361	●●●	●●●
St. Georg Klinikum Eisenach gGmbH	Eisenach	7	2	646	36,22%	0,84%	R		125			53	●●	●●
Waldkrankenhaus „Rudolf Elle" GmbH	Eisenberg								707	●●●	●	786	●●●	●●●
HELIOS Klinikum Erfurt	Erfurt	53	1	1.533	27,27%	0,78%	R	81	105	●●●	●●●	246	●●●	●●●
Katholisches Krankenhaus St. Johann Nepomuk Erfurt	Erfurt			780	25,90%	0,90%	R	9	70	●●●	●●●	83	●●	●●
SRH Krankenhaus Waltershausen-Friedrichroda GmbH	Friedrichroda			366	36,89%	1,19%	R		63	●●	●●			
SRH Wald-Klinikum Gera GmbH	Gera	11	2	945	29,21%	0,94%	R	116	266	●	●	247	●●	●
HELIOS Klinikum Gotha	Gotha			868	12,90%	0,45%	R		255	●●	●●	206	●●●	●●●
Kreiskrankenhaus Greiz GmbH	Greiz			488	23,57%	0,83%	R		43	●●	●	42	●	●

Für Leseanleitung und Datenquellen siehe S. 226–230.

Klinik	Ort	Versorgung von Frühgeborenen: Frühgeborene < 1.500 g	Versorgung von Frühgeborenen: Level Perinatalzentrum	Geburtshilfe: Geburten	Geburtshilfe: Kaiserschnittrate	Geburtshilfe: Kaiserschnitte (O/E)	Geburtshilfe: Strukt. Dialog	Thoraxchirurgie: Anatom. Lungenresektionen	Knie-Endoprothetik: Knie-Endoprothesen	Knie-Endoprothetik: QSR-Indikator Revisions-OP	Knie-Endoprothetik: QSR-Gesamtindikator	Hüft-Endoprothetik: Hüft-Endoprothesen	Hüft-Endoprothetik: QSR-Indikator Revisions-OP	Hüft-Endoprothetik: QSR-Gesamtindikator
Eichsfeld Klinikum gGmbH Haus St. Vincenz Heilbad Heiligenstadt	Heilbad Heiligenstadt			706	27,05%	0,81%	R		160	●●●#	●●●#	103	●●#	●●#
Henneberg-Kliniken-Betriebsgesellschaft mbH	Hildburghausen			317	34,07%	1,23%	R		50	●●	●●●		●●	●●
Ilm-Kreis-Kliniken Arnstadt-Ilmenau gGmbH	Ilmenau								21	●●●#	●●●#	18		
Universitätsklinikum Jena	Jena	60	1	1.481	30,38%	0,83%	R	125	53	●●	●●	37		
Eichsfeld Klinikum Haus Reifenstein	Kleinbartloff OT Reifenstein									●●●#	●●●#	>0	●●#	●●#
Eichsfeld Klinikum gGmbH Haus St. Elisabeth Worbis	Leinefelde-Worbis OT Worbis									●●●#	●●●#		●●#	●●#
HELIOS Klinikum Meiningen	Meiningen			497	27,57%	0,90%	R		190	●●●	●●	277	●	●
Hufeland Klinikum GmbH, Standort Mühlhausen	Mühlhausen			775	23,74%	0,72%	R	7	105	●●#	●●#	155	●●●#	●●●#
MEDINOS Kliniken des Landkreises Sonneberg GmbH – Standort Neuhaus	Neuhaus am Rennweg												●●●#	●●●#
Südharz Klinikum Nordhausen gGmbH	Nordhausen	7	2	729	33,47%	1,04%	R	60	43	●●	●●	36	●●	●●●
Thüringen-Kliniken „Georgius Agricola“ GmbH	Pößneck								183			100	●#	●#
Thüringen-Kliniken „Georgius Agricola“ GmbH, Standort Rudolstadt	Rudolstadt											24		
Thüringen-Kliniken „Georgius Agricola“ GmbH	Saalfeld	7	2	909	21,67%	0,75%	R	22	143	●	●	168	●#	●#
Kreiskrankenhaus Schleiz GmbH	Schleiz			332	31,33%	1,07%	R					4		
Henneberg-Kliniken-Betriebsgesellschaft mbh	Schleusingen											37		
Elisabeth Klinikum Schmalkalden GmbH	Schmalkalden			268	35,07%	1,23%	R		47	●	●	34	●●	●●
DRK Krankenhaus Sömmerda	Sömmerda			307	18,89%	0,64%	R		56	●●#	●●#	27	●●#	●●#

Für Leseanleitung und Datenquellen siehe S. 226–230.

Klinik	Ort	Versorgung von Frühgeborenen: Frühgeborene < 1.500 g	Versorgung von Frühgeborenen: Level Perinatalzentrum	Geburtshilfe: Geburten	Geburtshilfe: Kaiserschnittrate	Geburtshilfe: Kaiserschnitte (O/E)	Geburtshilfe: Strukt. Dialog	Thoraxchirurgie: Anatom. Lungenresektionen	Knie-Endoprothetik: Knie-Endoprothesen	Knie-Endoprothetik: QSR-Indikator Revisions-OP	Knie-Endoprothetik: QSR-Gesamtindikator	Hüft-Endoprothetik: Hüft-Endoprothesen	Hüft-Endoprothetik: QSR-Indikator Revisions-OP	Hüft-Endoprothetik: QSR-Gesamtindikator
DRK Krankenhaus Sondershausen	Sondershausen								96	●●#	●●#	31	●●#	●●#
MEDINOS Kliniken des Landkreises Sonneberg GmbH – Standort Sonneberg	Sonneberg			312	32,69%	1,07%	R	20	288	●●●	●●●	170	●●●#	●●●#
SRH Zentralklinikum Suhl GmbH	Suhl	25	1	751	31,82%	0,89%	R	26	145	●●●	●	121	●●	●
Sophien- und Hufeland-Klinikum gGmbH	Weimar	6	2	1.198	26,21%	0,86%	R		216	●●	●●	144	●	●●

Für Leseanleitung und Datenquellen siehe S. 226–230.